U0800133

名师名著 规划精品系列

"十二五"普通高等教育本科国家级规划教材

SCIENCE OF BIOLOGICALS

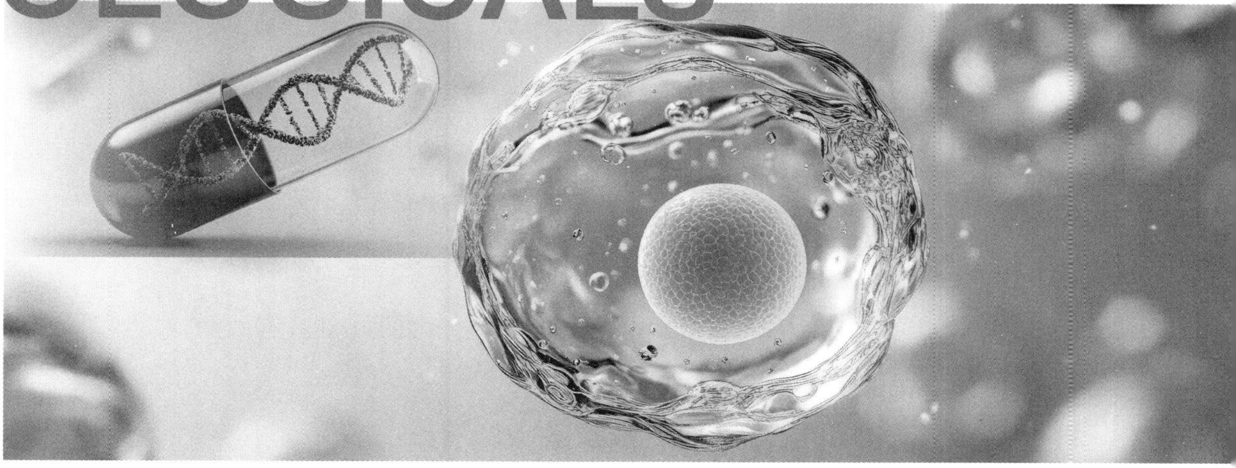

生物制品学

第三版

周晓辉　赵　凯　主编　　王　歆　副主编
周东坡　主审

化学工业出版社
·北　京·

内容简介

本书为“十二五”普通高等教育本科国家级规划教材的再版，旨在反映生物制品学领域的最新进展，赋能学科发展与人才培养。

全书在保证知识体系系统性与完整性的基础上，重点强化生物制品的预防、治疗和诊断三大核心知识模块，适当扩充微生态制剂、重组蛋白制品、核酸药物、细胞治疗制品及诊断类生物制品等前沿领域内容和编写团队的最新科研成果。教材编写遵循“问题导向—理论分析—实践延伸”的主线，注重教企融合实践案例，配套数字化资源，突出教材的创新性、应用性和可读性。

本书可作为高等院校生物制药、生物工程、药学、医学及相关专业的本科生教材，也可供生物制品研发、生产及监管等领域的行业技术人员参考使用。

图书在版编目（CIP）数据

生物制品学 / 周晓辉，赵凯主编 ； 王歆副主编. 3版. -- 北京 : 化学工业出版社，2025. 6. --（“十二五”普通高等教育本科国家级规划教材）. -- ISBN 978-7-122-48501-4

Ⅰ. R977

中国国家版本馆 CIP 数据核字第 20250YK821 号

责任编辑：赵玉清
文字编辑：周 倜
责任校对：王鹏飞
装帧设计：韩 飞

出版发行：化学工业出版社
（北京市东城区青年湖南街 13 号 邮政编码 100011）
印 装：河北鑫兆源印刷有限公司
880mm×1230mm 1/16 印张 16¾ 字数 497 千字
2025 年 6 月北京第 3 版第 1 次印刷

购书咨询：010-64518888
售后服务：010-64518899
网 址：http://www.cip.com.cn
凡购买本书，如有缺损质量问题，本社销售中心负责调换。

定 价：49.80 元
版权所有 违者必究

序

21世纪随着人类社会的进步，也迎来了科学技术的飞速发展。随着基因组学、转录组学、蛋白质组学、代谢组学与合成生物学等逐渐成熟，生物制品学已从传统的生物提取与制备，跃升至精准设计、智能制造的崭新阶段。人工智能技术的深度渗透，如AlphaFold对蛋白质结构的精准预测、AI驱动的新药研发平台，以及大数据驱动的生物制造优化，正在重塑生物制品研发与产业化的范式。在此背景下，《生物制品学》第3版的修订不仅恰逢其时，更肩负着为学科发展赋能的使命。

《生物制品学》第2版，凭借编著者多年的教学经验、科研工作积累以及扎实的编著能力，赢得了国家教指委专家组的一致好评，入选“十二五”普通高等教育本科国家级规划教材。在十余年的使用中受到广大师生等读者的欢迎和赞誉。随着时代的进步和科技的发展，编著者和出版社又编写出版了《生物制品学》的第3版。该版的特点是顺应时代与科技的发展，删繁就简，注重系统性、完整性和可读性，比如充实了微生态制剂、细胞治疗类生物制品等内容，介绍了细胞因子、重组蛋白类生物制品的最新进展，增加了核酸类生物制品和体内外检测类生物制品内容；强调了思政和数字化信息的引入，丰富了本学科的国内外最新进展，也加入了编著者本身的最新研究成果。本书作者们充分运用各自的专业优势和特长，对全书内容进行了认真细致的打磨，为读者呈现出了一部“立足前沿、服务战略、深化实践”的著作。

该版《生物制品学》教材兼具学术性与前沿性的特点，章节设计遵循认知规律，以“问题导向—理论分析—实践延伸”为主线，实现知识传授与能力培养的双向贯通，具有教学适用性，是一部优秀的教材。本人愿意向医学院校、药学院校、综合大学、师范院校、农业院校和科研院所相关专业的本科生（教材）、研究生（教参）及相关行业的技术人员推荐此书。

中国科学院院士

2025年5月

前言

在人类文明迈向新纪元的历史交汇点，生命科学已全面进入分子生物学主导的时代。人工智能技术的突破性进展更为生物制品学科与产业注入强劲动能，推动行业实现跨越式发展。本教材第 2 版入选“十二五”普通高等教育本科国家级规划教材，并获得学界同仁的广泛认可。为深入贯彻“科教兴国、健康中国”的发展战略，满足学科前沿发展与人才培养需求，我们秉承学术使命，系统重构并精心打造本教材第 3 版。

本教材第 3 版遵循“立足基础、着眼前沿、强化实践、注重育人”的编写原则。在保证知识体系完整性的基础上，删繁就简，注重系统性、完整性与可读性，着力优化教材结构体系，重点强化生物制品的预防、治疗和诊断三大知识模块；强调表述规范化的同时，突出教材的创新点、应用性与使用价值；每章增加了兴趣引导、学习目标、总结和思考练习，便于读者深入学习；新版教材配套可视化、数字化资源，旨在提升学习兴趣、引导思考、深化理解，并培养自学、实践与科研能力；此外，特别新增了微生态制剂、重组蛋白多肽类生物制品、核酸类生物制品、细胞治疗类生物制品、诊断类生物制品等前沿领域的章节内容，其中包含编委团队取得的最新科研成果。

第 2 版编者徐伟、王世伟、金涛因退休或健康原因不再参与修订，在此谨对他们前期工作付出的辛劳深表感谢！本次修订由河北科技大学周晓辉、台州学院赵凯担任主编，黑龙江大学王歆任副主编，组建了包含 4 所高校、1 家领军企业的 10 人编写团队。具体编写人员分工：第一章由周晓辉、赵凯撰写，第二章由齐齐哈尔大学刘军撰写，第三章由台州学院徐山根、高远撰写，第四章由徐山根撰写，第五章、第七章、第八章由台州学院杨开典撰写，第六章由高远撰写，第九章由王歆、刘军撰写，第十章由徐山根、杨开典撰写，第十一章由河北科技大学刘浩撰写，第十二章由王歆、刘浩撰写，第十三章由河北科技大学王卿卿撰写，第十四章由王歆、刘浩撰写，第十五章由王卿卿、优抵生物董事长董增军撰写。周东坡教授主审。本教材适用于药学院校、医学院校、农林院校、综合大学、师范院校等生物制药、生物工程、生物技术等专业本科教学，兼顾研究生拓展阅读需求，同时可为行业技术人员提供参考。

编写过程中承蒙邓子新院士学术指导，获河北科技大学、黑龙江大学和台州学院等高校大力支持，在此一并致谢。特别感谢华北制药、优抵生物、德路通生物、郑州源创基因科技有限公司贡献产业实践案例，特此鸣谢！

限于编者学识有限，加之时间仓促，书中难免存在疏漏，恳请各位读者不吝赐教！

周晓辉　赵凯

2025 年 2 月

目录

第一篇　总论

第二篇　预防

第三篇　治疗

第四篇　诊断

第一篇　总论

第一章　绪论

生物制品作为现代医学与生物技术的核心产物，在疾病预防、公共卫生、经济发展和科学进步中发挥着不可替代的作用。什么是生物制品？生物制品学包括哪些研究内容？生物制品学的发展是怎么样的？目前国内外生物制品取得了哪些成就？生物制品在研发过程中应该遵循哪些法规与条例？

学习目标

- 掌握生物制品和生物制品学等基本概念。
- 熟悉生物制品的种类、发展历史及国内外新兴技术和产品。
- 了解生物制品的相关法规和政策动态。

第一节　生物制品学概述

一、概念

1. 生物制品

生物制品（biological products）指以微生物、细胞、动物或人源组织和体液等为起始原材料，用生物学技术制成，用于预防、治疗和诊断人类疾病的制剂，如疫苗、血液制品、生物技术药物、微生态制剂、免疫调节剂、诊断制品等。

广义的生物制品还包括一些保健用品，如微生态制剂（双歧杆菌、酪酸梭菌活菌片、乳酸菌素片、乳酸杆菌、整肠生、胶原蛋白口服液等）、畜禽益生素、饲料添加剂等。生物制品在癌症、罕见病和传染病等领域实现了现代医学的重要突破，但其开发和生产复杂度远高于传统药物，因为与化学药物相比，生物制品通常具有分子量大（如蛋白质、核酸、多糖或其复合物）、结构复杂（如需保持特定三维构象的阿达木单抗、mRNA 疫苗、胰岛素激素等）、对生产工艺高度敏感［依赖哺乳动物细胞培养、发酵、纯化等精密工艺和严格符合药品生产质量管理规范（GMP）］等特点，而且其生产需通过国家药品监督管理局（NMPA）的生物制品许可申请、欧洲药品管理局（EMA）的上市许可申请（MAA）特殊审批途径的监管，而且存在生产成本高、免疫原性风险、储存运输条件苛刻（如－70℃保存的mRNA疫苗）的挑战。

2. 生物制品学

生物制品学（the science of biologicals）是研究利用微生物、细胞、动物或人源组织和体液等为起始原材料，通过生物技术手段（重组DNA技术、杂交瘤技术、细胞培养技术、生物信息学等）制备用于疾病预防、诊断或治疗产品的学科。它结合了生物学、医学、药学、生物工程和免疫学等多学科知识，是推动现代生物医药发展的关键学科，专注于利用生物技术开发安全有效的生物产品。

现代生物制品学主要研究内容包括疫苗、抗体、重组蛋白、基因治疗产品、细胞治疗产品等生物制品的设计开发及发酵、细胞培养、纯化技术等生产制备工艺和确保产品的安全性、有效性和一致性（如杂质检测、稳定性研究）的质量控制。

生物制品学与微生物学、分子生物学、生物化学、免疫学、生物工程等学科紧密交叉，为癌症、自身免疫病、传染病等提供了新型治疗手段，是生物医药产业的核心发展领域。生物制品学为制定符合GMP及美国食品药品监督管理局（FDA）、EMA等国际药监标准的法规规范奠定基础。

二、生物制品学的研究内容与分类

1. 生物制品学的研究内容

生物制品学的研究内容（content）是研究各类生物制品的结构（structure）、功能（function）、制备工艺（preparation process）和产品质量控制等内容。

2. 生物制品的分类（classify）

（1）按来源分类

① 人源生物制品（human source biological products），如各种血液成分、尿液成分等。

② 动物源生物制品（animal source biological products），如干扰素（interferon）、激素（hormone）、蛇毒（snake venom）等。

③ 植物源生物制品（plants source biological products），如植物激素（plant hormone）、紫杉醇（Taxol）、长春碱（velban）、喜树碱（camptothecin）等。

④ 微生物源生物制品（microbe source biological products），如生长激素（growth hormone）、干扰素（interferon）、胰岛素（insulin）等。

（2）按使用对象分类

① 用于人的生物制品。

② 用于家畜的生物制品。

③ 用于家禽的生物制品。

④ 用于作物的生物制品。

（3）按结构与功能分类

① 疫苗（vaccine）类

a. 病毒疫苗（virus vaccine） ⓐ灭活疫苗（dead vaccine）；ⓑ减毒活疫苗（attenuated vaccine）；ⓒ亚单位疫苗或成分苗（subunit vaccine）；ⓓ基因工程疫苗（gene engineering vaccine）；ⓔ遗传重组疫苗（genetic recombinant vaccine）；ⓕ合成肽疫苗（synthetic peptide vaccine）；ⓖ抗独特型抗体疫苗（anti-idiotype Ab vaccine）。

b. 细菌疫苗（bacteria vaccine） ⓐ灭活细菌疫苗（dead bacterial vaccine）；ⓑ减毒细菌疫苗

(attenuated bacterial vaccine)；ⓒ亚单位或成分细菌疫苗（subunit bacterial vaccine)；ⓓ合成肽细菌疫苗（synthetic peptide bacterial vaccine)；ⓔ基因工程细菌疫苗（gene engineering bacterial vaccine)；ⓕ核酸细菌疫苗（nucleic acid bacterial vaccine)。

c. 寄生虫疫苗（parasite vaccine)。

d. 治疗性疫苗（therapeutic vaccine)。

② 抗体类（antibody)

a. 多克隆 Ab（polyclone antibody)。

b. 单克隆（monoclone antibody)。

c. 基因工程 Ab（gene engineering antibody)。

d. Ab 诊断试剂（Ab diagnostic reagent）或 Ab 诊断试剂盒（Ab diagnostic kit)。

e. Ab 治疗药物（Ab therapeutic drug)。

③ 人血代用品（human blood substitute)

a. 血浆（blood plasma)：预先加入抗凝剂采血离心后，弃掉有形成分，即为血浆。

b. 血细胞（blood cell)。

c. 血浆白蛋白与 γ-球蛋白（plasma albumin & γ-globulin)。

d. 修饰血红蛋白（modified hemoglobin)。

④ 重组细胞因子（recombinant cell factor or cytokine)

a. 干扰素（interferon)。

b. 集落刺激因子（colony stimulating factor，CSF)。

c. 白细胞介素（interleukin，IL)。

d. 肿瘤坏死因子（tumor necrosis factor，TNF)。

e. 趋化因子（chemokine)。

f. 转化生长因子 β（transforming growth factor β，TGFβ)。

g. 生长因子（growth factor，GF)。

⑤ 反义寡核苷酸（antisense oligonucleotide)

a. 硫代反义寡核苷酸（sulphur antisense oligonucleotide)。

b. 2′-甲氧/乙氧基反义寡核苷酸（2′-methoxy/acetoxy antisense oligonucleotide)。

c. 肽核酸（peptide nucleic acid，PNA)。

d. 其他。

⑥ 重组激素类（recombination hormone)

a. 多肽蛋白类激素（polypeptide protein hormone)。

b. 类固醇激素（steroid hormone)。

c. Aa 类激素（amino acid hormone)。

d. 脂肪酸的衍生物类激素（derivative of fatty acid hormone)。

(4) 按用途分类

① 预防类生物制品，如疫苗（灭活疫苗、减毒活疫苗、亚单位疫苗、腺病毒载体疫苗、核酸疫苗等)、微生态制剂等。

② 治疗类生物制品，如核酸药物、干扰素、胰岛素、抗体药物、血液制品、细胞和基因治疗产品等。

③ 诊断类生物制品，如免疫诊断产品、分子诊断产品等。

三、生物制品学发展简史及趋势

生物制品学的发展历程与人类对生命科学的探索及医学进步紧密相连，其演进可分为以下四个关键阶段：

1. 经验积累与早期实践（18世纪末—19世纪）

中国古代的“人痘接种法”通过轻症天花患者的痘痂接种预防疾病，开创了免疫实践的早期探索。1796年，爱德华·詹纳基于牛痘与天花的交叉免疫现象发明牛痘接种法，标志着现代疫苗学的萌芽。19世纪，巴斯德通过鸡霍乱、炭疽及狂犬病疫苗的研发，证实人工主动免疫的可行性；科赫法则的提出为病原体鉴定提供了科学依据，推动生物制品的科学化研发。

2. 工业化与学科体系形成（20世纪初）

卡介苗（1921年）、脊髓灰质炎灭活疫苗（1955年）等传统疫苗的工业化生产，显著降低了传染病的发病率。20世纪40年代Cohn低温乙醇法实现人血清白蛋白、凝血因子等血浆成分的分离，实现了血液制品的突破。青霉素（20世纪40年代）与链霉素（20世纪40年代）的规模化生产，奠定了微生物发酵技术的工业基础。

3. 技术革命与基因工程崛起（20世纪末）

1973年重组DNA技术问世，1982年重组人胰岛素上市，标志着生物制品生产模式从天然提取转向人工合成，成为基因工程里程碑事件。1975年杂交瘤技术的发明催生了单克隆抗体药物（如1986年Orthoclone OKT3），推动疾病诊断与治疗的精准化。PCR技术（1983年）的发明为核酸类生物制品的发展奠定了基础。

4. 创新爆发与精准医疗时代（21世纪）

人类基因组计划（2003年）完成后，靶向药物（如赫赛汀）与个体化疫苗（肿瘤新抗原疫苗）加速研发。mRNA疫苗（如2020年新冠疫苗）的快速应用验证了核酸疫苗的高效性。CRISPR基因编辑技术在遗传病治疗中展现潜力。CAR-T疗法（2017年Kymriah获批）、微生态制剂及纳米递送系统的突破，推动生物制品向“预防—诊断—治疗—康复”全链条延伸。

未来生物制品将围绕以下六大方向持续突破，重塑医疗健康产业格局：

1. 技术融合驱动颠覆性创新

AI与合成生物学协同，人工智能优化蛋白质设计（如AlphaFold预测结构），加速发酵工艺开发；合成生物学构建微生物细胞工厂，生产复杂分子（如糖基化蛋白）。

CRISPR技术用于疫苗抗原优化、基因治疗制品的靶向修饰，提升疗效与安全性，展现基因编辑精准化。

2. 核酸药物引领下一代疗法

随着mRNA技术的拓展，核酸疫苗从预防性疫苗向治疗性疫苗（癌症、HIV）延伸，并通过自我扩增型mRNA增强免疫应答。递送系统不断创新，脂质纳米颗粒、外泌体等递送载体优化核酸药物的稳定性与靶向性。

3. 个性化医疗与多靶点治疗

基于基因组信息的定制化肿瘤疫苗、自体干细胞疗法（如iPSC衍生细胞）实现精准干预，形成个体化生物制品。基于多靶点联合策略，多特异性抗体、双功能融合蛋白等突破单一疗法的局限性，提升复杂疾病的治疗效果。

4. 绿色制造与可持续发展

微生物细胞工厂替代传统动物源生产（如酵母表达流感疫苗抗原）；可降解材料减少环境负担，实现低碳生产工艺。无血清培养技术、病原体灭活工艺等保障动物源性制品的生物安全性。

5. 多学科交叉与全球化协作

仿生递送系统与免疫工程结合，设计智能化药物载体，实现跨领域技术整合。WHO预认证、ICH

指南推动全球质量标准协同，加速生物制品跨境流通（如 COVAX 计划）。

6. 新兴领域产业化突破

微生态制剂的应用拓展，肠道菌群调控产品在代谢疾病、精神健康领域崭露头角。类器官与器官芯片替代动物实验，用于疫苗效力评价及毒性测试，推动研发效率与伦理双赢。

生物制品学的发展史是一部从经验积累到技术驱动的创新史诗，其未来趋势将围绕“精准化、智能化、绿色化”三大核心展开。随着基因编辑、人工智能与合成生物学的深度融合，生物制品将从疾病治疗扩展至全生命周期健康管理，成为推动人类迈向健康长寿时代的核心引擎。

第二节 生物制品产业的发展

一、国外主要生物制品

20 世纪 70 年代出现的基因工程和单克隆抗体技术孕育和启动了现代生物技术；20 世纪 90 年代启动的人类基因组计划又大大地扩展了现代生物技术；21 世纪开展的人类后基因组计划与人类蛋白质组计划和系统生物学，推动了生物技术及其产业的发展，并成为高新技术的支柱产业。每一次生物技术革命都驱动生物制药行业跨越式发展，产生新的重磅药物。

（一）基础研究不断深入

1953 年，美国的 Watson 和英国的 Crick 共同提出了生命基本物质 DNA 的双螺旋结构模型，这项 20 世纪生命科学的重大发现揭开了生命科学划时代的一页。这之后的 20 年，重组 DNA 技术的创建，使得人们可以对不同生物的基因在体外进行剪切、拼接、重新组合成新的遗传物质，再通过适宜的载体转入到微生物或动植物细胞内，生产出人类所需要的物质或创造出新的生物，也可以对人类的遗传疾病进行治疗。这一技术的建立，促成了一个新兴领域的诞生，这就是基因工程，这是科学技术史上的一个新的里程碑。从此，人类摆脱了只能利用自然界生物体与生俱来的遗传性的情况，进入了可以自由构建具有人们所希望的遗传性状的新生物体的时代。

此后，以遗传工程为核心的生物技术产业迅速发展起来。遗传工程学的发展是 20 世纪生命科学界最大的成就之一。广义的遗传工程包括：①细胞工程（cellular engineering），通过细胞融合（cell fusion）即细胞杂交（cell hybridization）来探索遗传变化或通过细胞器的转移来研究其功能。②染色体工程（chromosomal engineering），即分离提取某一染色体或某一段染色体，然后将其转移至另一细胞来分析其遗传效应，或通过染色体的附加系、三体、多倍体等进行遗传育种。③基因工程（genetic engineering），是建立在分子遗传学理论基础之上，以控制性状遗传的基因为操作对象，按照预先的构想，在严格控制条件下完成基因转移，达到改造遗传性目的的过程。

在基础研究方面，新基因的克隆和基因表达调控的研究也已全面展开。以 DNA、RNA 和蛋白质为轴心的分子生物学理论和技术两大体系已基本完成，Crick 提出的生物学的中心法则所体现的遗传信息的转移规律，奠定了遗传工程的理论基础；有关基因表达的各种研究结果，尤其是 Baltimor 和 Temin 等发现了反转录酶，又丰富和发展了中心法则。在重组 DNA 技术出现的同时，DNA 转化和测序也得到应用，所有这些研究成果的综合应用，开创了生命科学的一个新时代，使生物各学科都进入了分子生物学时代。利用生物技术和自动化药物筛选技术能有效地研制出对付各种“不治之症”的新药，它正吸引和激励着越来越多的科学家进行医药生物技术的基础和应用研究。

已知人类基因组有 3 万～4 万个左右的基因、30 亿个核苷酸对，完成这项研究是一项空前浩大的工程，它的实施对人类了解自身和医学发展有着划时代的意义。大多数生物的基因是在基因组中，基因的复制、传递、转录、表达、重组和变异都是在基因组中完成的，通过基因组的研究，最终可以阐明生命现象的奥秘。从1990年开始，预期15年、计划耗资30亿美元的人类基因组研究计划，经多国学者的共同努力，至2000年6月提前5年完成。这充分说明基因组序列所提供的生物学信息是非常重要的，并且是常规分子生物学研究无法取得的。基因组的研究也开始对医学生物学产生巨大影响：与人类疾病相关的基因约有5000个，其中一些重要的遗传病基因已经被分离测序；另一些常见病，如乳腺癌、结肠癌、高血压、糖尿病和阿尔茨海默病症等涉及遗传倾向的基因也被精确地定位在染色体图谱上。现代科学证实，人类所有疾病都能在基因水平上找到原因。可以预测，随着大量的与人类健康有关的基因的定位、鉴定和分离，遗传诊断、遗传修饰和基因治疗都将成为现实。人类基因组和其他生物基因组提供的生物学信息不断促进新药开发、动植物改良、微生物育种、环境保护和工业生产各个领域开拓新的有应用价值的基因。在人类基因组研究计划中，自动化和计算机技术的应用，使得可以在一周内分析3万个cDNA克隆。基因组学的发展改变了生物技术商品化的内涵，基因本身已经成为具有重要商业价值的高技术产品。一个重要基因的专利转让费可达数千万美元，美国相继出现了基因测序公司、基因克隆公司，其影响与规模不亚于基因工程产业。

20世纪70年代科学家们在生命科学领域创造的另一项对人类生活和经济生活具有深刻影响的技术是淋巴细胞杂交瘤技术。淋巴细胞杂交瘤技术，是将可以分泌单一抗体的淋巴细胞与可以无限增殖的骨髓瘤细胞融合，获得兼具两种细胞特性的杂交细胞。这种细胞可以大量增殖并产生纯一的抗体，即所谓的单克隆抗体。单抗给人类以及畜禽疾病的诊断和治疗提供了一种新的手段。这一技术被誉为免疫学上的一次重大革命，是一种重要的细胞工程技术。随后又深入研究了鼠单抗的人源化和基因工程抗体（第三代抗体）。

20世纪70年代以来相继发展起来了一些相关技术，即酶或细胞固定化技术、细胞原生质体融合技术、细胞大规模培养技术、生物反应器技术、植物快速繁殖技术、动植物转基因技术、蛋白质工程技术、动物胚胎工程技术、动物克隆技术、基因组测序分析技术、基因治疗技术、DNA扩增技术和生物芯片技术等一系列先进技术，形成了一个全新的现代生物技术群。

现代生物技术发展至今，其应用已经遍及生物医药、农业食品、生物化工、生物环保、生物能源、海洋生物开发等各个领域，显示了它对解决人类所面临的粮食、健康、计划生育、资源、能源和环境等重大问题上的巨大作用。一个全球性的现代生物技术产业正在蓬勃发展，被公认为21世纪最重要的产业之一。

（二）新产品不断出现

生物技术在新型生物药剂与生物制品开发中的应用，取得了颇有成效的进步，特别是基因工程技术的应用，使生物技术药物品种不断增多。自20世纪80年代以来，仅美国和日本开发的生物新技术、新药物就达到了几百种。

目前，全球生物医药产业主要集中分布在美国、英国、日本等发达国家，美国生物医药产业总产值占GDP的17%左右，研发实力和产业发展领先全球。美国生物药品在全球市场占主导地位，占有世界近六成生物药专利，全球市场90%的生物药品来自美国企业，比如默克、强生、罗氏、诺华等。英国是全球生物医药第二大研发强国。日本生物医药领域的发展起步虽晚于欧美，但生物医药产业发展非常迅猛，成为亚洲领先国家。生物制药产业逐渐成为世界各国新的国家战略和经济增长点，产业规模持续增长，根据艾昆纬（IQVIA）预测，2025年全球医药市场规模将达到1.6万亿美元，2022—2025年年均复合增长率约4.6%。美国FDA批准的部分生物制品见表1-1。

表1-1　2022—2024年美国FDA批准的部分生物制品

分类	商品名	适应证	企业/机构	批准日期
抗体	Faricimab	湿性黄斑变性；糖尿病黄斑水肿	罗氏子公司基因泰克	2022/1/28
	Sutimlimab	自身免疫性溶血性贫血	赛诺菲旗下的Bioverativ	2022/2/4
	Nivolumab/Relatlimab	黑色素瘤	百时美施贵宝	2022/3/18

续表

分类	商品名	适应证	企业/机构	批准日期
抗体	Spesolimab	银屑病	勃林格殷格翰	2022/9/1
	Tremelimumab	肝细胞癌	阿斯利康	2022/10/21
	Teclistamab	多发性骨髓瘤	强生旗下杨森制药公司	2022/10/25
	Mirvetuximab soravtansine	卵巢癌	ImmunoGen	2022/11/14
	Teplizumab	1 型糖尿病	MacroGenics	2022/11/18
	Mosunetuzumab	淋巴瘤	霍夫曼·罗氏公司	2022/12/22
	Ublituximab	多发性硬化	Therapeutics Inc	2022/12/28
	Leqembi	阿尔茨海默病	Eisai&Biogen	2023/1/6
	Rystiggo	全身性重症肌无力	UCB	2023/6/26
	Beyfortus	呼吸道合胞病毒	赛诺菲 & 阿斯利康	2023/7/17
	Lzervay	地理萎缩	安斯泰来制药集团	2023/8/4
	Epkinly	弥漫性大 B 细胞淋巴瘤和高级别 B 细胞淋巴瘤	AbbVie&Genmab	2023/5/19
	Columvi	弥漫性大 B 细胞淋巴瘤	霍夫曼·罗氏公司	2023/6/15
	Talvey	多发性骨髓瘤	强生公司	2023/8/9
	Elrexfio	多发性骨髓瘤	辉瑞公司	2023/8/14
	Bimzelx	银屑病	UCB	2023/10/17
	Crovalimab	阵发性睡眠性血红蛋白尿症	霍夫曼·罗氏公司	2024/6/20
	Donanemab	阿尔茨海默病	礼来公司	2024/7/2
	Nemolizumab	结节性痒疹	Galderma	2024/8/12
	Axatilimab	慢性移植物抗宿主病	Syndax	2024/8/14
	Lebrikizumab	特应性皮炎患者	礼来公司	2024/9/13
	Marstacimab	A 型或 B 型血友病	辉瑞公司	2024/10/11
	泽尼达妥单抗	胰腺癌或非小细胞肺癌	Merus	2024/12/4
	Cosibelimab	皮肤鳞状细胞癌	Checkpoint	2024/12/13
	Concizumab	A 型或 B 型血友病	诺和诺德生物制药公司	2024/12/20
	Zanidatamab	胆道癌	Jazz	2024/11/20
	佐妥昔单抗	胃或胃食管交界处腺癌	安斯泰来制药集团	2024/10/18
	Tarlatamab	广泛期小细胞肺癌	安进公司	2024/5/16
	替雷利珠单抗	食管鳞状细胞癌	百济神州有限公司	2024/3/13
基因疗法	Vyjuvek	营养性表皮溃疡性水泡病	Krystal Biotech	2023/5/19
	Elevidys	杜氏肌营养不良症	Sarepta Therapeutics	2023/6/22
	Roctavian	A 型血友病	BioMarin	2023/6/29
	Lyfgenia	镰状细胞病	蓝鸟生物公司	2023/12/8
	Casgevy	镰状细胞病	Vertex&CRISPR Therap eutics	2023/12/8
细胞疗法	Omisirge	减少中性粒细胞恢复时间和感染发生率	Gamida Cell	2023/4/17
	Lantidra	1 型糖尿病	CellTrans	2023/6/28

续表

分类	商品名	适应证	企业/机构	批准日期
疫苗	Arexvy	呼吸道合胞病毒	GSK	2023/5/3
	Abrysvo	呼吸道合胞病毒	辉瑞公司	2023/5/31
	Cyfendus	炭疽杆菌后暴露预防	Emergent BioSolutions	2023/7/20
	Penbraya	脑膜炎球菌病	辉瑞公司	2023/10/20
	Ixchiq	基孔肯雅热	Valneva	2023/11/9
小核酸药物	Qalsody	肌萎缩性侧索硬化症	Biogen&Lonis	2023/4/25
	Rivfloza	1 型原发性高草酸尿症	诺和诺德生物制药公司	2023/10/2
	Wainua	遗传性转甲状腺多发性神经病变	Lonis& 阿斯利康	2023/12/21
蛋白类药物	DaxibotulinumtoxinA-lanm	眉间纹	Revance	2022/9/7
	Eflapegrastim	中性粒细胞减少症	Spectrum	2022/9/9
	Tebentafusp	葡萄膜黑色素瘤	Lmmunocore	2022/1/25
	Lamzede	α-甘露糖苷酶缺乏症	Chiesi	2023/2/16
	Elfabrio	法布里病	Protalix&Chiesi	2023/5/9
	Altuviiio	A 型血友病	Sanofi&Sobi	2023/2/22
	Nogapendekin alfa inbakicept-pmln	非肌层浸润性膀胱癌	ImmunityBio	2024/4/22
	Sotatercept	肺动脉高压	默沙东	2024/3/26
	Palopegteriparatide	慢性甲状旁腺功能减退	Ascendis	2024/8/9
激素	Ngenla	生长激素缺乏症	辉瑞 &OPKO Health	2023/6/27
酶替代疗法	Olipudase alfa	A 型尼曼匹克病	赛诺菲	2022/8/31
	Anacaulase	烧伤	Mediwound	2022/12/28

在世界范围内，用途最广的生物制品主要有几大类，即基因工程疫苗、各类抗体、激素、诊治试剂盒和细胞因子。其中销路最好的药物有干扰素、白细胞介素、乙型肝炎疫苗、集落刺激因子、红细胞生成素以及肿瘤坏死因子等。有的已经广泛用于医疗卫生工作中，如基因工程乙型肝炎疫苗用于乙肝的预防和治疗，取得了很好的效果；基因工程干扰素和白细胞介素-2 在治疗多发性硬化症、肿瘤和病毒性传染病等方面也取得了很好的疗效。集落刺激因子、红细胞生成素和肿瘤坏死因子等基因工程制品正在进行临床疗效观察。大量资料表明，这些生物制品在临床治疗上有很大的潜力，可以成为对人类威胁较大的某些顽症的新克星。

现对一些重要的生物制品作以下介绍。

1. 基因工程乙肝疫苗

基因工程乙肝疫苗（HBV）在两种表达系统中获得成功。一种是酵母系统，另一种是哺乳动物细胞系统。这些基因工程乙肝疫苗为预防乙型肝炎提供了重要措施。酵母乙肝疫苗发酵工艺较为成熟，但乙肝抗原不能分泌，需要破碎菌体后纯化抗原，因此需要发酵一批、纯化一批，而且纯化工艺复杂、回收率低。

基因工程乙肝疫苗已获得良好的免疫效果，无论是哪种类型的基因工程乙肝疫苗，高效廉价、使用方便是其发展的重要方向。提高抗原本身的免疫原性是获得高效廉价基因工程乙肝疫苗的重要途径，发展新的佐剂是提高基因工程乙肝疫苗免疫效果的另一重要途径。提高工程菌种和细胞的原始表达水平、改进发酵工艺也是降低成本、获取廉价疫苗的重要途径。联合疫苗也是基因工程乙肝疫苗的重要发展方向。目前白喉-百日咳-破伤风＋乙肝病毒（DPT＋HBV）的四联疫苗及甲肝病毒＋乙肝病毒（HAV＋

HBV）二联疫苗已获成功。这类联合疫苗虽不一定能增强原有疫苗的免疫效果，但其使用方便、降低了生产成本。发展治疗性乙肝疫苗，将疫苗的使用从预防乙肝扩展到治疗慢性乙肝病毒患者，是基因工程乙肝疫苗研究的另一个重要发展趋势。在这方面，含 PreS1 的乙肝疫苗和强细胞免疫佐剂的结合使用是这类疫苗研究开发的重要途径。

2. 基因工程干扰素

干扰素（IFN）是一类重要的细胞因子，在同种细胞上具有广谱抗病毒、抗细胞分裂和免疫调节等多种生物学活性。随着 20 世纪 70 年代末 DNA 重组技术兴起，80 年代产生了基因工程干扰素，从此干扰素的研究、生产和临床应用出现了新的转折。基因工程干扰素的研制成功为干扰素的工业化生产开辟了前景，保证了干扰素的临床研究和应用。

目前已有多个国家政府批准上市干扰素，其中对有些疾病的临床有效率可达 90%以上。近年来，随着分子生物学技术的发展和制备工艺的改进，第二代基因工程干扰素开始问世，它的分泌型大肠杆菌表达系统更有利于纯化，易形成规模化生产；剂型改为液体剂型方便了医生和患者的使用，易于普及推广。

3. 重组人促红细胞生成素

细胞因子是人类或动物的各类细胞分泌的具有多种生物活性的因子。它们是可溶性物质，是一组不均一的蛋白质分子，能调节细胞的生长和分化。促红细胞生成素（EPO）是其中的一大类。促红细胞生成素是由肾脏分泌的一种重要的生物活性糖蛋白，其分子量约为 34000～38000。它是一种重要激素，在正常生理情况下，能促进红细胞系列的增殖、分化和成熟；在病理情况下，与多种贫血，尤其与终末期肾脏疾病贫血密切相关。1977 年，Miyake 首先从再生障碍性贫血患者的尿中提纯出促红细胞生成素，但是得量极微，难以大量制备。随着 20 世纪 70 年代基因重组技术的兴起，人们开始尝试用基因工程的方法生产。1985 年，Jacobs 和 Lin 等人分别成功地分离了 EPO 基因，并在哺乳动物细胞中高效表达，EPO 基因克隆成功。1989 年，美国的 Amgen 公司的重组人促红细胞生成素获 FDA 批准上市销售。

临床证明，重组人促红细胞生成素对肾脏衰竭贫血、透析性贫血以及手术后贫血、肿瘤治疗所引起的贫血等具有显著疗效，不仅能使血红蛋白和血红细胞比容升高，而且能够使患者自觉症状改善，降低输血的依赖性。

4. 重组人白细胞介素-2

白细胞介素是淋巴因子家族的一类，分别由单核-巨噬细胞、淋巴细胞及其他多种细胞产生。白细胞介素能激活免疫活性细胞，使之增殖分化，介导细胞间的相互作用，调节免疫功能，增强抗体免疫力。最早作为药物进入市场的是白介素-2(IL-2)。白介素-2 能使体内细胞毒性 T 细胞和自然杀伤细胞等增殖，具有杀伤和清除肿瘤细胞和病毒感染细胞的功能，在体内是免疫监视功能的基础。这也是白介素-2 能治疗肿瘤和病毒性感染的基础。但是由淋巴细胞产生的白介素-2 量太少，难以满足治疗量的要求。由于生物化学、分子生物学的进展，科学家弄清了白介素-2 的分子结构和它的基因结构，1984 年很快构建了能表达白介素-2 的基因工程菌株。由于白介素-2 在人体滞留时间短的缺点，目前国外已研究了“延时制剂”，这样既能省药和减轻多次注射的麻烦，又能提高药效。

此外，重组人的白介素-3、白介素-6、白介素-12、白介素-18 等相继研发成功。

5. 重组人粒细胞集落刺激因子

20 世纪 80 年代，有学者发现膀胱癌细胞的培养液有促进骨髓细胞增生的活性作用，进一步进行分离鉴定，证明活性成分是一种蛋白质，并且其活性仅限于刺激造血细胞中的中性粒细胞系统增生，因此命名为粒细胞集落刺激因子（G-CSF）。由于这种方法得到的量极小，无法进行工业化生产。到了 20 世纪 80 年代中期，基因工程技术发展成熟起来，开始开发以基因工程技术生产的药品。美国 Amgen 公司成功地将粒细胞集落刺激因子基因转入大肠杆菌细胞中，并且通过筛选得到了稳定高效表达的菌株，使得规模化生产粒细胞集落刺激因子蛋白质成为可能。通过基因工程技术生产重组的人粒细胞集落刺激因子，其生产效率比传统的获取蛋白质的方法提高了数百万倍，同时由于机体对该因子所需的量很小，因此由该方法生产的粒细胞集落刺激因子可以很好地满足临床需要。

6. 重组人肿瘤坏死因子

重组人肿瘤坏死因子（TNF）α衍生物3a是一种新的肿瘤坏死因子α，其主要特征是通过蛋白质工程技术，将重组人肿瘤坏死因子α结构的第80位、90位和92位的Ile、Lys和Asn分别置换为Ser、His和Val，得到的重组人肿瘤坏死因子α衍生物3a体内抗肿瘤活性提高了1.4倍，但毒性仅为原来药物的1/10。

肿瘤坏死因子α是由激活的单核-巨噬细胞等多种细胞产生的一种多功能细胞因子，因为它对肿瘤组织和肿瘤细胞具有特异性杀伤作用，曾被认为是一种很有潜力的抗癌药物。除此之外，它还在免疫调节、抗病毒、代谢调控以及炎症反应等方面发挥着重要作用。20世纪80年代中期，人肿瘤坏死因子α基因cDNA克隆成功，并在大肠杆菌中获得表达，从此开始对重组人肿瘤坏死因子α进行临床应用研究。但是研究发现肿瘤坏死因子α并不是对所有的肿瘤均表现出预想的治疗效果，并发现其具有严重的全身毒性作用。因此需要进一步研究重组人肿瘤坏死因子α的生物学作用机制，并采用蛋白质工程技术对其进行改造，以提高抗肿瘤活性，降低甚至消除其毒性作用。蛋白质工程研究的核心就是对重组人肿瘤坏死因子α进行蛋白质分子改造，在基因水平上进行分子设计，期望实现提高活性、降低毒性或活性、毒性分离的目的。改造肿瘤坏死因子α的分子主要通过以下两个途径：一是重组人肿瘤坏死因子α基因进行缺失突变或定点突变，形成重组人肿瘤坏死因子α衍生物；二是针对肿瘤坏死因子α的受体结合位点进行突变，获得TNFR55受体选择特异性的突变蛋白，使细胞活性和毒性得到分离。

7. 基因工程多价活疫苗

利用基因工程技术构建新型多价活疫苗，是生物技术的又一个新进展。活疫苗在预防接种中占有重要地位。将外源DNA插入能在宿主内以同样方式复制的载体，作为减毒活疫苗，并可发展成为多价活疫苗，如以脊髓灰质炎Ⅰ型病毒疫苗株为载体，同时重组插入其他两型病毒基因，已经构建成能产生Ⅰ型、Ⅱ型、Ⅲ型免疫力的脊髓灰质炎三价疫苗株。

8. 基因治疗药物

基因治疗是将外源基因或核酸导入人体，实施防治疾病的一种新技术和新治疗方法。它能从根本上治愈一些现有的常规疗法不能解决的疾病。因此，基因治疗被认为是21世纪最重要的医学革命之一。该研究开始于20世纪80年代中期，已由治疗单基因缺陷的遗传病，扩展到治疗非单基因遗传病。由于疾病的分子生物学研究已经取得了很大的进展，所以基因治疗在短时间内从理论设想进入了人体实验，个别基因疗法已被FDA和EMA批准。

从理论上讲，基因治疗有两个基本目的：一是恢复异常表达或缺失的体细胞基因的功能；二是引入有治疗价值的其他来源的基因。Luxturna是由Spark Therapeutics公司开发的基于腺相关病毒（AAV）基因疗法产品，于2017年12月获得美国FDA批准，成为首个在美国获批的基因疗法。它专门用于治疗由双等位基因RPE65突变引起的遗传性视网膜疾病，如Leber先天性黑蒙（LCA）。

9. 细胞治疗药物

细胞治疗是将功能正常或强化的活细胞作为药物输送到患者体内，或是替代体内病变、损伤和退化的细胞，或是清除体内异常和疾病细胞，或是对病理组织的失衡状态进行调节，从而实现组织再生修复或疾病治疗的方法。将细胞治疗进行分类，根据细胞药物来源，可分为自体细胞治疗和异体细胞治疗；根据治疗用细胞所处的分化阶段，则可分为干细胞治疗和体细胞治疗。目前在基础研究和临床转化方面取得显著成果的有CAR-T、T细胞受体工程化T细胞（TCR-T）和TIL细胞治疗。2017年，美国FDA批准全球第一款CAR-T细胞疗法Kymriah。Kymriah适用于复发性、难治型以及青少年B细胞急性淋巴性白血病（ALL），主要用于青少年、儿童患者。截至 2024 年 11 月，全球范围内已有 12 款 CAR-T 细胞疗法相继获得监管批准，这些疗法在针对白血病、淋巴瘤、多发性骨髓瘤等恶性血液病的治疗中展现出了不俗的疗效，使得 CAR-T 细胞疗法成为肿瘤治疗的一种重要方式。

二、国内主要生物制品

现代生物技术的研究与开发已经成为世界性的主流，无论是科学技术发达的国家还是发展中国家都在生物技术领域的开发上进行了百倍努力。现代生物技术的研究与开发不仅有可能使产业结构发生重大的改变，也可能给一些传统的生物技术产业带来新的希望。

我国在 20 世纪 80 年代初就把生物技术定为科技和产业发展的重要新领域之一。1985 年国家有关部门组织制定了国家《生物技术发展策略》，1986 年被批准实施；1989 年组织制定了 1990—2000 年和 2020 年期间生物技术中长期发展纲要。2021 年 12 月工业和信息化部等九部门联合印发的《“十四五”医药工业发展规划》提出，要重点提升新型生物药生产技术、提高疫苗应急研发生产能力。2022 年 5 月，国家发展改革委印发我国首部生物经济五年规划《“十四五”生物经济发展规划》，确立了到 2025 年生物经济规模总量迈上新台阶的发展目标。2023 年《政府工作报告》中再次强调要推进疫苗迭代升级和新药研制。医药生物技术是我国生物技术发展的三大重点之一，1987 年开始实施包括生物技术的“863”国家高技术发展计划，随后又实施了“973”国家高技术发展计划，另外，国家的其他科技攻关计划项目，也对生物技术的发展给予了大力的支持。在此基础上，我国生物产业规模逐年扩大，产业结构进一步优化调整，形成集聚化发展态势。从 2018 年到 2022 年，中国生物药市场规模从 2622 亿元人民币增加到 4210 亿元人民币，年均复合增长率达到 12.6%。预计到 2026 年中国生物药市场规模将达到 7698 亿元人民币，并于 2030 年达到 11491 亿元人民币。

近年来，随着生物制品技术不断升级，以抗体类药物、核酸药物、细胞和基因治疗产品为代表的新一代生物技术产品逐步成熟。大批的生物制品批准上市，用于肿瘤、免疫、罕见病、心血管等疾病领域（表 1-2）。

表 1-2　2002—2024 年，国家药品监督管理局（NMPA）批准上市的部分生物制品

分类	药品名	企业	适应证	获批日期
抗体等生物药	伊奈利珠单抗	翰森制药	视神经脊髓炎谱系障碍	2022/3/11
	依马利尤单抗	苏庇医药	原发性噬血细胞性淋巴组织细胞增多症	2022/3/11
	雷莫西尤单抗	礼来公司	胃癌/胃食管交界处癌	2022/3/18
	斯鲁利单抗	复宏汉霖	MSI-H 的成人晚期实体瘤	2022/3/24
	戈沙妥珠单抗	云顶新耀	三阴性乳腺癌	2022/6/7
	普特利单抗	乐普生物	黑色素瘤	2022/7/22
	瑞帕妥单抗	神州细胞	CD20 阳性弥漫大 B 细胞肿瘤	2022/8/30
	莫格利珠单抗	协和麒麟	蕈样肉芽肿或 Sezay 综合征	2022/10/14
	那西妥单抗	赛生医药	复发性或难治性高危神经母细胞瘤	2022/12/8
	奥木替韦单抗	华北制药	预防狂犬病	2022/1/26
	佩索利单抗	勃林格殷格翰	泛发性脓疱型银屑病	2022/12/14
	维泊妥珠单抗	霍夫曼・罗氏公司	弥漫性大 B 细胞淋巴瘤	2023/1/13
	德曲妥珠单抗	阿斯利康/第一三共	HER2＋乳腺癌	2023/2/24
	阿得贝利单抗	恒瑞医药	广泛期小细胞肺癌	2023/3/3
	艾贝格司亭 a	亿一生物	中性粒细胞减少症	2023/5/9

续表

分类	药品名	企业	适应证	获批日期
抗体等生物药	泽贝妥单抗	博锐生物	CD20 阳性弥漫大 B 细胞淋巴瘤	2023/5/17
	替瑞奇珠单抗	康哲药业	中重度斑块状银屑病	2023/5/30
	艾加莫德 a	再鼎医药/Argenx	全身型重症肌无力	2023/6/30
	托莱西单抗	信达生物	原发性高胆固醇血症或混合型血脂异常	2023/8/16
	注射用重组人凝血因子Ⅷ	正大天晴	血友病 A 出血预防	2023/8/31
	马吉妥昔单抗	再鼎医药	HER2＋乳腺癌	2023/9/1
	纳鲁索拜单抗	石药集团	骨巨细胞瘤	2023/9/6
	依瑞奈尤单抗	瑞士诺华公司	偏头痛的预防性治疗	2023/9/21
	阿那白滞素	苏庇医药	自身炎症性周期性发热综合征	2023/10/31
	变构人肿瘤坏死因子相关凋亡诱导配体	海特生物	多发性骨髓瘤	2023/11/2
	格菲妥单抗	霍夫曼・罗氏公司	弥漫大 B 细胞淋巴瘤	2023/11/8
	法瑞西单抗	霍夫曼・罗氏公司	糖尿病黄斑水肿	2023/12/18
	索卡佐利单抗	兆科	宫颈癌	2023/12/21
	重组人凝血酶	泽璟生物	止血	2023/12/26
	尼塞韦单抗	阿斯利康/赛诺菲	预防 RSV 下呼吸道感染疾病	2023/12/26
	仑卡奈单抗	卫材/渤健	早期阿尔茨海默病	2024/1/9
	可伐利单抗	霍夫曼・罗氏公司	未接受过补体抑制剂治疗的阵发性睡眠性血红蛋白尿症	2024/2/7
	贝莫苏拜单抗	正大天晴	广泛期小细胞肺癌	2024/5/9
	依沃西单抗	康方生物	局部晚期或转移性非鳞状非小细胞肺癌	2024/5/24
	泽美洛韦玛佐瑞韦单抗	兴盟生物	成人狂犬病病毒暴露者的被动免疫	2024/6/12
	恩朗苏拜单抗	石药集团	既往接受含铂化疗治疗失败的PD-L1 表达阳性	2024/6/25
	注射用维恩妥尤单抗	安斯泰来/辉瑞	尿路上皮癌	2024/8/13
	本瑞利珠单抗注射液	阿斯利康	重度嗜酸粒细胞性哮喘	2024/8/20
	赛立奇单抗	智翔金泰	斑块状银屑病	2024/8/27
	司普奇拜单抗	康诺亚	成人中重度特应性皮炎、慢性鼻窦炎伴鼻息	2024/9/12
	伊努西单抗	康方生物旗下子公司	原发性高胆固醇血症	2024/9/30
	艾帕洛利托沃瑞利单抗	齐鲁制药	复发或转移性宫颈癌	2024/9/30
	夫那奇珠单抗	恒瑞医药	斑块状银屑病	2024/10/29
	昂戈瑞西单抗	君实生物	高胆固醇血症、混合型血脂异常	2024/10/11
	芦康沙妥珠单抗	科伦博泰	三阴性乳腺癌	2024/11/27
	多奈单抗	礼来公司	轻度认知功能障碍和阿尔茨海默病轻度痴呆	2024/12/25

续表

分类	药品名	企业	适应证	获批日期
细胞疗法	伊基仑赛	信达生物/驯鹿生物	多发性骨髓瘤	2023/6/30
	纳基奥仑赛	合源生物	B细胞急性淋巴细胞白血病	2023/11/8
	泽沃基奥仑赛注射液	科济药业	复发或难治性多发性骨髓瘤	2024/3/1
	西达基奥仑赛	传奇生物	多发性骨髓瘤	2024/8/27
酶替代疗法	艾夫糖苷酶α	赛诺菲	庞贝病	2023/10/7
疫苗	四价流感病毒裂解疫苗	国光生物	流感	2022/2/9
	重组新型冠状病毒蛋白疫苗（CHO细胞）	智飞生物	新冠病毒	2022/3/1
	吸入用重组新型冠状病毒疫苗（5型腺病毒载体）	康希诺	预防新型冠状病毒感染	2022/9/4
	重组HPV二价疫苗	泽润生物/沃森生物	预防HPV感染	2022/3/24
	重组新冠病毒融合蛋白疫苗	丽珠医药	新冠病毒	2022/9/2
	口服三价重配轮状病毒减毒活疫苗	兰州生物制品研究所	预防G1、G2、G3、G4和G9型轮状病毒导致的婴幼儿腹泻	2023/4/17
	23价肺炎球菌多糖疫苗	智飞生物	预防肺炎球菌引起的感染性疾病	2023/9/1
	冻干人用狂犬病疫苗	康润生物	预防狂犬病	2023/9/22
核酸药	英克司兰	瑞士诺华公司	原发性高胆固醇血症或混合型血脂异常	2023/8/22
基因疗法	托夫生注射液	勃健生物	肌萎缩侧索硬化	2024/10/8
多肽	罗特西普	新基/百时美施贵宝	β-地中海贫血	2022/1/26
	依柯胰岛素注射液	诺和诺德	2型糖尿病	2024/6/24
	倍维巴肽	百奥泰生物	经皮冠状动脉介入围术期抗血栓	2024/6/28
	替尔泊肽	礼来公司	长期体重管理	2024/7/19
	罗培干扰素α2b注射液	药华生物	真性红细胞增多症	2024/6/28

现对我国在生物制品中的主要成就进行介绍。

1. 固定化酶

我国生物技术的研究工作开始于20世纪70年代，首先是进行固定化酶技术的研究，之后固定化酶和固定化细胞的研究与应用得到扩展。固定化酶是20世纪60年代开始发展起来的一项新技术。最初主要是将水溶性酶与不溶性载体结合起来，成为不溶于水的酶的衍生物，所以也曾称过水不溶性酶和固相酶。但是后来发现，也可以将酶包埋在凝胶内或置于超滤装置中，高分子底物与酶在超滤膜的一边，而反应产物可以透过膜溢出。在1971年第一届国际酶工程会议上，正式建议采用固定化酶的名称。所谓固定化酶，是指限制或固定于特定空间位置的酶。具体来说，是指经物理或化学方法处理，使酶变成不易随水流失即运动受到限制，而又能发挥催化作用的酶制剂。制备固定化酶的过程称为酶的固定化。固定化所采用的酶，可以是经提取分离后得到的有一定纯度的酶，也可以是结合在菌体或细胞碎片上的酶或酶系。我国的固定化酶和固定化细胞在20世纪70～80年代最先在啤酒行业推广，后来逐渐扩展，应用于某些制药行业中（如Asp、GSH、抗生素等）。

2. 基因工程疫苗、细胞因子

20世纪70年代后期，我国开始跟踪国外基因工程技术的某些基础性工作，80年代初期，开始乙型肝炎基因工程疫苗、基因工程干扰素等的开发研究，中国参与并完成了人类基因组的计划，主持国际人类肝脏蛋白质组计划的研究项目也正式启动。除了课题和资金资助外，我国还十分注重国际交流与合作，每年都派出大批的科技人员去国外学习和交流，积极地参与国际学术会议，并与国外单位进行不同形式的合作。在国内投入大量资金建立了 30 个生物技术领域的国家重点实验室，吸收了一批高水平的科技人才从事范围广泛的研究。这些重点实验室分布在中国科学院、教育部、卫健委等所属单位。

基因工程活性多肽药物是另一类研制进展较快的生物技术药物。我国已经研制成功的有基因工程干扰素、白介素、心钠素、人组织型纤溶酶原激活剂（tPA）、肿瘤坏死因子（TNF）、人表皮生长因子、促红细胞生成素（EPO）、粒细胞-巨噬细胞集落刺激因子（GM-CSF）等基因工程药物。

在国家科技、基金、卫生健康部门的大力支持下，我国的科技人员在医药生物技术的课题研究中辛勤工作，取得了比较明显的成果。我国疫苗研发始终处于全球前列，在 COVID-19 灭活疫苗、腺病毒载体疫苗、重组蛋白疫苗等方面均取得了举世瞩目的成绩，成为世界上为数不多的能够依靠自身力量解决全部免疫规划疫苗的国家之一。除此之外，我国本着构建人类卫生健康共同体的原则，仅 2021 年 8 月前，国务院联防联控机制数据显示，中国已向世界提供 COVID-19 疫苗和原液超 7 亿剂，赢得国际社会特别是广大发展中国家的高度赞誉。2022 年 8 月 23 日，世界卫生组织宣布中国通过疫苗国家监管体系评估，这不仅意味着中国拥有稳定、运行良好且完整统一的监管体系，能确保在中国生产、进口或流通的疫苗质量可控、安全、有效，也是我国疫苗出口全球的重要基础。2023 年，我国批准首款国产 mRNA 疫苗；同年，百克生物带状疱疹疫苗获批。2024 年我国的五人份 Sabin 株脊髓灰质炎灭活疫苗获得国家药品监督管理局颁发的药品注册批件，已被列为世界卫生组织消灭脊灰行动计划的急需品种，有望改变全球疫苗供应不足现状，更好地助力全球消灭脊灰“最后一公里”。

3. 抗体药物

从 20 世纪 70 年代末，我国就开始研究单克隆抗体与导向药物——杂交瘤单克隆抗体，现在已经获得了大量杂交瘤细胞系和大批单克隆抗体诊断试剂盒。其中包括病原微生物方面、人体免疫系统方面和抗肿瘤相关抗原方面的单克隆抗体和试剂盒。

抗体药物市场是目前全球生物药市场最大的类别，我国已成为抗体药物在研数量最多的国家之一，国内抗体药物研究的热门靶点主要包括 PD-1/L1、TNFα、VEGF、HER2、CD20 和 EGFR 等，目前多家企业的抗体药物上市，国内单抗产品已经进入收获期。双特异性抗体（bsAb）和抗体偶联药物（ADC）等新型抗体药物市场呈现出快速增长的态势。这些新型抗体药物为疾病治疗提供了新的选择和可能性。2024 年 12 月 31 日，全球首款 CLDN18.2 靶向药——佐妥昔单抗在国内获批上市，这是中国首个且目前唯一获批靶向 CLDN18.2 的疗法，该药物用于 CLDN18.2 阳性、人表皮生长因子受体 2（HER2）阴性的局部晚期不可切除或转移性胃或胃食管交界处（GEJ）腺癌患者的一线治疗。

4. 基因治疗药物

基因治疗的概念源于 20 世纪 70 年代，其核心概念是通过对造成患者疾病的基因进行补充或者修复，从而达到治疗的目的。我国基因治疗行业起步晚于美国，监管体系的建立相对滞后，随着行业成熟度的提高，行业监管逐步向体系化、规范化发展。国内基因治疗相关政策发展历程主要分为 3 个阶段：自由发展阶段（1993—2014 年）、调整阶段（2015 年）、规范化发展阶段（2016 年至今）。目前，我国的基因疗法研发也取得了突破性进展，深圳市赛百诺基因技术有限公司为我国基因治疗产业领域的开拓者，其自主研发的重组人 p53 腺病毒注射液，于 2003 年 10 月获准新药证书和生产批文，是世界上第一个批准上市的基因治疗药物，使基因治疗作为肿瘤治疗的新疗法应用于临床，为我国创造了生物高技术发展的新里程碑。

腺相关病毒（AAV）载体是目前被认为最安全有效的基因治疗载体，它单次注射就可以实现目的基因的长期表达，因此，AAV 基因疗法手段目前占据超半数基因治疗市场。近年来，我国基因治疗临床试验数量不断增加，涵盖了多种疾病领域，如肿瘤、罕见病、遗传性疾病等，为患者提供了新的治疗选择。罕见病和遗传性疾病患者数量的增加，以及传统药物对这些疾病治疗的局限性，推动了基因治疗市场的发展。

5. 细胞治疗药物

近年来，细胞作为一种新型药物，在疾病治疗中取得了巨大进展，尤其在多种难治性疾病治疗中获得了前所未有的成功，迅速成为全球的研究热点。我国细胞治疗领域虽然发展时间较短，但已取得长足进步。“十三五”规划中，将细胞治疗上升为国家发展战略。以 CAR-T 免疫细胞为例，我国相关论文数量增长迅速，且高于全球平均水平。在免疫细胞治疗方面，我国的多项研究有效提升了 CAR-T 细胞的生产效率和治疗效果，已成为世界上开展 CAR-T 细胞治疗临床研究数量最多的国家。

2025 年 1 月 2 日，国家药监局通过优先审评审批程序附条件批准我国首款干细胞治疗药品艾米迈托赛注射液上市，用于治疗 14 岁以上消化道受累为主的激素治疗失败的急性移植物抗宿主病。艾米迈托赛注射液早在 2013 年就递交了临床试验申请，2020 年 2 月首次获批临床，因在探索性Ⅱ期临床中展现出较为出色的治疗效果，2024 年 6 月中国药品审评中心将其纳入优先审评审批。目前该药物仍在进行Ⅲ期临床试验，虽然此次是附条件获批上市，但依然是国内干细胞产业在商业化应用方面的一次重大突破。

中国 CAR-T 细胞治疗在改进靶点选择、精确调控、功能增强、合成生物学和 CAR-T 细胞治疗的通用设计方面仍然存在挑战。通过基因编辑技术和合成生物学的精确调控，中国在开发更高效的细胞免疫疗法方面取得进展。此外，中国 CAR-T 细胞连接异基因 HSCT 的新治疗策略有望在患者中获得更好的临床疗效和安全性。未来，CAR-T 细胞治疗的创新有望提高细胞免疫治疗在中国的临床应用（表 1-3）。

表 1-3 我国获批上市的 CAR-T 细胞免疫疗法

名称	来源	批准时间	适应证
阿基仑赛注射液	复星凯瑞	2021 年	治疗既往接受二线或以上系统性治疗后复发或难治性大 B 细胞淋巴瘤成人患者
纳基奥仑赛注射液	合源生物	2023 年	成人复发或难治性 B 细胞急性淋巴细胞白血病
西达基奥仑赛注射液	传奇生物	2024 年	复发或难治性多发性骨髓瘤成人患者
瑞基奥仑赛注射液	药明巨诺	2024 年	成人复发/难治性套细胞淋巴瘤
伊基奥仑赛注射液	驯鹿生物	2024 年	既往经过 1 至 2 线治疗且对来那度胺耐药的复发/难治性多发性骨髓瘤患者
泽沃基奥仑赛注射液	科济药业	2024 年	复发或难治性多发性骨髓瘤

三、生物制品相关政策与法规

我国生物制品的长远发展离不开监管政策的指导，相关的法律法规和指导原则在不断地更新和完善。生物制品从研发到上市均有不同的政策法规用来指导规范。近年来，我国药品监管部门在生物制药领域发布的政策法规和指导原则的数量和频率都在不断上升，并且各地政府也都出台了相应的扶持政策，本部分梳理了目前国家出台有关生物制品在不同阶段需遵循的法律法规和指导原则。

1. 生物制品研发阶段

现代生物技术的快速发展，生物制品在药物研发中的地位日益凸显。目前，为满足更多的临床需求，大多数的生物制品均在开发和探索阶段。针对这一阶段国家制定了相应的政策法规，包括细胞与基因治疗、病毒与疫苗、抗体药物、生物类似药以及一些特定产品的研发指导原则。表 1-4 展示的是研发阶段国家药品监督管理局发布的部分通用指导原则。

表 1-4 研发阶段部分通用指导原则

来源	相关文件
国家药品监督管理局	《临床急需境外新药标准复核检验用资料及样品要求》(2019 年第 35 号)
	《生物制品稳定性研究技术指导原则》(2015 年第 10 号)
国家药品监督管理局药品审评中心	《新药临床安全性评价技术指导原则》(2023 年第 59 号)
	《以患者为中心的药物临床试验设计技术指导原则(试行)》(2023 年第 44 号)
	《以患者为中心的药物临床试验实施技术指导原则(试行)》(2023 年第 44 号)
	《以患者为中心的药物获益-风险评估技术指导原则(试行)》(2023 年第 44 号)
	《新药获益-风险评估技术指导原则》(2023 年第 36 号)
	《单臂临床试验用于支持抗肿瘤药上市申请的适用性技术指导原则》(2023 年第 13 号)
	《抗肿瘤药首次人体试验扩展队列研究技术指导原则(试行)》(2021 年第 57 号)
	《创新药临床药理学研究技术指导原则》(2021 年第 55 号)
	《生物标志物在抗肿瘤药物临床研发中应用的技术指导原则》(2021 年第 53 号)
	《以临床价值为导向的抗肿瘤药物临床研发指导原则》的通告(2021 年第 46 号)
	《抗肿瘤药联合治疗临床试验技术指导原则》的通告(2020 年第 55 号)
	《化学药物和生物制品临床试验的生物统计学技术指导原则》

2. 生物制品生产阶段

生物制品的生产阶段不同于实验室研发，不仅要保证产品质量还要考虑其他诸多问题，如工艺流程的合理化、低成本、高效率等。生物制品生产阶段部分法规政策见表 1-5。

表 1-5 生产阶段部分法规政策

分类	相关文件
质量管理	《疫苗生产流通管理规定》(2022 年第 55 号)
	《疫苗生产检验电子化记录技术指南(试行)》(2022 年第 1 号)
	《药品生产质量管理规范(2010 年修订)》生物制品附录修订稿(2020 年第 58 号)
	《药品生产质量管理规范(2010 年修订)》
	《疫苗生产车间生物安全通用要求》(国卫办科教函〔2020〕483 号)
生产变更	《疫苗生产场地变更质量可比性研究技术指导原则》(食药监药化管〔2014〕1 号)
	进口生物制品按《中国药典》(2010 年版)进行生产工艺变更(食药监办注[2011]77 号)
	《预防用疫苗临床前研究技术指导原则》
	《生物制品生产工艺过程变更管理技术指导原则》
	《联合疫苗临床前和临床研究技术指导原则》
	《多肽疫苗生产及质控技术指导原则》
	《结合疫苗质量控制和临床研究技术指导原则》
	《预防用疫苗临床试验不良反应分级标准指导原则》
	《疫苗上市后生产工艺变更研究技术指导原则》征求意见稿

3. 生物制品注册申报阶段

生物制品注册按照生物制品创新药、生物制品改良型新药、已上市生物制品（含生物类似药）等进行分类。生物制品的细化分类和相应的申报资料要求，由国家药品监督管理局根据注册药品的产品特性、创新程度和审评管理需要组织制定，并向社会公布。生物制品注册的注册管理、资料撰写、沟通交流及上市后管理等过程均有相应的指导原则（表 1-6）。

表 1-6 注册申报阶段部分法规政策

分类	相关文件
注册管理	《药品注册管理办法》(2020 年 1 月 22 日国家市场监督管理总局令第 27 号公布 自 2020 年 7 月 1 日起施行)
	《生物制品注册受理审查指南》(2020 年第 11 号)
资料撰写	《化学药品及生物制品说明书通用格式和撰写指南》(2022 年第 28 号)
	《化学药品和治疗用生物制品说明书中儿童用药相关信息撰写的技术指导原则(试行)》(2021 年第 39 号)
	《中药、化学药品及生物制品生产工艺、质量标准通用格式和撰写指南》(2021 年第 32 号)
	《生物制品注册分类及申报资料要求》(2020 年第 43 号)
	《化学药品和生物制品说明书规范细则》
	《已上市境外生产药品转移至境内生产的药品上市注册申请申报资料要求(治疗用生物制品)(征求意见稿)》
	《临床试验期间生物制品药学变更和研究技术指导原则》
	《已上市疫苗药学变更研究技术指导原则》
沟通交流	《细胞和基因治疗产品临床相关沟通交流技术指导原则》(2023 年第 60 号)
上市后管理	《已上市生物制品变更事项及申报资料要求》(2021 年第 40 号)
	《已上市生物制品药学变更研究技术指导原则(试行)》(2021 年第 31 号)
	《生物制品变更受理审查指南(试行)》(2021 年第 30 号)
	《已上市化学药品和生物制品临床变更技术指导原则》(2021 年第 16 号)

4. 生物制品批签发阶段

批签发是指国家药品监督管理局对获得上市许可的疫苗类制品、血液制品、用于血源筛查的体外诊断试剂以及国家药品监督管理局规定的其他生物制品，在每批产品上市销售前或者进口时，经指定的批签发机构进行审核、检验，对符合要求的发给批签发证明的活动。在生物制品批签发阶段的管理、相关资料和证明文件授权签发人等均有政策法规可指导（表 1-7）。

表 1-7 批签发阶段部分法规政策

分类	相关文件
批签发管理	《生物制品批签发管理办法》(2020 年 12 月 11 日国家市场监督管理总局令第 33 号公布 自 2021 年 3 月 1 日起施行)
	启用生物制品批签发电子证明、麻醉药品和精神药品实验研究立项电子批件(2022 年第 84 号)
	关于进一步加强生物制品批签发管理工作有关事项(国食药监注〔2007〕693 号)
	关于进一步实施血液制品批签发工作(国食药监注〔2007〕284 号)
	关于进一步实施生物制品批签发工作(国食药监注〔2005〕424 号)

续表

分类	相关文件
批签发资料	生物制品批签发证明
	生物制品不予批签发通知书
	生物制品批签发申请表
	生物制品批签发登记表
	生物制品批签发复审申请表
	生物制品批签发复审结果通知书
	生物制品批签发品种登记表
	生物制品批签发信息公示表
批签发证明文件授权签发人	同意吉林省药品检验研究院增加生物制品批签发证明文件授权签发人的复函（药监综药管函〔2023〕515 号）
	同意北京市药品检验研究院增加生物制品批签发证明文件授权签发人的复函（药监综药管函〔2023〕376 号）
	同意甘肃省食品药品检验所变更生物制品批签发证明文件授权签发人的通知（食药监办注函〔2011〕156 号）
	国家药监局综合司关于同意湖北省药品监督检验研究院调整生物制品批签发证明文件授权签字人的复函（药监综药管函〔2024〕438 号）

总结

○ **生物制品**

生物制品指以微生物、细胞、动物或人源组织和体液等为起始原材料，用生物学技术制成，用于预防、治疗和诊断人类疾病的制剂，如疫苗、血液制品、生物技术药物、微生态制剂、免疫调节剂、诊断制品等。

○ **生物制品学**

生物制品学是研究利用微生物、细胞、动物或人源组织和体液等为起始原材料，通过生物技术手段制备用于疾病预防、诊断或治疗产品的学科。

○ **生物制品分类**

按来源分类：人源生物制品，动物源生物制品，植物源生物制品，微生物源生物制品。

按使用对象分类：用于人的生物制品，用于家畜的生物制品，用于家禽的生物制品，用于作物的生物制品。

按结构与功能分类：疫苗类，抗体类，人血代用品，重组细胞因子，反义寡核苷酸，重组激素类。

按用途分类：预防类生物制品、治疗类生物制品、诊断类生物制品。

○ **重要的生物制品**

基因工程乙肝疫苗、基因工程干扰素、重组人促红细胞生成素、重组人白细胞介素-2、重组人粒细胞集落刺激因子、重组人肿瘤坏死因子、基因工程多价活疫苗、基因治疗药物、细胞治疗药物、抗体药物。

○ **生物制品法律法规**

生物制品研发、生产、注册申报、批签发过程均需严格遵守相应的指导原则或者规范。

思考练习

1. 新兴技术（如 AI 驱动的蛋白质设计）如何加速生物制品的理性设计?
2. 生物制品与数字疗法（如抗体药物＋AI 健康监测）的协同应用场景有哪些?
3. 基因治疗、细胞治疗产品的临床应用风险如何评估?

第二章　生物制品的制备

目前所应用的生物制品分为传统的生物制品和基因工程生物制品两大类。传统的生物制品有哪些类？它们的制备方法分别有哪些？基因工程生物制品的分离纯化方法有哪些？生物制品的质量检测与控制有哪些措施？

学习目标

- 掌握基因工程生物制品的分离纯化方法。
- 熟悉各种传统生物制品的分离纯化方法。
- 了解生物制品的质量检测与控制有哪些措施。

第一节　传统生物制品的制备方法

一、原料的选择、预处理和保存方法

生物制品的原材料具有生物活性，其组成成分十分复杂，在生物制品制备工艺研究的过程中，起始原料的质量是生物制品制备研究工作的基础，直接关系到终产品的质量和工艺的稳定，并可为质量研究提供有关的杂质信息，原料中不慎掺入杂质，就会给下游过程的分离提取带来不小的困难，增加下游操作成本，也涉及工业生产中的劳动保护和安全生产问题。

1. 原料的选择

生物原料可来源于人体、动物、植物、微生物及海洋生物的天然生物组织和分泌物，也可来源于人工构建的工程细菌、工程细胞及人工免疫的动、植物。

（1）对于原料的选择应遵循原则

① 其有效成分应含量高，新鲜。

② 原料来源丰富，产地接近。

③ 其中杂质含量尽可能的少，对由起始原料引入的杂质，必要时应进行相关的研究并提供质量控制方法。

④ 原料的成本要低。

⑤ 起始原料应质量稳定、可以控制，富含所需目的物并易于获得。原材料还应有来源、标准和供货商的检验报告，必要时应根据制备工艺的要求建立内控标准。

⑥ 对具有手性的起始原料，应制定作为杂质的对映异构体或非对映异构体的限度，同时应对该起始原料在制备过程中可能引入的杂质有一定的了解。

（2）原料选择注意事项　生物在不同的生长、发育期会合成不同的生化成分，所以生物的生长期对生理活性物质的含量影响很大。对于不同来源的原料，要注意选取其最佳的生长时期。

① 植物原料要注意生长的季节性。

② 微生物原料最好选取对数生长期的，因为这时的微生物生长代谢能力最强。

③ 动物原料要选取适当的年龄与性别。

2. 原料的预处理

生理活性物质易失活与降解，采集时必须保持材料的新鲜，防止腐败、变质与微生物污染。因此生物材料的采摘必须快速、及时地做预处理，并进行保存。

① 动物原料　采集后要立即处理，去除结缔组织、脂肪组织等，并迅速冷冻贮存。

② 植物原料　要择时采集并就地去除不用的部分，保鲜处理。

③ 微生物原料　要及时将菌细胞与培养液分开，进行保鲜处理。

3. 原料的保存方法

原料的保存通常使用以下几种方法：

（1）冷冻法　该方法适用于所有生物原料。常用－40℃速冻，如在－80～－70℃保存则时间更长。

（2）有机溶剂脱水法　常用的有机溶剂是丙酮。该法适用于原料少而价值高、有机溶剂对活性物质没有破坏作用的原料，如脑垂体等。

（3）防腐剂保鲜法　常用乙醇、苯酚、甘油等。该法适用于液体原料，如发酵液、提取液等。

对于不同的生物还有不同的保存方法，例如，对于动物细胞，可以有组织块保存法、组织悬液保存法、单层细胞保存法等，对于微生物菌种的保存有斜面保存法、矿油法、索氏法、干硅胶法、真空冷冻干燥法、砂土管法等。

二、生物制品的提取

目的是除去与产物性质差异较大的杂质，为后道精制工序创造有利条件。提取操作中，通常是目的产物要求有较大浓缩比的过程，可选技术也比较多。

1. 生物组织与细胞破碎

生物制品大部分存在于生物组织或细胞中，要分离或提取这些产物或为了提高提取率，进行生物组织与细胞破碎（obtrite of tissue and cell）过程是非常重要的。破碎细胞是为了破坏细胞壁，使细胞内容物有效地释放出来，从而获得有效的提取。破碎的方法有很多，按照是否存在外加作用力可分为机械法和非机械法两大类，其中机械法主要靠剪切力来破碎细胞，包括高速匀浆破碎法、高速搅拌珠磨破碎法、超声波振荡破碎法等，但要注意高强度剪切力有时可以使蛋白质变性。非机械法相对来说比较温和，细胞可能被全部破碎，或是细胞膜部分被通透而释放出目标蛋白质等活性生物制品，包括渗透压冲击破碎法、反复冻融法、自溶法和酶解法等。非机械破碎法往往不能破坏 DNA，但从细胞中释放出来的 DNA 会发生聚合，大大增加液体的黏度。常用的细胞破碎方法包括以下几种：

（1）磨切法　该法属于机械破碎方法，设备有组织捣碎机、胶体磨、匀浆器、匀质机、珠磨机、乳钵等。现已用于包括大肠杆菌（*E. coli*）、铜绿假单胞菌、巨大芽孢杆菌等微生物的破碎，也有人在试验中尝试用来破碎真菌和含有包涵体的大肠杆菌。珠磨机是将玻璃小珠与细胞一起高速搅拌，带动玻璃小珠撞击细胞，作用于细胞壁的碰撞作用和剪切力使细胞破碎。破碎程度取决于振动速度、菌体浓度以及助磨剂用量、大小和接触时间等。采用该法大规模破碎细胞的效果好，特别是对于有大量菌丝体的微生物和一些有亚细胞器（质地坚硬）的微生物细胞。

（2）压力法　有渗透压法、高压法与减压法三种。高压法是用几百万至几千万帕斯卡的压力反复冲击物料；减压法是对菌体缓缓加压，使气体溶入细胞，然后迅速减压使细胞破裂；渗透压法是一种较温和的细胞破碎法，它是使细胞在浓盐中平衡，再投入水中，水迅速进入细胞内，引起细胞膨胀破裂，于是细胞内容物释放出来。渗透压法仅适用于细胞壁较脆弱的细胞，或者细胞壁预先用酶处理，或者在培养过程中加入某些抑制剂，使细胞壁有缺陷，强度减弱。

（3）反复冻融法　该法是将细胞放在低温下冷冻，然后在室温中融化，如此反复多次，使细胞壁破裂的细胞破碎技术。其原理主要有两点：一方面，在冷冻过程中会促使细胞膜的疏水键结构断裂，从而增加细胞的亲水性；另一方面，冷冻使细胞内的水结晶，形成冰晶粒，使细胞膨胀而破裂。影响破碎细胞的因素有冷冻温度、冷冻速度、细胞年龄及细胞悬浮液的缓冲液成分。该方法具有设备简便、活性保持好等优点，但用时较长，只适用于细胞比较脆弱的菌体，破碎率低，且反复冻融以使一些蛋白质变性。

（4）超声波振荡破碎法　超声破碎（ultrasonication）是当今应用较多的一种细胞破碎方法，该方法破碎效果较好，但由于局部发热，对活性物质有损失。其原理是利用当声波达到 20000C/s[即循环/秒(Cycles/second)]（150W，20kHz）时，使液体产生非常快速的振动，在液体中产生空穴效应而使细胞破碎的技术。超声破碎的效率与声频、声能、处理时间、细胞悬浮液的温度、pH 值、离子强度、细胞浓度及菌种类型等因素有关。

（5）酶溶破碎法　是利用酶反应分解细胞壁上的特殊连接键，破坏细胞壁结构，进而达到破碎细胞使细胞内含物溶解出来的目的。该法分为外加酶法和自溶法。外加酶法，即在细胞悬浮液中加入一些酶使细胞壁破碎，单一酶不易降解细胞壁，需要选择适宜的酶及酶反应体系。常用的酶有溶菌酶（lysozyme）、β-1,3-葡聚糖酶（glucanase）、β-1,6-葡聚糖酶、蛋白酶（protease）、甘露糖酶（mannanase）、糖苷酶（glycosidase）、肽键内切酶（endopeptidase）、壳多糖酶（chitinase）等。细胞自溶是利用微生物自身产生的酶来溶解自己的细胞壁结构。控制一定条件，可诱发微生物产生过量的溶壁酶或激发自身溶壁酶的活力，以达到使细胞自溶的目的。影响自溶过程的因素有很多，包括温度、时间、pH、激活剂和细胞代谢途径等。与其他破碎法相比，酶溶破碎法具有容易控制（pH、温度）、专一性好和经济等优点，但它可使细胞悬浮液黏度增大，过滤速度下降，所以应用较少。

2. 提取（extraction）

生物组织与细胞破碎后要立即进行提取。提取是分离纯化物质的第一步，其目的和作用是除去与目的物性质差异大的杂质，浓缩目的物。

（1）提取注意事项

① 选择提取试剂。提取试剂主要有：水、缓冲溶液、盐溶液、乙醇、其他有机溶剂（如氯仿、丙酮等）等。

② 考虑提取溶剂的用量及提取次数和提取时间。

③ 注意提取的温度、pH、变性剂等因素。

（2）保护措施　在提取过程中，保持目的物的生物活性十分重要。因此，通常要采取一些保护措施。

① 采用缓冲系统　这样可以防止提取过程中某些酸碱基团的解离导致溶液 pH 值的大幅度变化，使某些活性物质失活，或因 pH 值变化影响提取效果。常用的缓冲液有柠檬酸盐缓冲液、醋酸盐缓冲

液、磷酸盐缓冲液、碳酸盐缓冲液、硼酸盐缓冲液、Tris 缓冲液和巴比妥缓冲液等。

② 添加保护剂　防止活性破坏的一种方法是在提取时加入某些还原剂（如半胱氨酸、α-巯基乙醇、二巯基赤藓糖醇、还原型谷胱甘肽等）。对于易受重金属离子抑制的活性物质，可在提取时添加某些金属螯合剂。

③ 抑制水解酶的作用　另一个保护提取产物中活性物质的措施是抑制水解酶活力。根据水解酶的性质采用不同的方法：需要金属离子激活的水解酶常加入 EDTA 或柠檬酸盐缓冲液，以降低或除去金属离子，使酶活力受到抑制；根据酶的溶解性质不同，还可用 pH 值不同的缓冲体系提取，以减少酶的释放或根据酶的最适 pH 值，选用酶活力最低时的 pH 值进行提取。最有效的方法是在提取时，添加酶抑制剂，以抑制水解酶的活力。如提取 RNA 时添加核糖核酸酶抑制剂，常用的有十二烷基磺酸钠、脱氧胆酸钠、萘-1,5-二磺酸钠、三异丙基萘磺酸钠、4-氨基水杨酸钠以及皂土、肝素、焦碳酸二乙酯（DEPC）、蛋白酶 K 等。

④ 其他保护措施　此外，还要避免紫外线、强烈搅拌、过酸、过碱或高温、高频振荡等。有些活性物质还应防止氧化，如固氮酶、铜-铁蛋白提取分离时要求在无氧条件下进行；有些活性蛋白对冷、热变化也十分敏感，如免疫球蛋白就不宜在低温冻结。所以提取时要根据目的物的不同性质具体对待。

三、生物制品的分离、纯化

生物制品经提取后，要对其进一步进行分离纯化。分离和纯化是生产生物制品过程中既有区别又关系密切的两个步骤，很难把它们完全区分开来。一般认为，分离就是对两相或者两相以上含有目的物的混合物，利用过滤、沉降、离心分离等方法获取目的物，而纯化是指样品经粗级分离以后，杂质大部分已被除去，仍需使用包括凝胶过滤、离子交换色谱、吸附色谱以及亲和色谱等色谱分离法，继续对分离得到的目的物进一步纯化的过程。

1. 分离纯化的基本过程

分离纯化是极其重要的一环，分离纯化一般不应超过 4～5 个步骤，包括细胞破碎、固液分离、浓缩与初步纯化、高度纯化直至得到纯品以及成品加工。一般生物制品分离纯化的流程如图 2-1 所示。

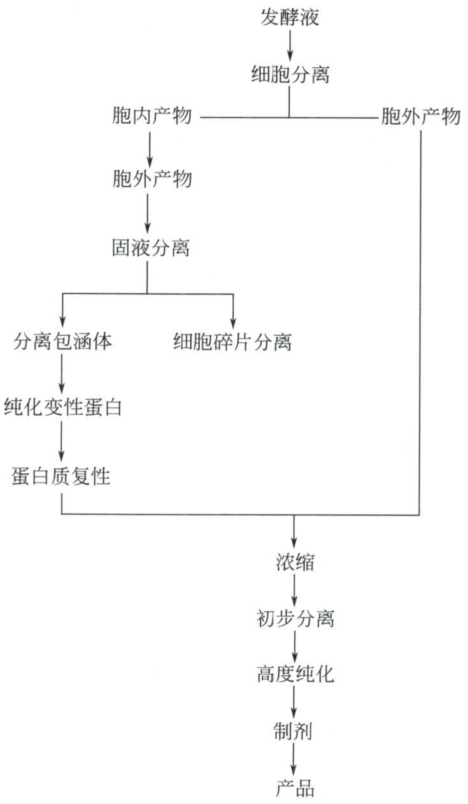

图 2-1　一般生物制品分离纯化的流程图

2. 分离纯化的基本技术

分离纯化是生物制品制备的核心操作，由于生化物质种类繁多，因此分离纯化的实验方案也是千变万化的，没有一种分离纯化的方法可适用于所有物质的分离纯化，一种物质也不可能只有一种分离纯化方法。所以，具体的分离纯化方法是根据目的物的物化性质与生物学性质和具备的实验条件而定。

（1）分离纯化技术的基本要求

① 技术条件要温和，要抑制宿主细胞或分泌产物中相应的酶活性，防止其消化降解待提纯产物以保持目的产物的生物活性。

② 选择性要好，优化选择与组合各种分离纯化技术方法以达到较高的纯化倍数。

③ 去除细胞或分泌产物中非目标产物成分，同时尽量保

持较高的目标产物成分的回收率。非目标成分对于拟提纯的目的产物来说是杂质成分，对人体可能是有害的物质，如外源蛋白和多肽等可引起过敏反应，而脂多糖类可导致发热等。

④ 要能直接衔接，不需要对物料加以处理或调整。

⑤ 整个分离纯化过程要快，时间短，能够满足高生产率的要求。

⑥ 保持环境清洁，防止杂物污染。

（2）细胞破碎与固液分离　以大肠杆菌为宿主的产品多为胞内产物，分离需经细胞收集、细胞破碎和细胞碎片分离等步骤。

① 细胞收集　发酵液中菌体的分离特别是细菌的分离一直是生物制品提取的难点。可供细胞收集的手段主要有离心分离和过滤技术。离心技术可以将发酵液中较高密度的细胞沉淀至远心端，同时将发酵液中较低密度的细胞浮升至近心端。过滤和离心相比，无论是投资费用还是运转费用，前者都要小得多，因而首选的方法是过滤。选用适当型号、孔径和材质的滤器亦可以收集细胞。但发酵液中的不溶性固形物和菌体细胞均是柔性体，细胞体积小，特别是细菌，过滤时形成的滤饼均是高度可压缩型的，所以滤器使用存在发酵液过滤后期堵塞问题，单纯使用一种技术可能难以达到较彻底的收集细胞，综合运用离心及过滤技术收集细胞，可达到很好的效果。在分离机械方面，也出现了一些性能优良的新型机械，如带式过滤机、连续半连续板框过滤机、螺旋沉降式离心机等。

② 细胞破碎　当产物存在于胞内时，收集细胞后还需要进行细胞的破碎和细胞碎片的分离。细胞破碎是工业化生产胞内物质所必需的技术，分为机械破碎法和非机械破碎法。现在细胞破碎技术逐渐成熟，使得胞内生物物质的大规模工业化生产成为可能。

机械破碎法的优点是速度快，处理量较大，不会带入其他化学物质；其缺点是会产生热量，要采取冷却措施，防止失活。现常用方法有：高压匀浆法、超声波破碎法、高速珠磨法、高压挤压法等。

非机械破碎法包括酶溶法、化学渗透法、热处理法、渗透压冲击法等。酶溶法就是利用生物酶将细胞壁和细胞膜溶解的方法。常用的酶有溶菌酶、葡聚糖酶、蛋白酶、甘露糖酶、糖苷酶、肽链内切酶、壳多糖酶等。酶溶法必须选择合适的酶，控制好温度、pH 和酶用量。化学渗透法需用一些有机溶剂（苯、甲苯）、抗生素、表面活性剂（SDS、Triton）、金属螯合剂（EDTA）、变性剂（脲、盐酸胍）等。

③ 固液分离　一般待提取的生物制品成分在提取液中以溶解状态存在，如提取液为器官或组织匀浆或细胞破碎液，这种提取液中有大量组织细胞碎片及颗粒性杂质存在，在此种情况下，需要对提取液进行固液分离，除去细胞碎片。固液分离是生物产品生产中经常遇到的重要单元操作，培养基、发酵液、某些中间产品和半成品等均需进行固液分离。其中发酵液由于种类多、黏度大和成分复杂，其固液分离最为困难，而分离方法有很多，可以用离心、膜过滤或双水相分配的方法等。双水相分配法使细胞碎片分配在一相（通常为下相）而分离，也起部分纯化的作用。离心包括高速离心和超速离心。膜过滤技术有微滤、超滤和反渗透等，微滤用于分离细胞、细胞碎片、包涵体和蛋白质沉淀物等固体颗粒；超滤用于浓缩蛋白质、多糖和核酸等大分子物质；反渗透用于脱去抗生素、氨基酸等小分子中的水分。

（3）目的产物的分离纯化　固液分离之后，各种成分均以溶解状态分散在提取液中，相对于产品成分，其他成分则属于杂质性质，这类杂质可能有病毒、多肽与蛋白质类、热原质、脂类、多糖类、多酚类、氧化产物、核酸、脂多糖、盐类、多聚体、杂蛋白以及与目的物类似的异构体等，需采用各种适宜的技术手段去除。

分离纯化的实质与最终目的是在去除各种杂质的同时将目的产品成分进行富集与浓缩。纯化工艺的每一步均应有纯度、提纯倍数、收获率等资料。纯化工艺中应尽量不加入对人体有害的物质，若不得不加入时，应设法除净，并在最终产品中检测残留量，其最低限量的规定除应远远低于有害剂量，还要考虑到多次使用后的累积作用。

分离纯化过程中，常用沉淀、吸附、萃取、超滤等初步纯化技术和电泳、色谱等高度纯化技术，其中主要依赖色谱分离方法。俄国化学家茨维特于 1903 年首先使用色谱（chromatography）一词，随后，Matin 和 Synge 于 1941 年发表了液相分配色谱理论，为色谱的发展奠定了基础。

（4）目的产物的精制　目的产物的精制也就是成品加工的过程，已经分离纯化的目的产物还需要进行无菌过滤，并通过喷雾干燥、气流干燥、冷冻干燥等方法进行干燥结晶，最终成为目的生物制品。

3. 影响分离、纯化的因素

通常用离心分离的方法来浓缩目的产物，离心机的分离能力与它的机械特性和输入物料的性质有关，由于细胞破碎后，颗粒减小，密度差也减小，同时有高聚物分泌出来，使黏度增加，即物料的性能变差，所以分离非常困难，虽然可通过改变机械特性如提高离心机的角速度来克服这些困难，但角速度的增加常受到安全性的限制，所以通常采用有机溶剂法。要选择好的提取效果，最重要的是针对生物材料和目的物的性质选择合适的溶剂系统与提取条件。提取时的难易程度取决于生物材料和目的产物与提取有关的一些性状，包括目的产物的溶解性质、相对分子质量、等电点、存在方式、稳定性、相对密度、粒度、黏度、含量、主要杂质种类及性质以及相关酶类的特性等。其中最重要的是要考虑到活性物质的性质，使其不发生改变。前已叙及，通常所选取的试剂有：水、缓冲溶液、盐溶液、乙醇、其他有机溶剂（如氯仿、丙酮等）等。除此之外，还要考虑提取溶剂的用量及提取次数、提取时间。另外，影响提取的因素还有很多，主要包括温度、酸碱度、盐浓度、变性剂等。在提取过程中要尽量增加目的物的溶出度、减少杂质的溶出度，同时关注生物材料及目的物在提取过程中的活性变化。多数物质的溶解度随提取温度的升高而增加，同时较高的温度还可以降低物料的黏度，有利于分子扩散和机械搅拌。因此，一些植物成分和耐热的生化成分可采用浸煮法提取，温度为 50～90℃。但对多数不耐热的生物活性物质，要在 0～10℃进行提取。大多数物质在中性条件下较为稳定，所以提取时采用的溶剂系统应避免过酸或过碱，通常 pH 值控制在 4～9 范围内。对酶类生物制品的提取要防止辅酶的丢失和其他失活因素的干扰；对蛋白质类生物制品的提取要注意其高级结构被破坏，所以应尽量避免高热、强烈搅拌、大量泡沫、强酸、强碱及重金属离子等不利因素对其空间构象的影响；多肽类生物制品和核酸类生物制品应避免酶的降解作用，并添加酶的抑制剂；对脂类生物制品的提取应特别注意防止氧化，减少与空气接触等措施，可以向其中添加抗氧化剂、通入氮气及避光等。

四、各类传统生物制品的分离纯化方法

1. 蛋白质类制品的分离纯化方法

蛋白质通过分离纯化得到纯的或比较纯的蛋白质，是制备蛋白质生化产品的首要步骤。常用的蛋白质分离纯化方法简介如下：

（1）盐析法和有机溶剂沉淀法

① 盐析法（salting out）　是将硫酸铵或硫酸钠等中性盐加入蛋白质溶液中，破坏蛋白质的胶体颗粒在溶液中的稳定因素而沉淀的方法。它有许多优点，如操作简便、不需要特殊的设备、重复性较好、对蛋白质有保护作用等。但同时，它的分辨率低，分离物中混杂有大量的中性盐。

② 有机溶剂沉淀法（precipitation of organic solvent）　用有机溶剂如乙醇、丙酮等来沉淀蛋白质，操作方便，分辨力较高，但对蛋白质有变性作用。所以必须在低温下进行，且蛋白质沉淀后要立即分离。

（2）按分子大小分离的方法　有微滤法、超滤法、透析法（即膜分离法）、凝胶色谱法、超速离心法等。

① 微滤法　滤膜孔径为 0.1～10μm，常用的规格有 0.2μm、0.45μm 和 0.6μm，可用于去除细胞、细胞碎片、包涵体等，浓缩蛋白质。

② 超滤法　滤膜孔径为 0.001～0.1μm，用于不同大小的蛋白质分子浓缩和分级分离。

③ 透析法　是用于去除蛋白质提取液中的盐类和其他小分子化合物，也可用于蛋白质溶液浓缩。首先将待去盐的蛋白质溶液放置于透析袋内，扎紧口后置于去离子水或低浓度缓冲溶液中，盐类或小分子物质即可被透析出来，若不断更换袋外透析液则可完全去除盐类或小分子物质，当袋外放吸水剂时，

则水伴同小分子物质一起透出袋外而达到浓缩的目的。

④ 超速离心法　按分离因数划分，当分离因数大于 50000 时为超速离心，可用于分离浓缩不同大小的蛋白质分子。

（3）选择性沉淀法　选择性沉淀法（selective precipitation）包括等电点沉淀法、变性沉淀法等。

① 等电点沉淀法（isoelectric precipitation）　原理是由于各种氨基酸、肽、蛋白质、酶等均为两性电解质，具有其等电点，在离开等电点（p*I*）时，便会带正电荷或负电荷。如某蛋白质的 p*I* 为 7.0，在 pH5.0 的溶液中，分子即会带正电荷；反之，在 pH9.0 的溶液中，分子即会带负电荷。在等电点时，化合物最稳定，最易沉淀，故设计了等电点沉淀法。

② 变性沉淀法（denaturation precipitation）　变性沉淀是根据各种蛋白质在不同理化因子作用下稳定性不同的原理，而常用于除去提取液中的杂蛋白，其选择性较强，方法简单，但使用范围较窄。

（4）各种色谱方法

① 离子交换色谱法　离子交换色谱分辨力强，分离量大，尤其对于 p*I* 值处于极端位置（p*I*＜5 或 p*I*＞8）的生物制品分离应首选此法。

② 凝胶过滤色谱法　基于分子筛的排阻效应，选用不同大小的凝胶，小分子物质可进入孔径，缓慢移动，而大分子物质则不能进入孔径，快速流出。该方法用于分离相对分子质量有明显差异的蛋白质，分辨力强不会引起蛋白质变性，但将引起样品溶液的大量稀释，此外还可用于除盐。

③ 亲和色谱法　用于蛋白质与配体分子之间特异的非共价结合的特性进行分离，专一性强，分辨力强，操作简便，但一种配体只能用于一种或一类蛋白质。如酶与底物（或抑制剂）、抗原与抗体、激素与受体、DNA 与 cDNA 或 RNA 等。所以，亲和色谱是当前应用很广泛的分离方法之一。

④ 疏水色谱与反相色谱法　对疏水蛋白质类目的产物也可选用疏水色谱（HIC）或反相色谱（RPC）两种方法，疏水色谱和反相色谱分离活性物质的依据是一致的，即利用固定相载体上偶联的疏水性配基与流动相中的一些疏水分子发生可逆性结合而进行分离。在实验室或小试中可以选用。

⑤ 高效液相色谱法（HPLC）　高效液相色谱是色谱法的一个重要分支，其基本原理是以液体为流动相，采用高压输液系统，将具有不同极性的单一溶剂或不同比例的混合溶剂、缓冲液等流动相泵入装有固定相的色谱柱，在柱内各成分被分离后，进入检测器进行检测，从而实现对试样的分析。HPLC 的出现不过几十年的时间，但这种分离分析技术的发展十分迅猛，目前应用十分广泛。

（5）电泳法　电泳法种类很多，包括平板电泳、垂直板电泳、双向电泳（dimensional electrophoresis）、双相脉冲电泳（diphasic pulse electrophoresis）、毛细管电泳（capillary electrophoresis）、等电聚焦电泳（isoelectric focusing electrophoresis）、聚丙烯酰胺凝胶电泳（PAGE）等，其基本原理都是根据蛋白质在电场中移动的速率与电场强度和蛋白质颗粒表面的静电荷成正比。但是蛋白质的移动速率既决定于分子本身的性质，还受电泳介质性质的影响。色谱和电泳都是生物化学中最常用的手段，广泛用于各类分子的分离和分析，两者各有优缺点，相对而言，色谱在大量制备方面具有更强的优势，而制备电泳要求有大功率电源，必须同时具有有效的散热装备。

2. 核酸类制品的分离纯化方法

核酸（nucleic acid）分为脱氧核糖核酸（DNA）和核糖核酸（RNA）两类。DNA 主要存在于细胞核的染色体中，RNA 主要存在于细胞质中。

原则上，各种生物材料均可作为核酸类生物制品的原料。在不同类型的细胞中，核酸含量及其存在形式不同，如面包酵母含 4%、酿酒酵母含 6%。

（1）分离　分离核酸的方法较多，有苯酚法、氯仿-异戊醇法、SDS 法等，因为它们都是蛋白质变性剂，所以能将核酸与蛋白质分开。同时，可根据不同的目的和要求采用不同的方法。最为常用的方法是用苯酚法提取核酸，它具有操作条件比较温和、能迅速使蛋白质变性并同时抑制核酸酶的活性、可得到具有生物活性的高聚合度的核酸等优点。但同时其操作步骤较为烦琐，去除蛋白质需要反复进行多次，费时，而且得到的核酸仍有部分降解。另外，砷盐、氟化物、柠檬酸、EDTA 等能抑制 DNase 的活性，皂土等可抑制 RNase 的活性。

(2) 纯化 核酸类制品的纯化过程，包括细胞、细胞核、核苷酸、蛋白质等多种复杂成分的分离，所以要针对不同的物质，采用不同的纯化技术，并达到对所需产品的分离和精制。其中，有这样几种分离纯化的方法：

① 盐析法及沉淀法 把这两种方法结合起来使用，一般是在起始的分离中，其优点是设备简单、应用范围广、沉淀易过滤等。如在 RNA 的制备中，一般是先捣碎组织，然后制成匀浆，待用氯化钠溶液提取出核糖核蛋白后，再调节到 pH4.5，以沉淀各种核蛋白，而后用乙醇沉淀法、盐酸胍和去污剂提取法、酚抽提法分离蛋白质和 RNA。

② 离心法 此法是广泛用于核酸类生物制品的分离方法，如在胞二磷酸胆碱的提取中，需要离心除去菌体，而在生产转移因子时，以离心法除去细胞碎片。总之，很多的核酸类生物制品的粗制品是采用离心法制备的。

③ 膜分离法 此法包括透析、微孔过滤和超滤等。膜的孔径有很多种，一般在 0.001～10μm 之间。并且若分离高分子制成的膜，孔径可控制在 0.2～10μm 之间，可过滤一般介质不能截留的细菌和微粒。ATP 和辅酶 A 的除菌过程即可以采用微孔滤膜技术。

3. 糖类制品的分离纯化方法

糖类广泛分布于生物体中，可以分为单糖、低聚糖和多糖，目前已发现不少糖类及其衍生物具有很高的药用价值，并且有些已经在临床上得到了广泛的应用，尤其在抗凝、降血脂、提高机体免疫和抗肿瘤、抗辐射方面都具有显著的药理作用与疗效。

(1) 单糖及其衍生物的制备 游离单糖及小分子寡糖易溶于冷水及温乙醇，可在水中或中性条件下以 50%乙醇为提取溶剂，也可以用 82%乙醇，在 70～78℃下回流提取。溶剂的用量一般为材料的 20 倍，需要多次提取。植物材料磨碎经过乙醚或石油醚脱脂，拌加碳酸钙，以 50%乙醇温浸，浸液合并，于 40～45℃减压浓缩至适当体积，再用中性醋酸铅去杂蛋白及其他杂质，铅离子可通过硫化氢除去，再浓缩至黏稠状。可用甲醇或乙醇温浸，除去不溶物如无机盐或残留的蛋白质等。醇液经活性炭脱色、浓缩、冷却、滴加乙醚，或置于硫酸干燥器中旋转，以析出结晶。另外，单糖或小分子寡糖也可以在提取后，用吸附色谱法或离子交换法进行进一步的纯化。

(2) 多糖的分离与纯化 制取多糖类生物制品的原料十分丰富，从动植物器官组织、菌类及微生物发酵产物中可得到不同种类的多糖。按原料来源与多糖性质不同，分离纯化工艺不尽相同。不同的提取分离工艺也影响多糖产物的分子量和结构。多糖以与蛋白质共价结合的形式存在，有时还伴随着其他成分共存于组织中，尤其是糖胺聚糖类，多以蛋白聚糖的形式存在。碱溶液虽然可以较完全地将多糖提取出来，但一些糖苷键可在提取过程中发生断裂或糖基结构发生改变，应优先选用适宜的碱浓度和碱解温度。用专一性较低的蛋白酶，如用中性蛋白酶、碱性蛋白酶等降解蛋白质，释放与之结合的多糖。也可以用复合酶（果胶酶、纤维素酶和蛋白酶）制剂，促使多糖从结合或共存的胶质、纤维素和蛋白质中溶出。以下介绍一般多糖的分离纯化工艺。

① 分离

a. 脱脂 动植物多糖或微生物细胞内多糖常被脂质包围，提取前通常应先脱脂，释放多糖。常用醇或醚回流脱脂。

b. 提取 脱脂后的残渣多用水性溶剂提取多糖。依多糖的性质采用冷水、热水，冷或热的氢氧化钠，乙酸或苯酚等溶液提取。用热水提取胞内多糖效果较佳。但单用热水提取细胞壁多糖效果不明显，还需要用弱碱或酶解方法。溶剂性质、浸提温度、时间等均影响提取效果。用超声波技术可提高多糖提取率。

几种常用的多糖提取方法如下所述。

ⓐ 对于难溶于冷水、热水，但可溶于稀碱液的多糖的提取方法 这类多糖主要是不溶性胶类，如木聚糖、半乳聚糖等。用冷水浸润材料后用 0.5mol/L NaOH 提取，并且提取液用盐酸中和浓缩后，加

乙醇沉淀得到多糖。若在稀碱中仍然不易溶出者，可加入硼砂，对于甘露聚糖、半乳聚糖等能形成硼酸络合物的多糖，此法可得到相当纯的物质。

ⓑ 对于易溶于温水、难溶于冷水和乙醇的多糖的提取方法　这类材料需要先用冷水浸过，再用热水提取，必要时可加热至 80～90℃，搅拌提取，提取液用正丁醇与氯仿混合液除去杂蛋白，离心除去杂蛋白后的清液，透析后用乙醇沉淀即可得到多糖。

② 纯化　由以上步骤，即经过脱蛋白质和去除小分子杂质的提取液是含有多种组分的多糖混合物，因此要得到单一的多糖组分，还需要经过纯化的步骤。常用的纯化方法有：

a. 沉淀法　就是利用不同分子量的多糖在不同浓度低级醇或低级酮中溶解性不同的原理，来逐步提高溶液中醇或酮的浓度，以使不同组分的多糖依分子量由大至小的顺序沉淀，最终达到分离的目的。其中，乙醇沉淀是分离纯化多糖的经典方法。

b. 盐析法　就是利用不同多糖与金属离子成盐后在水溶液中的特异性沉淀作用，用硫酸铵、乙酸钾、氯化钾等盐析剂，将不同的多糖逐步析出。

c. 季铵盐沉淀法　酸性多糖在溶液中，以聚阴离子形式存在，这样就与碱性表面活性剂长链季铵盐或其碱形成水不溶性络合物而沉淀。对于酸性强、分子量大的酸性多糖首先沉淀。通过控制季铵盐的浓度，便能够分离不同的酸性多糖。

d. 纤维素柱色谱法　与分级沉淀相反，利用不同的多糖在不同浓度乙醇中溶解性不同的特点，先用 4 倍体积的乙醇将混合多糖溶液沉淀在惰性的多孔纤维素柱上，再按由高至低的顺序，用不同浓度的乙醇洗脱，将不同多糖分开。多糖经乙醇沉淀于介质上，大大增加了洗脱溶剂与沉淀的接触面积，避免了乙醇沉淀时可溶性成分被沉淀包裹的现象，使分离效果得以改善。本法已用于分离硫酸皮肤素。

也可以根据与季铵盐络合法同样的原理，将其用于制备目的的柱色谱法。即将多糖混合溶液加到预先经季铵盐溶液处理的纤维柱上，使之形成络合物沉淀，再以逐步递升浓度的盐溶液，同时改变 pH，进行分级洗脱，达到纯化的目的。

e. 离子交换色谱法　利用不同多糖分子电荷密度的不同，而与离子交换剂中的离子或某些基团发生电性结合。其亲和力随着多糖结构与电离性质而不同，一般随着分子中酸性基团的增加而增强，线状分子、分子量较大的多糖亲和力较强，支链多糖较直链多糖更易吸附，而后使用不同浓度的盐溶液取代多糖离子，便能获得不同级分的多糖。常用的离子交换剂有树脂类、纤维素类和葡聚糖类等。

阴离子交换剂柱色谱法适用于各种酸性、中性多糖和糖胺聚糖的分离纯化。酸性多糖在 pH6 时被吸附在离子交换剂上，而中性多糖不被吸附。被吸附的酸性多糖混合物，因其酸性强弱程度不同，而可以用相同 pH，但是离子强度不同的缓冲液分别洗脱下来。如果是用碱性离子交换剂，则中性多糖也被吸附。利用中性多糖与硼砂形成络合物的特性，用硼砂型交换柱吸附中性多糖，再以不同浓度硼砂溶液洗脱，将中性多糖组分分开。

f. 金属络合物法　不同多糖能与铜、钙、铁、铅等金属离子形成络合物而沉淀。根据这一性质，可使用各种络合剂沉淀多糖。经水充分洗涤后，用体积分数为 5% 的无机酸、乙醇或硫化氢处理，使络合物分解，得到游离多糖。常用的络合剂有氯化铜、氢氧化钡、乙酸铅和硫酸铜等。

g. 凝胶柱色谱法　常用的凝胶有葡聚糖凝胶和琼脂糖凝胶。以不同浓度的盐溶液和缓冲液作为展层剂，其离子浓度最好高于 0.02mol/L。本法除了进行多糖分级外，还可以用于小分子杂质的去除，或者在采用乙醇沉淀法进行分级后，再根据分子大小进一步分级。

h. 其他方法　如利用不同多糖分子大小、形状及电荷不同而在电场作用下达到分离的目的。制备性区域电泳，分离效果较好。用已知超滤膜分离不同形状与分子量大小的多糖的超滤法，以多糖与抗血清产生选择性沉淀为原理的亲和色谱法，和具有快速高效特点的制备性高效液相色谱法等，已有效地应用于小规模纯品制备中。

(3) 黏多糖类生物制品的制备技术　黏多糖（mucopolysaccharides）是动物组织中的一类重要的化学物质。随着生物学、生物化学及生化分离技术等的发展，对黏多糖类的理化性质、生理功能、生物活性及药理作用有了较以前更新、更全面的认识，并公认是一类比较有发展潜力的新型生化药物或生物制品。

黏多糖的分离纯化方法：在生物制品制备生产中，黏多糖大多与蛋白质以共价键相结合，常是先用酶降解蛋白质部分或用碱使多糖-蛋白质间的键裂开，目的是促进黏多糖在提取时的溶解。另外，碱性提取可避免黏多糖中硫酸基团水解而破坏。目前，多采用在碱性提取的同时用蛋白质水解酶来处理组织。提取液中存在的蛋白质可用普通蛋白质沉淀法使之沉淀，也可用其他的方法进行变性沉淀，如适当调节 pH 和加热等。

因为一般组织中存在多种黏多糖，因而需要对黏多糖混合物进行分级分离。常用的分离方法有：

a. 有机溶剂分离法　因为黏多糖有较强的极性，在其水溶液中加入乙醇、丙酮或甲醇等有机溶剂即可产生沉淀，并且不同的黏多糖所含极性基团及分子量不同，产生沉淀所需的乙醇浓度也不同。Meyer 等曾将黏多糖溶于 5%醋酸钙和 0.5mol/L 醋酸缓冲液中，用不同浓度的乙醇溶液分别将硫酸皮肤素（18%～25%乙醇沉淀）、硫酸软骨素 A（30%～40%乙醇沉淀）、硫酸软骨素 C（40%～45%乙醇沉淀）逐一分开；45%～65%乙醇可将硫酸角质素分离出来。

Lasker 和 Stivala 于 1966 年按 2%乙醇级差由 61%～65%浓度递减，将商品肝素分成 11 种组分，测定各组分的分子量、微分比容、特性黏度及抗凝血活性等，发现其理化特性及生物学特性各不相同。

b. 季铵化合物沉淀法　黏多糖是一类高分子物质，含有大量的酸性基团，并且在溶液中以聚阴离子形式存在，这样就与表面活性剂，如十六烷基三甲基溴化铵（CTAB）等形成了季铵络合物。而这些络合物在低离子强度的水溶液中不溶解，只有增大离子强度才可解离并溶解。不同多糖的酸性不同，解离所需的临界盐浓度也不同，利用此性质可分离多糖。

另外，一般硫酸基含量越高，所需解离的离子强度越大。比如，肝素的临界电解质浓度较高，而只含羧基的透明质酸，其临界电解质浓度最低。

c. 离子交换色谱法　因为黏多糖在溶液中是以聚阴离子的形式存在，所以可用阴离子交换剂进行交换吸附。其中，阴离子交换剂如 DEAE-纤维素、Dowex1-X_2、ECTEOLA-纤维素、TEAE-纤维素、DEAE-葡聚糖凝胶、Amberlite IRA-93、Amberlite IRA-410、Amberlite IRA-900 等；阳离子交换剂如 CM-纤维素、纤维素-柠檬酸盐、Amberlite CG-50、IRC-50、IR-200、DOMEX-50 等。洗脱时可用氯化钠溶液进行梯度洗脱。

比较以上几种方法可知，这几种方法都具有成本低、操作简便、适于当前的生产等优点。

d. 凝胶过滤法（gel filtration）　Bianchinid 等曾经用 Sephadex-G50 对胰肝素进行色谱分离得到生物活性（胰蛋白脂酶、抗补体、凝血活素和凝血酶）不同的 4 种成分。

Lane 用凝胶过滤法得到的高分子量肝素（分子量 20000）具有强的部分凝血活素时间活性，但是其Ⅹa 因子的抑制效应却很弱，若长期使用可能会引起血小板减少症。而得到的低分子量肝素（分子量 5000～6000）其部分凝血活素时间活性虽然很低，但其Ⅹa 因子抑制效应很强，即使长期用于防治血栓也不易引起出血等副作用。这就提示我们，对于引起副作用的特殊组分也是可分离的。

e. 亲和色谱法（affinity chromatography）　亲和色谱的方法也适合于黏多糖的分离，这是因为黏多糖是一类生物高分子物质，它可与某些对应物质发生专一的可逆结合，如肝素与抗凝血酶Ⅲ（简称 ATⅢ）和脂蛋白脂酶有高度亲和性等。Lindahi 于 1979 年将肝素酶解后，得到对 ATⅢ高亲和性的最小片段（为 12～16 个糖残基），并且其艾杜糖醛酸含量较高。

f. 等电聚焦法（isoelectric focusing）　Nader 在 pH3.0～5.0 梯度介质的聚丙烯酰胺凝胶中对肝素酶解液进行等电聚焦，至少可以分出 21 种组分。将凝胶载体各区带切下洗脱后，测定各组分的分子量和抗凝血活性，发现只有分子量大于 7000 的组分才具有抗凝性。

随着近代生化分离技术和分析技术的发展，使人们对黏多糖的认识得以不断深入。而采用高效、可靠的分离技术，并为临床提供具有专一作用、副作用小的组分是完全可行的。

4. 脂类制品的分离纯化方法

脂类是生物体内的一类重要的有机物质，由于分子中碳、氢的比例都很高，所以它们共同的物理性质是能够溶解在乙醚、氯仿、苯等有机溶剂中，不溶或微溶于水。

(1) 脂类生物制品制备的一般方法

① 直接抽提法　在生物体或生物转化反应体系中，一些脂类药物是以游离形式存在的，如卵磷脂、脑磷脂、亚油酸、花生四烯酸和前列腺素等。对于这类物质，通常是根据各种成分的溶解性质，采用相应的溶剂系统从生物组织或反应体系中直接抽提出粗品，然后再经各种相应的技术分离纯化和精制获得纯品。

② 水解法（hydrolysis）　在体内有一些脂类生化产品与其他物质会形成复合物，对于含有这些成分的组织需经过水解或适当处理后再水解，然后分离纯化。比如，脑干中胆固醇经丙酮抽提后，其残留物用乙醇结晶，之后再用硫酸水解和结晶才能获得胆固醇。

③ 化学合成或半合成法（chemical synthesis and semisynthesis）　对于来源于生物的某些脂类生化产品可以相应的有机化合物或生物体的某些成分为原料，采用此法制备。如用香兰素及茄尼醇为原料可合成辅酶 Q_{10}（CoQ_{10}），做法是先将茄尼醇延长一个异戊烯单位，其目的是形成10个异戊烯重复单位的长链脂肪醇；再将香兰素经乙酰化、硝化、甲基化、还原和氧化合成2,3-二甲氧基-5-甲基-1,4-苯醌（CoQ_{10}）。以上两个化合物在 $ZnCl_2$ 或 BF_3 的催化下生成氢醌衍生物，再经 Ag_2O 氧化得 CoQ_{10}。另外，以胆酸为原料经氧化或还原反应可分别合成去氢胆酸、鹅去氧胆酸及熊去氧胆酸，这称为半合成法。以上三种胆酸分别与牛磺酸缩合，就能获得具有特定药理作用的牛磺去氢胆酸、牛磺鹅去氧胆酸及牛磺熊去氧胆酸。再如血卟啉衍生物是以原卟啉为原料，经氢溴酸加成反应，其产物再经水解后所得的产物。

④ 生物转化法（biotransformation）　通过发酵微生物、动植物细胞以及酶工程技术来转化生产某些生物制品可统称为生物转化法。即来源于生物的多种脂类生化产品，都可采用生物转化法生产。例如用微生物发酵法或烟草细胞培养法生产 CoQ_{10}；用紫草细胞培养法生产紫草素，现产品已商品化；另外，以花生四烯酸为原料，以及用绵羊精囊，借助 *Achlya Amerlcana*（ATCC 10977）及 *Achlya bisexualis*（ATCC 11397）等微生物以及大豆（Amsoy 种）的脂氧化酶-2 为前列腺素合成酶的酶原，并且通过酶转化合成前列腺素。再如以牛磺石胆酸为原料，利用 *Mortierella ramanniana* 菌细胞的羟化酶为酶原，使原料转化成具有解热、降温和消炎作用的牛磺熊去氧胆酸。

(2) 脂类生物制品的分离　因为脂类生化药品的种类较多，结构多样化，性质差异大，通常用以下方法分离。

① 水解法（hydrolysis）　也叫溶解度法，是根据脂类生化产品在不同的溶剂中的溶解度差异进行分离的方法。例如，游离胆红素在酸性条件下溶于氯仿及二氯甲烷，所以胆汁经碱水解及酸化后用氯仿抽提，其他物质难溶于氯仿，而胆红素则溶出，因此得到分离；再如，卵磷脂溶于乙醇、不溶于丙酮，脑磷脂溶于乙醚而不溶于丙酮和乙醇，所以脑干丙酮抽提液用于制备胆固醇，不溶物用乙醇抽提得卵磷脂，最终把三种成分分离开来。

对于中性和非极性脂类是通过分子中的烃链以很弱的分子间引力与其他脂类分子或蛋白质分子的疏水区结合，而极性脂类如磷脂、胆固醇等通过氢键或静电力与蛋白质分子相结合，对于脂肪酸类则是以酯、酰胺、糖苷等方式与多糖分子结合。另外，在选择提取溶剂时，疏水结合的脂类常用非极性溶剂提取，如乙醚、氯仿和苯等。

而对与生物膜结合的脂类，要用相对极性较强的溶剂提取，以断开蛋白质分子与脂类分子之间的氢键或静电力。对于共价结合的脂类不能用溶剂直接提取，而是要先用酸或碱水解，使脂类分子从复合物中解离出来后再提取。

② 吸附分离法（adsorptive separation）　也叫色谱分离法，是依据吸附剂对各种成分吸附力的差异进行分离的方法，例如从家禽胆汁提取的鹅去氧胆酸粗品经硅胶柱色谱以及乙醇-氯仿溶液梯度洗脱就

可以与其他杂质分离。前列腺素粗品经硅胶柱色谱及硝酸银胶柱色谱分离得到精品。CoQ_{10} 粗制品经硅胶柱吸附色谱，以石油醚和乙醚梯度洗脱，就可以将其中的杂质分离。胆红素粗品也可通过硅胶柱色谱、氯仿-乙醇梯度洗脱分离。

其原理是通过极性和离子力、分子间引力等，把各种化合物结合到固体吸附剂上。

另外，脂类混合物的分离条件是依据单个脂类成分的相对极性而决定的，还受分子中极性基团的数量和类型及非极性基团的数量和类型等影响。一般是，通过极性逐渐增大的溶剂进行洗脱，部分脂类的极性顺序是蜡、固醇酯、脂肪、长链醇、脂肪酸、固醇、二甘油酯及卵磷脂。

同时，对于极性磷脂用一根色谱柱是不能达到完全分离的目的的，而是需要进一步地使用薄层色谱或另一色谱柱进行分级分离，才有可能得到纯的单个脂类组分。

常用的吸附剂有硅胶、氧化铝、氧化镁和硅酸镁等。而离子交换色谱是常用的纯化方法。

③ 蒸馏法（distillation） 此法是依据不同脂类制品的沸点不同而进行分离的方法，适于分离 C_{12}～C_{20} 的脂肪酸酯，当前，广泛应用的是减压下（13.33～133.3Pa）蒸馏。

（3）脂类生物制品的精制（refinement） 经分离后的脂类生物制品中常有微量杂质，所以要用适当方法精制。其方法有结晶法、重结晶法和有机溶剂沉淀法。例如色谱分离的前列腺素 E_2（PGE_2）经乙酸乙酯-乙烷结晶，以及用色谱分离后的 CoQ_{10} 经无水乙酸结晶均可得到相应的纯品。经过色谱分离的鹅去氧胆酸以及自牛羊胆汁中分离的胆酸需分别用乙酸乙酯和乙醇结晶和重结晶精制，半合成的牛磺熊去氧胆酸经分离后需用乙醇-乙醚结晶和重结晶精制。

又如，饱和脂肪酸在室温下呈固态，可在适宜的溶剂中，在室温或低于室温的条件下，进行过滤、分离。而对不饱和脂肪酸，它们的熔点较低而溶解度较高，需要在低温下结晶以及在相应的温度下过滤和分离。

5. 氨基酸类制品的分离纯化方法

（1）氨基酸的分离 氨基酸的分离方法较多，常有溶解度差异沉淀法、等电点沉淀法、特殊试剂沉淀法、吸附法及离子交换色谱法等。

① 溶解度差异沉淀法 是一种依据不同氨基酸在水中或其他溶剂中的溶解度差异而进行分离的方法。如胱氨酸和酪氨酸均难溶于水，但在热水中酪氨酸溶解度较大，而胱氨酸溶解度变化不大，故可将混合物中的胱氨酸、酪氨酸及其他氨基酸彼此分开。另外，各种氨基酸在其等电点时的溶解度最小，故可调整至等电点时沉淀出来。

② 特殊试剂沉淀法 是采用某些有机或无机试剂与相应氨基酸形成不溶性衍生物的分离方法。如邻二甲苯-4-磺酸能与亮氨酸形成不溶性盐沉淀，后者再用氨水分解，又可获得游离亮氨酸；组氨酸可与 $HgCl_2$ 形成不溶性汞盐沉淀，后者经处理后又可获得游离组氨酸；精氨酸可与苯甲醛生成水不溶性苯亚甲基精氨酸沉淀，后者用盐酸除去苯甲醛即可得精氨酸。又如脯氨酸、丝氨酸、丙氨酸等在pH2～7 能与四氯邻苯二甲酸生成难溶性加成化合物；再如组氨酸、精氨酸和鸟氨酸等碱性氨基酸与五氯酚，还有苯丙氨酸等芳香族羧酸可生成难溶性加成化合物；苏氨酸通过镍与醛生成难溶性加成化合物。

因此可从混合氨基酸溶液中分别将亮氨酸、组氨酸及精氨酸分离出来。本方法操作方便，针对性强，故至今仍用于生产某些氨基酸。

③ 吸附法（adsorption） 是利用吸附剂对不同氨基酸吸附力的差异进行分离的方法。如苯丙氨酸、酪氨酸、色氨酸等的分离就可利用活性炭来吸附。

④ 离子交换色谱法（ion exchange chromatography） 是利用离子交换剂对不同氨基酸吸附能力的差异进行分离的方法。氨基酸为两性电解质，在特定条件下，不同氨基酸的带电性质及解离状态不同，故同一种离子交换剂对不同氨基酸的吸附力不同，因此可对氨基酸混合物进行分组或实现单一成分的分离。由于氨基酸是两性电解质，当介质的 pH 值低于等电点时以阳离子形式存在，这时，几乎所有的氨基酸都能用强酸型离子交换树脂进行交换。其等电点越高，亲和力越大，交换吸附力越强，越容易交换

吸附。离子交换法提取氨基酸多采用强酸型阳离子交换树脂如磺酸树脂，洗脱时主要用 pH 梯度洗脱，如氨水或氢氧化钠。

⑤ 化学合成与酶促合成法　化学合成法要求较高的合成条件，且得到的多为 DL-型氨基酸，尚需对异构体拆分；酶促合成法是酶工程的应用，具有工艺简单、转化率高、副产物少、易提纯等优点。

（2）氨基酸的精制与纯化方法　分离出的特定氨基酸中常含有少量其他杂质，因此需进行精制，常用的有结晶和重结晶技术，也可采用溶解度法或结晶与溶解度法相结合的技术。如丙氨酸在稀乙醇或甲醇中溶解度较小，且 pI 值为 6.0，故丙氨酸可在 pH6.0 时，用 50%冷乙醇结晶或重结晶加以精制。此外，还可用溶解度与结晶技术相结合的方法精制氨基酸。

在氨基酸分子中同时含有氨基和羧基，并且氨基处在羧基的 α 位置，但所含氨基和羧基的数目不一定相等。氨基和羧基数目相等的氨基酸近于中性，称为中性氨基酸，而氨基数目多于羧基数目时呈碱性，称为碱性氨基酸；氨基数目少于羧基数目时称为酸性氨基酸。氨基酸是两性化合物，在酸性介质中以阳离子形式存在，在碱性介质中以阴离子形式存在。中性氨基酸其等电点小于 pH7.0，一般在 5～6 之间，这是由于羧基解离度大于氨基解离度。酸性氨基酸等电点在 pH2.8～3.2 之间，碱性氨基酸等电点一般在 pH7.6～10.8 之间。由于侧链存在其他基团（如羧基、氨基、胍基、酚基等），都会对 pK 和 pI 有一定影响。

总之，目前氨基酸主要通过从生物材料经水解或发酵方法制得，再从水解液或发酵液分离纯化氨基酸。

（3）氨基酸的生产　全世界的天然氨基酸的年总产量在百万吨左右，其中，产量较大的有谷氨酸、蛋氨酸及赖氨酸，其次为天冬氨酸、苯丙氨酸及胱氨酸等，它们主要用于医药、食品、饲料以及化工行业中。构成天然蛋白质的 20 种氨基酸的生产方法有天然蛋白质水解法、发酵法、酶转化法及化学合成法等四种。氨基酸及其衍生物类产品已有百种之多，但主要是以 20 种氨基酸为原料经酯化、酰化、取代及成盐等化学方法或应用酶转化法生产。

现仅将二十多种 L-型氨基酸的生产方法及用途列表 2-1 供参考。

表 2-1　氨基酸及其衍生物的生产方法与用途

品名	生产方法	用途
L-谷氨酸	发酵	医药、食品
L-谷氨酰胺	发酵、酶工程	医药
L-甲硫酰胺	合成、酶工程	医药
DL-甲硫酰胺	合成	医药、饲料
L-赖氨酸盐酸盐	发酵、酶工程	医药、食品、饲料
甘氨酸	合成	食品
DL-丙氨酸	合成、发酵	食品
L-丙氨酸	酶工程	医药、食品
L-半胱氨酸	提取、合成、酶工程	食品、医药、化妆品
L-精氨酸	发酵、提取	医药、食品
L-天冬氨酸	酶工程	医药、食品、化工
L-天冬酰胺	提取、合成、酶工程	医药
L-缬氨酸	发酵、酶工程	医药、食品
L-亮氨酸	发酵、提取	医药、食品
L-异亮氨酸	发酵、酶工程	医药、食品
L-苏氨酸	发酵、合成、酶工程	医药、食品
L-色氨酸	酶工程、发酵	医药、食品、饲料

续表

品名	生产方法	用途
L-组氨酸	发酵、提取	医药、食品
L-酪氨酸	提取、发酵	医药、食品
L-脯氨酸	发酵、提取、合成	医药
L-丝氨酸	发酵、提取、酶工程	医药、化妆品
L-鸟氨酸	发酵、合成	医药
L-瓜氨酸	发酵、酶工程	医药

① 天然蛋白质水解法　把以动物的蹄、爪、角、毛发、血粉及废蚕丝等蛋白质为原料，通过酸、碱或酶水解成多种氨基酸混合物，经分离纯化获得各种药用氨基酸的方法称为水解法。目前用水解法生产的氨基酸有 L-胱氨酸、L-精氨酸、L-亮氨酸、L-异亮氨酸、L-组氨酸、L-脯氨酸及 L-丝氨酸等。

水解法生产氨基酸的主要过程为水解、分离和结晶精制三个步骤。目前蛋白质的水解分为酸水解法、碱水解法及酶水解法三种。

a. 酸水解法（acid hydrolysis）　蛋白质原料用 6～10mol/L 盐酸或 8mol/L 硫酸于 110～120℃水解 12～24h，除酸后即得多种氨基酸混合物。

此法优点是水解迅速而彻底，产物全部是 L-型氨基酸，无消旋作用；缺点是色氨酸全部被破坏，丝氨酸及酪氨酸部分被破坏，且产生大量废酸污染环境。此法以前工业生产中应用较多。

b. 碱水解法（alkali hydrolysis）　蛋白质原料经 6mol/L 氢氧化钠或 4mol/L 氢氧化钡于 100℃水解 6h 即得多种氨基酸混合物。

该法优点是水解迅速彻底，且色氨酸不被破坏；缺点是因为含羟基或巯基的氨基酸全部被破坏，且产生消旋作用。工业上多不采用此法。

c. 酶水解法（enzyme hydrolysis）　蛋白质原料在一定 pH 和温度条件下经蛋白酶水解作用，分解成氨基酸和小肽的过程称为酶水解法。

此法优点为反应条件温和，无需特殊设备，氨基酸不被破坏，无消旋作用；缺点是水解不彻底，产物中除氨基酸外，尚含较多肽类。工业上很少用该法生产氨基酸而主要用于生产水解蛋白及蛋白胨。

② 发酵法　通过选育出可特异产生某种氨基酸的菌株，经发酵后，再从培养液中分离提纯某种氨基酸的方法。这是目前工业生产中应用最广泛的方法。

第二节　基因工程生物制品的分离纯化方法

基因工程产物的分离纯化费用占整个生产费用的 80%～90%，因此，该工艺过程理所当然地受到了高度重视。另外，基因工程产物的分离纯化过程与传统发酵产物相比，具有以下特点：

① 产物大多数处于细胞内，故提取前需将细胞破碎，这就增加了很多的困难。

② 产物浓度较低、杂质多，而最后产品需要达到的纯度高，所以提取较为困难，且收率低，常需要几步操作，并需采用高分辨力的精制方法。

③ 产物多是大分子蛋白质，通常不稳定，遇热、极端 pH、有机溶剂和剪切力等易引起失活。

一、影响基因工程生物制品分离纯化工艺设计的主要因素

1. 含目的产物的起始物料（如发酵醪）的特点

在利用基因工程菌进行发酵生产时，其上游过程中的各种因素均会对分离纯化技术和工艺产生直接影响。这些因素包括：

（1）菌种类型及其代谢特性　包括菌种的各种生物学性质，产物和副产物种类、代谢物种类，产物类似物、毒素和能降解产物的酶等。

（2）原材料和培养基的来源及其质量。

（3）生产工艺和条件　包括灭菌方法和条件，生产方式（连续、批式、半连续），生产周期，生产能力，工艺控制条件、因素及方式等。

（4）初始物料的物理、化学和生物学特性　包括产物浓度、主要杂质种类和浓度、盐的种类和浓度、溶解度、pH、黏度、流体力学性质和热力学性质等。

2. 目的产品的活性、纯度和杂质

首先应建立基因工程产物活性、纯度和可能含有杂质以及允许的杂质种类与最大允许含量的有效检测方法。同时，活性的测定可以指导和评价整个分离纯化工艺中各单元的操作，是分离纯化工作的前提。纯度和杂质不仅可以评价分离纯化单元操作的效率，而且也可以作为产品质量控制的要求，需要有灵敏的分析手段，通常采用的方法为 SDS-PAGE、HPLC、毛细管电泳、等电聚焦、肽谱分析和氨基酸分析等。

3. 目的产物的表达特性

由于不同宿主本身具有不同的蛋白质合成、转运和后加工机制，因此基因表达产物通常以不同形式存在。真菌和动植物细胞一般以分泌的形式表达，产物表达水平每升培养基中有 1～100mg，差别很大。*E. coli* 由于本身的特点，其表达基因产物的形式有分泌型表达、胞内不溶性表达（包涵体）、胞内可溶性表达、细胞周质表达等多种形式。由于不同表达形式具有不同的表达水平及完全不同的杂质，因此分离纯化的策略有很大差别，故其对工艺设计的影响是显而易见的。

4. 目的产物本身的分子特性

蛋白产物分子的理化参数和生物学特性，包括分子量、等电点、溶解性、稳定性、疏水性、聚合性、扩散性、分配系数、吸附性能、亲和性、配基种类、表面活性和生物学活性等，对分离纯化工艺的设计具有不同的影响和意义。此外，在真核表达系统中，糖基化可能会引起产物分子特性的改变，而糖基化程度不同，则会引起分子理化性质的改变。

5. 目的产物的用途和需求量

产物的用途决定了产品所要达到的纯度，如体外诊断试剂允许存在一定的杂质，一般要求纯度在80%以上，而用作体内治疗的产品应具有较高的纯度，一般需要达到98%以上的纯度。

体外诊断试剂的纯化工艺较为简单，主要是分离去除影响蛋白质产物保存期的蛋白水解酶杂质；而体内治疗产品的纯化工艺就较为复杂，要求毒素、免疫原和其他残存的有害物质都应该分离去除。

另外，产品的需求量则决定了工艺应具有的规模，为确定合适的分离纯化规模，必须在工艺设计前对产品的市场需求量进行调查研究。

二、基因工程生物制品选择分离纯化方法的依据

1. 根据产物表达形式来选择

① 分泌型表达产物的发酵液的体积很大，但浓度较低，因此必须在纯化前进行浓缩，可采用沉淀和超滤的方法。

② 产物在周质表达是介于细胞内可溶性表达和分泌型表达之间的一种形式，它可避开细胞内可溶性蛋白质和培养基中蛋白质类杂质，在一定程度上有利于分离纯化。为了获得周质蛋白，*E. coli* 经低浓度溶菌酶处理后，可采用渗透压休克的方法来获得。

③ *E. coli* 细胞内可溶性表达产物破菌后的细胞上清液，首选亲和分离方法。如果没有可以利用的单克隆抗体或相对特异性的亲和配基，一般选用离子交换色谱，处于极端等电点的蛋白质用离子交换分

离可以去除大部分的杂质。

2. 根据分离单元之间的衔接选择

应选择不同机制的分离单元来组成一套分离纯化工艺，尽早采用高效的分离手段，先将含量最多的杂质分离去除，将费用最高、最费时的分离单元放在最后阶段，即通常：

① 用非特异、低分辨的操作单元（如沉淀、超滤和吸附等），以尽快缩小样品体积，提高产物浓度，去除最主要的杂质（包括非蛋白类杂质）；

② 随后采用高分辨率的操作单元（如具有高选择性的离子交换色谱和亲和色谱）；

③ 凝胶排阻色谱这类分离规模小、分离速度慢的操作单元放在最后。

色谱分离次序的选择同样重要，一个合理组合的色谱次序能够提高分离效率，同时条件做较少改变即可进行各步骤之间的过渡。

当几种方法连用时，最好以不同的分离机制为基础，而且经前一种方法处理的样品应能适合于作为后一种方法的料液，不必经过脱盐、浓缩等处理。如经盐析后得到的样品，不适于离子交换色谱，但对疏水色谱则可直接应用。离子交换色谱、疏水色谱及亲和色谱通常可起到蛋白质浓缩的效应，而凝胶过滤色谱常使样品稀释，在离子交换色谱之后进行疏水色谱就很合适，不必经过缓冲液的更换，但不能放在第一步：一方面，因为杂质多，易受污染，降低使用寿命；另一方面，体积较大，需用大量的介质，而亲和色谱介质一般较贵。因此亲和色谱多放在第二步之后。

3. 根据分离纯化工艺的要求来选择

在基因工程制品分离纯化过程中，由于在待分离的原液中（如发酵醪），目的产物成分的含量可能处于极低水平，而其他杂质的相对含量则很高，这为分离纯化工作增加了许多困难。尤其是基因工程类生物制品是由转化细胞而非正常细胞生产的，故对产品的纯度要求也高于传统产品。因此，基因工程制品通常需要综合使用多种分离纯化技术，一般来说，分离纯化工艺应遵循以下原则：

① 具有良好的稳定性和重复性，条件要温和。工艺的稳定性包括不受或少受发酵工艺、条件及原材料来源的影响，必须明确工艺中需严格控制的步骤和技术，以及允许的变化范围。严格控制的工艺步骤和技术越少，工艺条件可变动范围越宽，工艺重复性越好。

② 尽可能减少组成工艺的步骤。步骤越多，产品的后处理收率越低，但必须保证产品的质量。这就要求组成工艺的技术具有高效性。一般分离原理相同的技术在工艺中不要重复使用。

③ 组成工艺的各技术或步骤之间要能相互适应和协调，工艺与设备也能相互适应，从而减少步骤之间对物料的处理和条件调整。

④ 在工艺过程中要尽可能少用试剂，以免增加分离纯化步骤，或干扰产品质量，并尽可能采用低价材料以降低成本。

⑤ 分离纯化工艺所用的时间要尽可能短，因稳定性差的产物随工艺时间增加，收率特别是生物活性收率会降低，产品质量也会下降。

⑥ 工艺和技术必须高效，收率高，易操作，对设备条件要求低，能耗低。

⑦ 具有较高的安全性。在选择后处理技术、工艺和操作条件时，要能确保去除有危险的杂质，保证产品质量和使用安全，以及生产过程的安全。药品生产必须保证安全、无菌、无热原、无污染。

⑧ 采用成熟技术和可靠设备。

⑨ 以适宜方法检测纯化过程、产物产量和活性，对纯化过程进行监控等。

分离纯化工作最终目标是实现工艺便捷、加工容量适宜、可重复性和可靠性优良，试剂与设备等成本经济，目标产物高产、高纯度并保持生物活性。结合对终产物纯度和活性的要求，工艺研发过程还要注意对各工序目的物纯度的要求应科学合理，对杂质的去除有针对性，应根据原材料来源确定目的产物的特点及含量，明确主要混杂物的性质及在分离步骤中的分布变化规律，以保护、浓缩目的物，破坏、稀释去除混杂物为中心设计纯化方案。

三、基因工程中不同表达形式产物的分离纯化方法

纯化方法的选择多根据发酵液中的有效成分和杂质之间的理化性质存在的差异来考虑选择。例如存在较大溶解度差异可选择沉淀法，电荷差异大可选用离子交换，分子量差异大可选择凝胶过滤，对配体亲和力的差异大可以选用亲和色谱，疏水性强可选择疏水色谱。因此，不同的样品应根据具体的情况来确定。一般来讲，为纯化某一蛋白质样品可选出两种乃至更多种方法组成的纯化方案，其中纯化方法粗放、快速、有利于缩小体积和利于后工序处理的通常放在前段工艺处理，而相对更精细、更费时、需要样品少的纯化方法则放在后面。一般分离纯化不应超过 4～5 个步骤，包括细胞破碎、固液分离、浓缩与初步纯化、高度纯化直至获得纯的成品。

1. 细胞内不溶性产物——包涵体

大肠杆菌表达系统的真核生物重组小分子目的蛋白，可占菌体总蛋白的 10%～50%，这样的高产量使某些目的蛋白质在细胞的还原性环境中，以不溶性形式产生并聚集形成蛋白质聚合物——包涵体。

（1）特点　以包涵体形式存在的蛋白质分子不具有正确的天然三维结构，表达蛋白不具有生物活性，因此在纯化过程中必须溶解包涵体并对表达蛋白进行复性。包涵体的形成成为基因工程下游处理工程的一大特点，也为重组蛋白质的生产提供了几点优势：

① 包涵体具有高密度，并且在水溶液中通常不溶解，可以通过简单的离心分离得到，可以较容易地与胞内可溶性蛋白质杂质分离，有利于表达产物的分离纯化。

② 重组融合蛋白以包涵体的形式表达有效地抵御了大肠杆菌中蛋白酶对表达蛋白的降解。

③ 对于生产那些处于天然构象时对宿主细胞有害的蛋白质，包涵体的形成无疑是最佳的选择。包涵体的形式在一定程度上改变了传统分离纯化蛋白质的方法。

需要注意的是，包涵体中重组蛋白质产物经过了一个变性、复性的过程，非常容易形成蛋白质产物的错误折叠和聚合体。

（2）包涵体的分离、纯化方法　包涵体的分离及其中重组蛋白质的纯化步骤常包括：菌体细胞的收集与破碎，包涵体的分离、洗涤与溶解，变性蛋白质的纯化，重组蛋白质的复性，天然蛋白质的分离等。

① 菌体细胞的收集与破碎　发酵完毕后，用离心或膜过滤法收集的湿菌体细胞可采用物理、化学和酶学三种方法进行破碎，使包涵体释放出来。其中，物理方法包括超声破碎、高压匀浆、高速珠磨和高压挤压法等，前者适于中小规模，后两者通常用于工业生产规模。

机械破碎是常用的方法，速度快，处理量较大，不会带入其他化学物质；但在处理过程中要产生热量，必要时要采取冷却措施，以防止目的产物失活。现常用方法有高压匀浆法、超声破碎法、高速珠磨法、高压挤压法。

a. 高压匀浆法　所用的设备是由高压泵和匀浆阀组成的高压匀浆器，利用高速造成的剪切、碰撞以及高压到常压的变化，使细胞破碎。

b. 超声破碎法　是小量细胞破碎普遍使用的方法，用声频高于 15～20kHz 的超声波在高强度声能输入下进行细胞破碎，其破碎机制可能与空化现象引起的冲击波和剪切力有关。

c. 高速珠磨法　所用的设备是珠磨机，其原理是细胞悬液与极细的玻璃小珠、瓷珠、石英砂等研磨剂快速搅拌研磨，利用珠子之间以及珠子和细胞之间的互相剪切、碰撞，促使细胞壁破裂，释放出内含物。

d. 高压挤压法　使用特殊装置 X-Press 挤压机，把浓缩的细胞悬液冷却至－30～－25℃，形成结晶，用 500MPa 以上的高压冲击，使冷冻细胞从高压阀孔中挤出，由于冰晶体磨损和包埋在冰中的细胞变形引起细胞破碎。这种方法的优点是破碎率高，细胞碎片粉碎程度低，生物活性保持较好，但对冷冻-融解敏感的生物活性物质不适用。

非机械破碎法包括酶溶法、化学渗透法、热处理法、渗透压冲击法等。酶溶法就是利用生物酶将细

胞壁和细胞膜溶解的方法。常用的酶有溶菌酶、葡聚糖酶、蛋白酶、甘露糖酶、糖苷酶、肽链内切酶、壳多糖酶等。溶菌酶对细菌类作用效果好，其他酶对酵母作用效果好。利用酶溶法处理细胞时，必须根据细胞的结构和化学组成选择合适的酶，并确定相应的使用次序，控制好温度、pH 和酶用量。化学渗透法利用一些有机溶剂（苯、甲苯）、抗生素、表面活性剂（SDS、Triton）、金属螯合剂（EDTA）、变性剂（脲、盐酸胍）等可以改变细胞壁或细胞膜的通透性，从而使内含目的物有选择地渗透出来。

化学方法最常用的是碱和表面活性剂，碱可有效地释放菌体中的蛋白质，但可引起目的蛋白的不可逆变性；表面活性剂包括离子型和非离子型，前者活性较强，在破菌的同时将包涵体一起溶解，不利于后期的纯化。酶解法常用溶菌酶溶解菌体细胞壁，适于中小规模。破碎前菌体细胞可用酸或热处理，或暴露于非极性溶剂（苯酚、甲苯）中，有利于提高蛋白质的收率。

② 包涵体的分离、洗涤与溶解　菌体细胞破碎后，包涵体释放出来，通过离心法、膜过滤法和双水相分配法进行液固相分离，高速或超速离心可使包涵体与上清液中的碎片及杂蛋白分开，与包涵体一起被离心沉淀的杂质包括可溶性杂蛋白、RNA 聚合酶的四个亚基、细菌外膜蛋白、16S rRNA 和 23S rRNA、质粒 DNA 以及脂质、肽聚糖、脂多糖等。可先用 TE 缓冲液反复洗涤，以除去可溶性蛋白、核酸及外加的溶菌酶。

同时，在包涵体溶解前，为使其杂质含量降至最低水平，常用低浓度弱变性剂（如尿素）或温和表面活性剂（如 Triton X-100）等处理，可去除其中的脂质和部分膜蛋白，使用浓度以不溶解包涵体中的目的蛋白为原则。此外，硫酸链霉素沉淀和酚抽提可去除包涵体中大部分的核酸，从而降低包涵体溶解后抽提液的黏度，以利于色谱分离。

包涵体的溶解是在变性条件下进行的，目的是将蛋白质产物变成一种可溶的形式以利于分离纯化。溶解包涵体需要打断其中蛋白质分子内和分子间的非共价键、离子键和疏水作用，使多肽伸展。

溶解包涵体的试剂包括尿素、盐酸胍、SDS、碱性溶剂和有机溶剂等。因为各种试剂和溶解方法各有利弊，但从保护蛋白质生物活性和安全性等方面考虑，一般很少使用碱性溶剂和有机溶剂。其余 3 种试剂较常用，它们溶解包涵体的原理不同，变性剂尿素和盐酸胍是通过离子键的相互作用使蛋白质变性和破坏高级结构，但分子内共价键和二硫键仍保持完整，而去污剂 SDS 主要是破坏蛋白质肽链之间的疏水作用。

此外，还有一种用离子交换树脂溶解包涵体的方法，溶解了的蛋白质能够折叠形成活性构象。然后选择合适的 pH 值和盐浓度洗脱可清除 90%左右吸附的菌体杂蛋白。

③ 变性蛋白质的纯化　变性蛋白质的纯度是影响复性效果的重要因素，虽然在洗涤和溶解包涵体时，杂质已被大量除去，但要获得高纯度的重组变性蛋白，仍然需对包涵体抽提物进行进一步的分离纯化，通常可采用柱色谱、凝胶过滤色谱（GFC）、离子交换（IEC）和高效液相色谱（HPLC）等方法进行分离纯化。

④ 重组蛋白质的复性　复性就是采用适当的条件使伸展的变性重组蛋白重新折叠成为可溶性的具有生物活性的蛋白质。目前有许多种蛋白质复性的方法，而每种方法都需要针对特定的蛋白质进行优化选择，在有利于形成正确的二硫键以及空间结构的体系中对包涵体蛋白质进行复性。

为了得到具有天然构象的蛋白质和产生正确配对的二硫键，必须去掉过量的变性剂和还原剂，使多肽链处于一个氧化性的缓冲液中，可以通过多种方法进行复性，如透析、稀释以及液相色谱复性等。

a. 透析复性　是将变性的蛋白液对不含变性剂或含低浓度变性剂的复性缓冲液透析，使蛋白质复性。

b. 稀释复性　是使用缓冲液稀释蛋白质变性液，使蛋白质变性剂的浓度下降，以促使蛋白质复性。稀释复性又可以有多种形式：

ⓐ 一步稀释复性，是在复性一开始就将变性剂浓度和蛋白质浓度降至很低；

ⓑ 连续稀释复性，在复性过程中将变性液连续缓慢地滴入复性体系中；

ⓒ 脉冲稀释复性，把变性蛋白液缓慢不连续地加入复性液中，在两次加入之间，应有足够的时间

间隔使蛋白质折叠通过易聚集的早期中间体阶段。

c. 液相色谱复性　包括疏水色谱（hydrophobic interaction chromatography，HIC）、离子交换色谱法（ion exchange chromatography，IEC）、凝胶排阻色谱（gel exclusion chromatography，GEC）与亲和色谱（affinity chromatography，AFC）等。其中采用凝胶排阻色谱法复性的优点，是保证变性蛋白质与复性缓冲液进行缓慢的交换，并在此过程中缓慢地完成复性，同时又可以使蛋白质得到一定程度的纯化。

此外，为了获得高效率的复性蛋白，重折叠时应该考虑下列因素：蛋白质浓度、杂质的含量、重折叠速度、氧化还原剂的用量和比例、重折叠配体的掺入以及温度、pH 值和离子强度等。

2. 分泌型的表达产物

分泌型的表达产物通常体积较大、浓度较低，必须在纯化以前进行浓缩处理，以尽快缩小溶液的体积。浓缩的方法包括沉淀和超滤等。沉淀包括中性盐沉淀、有机溶剂沉淀和高分子聚合物沉淀等方法，但由于各种原因，在基因工程产物浓缩中并不被广泛采用。

从工程菌株诱导的表达上清液中纯化蛋白质产物可采用多种方法，如超滤、亲和色谱、凝胶过滤、离子交换色谱、疏水色谱等方法。超滤是目前最常用的蛋白质溶液浓缩方法，其优点是不发生相变化，也不需要加入化学试剂，耗能低，目前已有多种截留分子量不同的膜供应。超滤中的横流过滤效率高，较适于数十升以上的较大规模的使用，蛋白质产物经过浓缩后便可以进一步分离纯化。

3. 基因工程大肠杆菌细胞内可溶性表达产物

某些细胞因子（如白细胞介素-2、白细胞介素-11）和硫氧还蛋白的基因能在基因工程大肠杆菌胞内表达可溶性融合蛋白，表达量占细胞总可溶性蛋白的 5%～20%，有的高达 40%。这种表达方式可避免无活性的不可溶包涵体的形成，使外源蛋白在大肠杆菌细胞中能正确折叠从而获得特定空间结构和生物功能并以可溶形式表达。同时可大大降低成本，获得高纯度、高活性的目的蛋白质。

经细胞破碎后的可溶性离心上清液，如果有可以利用的单克隆抗体或相对特异性的部分杂质，也可获得较好的纯化效果。我国在大肠杆菌中高效表达的人粒细胞集落刺激因子 hG-CSF（granulocyte colony stimulating factor）-硫氧还蛋白融合蛋白，采用固相金属螯合色谱法，方便而有效地从细胞破碎可溶上清液中直接纯化。

4. 基因工程大肠杆菌细胞周质表达蛋白

周质表达的蛋白质是介于细胞内可溶性表达和分泌型表达之间的一种表达形式，它可以避开细胞内可溶性蛋白质和培养基中蛋白质类杂质，在一定程度上有利于蛋白质产物的分离纯化。

为了获得周质蛋白，大肠杆菌细胞经低浓度溶菌酶处理后，一般用渗透压裂解法从周质腔中分离出来目的蛋白（周质腔位于革兰阴性细菌的内膜与外膜之间），此方法的优点在于周质腔中的蛋白质浓度较高，纯度也比较理想。由于周质中的蛋白质仅有为数不多的几种分泌蛋白，同时又无蛋白水解酶污染，因此通常可以回收到高质量的蛋白质产物。

在某些情况下，目的蛋白在周质腔中形成沉淀，需要用变性剂溶解蛋白质并进一步复性。从理论上讲，周质腔中的重组蛋白在分泌过程中曾经正确折叠，因此只要用尿素或盐酸胍等变性剂溶解目的蛋白，然后将变性蛋白对含有精氨酸等助溶剂的缓冲液透析就可使目的蛋白恢复天然构象而具有原生物活性。

在特殊情况下，与目的蛋白融合的信号肽在周质腔中被信号肽酶切除，但有时周质腔中的重组目的蛋白会穿过细胞外膜而“泄漏”到培养基中。重组目的蛋白的“泄漏”量取决于宿主菌特性、诱导条件和蛋白质的一级结构，基本不受信号肽的影响。这种“泄漏”型表达有很多优点，有利于快速筛选分泌目的蛋白的重组子。

四、色谱法的优点及各类色谱法的原理

色谱指的是一组不同分子在固定相和流动相两相介质中因分配比不同而相互分离的技术。与固定相

作用强的分子通过色谱介质的速度小于作用相对较弱的分子，借此可以达到分离纯化的目的。选择纯化方法尤其重要的根据是表面性质的差异。

1. 色谱法的优点

与其他分离纯化方法相比，色谱法分离具有以下优点：

（1）分离效率高　色谱分离效率是所有分离纯化技术中最高的。这种高效的分离尤其适合于极复杂混合物的分离，由于效率高，通常使用的色谱柱长一般只有几厘米至几十厘米。

（2）选择性强　色谱分离中的可变参数非常多，因而具有很强的选择性。在色谱分离中，可通过多种途径选择不同的操作参数，以适应各种不同样品的分离要求。

（3）过程自动化操作　计算机的应用使得色谱自动化。最初计算机的应用仅限于简单的数据处理，现在已发展到使用计算机作为操作的控制中心，使得色谱分离可按事先设置的程序进行自动化的控制。这种高度自动化操作保证了产品的质量，节省了大量劳动力，并提高了产率，降低了成本。

（4）分离快速　高效的色谱分离剂和高效液相色谱分离技术的采用，保证了在高分离效率的前提下提高单位时间的产量。

（5）使用范围广　其分离的物质从极性到非极性、从离子型到非离子型、从小分子到大分子、从无机到有机及生物活性物质，以及从热稳定到热不稳定的化合物。尤其对生物大分子样品的分离，是其他方法不可比拟的。

（6）高灵敏度的在线检测　在分离与纯化过程中，可根据物理与化学原理不同，采用不同的高灵敏度检测器进行连续的在线检测，以保证在要求的纯度下得到最高的产率。

除此之外，还有设备简单、操作方便、条件温和、方法多样，能适应各种不同要求的分离等优点，但其也有一定的缺点，例如处理量少，不能连续操作，有的色谱介质价格昂贵，有时又找不到合适的介质。

2. 各类色谱法的基本原理

基本液相柱色谱系统示意如图 2-2 所示。

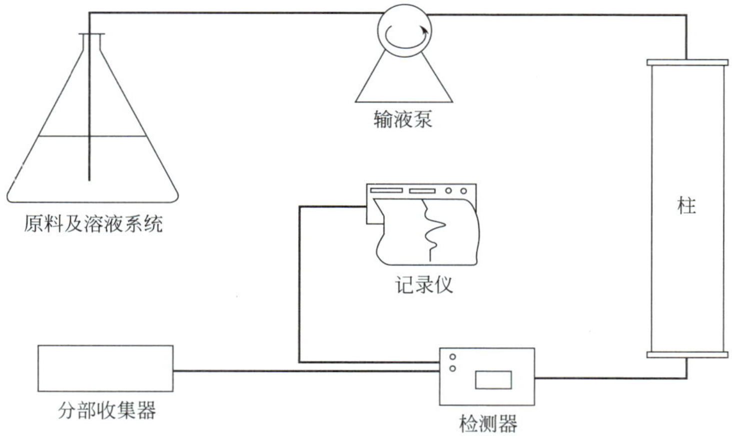

图 2-2　基本液相柱色谱系统示意

（1）离子交换色谱（ion exchange chromatography，IEC）　其原理是通过带电的溶质分子与离子交换剂中可交换的离子进行交换，从而达到分离的目的。由于其分辨率高、容量大、操作容易，该法已成为多肽、蛋白质、核酸和许多发酵产物分离纯化的一种重要方法（图 2-3）。

① 离子交换剂（ionite，ion exchanger）　是一类具有离子交换功能的高分子材料，由骨架、功能基和反离子三部分组成。

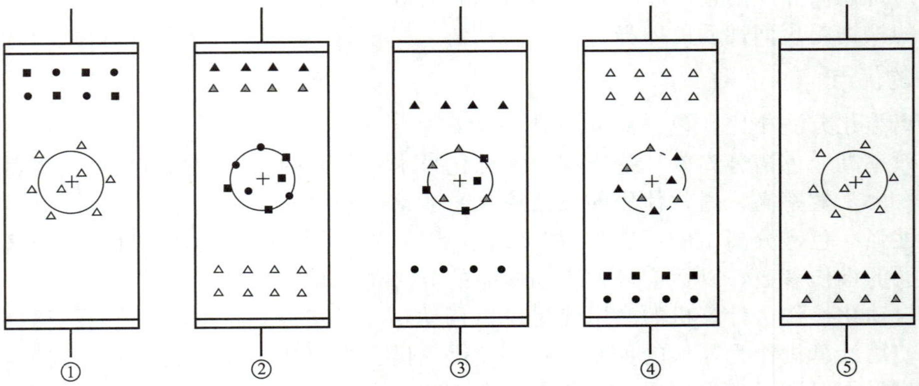

图 2-3 离子交换色谱原理示意

⊕—阴离子交换介质；△—反离子；■，●—原料液中待分离组分；▲，▲—离子强度梯度

骨架是网状结构的不溶性化合物；

功能基（也称活性基团）是固定在骨架上的带电基团；

反离子则是可进行交换的能移动的离子。后两者所带电荷相反。

② 交换、吸附与解吸附、再生 反离子（gegenion）可与溶液中带同种电荷的离子进行**交换**，溶液中的带电离子即被离子交换剂所**吸附**。这种**交换反应**是可逆的。

在一定条件下（适宜的洗脱剂），被交换吸附的离子又可能**解吸附**，被冲洗下来；

交换剂又恢复到原来的形式，反离子复位的过程被称为**再生**。

离子交换剂通过交换和再生可以反复使用。

③ 正吸附与负吸附 利用离子交换色谱分离纯化生物大分子可以采用如下两种方式：

一是正吸附，即将目的产物离子化，然后被交换到介质上，杂质不被吸附而从柱中流出，称之为“正吸附”（positive adsorption）。其优点是目的产物纯度高，起到了浓缩的作用，适于产物浓度低、工作液量大的溶液。

二是负吸附，即将杂质离子化后交换，目的产物不被交换而直接流出，称之为“负吸附”（negative adsorption）。适用于目的产物浓度高的工作液，只可除去50%～70%的杂质，产物的纯度不高。

④ 影响因素

a. 蛋白质的等电点和表面电荷的分布影响其离子交换的性能。

b. 还有交换基团和交换介质的种类、吸附和洗脱的条件（pH、离子强度、反离子）等。蛋白质是两性分子，其带电性质随 pH 的变化而变化，如蛋白质在低于等电点的 pH 范围内稳定，带正电荷，可与阳离子交换剂进行反应；如蛋白质在高于等电点的 pH 范围内稳定，带负电荷，可与阴离子交换剂进行反应；若蛋白质在高于或低于等电点的 pH 范围内都稳定，那么既可以用阳离子交换剂也可以用阴离子交换剂，此时选用的交换剂类型取决于工作液的 pH 值及杂质的带电情况。滴定曲线可以给出样品中不同蛋白质在不同 pH 值下的带电状态，测定蛋白质混合物的滴定曲线可以帮助选择合适的离子交换色谱条件。离子交换分离时，应选择各蛋白质滴定曲线无交叉的 pH 作为分离缓冲液的 pH，还应考虑蛋白质在该 pH 下的稳定性和溶解性。

c. 等电点处于极端位置（$pI<5$ 或 $pI>8$）的基因工程产物应首选离子交换色谱方法，一步即可除去几乎全部的杂质。A、B、C 三种蛋白质的电荷与 pH 的关系如图 2-4 所示，分离时应选择在电荷相差最大的 pH 下进行操作，图中蛋白质 A 和 B 有相同的等电点，但 pH 向两侧改变时，其电荷相差增大。pH3～4，使 B 从 A 和 C 中分出，然后选 pH>8，将 A 和 C 分开。

离子交换色谱操作中最关键的是选择合适的离子交换剂。这取决于被分离物质的性质。氨基酸、有机酸、抗生素等小分子物质一般用疏水结构的离子交换剂，强碱性物质使用弱酸性离子交换剂，而弱碱性物质则应使用强酸性离子交换剂。同样，强酸性物质应使用弱碱性离子交换剂，弱酸性物质应使用强碱性离子交换剂。

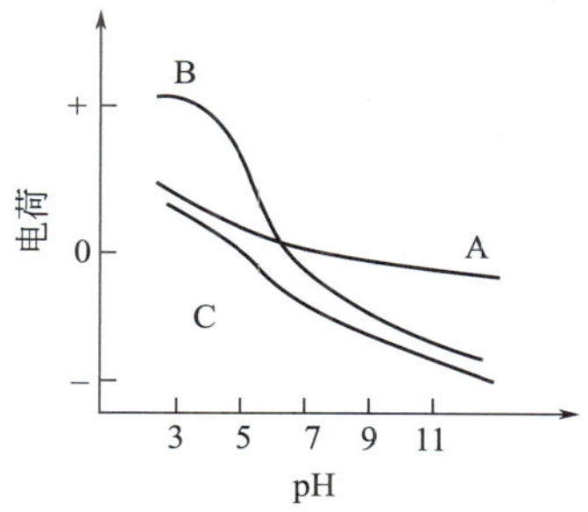

图 2-4 蛋白质 A、B 和 C 的电荷与 pH 的关系

（2）反相色谱（reversed phase chromatography，RPC）和疏水色谱（hydrophobic interaction chromatography，HIC） 反相色谱和疏水色谱都是基于物质分子的疏水基团与色谱介质上的疏水基团相互作用，在非极性的固定相和极性的流动相之间不断分配、得以分离的技术。

① 原理 两者是根据蛋白质疏水性的差异来分离纯化的。

a. 反相色谱（RPC）是利用溶质分子中非极性基团与非极性固定相之间相互作用力的大小，以及溶质分子中极性基团与流动相中极性分子之间在相反方向作用力大小的差异进行分离的。进行生物大分子反相色谱分离时，常用的固定相为硅胶烷基键合相；流动相多采用低离子强度的酸性水溶液，并加入一定比例的能与水互溶的乙腈、甲醇、异丙醇等有机溶剂。由于固定相骨架的疏水性强，吸附的蛋白质需要用有机溶剂才能洗脱下来。

b. 疏水色谱（HIC）的原理与反相色谱相似，主要是利用蛋白质分子表面上的疏水区域（非极性氨基酸的侧链，如 Ala、Met、Trp、Phe 等）和介质的疏水基团（如苯基或辛基）之间的相互作用，无机盐的存在能使相互作用力增强。所用介质表面的疏水性比反相色谱所用介质的弱，为有机聚合物键合相或大孔硅胶键合相，流动相一般为 pH6～8 的盐水溶液。在高盐浓度时，蛋白质分子中疏水性部分与介质的疏水基团产生疏水性作用而被吸附；当盐浓度降低时蛋白质的疏水作用减弱，目的蛋白质被逐步洗脱下来，蛋白质的疏水性越强，洗脱时间越长。与反相色谱相比，疏水色谱回收率较高，蛋白质变性的可能性小。

② 二者比较 反相色谱和疏水色谱两者的基本差别在于介质功能及疏水性的强弱程度不同，反映在疏水侧链的长度及其在介质骨架上的密集程度两个方面。前者在有机相中进行，蛋白质经过反相流动相与固定相作用有时会发生部分变性，它的疏水性更强。而后者通常在水溶液中进行，蛋白质在分离过程中一般仍保持其天然构象。

选择两种色谱分离的条件包括离子强度、pH、流动相洗脱剂的组成和强度等。各种添加试剂可能改变蛋白质的构象，从而影响蛋白质在介质上的保留时间，反相中有机溶剂的应用也会使蛋白质在一定程度上产生去折叠，从而暴露蛋白质分子内部的疏水区域，因此溶剂成分和强度对蛋白质在反相色谱上的保留有很大影响。两种介质键合疏水基团的密度应适中，碳链长度应选择在 4～8 个碳原子，一般情况下，反相分离纯化蛋白质时可选用介质的孔径应在 30nm 以上，而纯化小肽或寡核苷酸则应选用 30nm 以下孔径的介质为宜。疏水色谱常用的疏水作用介质是在琼脂糖骨架上连接上八碳烷烃或苯基。疏水性大的蛋白质会与八碳基团结合，不利于洗脱，这时就要选用苯基介质，而疏水性不大的蛋白质无法结合到苯基介质上，所以需要使用较强的疏水基团。

（3）亲和色谱（affinity chromatography，AC） 前面所介绍的各类分离纯化方法主要是利用待分离化合物之间在物理化学性质方面的差别来达到分离和精制的目的。但由于选择性不够强，产物大多不纯，如欲提纯某种产品，通常需要连续使用多种方法，这样不仅使得操作繁杂，而且产品得率低。亲和色谱弥补了这项不足，随着应用的发展，它可用于许多生物制品的分离和纯化上。

亲和色谱分离法开始于 20 世纪初，但由于缺乏较为理想的载体，长期以来处于停滞阶段，直到 1974 年，Porath 发表了溴化氰活化琼脂糖凝胶偶联蛋白质的方法，使固定化技术得到显著改进后，亲和色谱才得以迅猛发展，1982 年 Yang 和 Tsao 结合生产工艺对此做了进一步的论述。

① 原理 许多生物活性物质具有与其他某些物质可逆结合的性质，生物物质的这种结合能力称为亲和力。生物亲和力具有高度的特异性，即一种生物物质只与另一种特定的物质结合。亲和色谱是将所有具亲和吸附作用的物质分子（称为配基）偶联在固体介质（称为载体）上作为固定相，用以分离纯化

目标产物的液相色谱法。亲和色谱是利用固定化配基与目的蛋白质之间特异的生物亲和力进行吸附，如抗体与抗原、受体与激素、酶与底物或抑制剂之间以及 DNA 与 cDNA 或 RNA、操纵基因与阻遏蛋白、维生素与结合蛋白、糖蛋白与植物凝集素等之间的作用。在亲和色谱中起可逆结合的特异性物质称为配基，与配基结合的支撑物称为载体。如图 2-5 所示。

② 过程　亲和色谱的过程大致分为 3 步：

第一步是配基固定化，选择合适的配基与不溶性的载体结合成具有特异性的分离介质；

第二步是吸附目的物，亲和色谱分离介质选择性地吸附目的蛋白质，而杂质不被吸附，可被洗涤去除；

第三步是样品解吸，即选择合适的条件，将吸附在亲和介质上的目的蛋白质解吸下来。如图 2-6 所示。

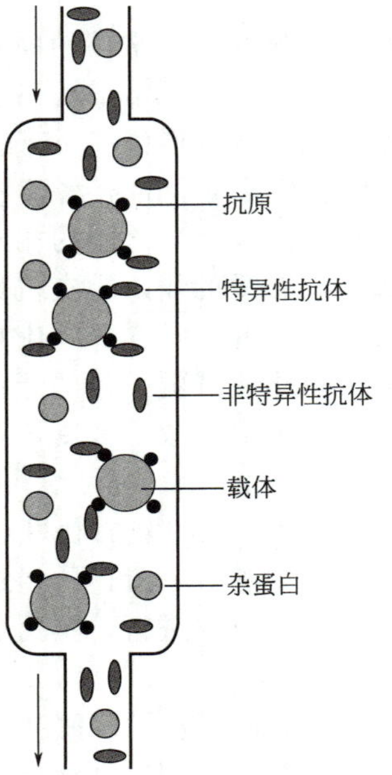

图 2-5　亲和色谱原理

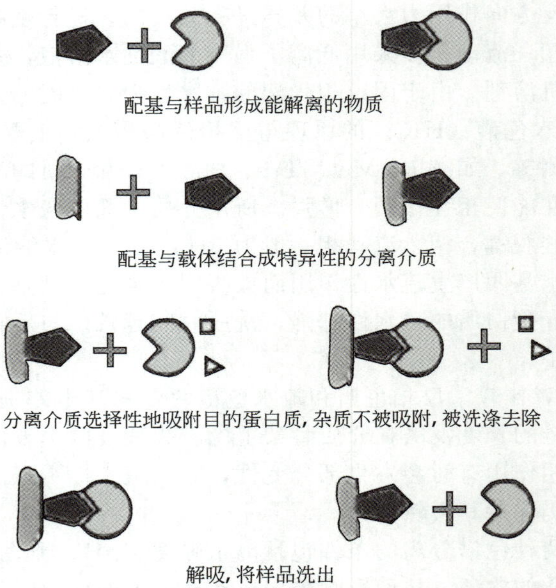

图 2-6　亲和色谱过程

③ 关键

a. 蛋白质的生物特异性可以帮助选择特异性的亲和配基，一般是目的蛋白质与配基结合而不保留杂蛋白质，蛋白质吸附后再利用洗脱液的快速变换和加入竞争剂的方法进行洗脱。要选择亲和力适中而特异性较强的配基，其解离常数要求在 10^{-8}～10^{-4} mol/L 之间。纯化成功关键是要控制好配基的脱落问题。

b. 亲和色谱包括进料吸附、清洗、洗脱和介质再生几个步骤。其中目的产物的洗脱有两种方法，即特异性洗脱和非特异性洗脱。特异性洗脱剂含有与亲和配基或目标产物具有亲和结合作用的小分子化合物，通过与亲和配基或目的产物的竞争性结合，洗脱目标产物。非特异性洗脱通过调节洗脱液的 pH、离子强度、离子种类或温度等降低目的产物的亲和吸附。

(4) 凝胶过滤色谱

① 概述　凝胶过滤色谱（gel filtration chromatography，GFC）又称凝胶排阻色谱、分子筛色谱等，是基于溶质的流体力学体积以及与固定相的相互作用的技术。1955 年，Lathe 和 Ruthven 最早使用玉米糊作为固定相将蛋白质按分子量大小不同进行柱色谱分离。到 1959 年，Porath 和 Flodin 开始使用交联葡聚糖作为柱色谱介质，流速和色谱效率得到较大提高，他们还将这一技术命名为凝胶过滤色

谱。随后，刚性较大的柱状介质发展起来并应用到凝胶过滤中，而以 1964 年 Moore 应用聚苯乙烯为介质的凝胶渗透色谱标志着这一技术走向成熟。

② 原理 样品中的溶质随流动相流经色谱柱中的固定相（凝胶）时，样品中各组分按其分子大小不同而分离。凝胶过滤是一个相对比较新的技术，特别是用于水溶性高分子物质的分离，如蛋白质、酶、核酸、激素、多糖等发酵产物。其基本原理是以具有孔隙大小一定的多孔性凝胶作为分离介质，当含有不同分子量的混合物加入色谱柱中时，这些物质随流动相而移动。无法进入多孔凝胶颗粒内部的大分子，随流动相快速移动，由凝胶颗粒之间的空隙被洗脱下来；小分子物质因为可进入凝胶颗粒内部而受到很大的阻滞，在柱中缓慢移动，最晚洗脱下来；而中等大小的分子虽可进入凝胶颗粒内部，但并不深入，受凝胶颗粒的阻滞作用不强，介于两者之间洗脱下来。利用这种移动差别可使大分子与小分子分开。根据蛋白质的相对分子质量和蛋白质分子的动力学体积的大小差异，可以利用凝胶过滤来分离纯化目的蛋白。其原理如图 2-7 所示。

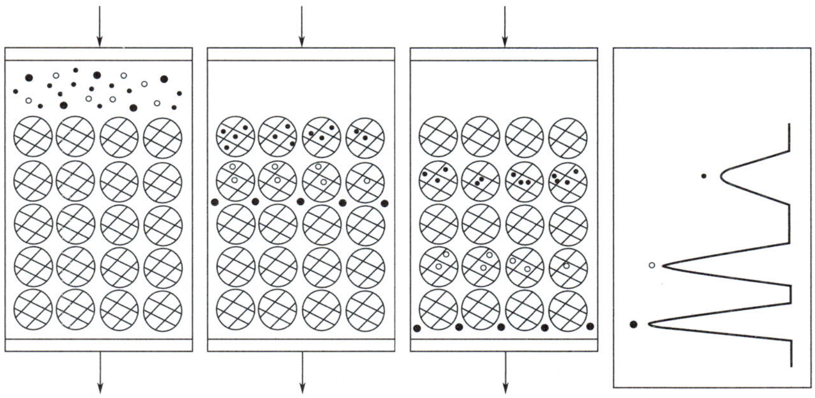

图 2-7 凝胶过滤色谱原理示意

③ 优点 凝胶色谱分离具有许多特点：

a. 凝胶为不带电荷的惰性物质，不与溶质分子发生吸附作用，因此分离条件温和。

b. 蛋白质收率高，重现性好。

c. 应用范围广，分离分子量的覆盖面大，可分离从几百到数百万分子量的分子。

d. 设备简单，易于操作，周期短，色谱介质不需再生即可反复使用，有的可连续使用几百次至上千次。

这些优点使得凝胶色谱分离技术成为一种通用的分离方法，在生物制品的制备和分离纯化中广泛应用。

④ 应用

a. 用于蛋白质分离过程中的脱盐和更换缓冲液。生物大分子物质（如蛋白质、核酸、酶、多糖等）在分离提纯时，常用盐溶液洗脱，故洗脱液中含有无机盐。采用凝胶色谱法除盐，时间短，也不影响生物大分子活性。

b. 用于蛋白质分子的分级分离，细胞因子的分子量在 1.5×10^4，很容易分离纯化。

c. 还可以用于去除产物的多聚体及降解产物，除去产品中的热原质，脱去其中的色素。

（5）高效液相色谱（high performance liquid chromatography，HPLC） 对于分析实验或要求较高分辨率和纯化速度的小量纯化，高效液相色谱技术的发展与应用适应了这一要求。

① 原理 液相色谱法是指流动相为液体的色谱技术。在经典的液体柱色谱法基础上，引入了气相色谱法的理论，在技术上采用了高压泵、高效固定相和高灵敏度检测器，实现了分析速度快、分离效率高和操作自动化。目前，许多药物与生物制品的成分都是具有生物活性作用的小肽、生物碱或 DNA 片

段，并且其纯度要求非常高，对于这类小分子的大规模高效纯化，高效液相色谱技术无疑将是最佳选择。虽然工业化规模的 HPLC 系统造价非常昂贵，但与其高效性及产品所带来的效益相比仍是很值得应用的。

② 特点　高效液相色谱的特点为：高压、高速、高效、高灵敏度。因此在色谱文献中又将它称为现代液相色谱法、高压液相色谱法或高速液相色谱法。

③ 类型　根据分离机制不同，高效液相色谱法可分为几种主要类型：a. 液-液分配色谱法，它的流动相和固定相都是液体，从理论上说，流动相与固定相之间互不相溶，并存在一个明显的分界面。当样品溶于流动相后，在色谱柱内经过分界面进入固定相中，由于样品组分在固定相和流动相间的相对溶解度不同，而使溶质在两相中分配。b. 液-固色谱法，固定相为吸附剂，而流动相为液体。根据物质吸附作用的不同而将目的产物分离。c. 离子对色谱法，它是将一种与溶质分子电荷相反的离子加到流动相或固定相中，使其与溶质离子结合形成疏水性离子对化合物，从而将目的产物分离。d. 离子色谱法，它是 20 世纪 70 年代中期发展起来的一种新型的液相色谱技术，很快发展成为水溶液中阴离子分析的最佳方法。它以电解质溶液为流动相，离子交换树脂为固定相进行样品分离。离子型化合物的阴离子分析长期以来缺乏快速灵敏的方法，离子色谱是目前唯一能获得快速、灵敏、准确和多组分分析效果的方法，因此得到广泛重视并迅速得到应用。

使用高效液相色谱分离纯化生物制品应考虑诸多因素，包括产物的性质（相对分子质量、化学结构、极性、溶解度等各种物理和化学性质）、液相色谱分离类型的特点及应用范围、实验室条件（仪器、色谱柱等）。了解试样在多种溶剂中的溶解情况，可有利于对分离类型进行选择。例如，水溶性的样品可采用反相色谱法，可溶于酸或碱水溶液的样品可采用离子对色谱法或离子色谱法进行分离纯化。

第三节　生物制品的质量检测与控制

2013 年 1 月 1 日，世界卫生组织正式批准了中国食品药品检定研究院（简称中检院）生物制品检定所为 WHO 生物制品标准化和评价合作中心。这是全球第 7 个，也是发展中国家首个 WHO 生物制品标准化和评价合作中心。也就是说，中国已掌控了生物制品的“国际话语权”。

生物制品必须具备两个重要条件，即安全和有效。为了保证生物制品的质量，满足安全有效的要求，世界卫生组织要求各国生产的制品必须有专门的检定机构负责成品的质量检定，并且规定检定部门要有熟练的高级技术人员和精良的设备条件，以保证检定工作的质量。未经指定检定审批部门正式发给检定合格证的制品，不准出厂使用。美国食品药品监督管理局（FDA）在 2023 年 12 月发布了《药品和生物制品开发主方案供企业用的指导原则（草案）》，并且 FDA 推出“加快抗肿瘤药物和生物制品开发的高效临床试验设计策略供企业用的指导原则”。

生物制品的质量检定包括安全性和效力检定两方面。安全性包括毒性试验、防腐剂试验、热原质试验、安全试验以及有关安全性的特殊试验（如致敏原、DNA、重金属等）等 5 个方面的试验，而效力检定包括浓度测定、活菌率或病毒滴度测定、动物保护率试验、免疫抗体滴度测定、稳定性试验等 5 个方面的试验。

在我国，新的生物制品在正式投产前，要按照新生物制品规程报国家药品监督管理局（NMPA）审批，并要求先进行小量人体观察，然后作出免疫学及流行病学效果评价。对于没有科学的数据证明安全、有效的生物制品，不能生产使用。

一、原材料的质量检测与控制

原材料的质量控制是要确保编码生物制品的 DNA 序列的正确性，重组微生物来自单一克隆，所用质粒纯而稳定，以保证产品质量的安全性和一致性。对于基因工程产物，应提供有关表达载体详细的资料，包括基因来源、克隆和鉴定、表达载体的构建、结构和遗传特性。应说明载体组成各部分的来源和功能，如复制子和启动子来源，或抗生素抗性标志物。提供至少包括构建中所用位点的酶切图谱。应提供宿主细胞的资料，包括细胞株（系）名称、来源、传代历史、检定结果及基本生物学特性等。

二、培养过程的质量检测与控制

在工程菌菌种贮存中，要求种子克隆纯而稳定；在培养过程中，要求工程菌所含的质粒稳定，始终无突变；在重复生产发酵中，工程菌表达稳定；始终能排除外源微生物污染。产品应有种子批系统，并证明种子批不含致癌因子，无细菌、病毒、真菌和支原体等污染，并由原始种子批建立生产用工作细胞库。原始种子批须确证克隆基因 DNA 序列，详细叙述种子批来源、方式、保存及预计使用期，以及保存与复苏时宿主载体表达系统的稳定性。

三、纯化工艺过程的质量检测与控制

产品要有足够的生理和生物学试验数据，确证提纯物分子批间保持一致性；外源蛋白质、DNA 与热原质都控制在规定限度以下。对整个纯化工艺应进行全面的研究，包括能够去除宿主细胞蛋白、核酸、糖、病毒或者其他杂质，及在纯化过程中加入的化学物质等。对于纯度的要求，可依据生物制品的用途和用法而确定，如仅使用一次或需要反复多次使用等，另外，用于重症患者的生物制品，对纯度的要求可能也是千差万别。

四、目标产品的质量检测与控制

1. 基因工程生物制品的质量与控制

（1）概述　基因工程生物制品就是将生物体内生理活性物质的基因分离纯化或者人工合成，利用重组 DNA 技术加以改造，然后使其在细菌、酵母、动物细胞或转基因动物中大量表达，通过这种方法产生的新型生物制品，包括基因工程疫苗和以细胞生长调节因子为主体的活性多肽或蛋白质类产品。细胞生长调节因子是由细胞产生的蛋白质和多肽类化合物，在体内和体外能够通过与靶细胞的特异性质膜受体相结合，调节细胞生长、增殖和分化。在细胞生长调节因子研究早期阶段，通常是从组织或体液中提纯，或者利用培养细胞诱生的方法获取少量纯品用于研究。例如，表皮生长因子是从颌下腺或人尿中提取，白细胞介素-2 是从人脾细胞或淋巴细胞诱生，干扰素是从人血白细胞诱生提取等。但是作为临床治疗药物大量生产，只能采用基因工程方法。

细胞生长因子种类繁多，迄今发现的各种细胞生长因子已达 100 多种。根据它们对细胞增殖的效应方向不同，可以分为细胞生长刺激因子和细胞生长抑制因子。属于前者的有神经生长因子、表皮生长因子、成纤维细胞生长因子、胰岛素和胰岛素样生长因子、血小板源生长因子、肝细胞生长因子、各种集落刺激因子、促红细胞生成素和白细胞介素等，属于后者的主要有干扰素、肿瘤坏死因子和转化生长因子等。

（2）基因工程生物制品的特点

① 它是利用活的细胞作为表达系统来制备产品，因此，所获得蛋白质产品往往分子量较大，并具有复杂的分子结构。

② 许多基因工程生物制品（如细胞因子等），都是参与人体一些生理功能精密调节所必需的蛋白质，它们在极微量的情况下就可产生显著的效应，在性质或剂量上的任何偏差，都可能贻误病情甚至造成严重的危害。

③ 宿主细胞中表达的外源基因，在转录或翻译、工艺放大等过程中，都有可能发生变化。

④ 分泌量极低而生理、药理活性极高。大多数的细胞生长因子在组织中的含量比一般内分泌激素

更低，但引起的生物学反应却有逐步放大的作用，故作为生物制品使用剂量非常低。如干扰素剂量为10～30μg，白细胞介素-12剂量为0.1μg，表皮生长因子临床剂量为纳克水平。

⑤ 具有细胞和组织特异性。大多数细胞生长因子都有各自的特异性细胞表面受体，它们引起的反应都是通过与受体结合，以形成受体-配体复合物而开始的，因此，生长因子只对其相应的受体的细胞才有活性。

⑥ 要求进行理化鉴定，包括产品的特性、纯度（一般纯度应在95%以上）及与天然产品的一致性，如N端15个氨基酸序列、肽图、聚丙烯酰胺凝胶电泳与等电点聚焦电泳、高效液相色谱等分析。

⑦ 要求进行外源核酸和抗原检测，规定每剂量DNA含量不超过100pg，细胞培养产品中小牛血清含量必须合格。成品中不应含有纯化过程中使用的试剂，包括色谱柱试剂和亲和色谱用的鼠IgG等。

⑧ 生物活性或效力实验结果应与天然产品进行比较。因此，从原料到产品以及制备过程的每一步都必须严格控制条件和鉴定质量，确保产品符合质量标准，安全有效。因此，对基因工程生物制品的生产过程和目标产品进行严格的质量控制就显得十分必要。

（3）基因工程生物制品的质量要求　基因工程制品质量控制主要包括以下几项要点：产品的鉴别、纯度、活性、安全性、稳定性和一致性。它需要综合生物化学、免疫学、微生物学、细胞生物学和分子生物学等多门学科的理论和技术，才能切实保证基因工程制品的安全有效。详见“基于外部对照的试验药物和生物制品设计和实施的注意事项供企业用的指导原则草案”（2023年2月）。

另外，除了同一般生物制品的共同要求外，基因工程产品还特别强调了以下几点质量要求：

① 要求提供关于表达体系的详细资料，以及工程菌（或工程细胞）的特征、纯度（是否污染外来因子）和遗传稳定性等资料。

② 提供培养方法和产量稳定性、纯化方法以及各步中间产品的收率和纯度，除去微量的外来抗原、核酸、病毒或微生物等方法。

③ 基因工程产品的理化和生物学性质与天然产品完全相同者一般不需重复所有动物毒性试验，与天然产品略有不同者需做较多试验，与天然产品有很大不同者则需做更多试验，包括致癌、致畸和对生育力的影响等。

④ 凡蛋白质工程产品，必须非常慎重地评价其对人体的有益和有害作用，提供足够的安全性资料。

⑤ 所有基因工程产品都必须经过临床试验，以评价其安全性和有效性。

（4）基因工程生物制品的质控要点

① 在原料的控制方面

a. 表达载体和宿主细胞　应提供有关表达载体详细的资料；应提供宿主细胞的资料，包括细胞株（系）名称、来源、传代历史、检定结果及基本生物学特性以及遗传稳定性资料等。

b. 克隆基因的序列　应提供插入基因和表达载体两侧端控制区的核苷酸序列。所有与表达有关的序列均应详细叙述。应详细叙述在生产过程中，启动和控制克隆基因在宿主细胞中表达所采用的方法及表达水平。

② 在生产控制方面要重点监视

a. 原始细胞库　重组DNA制品的生产应采用种子批系统。从已建立的原始细胞库中，再进一步建立生产用细胞库。含表达载体的宿主细胞经过克隆而建立原始细胞库。在此过程中，在同一实验室工作区内，不得同时操作两种不同的细胞（菌种）；一个工作人员亦不得同时操作两种细胞或菌种。

应详细记述种子材料的来源、方式、保存及预计使用寿命。应提供在保存和复苏条件下宿主载体表达系统的稳定性数据。采用新的种子批时，应重新做全面检定。

高等真核细胞用于生产时，细胞的鉴别标志，如特异性同工酶或免疫学或遗传学特征，对鉴别所建立的种子是有用的。有关所用的传代细胞的致肿瘤性应有详细报告。

b. 有限代次的生产　用于培养和诱导基因产物的材料和方法应有详细资料。对培养过程及收获时，应有灵敏的检测措施控制微生物的污染。

根据宿主细胞/载体系统的稳定性资料，确定在生产过程中允许的最高细胞倍增数或传代代次，并应提供最适培养条件的详细资料。

在生产周期结束时，应监测宿主细胞/载体系统的特性，例如质粒拷贝数、宿主细胞中表达载体存留程度、含插入基因载体的酶切图谱等。一般情况下，来自一个原始细胞库的全量培养物，必要时应做一次基因表达产物的核苷酸序列分析。

c. 连续培养生产 其基本要求同上，应提供经长期培养后所表达基因的分子完整性资料，以及宿主细胞的表型和基因型特征。每批培养的产量变化应在规定范围内。对可以进行后处理及应废弃的培养物，应确定指标。从培养开始至收获应有灵敏的检查微生物污染的措施。

d. 分离纯化 对用于收获、分离和纯化的方法应详细记述，应特别注意污染病毒、核酸以及有害抗原性物质的去除。对整个纯化工艺应进行全面研究，包括能够去除宿主细胞蛋白、核酸、糖、病毒或其他杂质以及在纯化过程中加入的化学物质等。

③ 最终产品的质量控制 最终产品的质量控制是最为重要的，基因工程生物制品质量控制主要包括以下几项要求：产品的鉴定、纯度、活性、安全性、稳定性和一致性。

2. 基因工程制品的质量检测

（1）产品的鉴定

① 蛋白质类 目前已有多种方法可用于对由重组 DNA 技术所获得的蛋白质产品进行全面鉴定，常用的鉴定方法有以下 8 种：

a. 电泳方法 十二烷基磺酸钠-聚丙烯酰胺凝胶电泳（SDS-PAGE），等电点聚焦电泳（IFE），免疫电泳（IE）。

b. 免疫学分析方法 放免法（RIA），放射性免疫扩散法（RID），酶联免疫吸附法（ELISA），免疫印迹法（immunoblotting，IB）。

c. 受体结合试验（receptor binding）。

d. 高效液相色谱法（HPLC）。

e. 肽图分析法。

f. Edman N 末端序列分析法。

g. 圆二色谱法（CD）。

h. 核磁共振法（NMR）等。

② 氨基酸成分分析 在氨基酸成分分析中，一般含有 50 个左右的氨基酸残基的蛋白质的定量分析接近理论值，即与序列分析结果一致。而含有 100 个左右的氨基酸残基的蛋白质的成分分析与理论值会产生较大的偏差。一般来讲，分子量越大，偏差越严重。其主要原因是不同氨基酸的肽键在分解条件下，有些分解不完全，有些则被破坏，很难做出合适的校正。但氨基酸成分分析对目的产物的纯度仍可以提供重要信息。完整的氨基酸成分分析结果，应包括甲硫氨酸、胱氨酸和色氨酸的准确值。氨基酸成分分析结果应为 3 次分别水解样品测定后的平均值。部分氨基酸序列分析、部分氨基末端序列分析（N 端 15 个氨基酸）可作为重组 DNA 蛋白质和多肽的重要鉴别指标。

③ 肽图与氨基酸序列分析 肽图分析是用酶法或化学法降解目的蛋白质，对生成的肽段进行分离分析，它是检测蛋白质一级结构中细微变化的最有效方法，该技术具有灵敏度高的特点，是对基因工程产品的分子结构有遗传稳定性进行评价和验证的首选方法。

肽图分析可作为基因工程产品与天然产品或参考品作精密比较的手段。肽图分析结果与氨基酸成分和序列分析（利用氨基酸序列分析仪对其测序）结果合并，作为蛋白质的精确鉴别。对含二硫键的制品，肽图可确证制品中二硫键的排列。

④ 重组蛋白质的浓度测定和分子量测定 蛋白质浓度测定方法主要有凯氏定氮法、双缩脲法、染料综合比色法、福林-酚法和紫外光谱法等。蛋白质分子量测定最常见的方法有凝胶过滤法和 SDS-PAGE 法，凝胶过滤法是鉴定完整的蛋白质分子量，而 SDS-PAGE 法测定的是蛋白质亚基的分子量。

同时用这两种方法测定同一蛋白质的分子量，可以方便地判断样品蛋白质是寡蛋白质还是聚蛋白质。

⑤ 蛋白质二硫键分析　二硫键和巯基与蛋白质的生物活性有着密切关系，基因工程产品的 S—S 键是否正确配对是一个重要问题。测定巯基的方法有对氯汞苯甲酸（PCMB）法和 5,5′-二硫代双-2-硝基苯甲酸（DTNB）法等。

（2）纯度分析　纯度分析是基因工程生物制品质量控制的关键项目，它包括目的蛋白质含量测定和杂质限量分析两个方面的内容。

① 目的蛋白质含量测定　测定蛋白质含量的方法可根据目的蛋白质的理化性质和生物学特性来设计。通常采用的方法有还原性及非还原性 SDS-PAGE、等电点聚焦、各种 HPLC、毛细管电泳（CE）等。应有两种以上不同机制的分析方法相互佐证，以便对目的蛋白质的含量进行综合评价。

a. 聚丙烯酰胺凝胶电泳（PAGE）及等电聚焦电泳（IFE）　PAGE 及等电聚焦有助于证实蛋白质和肽类的纯度和分子量，亦可作为鉴别试验。

PAGE 应包括在还原和非还原条件下试验，且应有适合的分子量标记物作为参比。凝胶带应有灵敏的染色方法，例如银染法，可测定微量蛋白质，也有助于检出非蛋白质物质，例如核酸、糖及脂类。对相对分子质量小于 8000 的肽类，PAGE 法测得的相对分子质量可能不准确。

b. 高效液相色谱（HPLC）　对于测定蛋白质和肽类的纯度，HPLC 是一种有用的方法，在某些情况下，还可用来评定其分子构型和用作鉴别试验。

② 杂质限量分析　基因工程产物的杂质包括蛋白质和非蛋白质两类。

在蛋白类杂质中，最主要的是纯化过程中残余的宿主细胞蛋白质。它的测定基本上采用免疫分析的方法，其灵敏度可达百万分之一。同时需辅以电泳等其他的检测手段对其加以补充和验证。

非蛋白类杂质主要有病毒和细菌等微生物、热原质、内毒素、致敏原及 DNA。可通过微生物学方法来检测并证实最终制品中无外源病毒和细菌等污染。热原质可用传统的注射家兔法进行检测。测定内毒素可用鲎试验法。来源于宿主细胞的残余 DNA 的含量必须用敏感的方法来测定，一般认为每剂量 DNA 含量不超过 100pg 是安全的。残余 DNA 含量较多时，可采用核酸杂交法检测。

a. 病毒污染检查　应采用适当的细胞基质和培养条件，检查可能污染的病毒，应证实最终制品不含外源病毒。

b. 无菌试验　参照现行《中华人民共和国药典》进行无菌试验，应证实最终制品无细菌污染。

c. 热原质试验　应采用注射家兔法或鲎试验法（LAL）作热原质检测，控制标准可参照天然制品目的要求。

d. 内毒素检测。

e. 用鲎试验法（LAL）来测定。

f. 残余细胞 DNA 测定　必须用敏感的方法测定来源于宿主细胞的残余 DNA 含量，这对于哺乳动物传代细胞（转化的细胞系）生产的制品尤为重要。一般认为残余 DNA 含量小于 100pg/剂是安全的，但应视制品的用途、用法和使用对象而决定可接受的限度。

g. 抗原性物质检查　在有必要时，如制品属于大剂量反复使用者，应测定最终制品中可能存在的抗原性物质，如宿主细胞、亚细胞组分及培养基成分等。患者反复接受大剂量的这类制品时，应密切监测由这些抗原可能产生的抗体或变态反应。

h. 其他外源性物质　例如，细胞培养生殖的制品，应测定残余小牛血清含量；在培养及纯化过程中添加的可能有害物质，也应有相应的测定数据。

（3）生物活性（效价）测定　生物活性测定是保证基因工程产品有效性的重要手段，往往需要进行动物体内试验和通过细胞培养进行细胞体外效价测定。体内生物活性的测定要根据目的产物的生物学特性建立适合的生物学模型。

体外生物活性的测定方法有细胞培养计数法、^{3}H-TdR（氚标记的胸腺嘧啶核苷）掺入法和酶法细胞计数等。采用国际或国家标准品，或经国家鉴定机构认可的参考品，以体内或体外法测定制品的生物学活性并表明活性单位。重组蛋白质是一种抗原，均有相应的抗体或单克隆抗体，可用放射免疫分析法或酶标法测定其免疫学活性。

（4）安全性评价　除了要保证无病毒、无菌、无热原质、无致敏原等一般安全性要求外，还需要根据基因工程产品本身的结构特性，进行某些药代动力学和毒理学研究。有的产品虽然与人源多肽和蛋白质密切相关，但在氨基酸序列和翻译后修饰上存有差异，这就要求对其进行致突变、致癌和致畸等遗传病理性质的考察。

（5）稳定性考察　产品的稳定性是评价生物制品有效性和安全性的重要指标之一，也是确定制品储藏条件和使用期限的主要依据。对于基因工程制品而言，作为活性成分的蛋白质或多肽的分子构型和生物活性的保持，都依赖于各种共价和非共价的作用力，因此，它们对温度、氧化、光照、离子浓度和机械剪切等环境因素都特别敏感。这就要求对其稳定性进行严格的控制。

没有哪一种单一的稳定性试验或参数能够完全反映基因工程产品的稳定性特征，必须对产品在一致性、纯度、分子特征和生物效价等多方面变化情况加以综合评价。

采用恰当的物理化学、生物化学和免疫化学技术对其活性成分的性质进行全面鉴定，要准确检测在储藏过程中由于脱氨、氧化、磺酰化、聚合或降解等造成的分子变化，可选用电泳或高分辨率的 HPLC 以及肽图分析等方法。

由于基因工程活性蛋白质结构十分复杂，可能同时存在多种降解途径，因此通过加速降解试验来预测基因工程制品的有效期并不十分可靠。必须在实际条件下长期观测其稳定性，才能确定有效期限。

（6）产品一致性的保证　基因工程制药是一个十分复杂的过程，不但要强调对最终产品的综合性检定，同时也要加强对原材料和生产全过程的严格控制。不同的培养条件和不同的提纯方法都会影响到最终产品的质量。表达系统遗传背景的稳定性、培养基的组成成分、血清及添加剂的来源与质量等都是应该给予特别关注的检测问题。只有对原料到成品的每一步骤都进行严格的条件控制和质量检定，才能确保各批最终产品都是安全有效的，各批含量和杂质限度一致，并符合标准规格。

五、我国生物制品质量标准管理

我国生物制品的质量管理，自从 1950 年卫生部批准成立国家生物制品检定所以来，其中的一项重要任务就是抓生物制品的国家标准起草、修订和落实执行，向卫生部和国家食品药品监督管理局写报告，成立卫生部生物制品委员会、卫生部生物标准化委员会、中国生物制品标准化委员会，主持在不同时期负责中国《生物制品法规》和《中国生物制品规程》的起草和修订。凡批准收载入《生物制品法规》和《中国生物制品规程》中的各种制品规程，均为批准期限内的生物制品现行国家标准。凡在我国境内研究、生产、质量检定、使用的所有生物制品都必须严格执行国家批准颁布的生物制品现行国家标准。进口的所有生物制品，除符合生产所在的国家标准外，还必须符合我国的生物制品现行国家标准。

六、我国生物制品国家质量标准管理大事记

1952 年，我国出版了第一部生物制品法规——《生物制品法规》（草案），该书收载了 12 个总则和 36 个生物制品的制造和检定规则。

1954 年，成立了“卫生部学习苏联生物制品法规委员会”，将苏联赠送给我国的 72 个生物制品法规翻译印刷出来，供我国生物制品生产和质量检定以及质量管理人员学习参考。

1959 年 1 月，卫生部颁布《生物制品制造及检定规程》，它收载了 8 个总则规程，15 个细菌类制品规程，5 个病毒类制品规程，5 个血清类毒素制品规程。

1979 年 9 月，卫生部批准颁布《生物制品规程》，该版规程收载了通则规程 7 个，细菌类规程 12 个，新增钩端螺旋体菌、皮上划痕炭疽疫苗，病毒类规程 13 个，类毒素、抗毒素和混合制剂规程 7 个，血液制品规程 4 个，体内及体外诊断用品规程 28 个，还有流行性脑脊髓膜炎疫苗、人二倍体细胞株检

定及制备等 37 个规程，列为暂行规程。

1988 年，卫生部将原卫生部生物制品委员会改组为“卫生部生物制品标准化委员会”。1991 年 5 月，卫生部批准颁布《中国生物制品规程》，它收载了预防、治疗和体内诊断制品 66 个正式规程。

1993 年，卫生部批准颁布《中国生物制品规程》（二部，1993 年版），收载各类体外诊断制品正式规程 92 个。

1995 年 11 月，卫生部批准颁布《中国生物制品规程》（一部，1995 年版）。该版《中国生物制品规程》收载通则规程 13 个，菌苗规程 13 个，疫苗规程 9 个，其中新增人用浓缩狂犬病疫苗规程、类毒素规程 5 个等。

2000 年 1 月，国家药品监督管理局批准颁布《中国生物制品规程》（2000 年版）。该版正式收载了 137 个制品规程。《中国生物制品规程》（2000 年版暂行规程）还收载了预防、治疗类制品规程 10 个。

2002 年 10 月，根据国家药品监督管理局规定，在第八届国家药典委员会成立大会时，国家药典委员会增设了细菌制品、病毒制品和血液制品等 6 个专业委员会。

2005 年，《中国生物制品规程》首次并入《中华人民共和国药典》（以下简称《中国药典》）三部。

2007 年 11 月，第九届国家药典委员会成立，将第八届国家药典委员会设立的体细胞治疗和基因治疗纳入重组技术制品专业委员会，体外诊断试剂纳入血液制品专业委员会，并分设生物制品细菌制品、病毒制品、血液制品、重组技术制品 4 个专业委员会。

2009 年 8 月，《中国药典》（2010 年版）经第九届药典委员会执行委员会会议通过，2010 年 10 月 1 日正式颁布实施。

2015 年，中国食品药品检定研究院联合英国国家生物制品检定所建立了 WHO Enterovirus A71（EV71）中和抗体国际标准品。

2022 年 4 月，生物制品国家标准物质分为国家标准品和国家参考品，包括生物治疗类品种 74 个，疫苗类品种 64 个，诊断试剂类品种 210 个。

2022 年 5 月，国家发展改革委印发我国首部生物经济五年规划《“十四五”生物经济发展规划》，确立到 2025 年生物经济规模总量迈上新台阶的发展目标。

2022 年 10 月，党的二十大报告提出了推进健康中国建设，深化医药卫生体制改革的要求。

2023 年《政府工作报告》中再次提出，要推进疫苗迭代升级和新药研制。

2025 年 3 月 20 日，国家药品监督管理局、国家卫生健康委员会发布公告，正式颁布 2025 年版《中华人民共和国药典》（简称《中国药典》）。2025 年版《中国药典》于 2025 年 10 月 1 日起正式实施。2025 年版《中国药典》分为四部出版：一部收载药材和饮片、植物油脂和提取物、成方制剂和单味制剂等；二部收载化学药品、抗生素、生化药品以及放射性药品等；三部收载生物制品；四部收载制剂通则、通用检测方法、指导原则与药用辅料等。

七、生物制品的保存与运输

所有的生物制品都有一定的保存和运输条件，如艾滋病疫苗根据规定是要在−20℃以下保存和运输。而重组（酵母）乙型肝炎疫苗应于 2～8℃下避光保存和运输，并严防冻结。麻疹、风疹二联减毒活疫苗以及乙型脑炎灭活疫苗也应于 8℃以下避光保存和运输。

生物制品有严格的运输、保管、使用要求，如果达不到规定的要求，就会直接影响防疫效果。

流行性腮腺炎病毒减毒株接种鸡胚细胞，是经培育、收获病毒液后冻干制成的，用于预防流行性腮腺炎。它应用经卫健委批准符合疫苗制造要求的流行性腮腺炎病毒上海 S_{79} 减毒株或其他减毒株，由中国药品生物制品检定所或卫健委指定的其他单位保管、分发。毒种来源、减毒过程历史清楚。经纯毒试验证明为流行性腮腺炎病毒，无外源因子污染，经临床观察证明安全有效，并冻干保存于−20℃以下。且必须选择早代毒种批进行冻干保存。液体毒种批需加 5%～10%灭能小牛血清，置−60℃以下保存。

同时，种子批不应含有可能致癌因子（在适用情况下），不应含有感染性外源因子，如细菌、放线菌、支原体、霉菌及病毒等。

1. 液态保存

（1）低温保存　液态蛋白质样品在－20～－10℃以下冰冻保存比较理想。

（2）超低温保存　通常采用的方法是液氮超低温保藏方法。这种方法是利用液氮的温度可以达到－196℃，远远低于一般细胞新陈代谢作用停止的温度（－130℃），从而使细胞的代谢活动停止，化学作用随之消失，达到长期保藏的目的。操作时要注意从常温到低温的过渡，以使细胞内的自由水通过膜渗出，避免其产生冰晶而损害细胞，即应注意先加入稳定剂或保护剂，再速冻保存，临用前还要快速复原，之后再除去稳定剂或保护剂。

另外还有低温冻藏法及其他一些保藏方法，但多用于短期保藏。液氮保藏需要使用专用的器具，所以一般是在一些专业保藏机构使用，故日常多采用冰箱保藏。而在没有低温冰箱的情形下，也可以采用－20～－18℃的普通冰箱冷冻室保存菌种。

起源于19世纪20年代的真空冷冻干燥技术经历了几十年的起伏和徘徊后，在最后的二十年中取得了长足进展。真空冷冻干燥必将成为21世纪的重要应用技术。冷冻干燥基本原理是基于水的三态变化。水（H_2O）有三种相态，即固态、液态和气态，三种相态既可以相互转换又可以共存。其变化关系可由水（H_2O）的三相图表示，如图2-8所示。

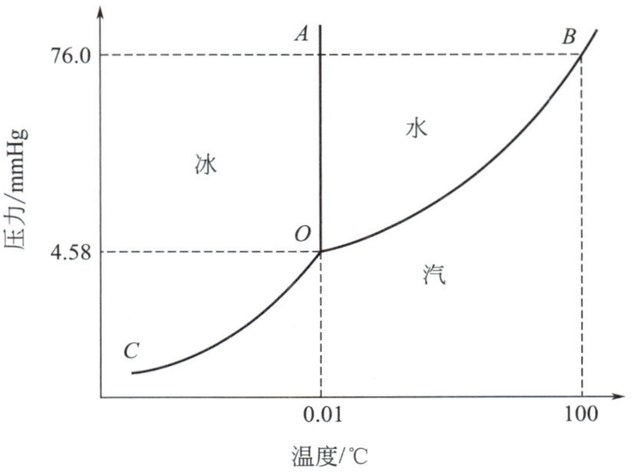

图 2-8　水的三相图

1mmHg＝133.322Pa

图中OA、OB、OC三条曲线分别表示冰和水、水和水蒸气、冰和水蒸气两相共存时水蒸气与温度之间的关系，分别称为融化曲线、汽化曲线和升华曲线。O点称为三相点，所对应的温度为0.01℃，水蒸气压为610.5Pa（4.58mmHg），在这样的温度和水蒸气压下，水、冰、水蒸气三者可共存且相互平衡。在高真空状态下，利用升华原理，使预先冻结的物料中的水分，不经过冰的融化，直接以固态升华为水蒸气而被除去，从而达到冷冻干燥的目的。真空冷冻干燥产品可确保产品中的蛋白质、维生素等各种生理活性成分，特别是那些易挥发热敏性成分不损失。因而能最大限度地保持原有的化学成分，有效地防止了干燥过程中的氧化、营养成分的转化和状态变化，冻干制品成海绵状、无干缩、复水性极好、含水分极少，使用方便，经相应包装后可在常温下长时间保存和运输。

由于真空冷冻干燥具有其他干燥方法无可比拟的优点，因此自该技术问世以来越来越受到人们的青睐，在医药、生物制品和食品方面的应用日益广泛。血清、菌种、中西医药等生物制品多为一些生物活性物质，真空冷冻干燥技术为保存生物活性提供了良好的解决途径。真空冷冻干燥制品还能良好地保存加工原料的营养保健成分。

冷冻真空干燥保藏是将加有保护剂的细胞样品预先冷冻，使其冻结，然后再在真空下通过冰的升华作用除去水分，达到干燥的样品可在真空或惰性气体的密闭环境中置低温保存，从而使微生物处于干燥、缺氧和低温的状态，其生命活动处于休眠状态，可达到长期保藏的目的。此法有很多优点，用冰升华的方法除去水分，手段比较温和，细胞受损伤的程度较小，存活率和保藏效果也很不错，并且经冷冻真空干燥保藏的菌种用安瓿保存、邮寄和使用均很方便。故冷冻真空干燥保藏是目前使用最为普遍、最为重要的微生物保藏方法之一，大多数专业的菌种保藏机构一般都采用此法进行微生物菌种的保存。

中国科学院微生物所中国普通菌种保藏中心（CGMCC）和武汉的中国典型培养物保藏中心（CCTCC）也具有液氮保藏、超低温保藏和冷冻真空干燥保藏设备等。

此外，上海市农业生物基因中心的超低温保藏系统包括7个大型液氮保藏罐（860L）和室外储备罐，也采用－196℃液氮、－80℃超低温冰箱和液体石蜡及冻干管等多种保藏技术保存微生物、动物资源和植物离体材料。

（3）在稳定pH条件下保存　蛋白质较稳定的pH一般在等电点，因而保存液态蛋白质样品时，调到其稳定的pH范围内。

（4）高浓度保存　蛋白质一般在高浓度溶液中比较稳定，这是因为蛋白质溶液容易受水化作用的影响，如保存浓度太低时，可能会引起蛋白质亚基解离和表面变性。所以，应该用高浓度来保存这类生物制品。

（5）加保护剂保存　加入某些稳定剂可以降低蛋白质溶液的极性，以免变性失活。加保护剂与灭菌保存细菌、酵母菌或霉菌孢子等容易分散的细胞时，则将空安瓿塞上棉塞，于1.05kgf/cm^2（1kgf/cm^2＝98.0665kPa）、121.3℃灭菌15min；若作保存霉菌菌丝体用则需在安瓿内预先加入保护剂如10％的甘油蒸馏水溶液或10％的二甲基亚砜蒸馏水溶液，加入量以能浸没以后加入的菌落圆块为限，而后再用1.05kgf/cm^2、121.3℃灭菌15min。

2. 固态保存

一般蛋白质含水量超过10％时容易失活。含水量降到5％时，在室温或冰箱中保存均比较稳定，干燥器中在4℃以下可保存相当长的时间。

总结

○ 生物制品的来源

生物制品的生物原料可来源于人体、动物、植物、微生物及海洋生物的天然生物组织和分泌物，也可来源于人工构建的工程细菌、工程细胞及人工免疫的动、植物。

○ 各类传统生物制品的分离纯化

分离就是对两相或者两相以上含有目的物的混合物，利用过滤、沉降、离心分离等方法获取目的物；而纯化是指样品经粗级分离以后，杂质大部分已被除去，仍需使用包括凝胶过滤、离子交换色谱、吸附色谱以及亲和色谱等色谱分离法，继续对分离得到的目的物进一步纯化的过程。

○ 基因工程生物制品的分离纯化方法

影响基因工程生物制品分离纯化工艺设计的主要因素、基因工程生物制品选择分离纯化方法的依据、基因工程中不同表达形式产物的分离纯化方法。

思考练习

1. 各类传统生物制品都有哪些？试述各种传统生物制品分离纯化方法。
2. 试述各种色谱法的优点及各类色谱法的基本原理。
3. 生物制品的质量检测与控制都有哪些措施？

第二篇　预防

第三章　传统疫苗

21世纪以来，人畜共患病原体跨物种传播事件频发，重组禽流感病毒等新型病原体持续威胁全球健康安全，疫苗仍是防控疫病流行的主要措施。在此背景下，深入掌握免疫学基础理论已成为突破疫苗研发瓶颈的关键。那么免疫学基础理论主要包括哪些？传统疫苗及其生产技术有哪些？免疫学基础对传统疫苗生产技术有何指导作用？

学习目标

- 掌握免疫学、免疫调控、传统疫苗、弱毒疫苗及灭活疫苗等基础概念。
- 熟悉免疫学基本原理。
- 了解免疫学原理对传统疫苗技术发展的作用。

第一节　免疫学基本原理

免疫通常系指机体对疾病有抵抗能力而不患疫病或传染病的能力，而其在科学上的含义是指机体的免疫系统识别并清除抗原性物质（病原体及其产生的毒素、突变产生的组织成分及肿瘤细胞等），实现免疫防御功能，保持机体生理功能稳定。一方面免疫系统可以对抗原性物质适当应答并使之清除，执行免疫防御功能。另一方面，免疫系统的不适当应答会对机体造成伤害，如果应答过高，会出现超敏反应导致过敏；而应答过低，易导致严重的感染；另外，对自身组织发生应答则导致自身免疫病。

一、抗原

1. 抗原的概念

抗原（antigen，Ag）是指那些能够诱导机体免疫系统发生免疫应答、产生抗体和/或（致敏效应）

淋巴细胞，同时又能与免疫应答产物[即相应抗体和/或致敏（效应）淋巴细胞]在体内外特异性结合、发生免疫反应的物质。

抗原通常具有两种基本性能：①免疫原性（immunogenicity），系指抗原刺激机体免疫系统，使之产生抗体和/或致敏（效应）淋巴细胞的性能。②免疫反应性（immunoreactivity）或反应原性（reactivity），系指抗原分子能与免疫应答产物即相应抗体和/或致敏（效应）淋巴细胞特异性结合，发生免疫反应的性能。

根据上述性能，可将抗原分为两类：①完全抗原（complete antigen），是指具有免疫原性和免疫反应性（反应原性）的抗原物质，如微生物和异种蛋白质。②半抗原（hapten），亦称不完全抗原（incomplete antigen），是指本身只有反应原性而无免疫原性的简单小分子抗原物质，如某些多糖、类脂和药物等。半抗原单独作用时无免疫原性，当与蛋白质载体（carrier）结合形成半抗原-载体复合物时，即可获得免疫原性。这种复合物不但可刺激机体产生针对半抗原的抗体，也可刺激机体产生针对蛋白质载体的抗体。

2. 决定免疫原性的因素

（1）异物性　正常情况下，自身组织或细胞对机体本身无免疫原性。而异种或异体物质，以及化学组成或结构发生改变的和由于某种因素而暴露的在胚胎期与免疫系统隔绝的自身物质则为良好的抗原。可见免疫学中的“异物”不仅包括来自体外的非己抗原性物质，还应包括某些改变和隐蔽的自身物质。

① 异种物质　异种物质如微生物及其代谢产物、它种动物血清蛋白和组织细胞等均为良好的抗原，可刺激机体产生免疫应答。通常种属关系越远，免疫原性越强。例如，鸭血清蛋白对鸡是弱抗原，对家兔则是强抗原。

② 同种异体物质　同种属不同个体之间，由于遗传基因不同，其相同组织或细胞表面的化学结构也有差异。因此，这些同种异体物质也是良好的抗原，如人类红细胞表面的 A、B、O（H）血型物质和人体内有核细胞表面的主要组织相容性抗原均属此类抗原。若在不同血型个体之间输血或不同个体之间进行器官移植，将会引起溶血性输血反应和移植排斥反应。

③ 改变和隐蔽的自身物质　自身组织成分通常对机体没有免疫原性，但在外伤、感染、电离辐射或药物等作用下，自身组织结构发生改变或与免疫系统隔绝的自身物质（即隐蔽的自身抗原）释放，也可被免疫系统视为“非己”抗原，刺激机体产生免疫应答。

（2）理化性状

① 大分子物质　具有免疫原性的物质通常为大分子物质，分子质量在 10000Da 以上。一般而言，分子量越大，免疫原性越强。

② 化学组成和结构　大分子物质并不一定都具有良好的免疫原性。如明胶的分子质量高达 10^5 Da，但因其组成为直链氨基酸，在体内易被降解，所以免疫原性很弱。若在明胶分子上连接少量酪氨酸、谷氨酸等芳香族氨基酸，则能显著增强其免疫原性。在蛋白质分子中也可发现，凡含有大量芳香族氨基酸的蛋白质，其免疫原性均明显高于以非芳香族氨基酸为主的蛋白质。多糖分子的免疫原性则主要取决于单糖的数目和类型，通常结构复杂者免疫原性强，反之则较弱。上述情况表明，物质的免疫原性除与分子量有关外，还与其化学组成和结构密切相关。

③ 物理状态　抗原性物质的物理状态也与免疫原性的强弱有关。一般聚合状态的抗原性物质较其单体的免疫原性强，颗粒性抗原的免疫原性比可溶性抗原的强。因此，对一些抗原性弱的物质，可采用使其聚合或吸附在一些大分子颗粒表面的方式，增强其免疫原性。

（3）免疫途径　具备上述条件的抗原性物质可因进入机体的途径不同而产生不同的免疫效果。人工免疫时，多数抗原须经非消化道途径（如皮内、皮下、肌内注射和喷雾吸入等）进入机体才能产生良好的免疫效果，经口服用则易被消化、降解而丧失其免疫原性。而有些抗原性物质如刺激肠黏膜相关淋巴组织产生分泌型 IgA 的抗原物质，则需经适当处理后口服才能产生良好的免疫效果。

（4）机体应答性 抗原性物质能否产生免疫原性与机体的应答能力有关。例如纯化多糖对人和小鼠具有良好的免疫原性，而将其免疫豚鼠则不能引起免疫应答。用近交系动物进行的研究发现，同一物种不同品系接受某一抗原刺激时，有些品系能发生免疫应答、产生抗体，为高应答品系；有些品系则不能产生或只产生微量抗体，称为无或低应答品系。这表明，机体对某种物质的应答能力受遗传基因约控制。

3. 抗原决定簇

抗原决定簇（antigenic determinant）是指存在于抗原性物质表面的能够决定抗原特异性的特殊化学基团，又称表位（epitope）。抗原可通过表面抗原决定簇与相应淋巴细胞表面抗原受体结合而激发免疫应答，也可通过表面抗原决定簇与相应抗体和/或致敏淋巴细胞特异性结合而发生免疫反应。因此，抗原决定簇是免疫应答和免疫反应具有特异性的物质基础。有功能性（抗原）决定簇和隐蔽的（抗原）决定簇两类。存在于抗原分子表面，能被淋巴细胞识别，启动免疫应答，同时能与抗体和/或致敏（效应）淋巴细胞特异性结合而发生免疫反应的抗原决定簇，称为功能性决定簇。存在于抗原分子内部，不能被淋巴细胞识别，无法触发免疫应答的抗原决定簇，称为隐蔽的决定簇。

4. 抗原的分类

（1）根据抗原刺激 B 细胞产生抗体是否需要 T 细胞辅助分类

① 胸腺依赖性抗原（thymus dependent antigen，TD-Ag） 胸腺依赖性抗原系指需在 T 细胞辅助及巨噬细胞参与下才能激活 B 细胞产生抗体的抗原性物质。天然抗原大多为 TD 抗原，如人血清球蛋白、牛血清白蛋白、卵白蛋白、外毒素和羊红细胞等。

② 胸腺非依赖性抗原（thymus independent antigen，TI-Ag） 胸腺非依赖性抗原系指无需 T 细胞辅助，就能直接刺激 B 细胞增生、分化，产生抗体的抗原性物质。天然 TI 抗原种类较少，主要有细菌脂多糖、肺炎球菌荚膜多糖和聚合鞭毛素等。

（2）超抗原（supper antigen，Sag） 超抗原是一类由细菌外毒素和反转录病毒蛋白构成的不同于促有丝分裂原的抗原性物质。这类抗原作用不受 MHC 限制，无严格的抗原特异性，只需极低浓度（1～10ng/mL）即可激活多克隆 T 细胞，产生很强的免疫应答，故称超抗原。

5. 医学上重要的抗原

（1）病原微生物 病原微生物如细菌、病毒、立克次体和螺旋体等均为良好的抗原，这些微生物虽然结构简单，但其化学组成相当复杂，含有多种性质不同的蛋白质以及与蛋白质结合的多糖和类脂，因此是由多种不同抗原成分组成的复合体。以细菌为例，其主要抗原有以下几类：①表面抗原，是包裹在细胞壁外面的抗原物质，如肺炎双球菌的荚膜抗原、痢疾杆菌的 K 抗原和伤寒杆菌的 Vi 抗原；②菌体抗原，是存在于细菌细胞壁中的抗原物质，如肠道杆菌的菌体抗原，又称 O 抗原；③鞭毛抗原，是存在于细菌的鞭毛之中，如肠道杆菌的鞭毛抗原，亦称 H 抗原；④菌毛抗原，是存在于细菌的菌毛之中，有别于鞭毛抗原。

（2）细菌外毒素、类毒素和抗毒素

① 外毒素（extoxin） 外毒素是某些细菌在生长代谢过程中分泌到菌体外的毒性物质。外毒素的毒性极强，对组织的细胞毒性作用有高度选择性，可引起各自不同的特殊病变和临床表现。外毒素为蛋白质，有很强的抗原性，能刺激机体产生相应的抗体即抗毒素。

② 类毒素（toxoid） 外毒素经 0.3%～0.4%甲醛溶液处理后，丧失毒性作用而保留原有抗原性，即成为类毒素。

③ 抗毒素（antitoxin） 临床治疗由外毒素引起的疾病通常使用抗毒素抗体，简称抗毒素。抗毒素是用类毒素免疫动物（一般是马）制备的，这种动物免疫血清含抗毒素。

（3）嗜异性抗原 嗜异性抗原（heterophile antigen）是指某些不同种属动物、植物或微生物之间存在的共同抗原。例如乙型溶血性链球菌（A 族）细胞壁与人肾小球基底膜、心瓣膜和心肌组织有共同抗原。因此，在链球菌感染后，有可能发生急性肾小球肾炎或风湿病。大肠杆菌 O14 的脂多糖与人结肠黏膜之间也存在共同抗原，它与溃疡性结肠炎的发生有关。

（4）血型抗原　血型抗原属同种异型抗原（alloantigen）。迄今已在人类红细胞表面鉴定出二十余种血型抗原系统，其中具有重要临床意义的人类血型系统为 ABO（即 ABH）血型系统和 Rh 血型系统。

（5）自身抗原　自身抗原包括隐蔽的自身抗原和改变（修饰）的自身抗原两大类，如眼晶状体蛋白、眼葡萄膜色素蛋白、甲状腺球蛋白和精子等属于隐蔽的自身抗原；但在病原微生物感染、电离辐射或药物等的影响下，当自身组织的分子结构发生改变，形成新的抗原决定簇或暴露出内部隐蔽的决定簇时，即形成改变（修饰）的自身抗原，重者能引起自身免疫性疾病。

（6）肿瘤抗原　肿瘤抗原是细胞在癌变过程中产生的具有免疫原性的大分子物质的总称。一般可分为肿瘤特异性抗原和肿瘤相关抗原两大类。肿瘤特异性抗原只存在于某种肿瘤细胞表面而不存在于相应正常细胞或其他肿瘤细胞表面的抗原。肿瘤相关抗原是不为肿瘤细胞所特有的，在正常细胞上也可微量表达的抗原，由于该类抗原只是在细胞癌变时含量明显增高，而无严格的肿瘤特异性，例如甲胎蛋白（AFP）是胎儿血清中的正常成分，出生后直至成年在血清中含量极微，但是当发生原发性肝癌时，血清中 AFP 含量显著增高。

二、免疫分子

1. 免疫球蛋白

免疫球蛋白（Ig）通常是指一组具有抗体活性以及与抗体分子相关的一类球蛋白的统称。免疫球蛋白由浆细胞产生，存在于血液和其他体液中，约占血浆蛋白总量的 20%；还可分布在 B 细胞表面，其结构可分为不同的类型。多数免疫球蛋白可以特异性识别和结合抗原，并引发一系列生物学效应，即所谓的抗体。抗体都由两条独特的轻链和两条重链组成。每条轻链与重链结合，而两条重链也相互联结。轻链和重链都有一系列重复的同源性单元，每一单元大约有 10 个氨基酸长度，它们独立折叠成球状称为功能区。而很多分子具有和 Ig 分子相似的一个或者多个结构域，这一类物质被统称为 Ig 超家族。

免疫球蛋白分为 IgG、IgM、IgA、IgD 和 IgE 等类别。IgG 是血清中含量最多的免疫球蛋白类型，占人血清球蛋白总量的 80%左右。IgG 是机体免疫应答后形成的抗体的主要组分，在机体防御机制中发挥主要的作用。IgG 的含量高，分布广，易于透过毛细血管壁进入组织间隙。大多数抗菌性、抗病毒性抗体均属于 IgG 类抗体。IgM 占人总血清免疫球蛋白的 5%～10%，半衰期约为 5 天。单体的 IgM 为膜结合型，存在于未成熟的 B 细胞表面。由成熟浆细胞分泌的 IgM 为五聚体。IgA 在血清中只占免疫球蛋白的 10%～15%，半衰期为 5 天左右。IgA 是外分泌型抗体，在机体的外分泌液如乳汁、唾液、泪液、支气管黏液、泌尿生殖道及消化道分泌液中广泛存在。尽管血清中 IgE 含量很低，半衰期只有 2 天左右，但其生物学作用却相当明显。IgE 可介导超敏反应，如枯草热、哮喘、荨麻疹、过敏性休克等。IgD 是从多发性骨髓瘤病人血清中发现的，对其免疫功能还不是十分清楚。抗体分子除了以单体形式存在外，也可以以多聚体的形式存在。多聚体抗体分子的组装和分泌均涉及原单体分子的共价连接，并且需要有连接辅助蛋白参与发挥作用。

抗体的最基本生物学活性就是识别特异性的抗原决定簇，除此之外，抗体能激活补体的经典途径和旁路途径，穿过上皮细胞层在黏膜表面对病原体形成屏障，通过胎盘使胎儿和新生儿获得母体的体液免疫，通过巨噬细胞和粒细胞的调理过程诱导吞噬作用，促进淋巴细胞和 NK 细胞引起的抗体依赖细胞介导的细胞毒作用，促进嗜酸性细胞引起的脱颗粒作用。

2. 补体系统

补体系统包括 30 余种活性成分，按其性质和功能可以分为三大类：①补体固有成分，是存在于正常人和动物血清与组织液中的一组经活化后具有酶活性的蛋白质；②以可溶性形式或膜结合形式存在的各种补体调节蛋白；③结合补体片段或调节补体生物效应的各种受体。按参与补体激活经典途径的固有成分发现的先后顺序，分别命名为 C1、C2、C3、C4、C5、C6、C7、C8、C9，C1 由 C1q、C1r、C1s 三种亚单位组成；补体系统的其他成分以英文大写字母表示，如 B 因子、D 因子、P 因子、H 因子等；补体调节成分多以其功能进行命名，如 C1 抑制物、C4 结合蛋白、衰变加速因子等；补体活化后的裂解片段以该成分的符号后面加小写英文字母表示，如 C3a、C3b 等；具有酶活性成分或复合物在其符号上画一横线表示；灭活的补体片段在其符号前面加英文字母 i 表示，如 iC3b 等。补体激活途径包括传统（经典）途径、旁路（替代）途径和 MBL 途径。补体系统的生物学功能包含：

（1）溶菌和溶细胞作用　补体系统激活后，在靶细胞表面形成膜攻击复合体，从而导致靶细胞溶解。

（2）调理作用　补体激活过程中产生的 C3b、C4b、iC3b 都是重要的调理素，可结合中性粒细胞或巨噬细胞表面相应受体，因此，在微生物细胞表面发生的补体激活，可促进微生物与吞噬细胞的结合，并被吞噬及杀伤。

（3）引起炎症反应　在补体活化过程中产生的炎症介质 C3a、C4a、C5a，它们又称为过敏毒素，与相应细胞表面的受体结合，激发细胞脱颗粒，释放组胺之类的血管活性物质，从而增强血管的通透性并刺激内脏平滑肌收缩。

（4）清除免疫复合物（IC）　补体与 Ig 的结合在空间上干扰 Fc 段之间的作用，抑制新的 IC 形成或使已形成的 IC 解离；循环 IC 可激活补体，产生的 C3b 与抗体共价结合，IC 借助 C3b 与表达 CR1 和 CR3 的细胞结合而被肝细胞清除。

（5）免疫调节作用　C3 可参与捕捉固定抗原，使抗原易被抗原提呈细胞处理与提呈；补体可与免疫细胞相互作用，调节细胞的增殖与分化；参与调节多种免疫细胞的功能。

3. 细胞因子

细胞因子（cytokine，CK）是一类能在细胞间传递信息、具有免疫调节和效应功能的蛋白质或小分子多肽，是免疫原、丝裂原或其他刺激剂诱导多种细胞产生的低分子量可溶性蛋白质，具有调节固有免疫和适应性免疫、血细胞生成、细胞生长以及损伤组织修复等多种功能。众多细胞因子在体内通过旁分泌、自分泌或内分泌等方式发挥作用，具有多效性、重叠性、拮抗性、协同性等多种生理特性，形成了十分复杂的细胞因子调节网络，参与人体多种重要的生理功能。

细胞因子是一个天然和获得性免疫的蛋白质或多肽介导因子的家族，同一种细胞因子时常由许多类型的细胞生成，而单个细胞因子时常作用于许多类型细胞，不同细胞因子的作用时常是过量的并影响其他细胞因子的作用，一般说，细胞因子是在炎症应答或抗原刺激后合成，通过结合在靶细胞上高亲和力的受体以其自分泌或旁分泌方式在局部起作用，一些细胞因子也产生足够量进入循环而发挥内分泌作用，对许多细胞类型而言，细胞因子起到了生长因子的作用。

根据细胞因子的主要作用，可以将其分成四大组：第一组由介导天然免疫的细胞因子构成，这些分子的主要来源细胞是单核吞噬细胞，包括抗病毒的细胞因子（如Ⅰ型干扰素、IL-15、IL-12）、前炎症细胞因子（如 TNF、IL-1、IL-5 和趋化因子）以及调节性细胞因子（如 IL-10）。第二组为抗原刺激的 T 淋巴细胞衍生的细胞因子，介导和调节特异性免疫应答，包括 IL-2（T 细胞生长因子）、IL-4（IgE 合成的主要调节因子）、转化生长因子-β（抑制淋巴细胞的应答）、干扰素-γ（单核吞噬细胞的主要激活因子）、淋巴毒素（中性粒细胞的激活因子）以及 IL-5（嗜酸粒细胞激活因子）。而且通过这些作用和其他效应细胞因子，这种特异性免疫应答也可以引发天然免疫应答，$CD4^+$ T 细胞能够分化成特殊的效应细胞分泌 IFN-γ 和 LT，这些细胞因子有助于吞噬细胞介导的免疫，或促使 Th2 细胞分泌 IL-4 和 IL-5，有利于 IgE 和嗜酸粒细胞介导的免疫，在天然免疫应答中或在特异性免疫的初期，由于细胞因子的产生而影响了细胞分化的模式。第三组细胞因子称为造血生长因子，包括集落刺激因子（CSF）、红细胞生成素（EPO）、干细胞生长因子（SCF）、血小板生长素（TPO）等，例如 CSF 能刺激多能造血干细胞和不同发育分化阶段的造血干细胞进行增殖分化；而 EPO 只作用于骨髓原核前体细胞，可刺激红祖细胞及早幼红细胞形成成熟的红细胞集落，是一种强效的造血生长因子。第四组，即其他细胞因子是新发现并在基因水平证实、现已得到国际公认的一些细胞因子，例如有刺激细胞生长作用的细胞因子，包括表皮细胞生长因子（EGF）、血管内皮细胞生长因子（VEGF）、成纤维细胞生长因子（FGF）、神经生长因子（NGF）、血小板衍生的生长因子（PDGF）等。

4. MHC 分子

组织兼容性是指器官或组织移植时供者与受者相互接受的程度；如兼容则不互相排斥，不兼容就会出现排斥反应；诱导排斥反应的抗原称为组织兼容性抗原。人和各种哺乳动物的组织兼容性抗原都十分复杂，但有一组抗原起决定性作用，称为主要组织兼容性抗原，其余的称为次要组织兼容性抗原。编码主要组织兼容性抗原的基因是一组呈高度多态性的基因群，集中分布于各种动物某对染色体上的特定区域，称为主要组织相容性复合体（MHC），编码的产物称为 MHC 分子。

MHC 基因区比较复杂，其编码 MHC Ⅰ类和Ⅱ类分子以及其他蛋白质。MHC 分子高度多态，每一个体的基因有 150 个以上常见的等位基因。现已知 MHC 编码的Ⅰ类和Ⅱ类分子与外源蛋白抗原结合而形成复合物，从而被抗原特异性 T 淋巴细胞识别，与Ⅰ类分子结合的抗原由 $CD8^+$ 细胞毒性 T 细胞识别，而与Ⅱ类分子结合的抗原被 $CD4^+$ 辅助性 T 细胞识别。两种 MHC 分子的三维结构相似，可以分成胞外肽结合区（氨基末端）、胞外非多态免疫球蛋白样区、跨膜区和胞浆区。Ⅰ类分子是由 44kDa 跨膜糖蛋白通过非共价键与 12kDa 非多态性肽形成复合物，Ⅱ类分子包含两条 MHC 编码多肽链（31～34kDa 和 29～32kDa）。Ⅰ类分子的肽结合区是由重链 α1、α2 形成的裂隙，该裂隙侧边是 α 螺旋、底为 8 股 β 折叠，可容纳大约 9～11 个氨基酸残基组成的肽。Ⅱ类分子两条链的 α1 和 β1 链形成类似裂隙，其末端敞开，使得Ⅱ类分子可以容纳 10～30 个以上氨基酸残基组成的大片段。在Ⅰ类和Ⅱ类两类分子中多态的氨基酸残基均在肽结合区，决定肽结合和 T 细胞抗原识别的特异性。MHC 的主要功能包括：

（1）参与对抗原处理　MHC 分子在多个环节参与对抗原处理。外源性抗原在抗原提呈细胞内被降解成免疫原性多肽，并与 MHCⅡ类分子结合成稳定的复合物，从而保证了多肽不被进一步降解为氨基酸。内源性抗原在靶细胞中须与胞浆中的一种蛋白酶体结合才能进一步分解为免疫原性多肽片段，后者再在一种肽链转运蛋白的参与下被转运到内质网腔与新合成的 MHCⅠ分子结合。已证明，蛋白酶体相关基因及肽链转运基因均位于 MHCⅡ类基因区内。

（2）约束免疫细胞间相互作用　细胞毒性 T 细胞只杀伤具有同一 MHC 表型的病毒感染的靶细胞。这意味着 T 细胞识别细胞表面抗原决定簇的同时，还须识别细胞上的 MHC 分子。以后证实，不仅 TC 靶细胞间，而且 Mϕ-TH、TH-B 以及 TH-TC 间的相互作用也受 MHC 约束。这一现象，即具有同一 MHC 表型的免疫细胞才能有效地相互作用，称为 MHC 限制性。

巨噬细胞（Mϕ）与 TH 细胞间的相互作用受 MHCⅡ类抗原的约束。TH 的 TCR 联合识别免疫原性多肽片段的表位以及 MHCⅡ分子 α1、β1 功能区的多态性决定簇。同时，TH 细胞表面的 CD4 分子识别 MHCⅡ类分子 α2、β2 功能区的非多肽性决定簇，由此启动免疫应答。因此，只有 MHCⅡ类分子阳性细胞才具有抗原提呈能力，且细胞表面Ⅱ类分子密度与其抗原提呈能力呈正相关。

TC 与病毒感染的靶细胞相互作用受 MHCⅠ类抗原的约束。TC 的 TCR 联合识别靶细胞表面的病毒抗原以及 MHCⅠ类分子 α2 和 β2 功能区的多态性决定簇。同时，TC 表面的 CD8 分子识别Ⅰ类分子 α3 区的非多态性决定簇。

（3）参与免疫应答的遗传控制　机体对某种抗原物质是否产生应答以及应答的强弱是受遗传控制的。控制免疫应答的基因称为 Ir 基因。小鼠 Ir 基因位于 H-2Ⅰ区内。人的 Ir 基因定位目前尚无直接证据，但一般认为也位于 HLA-Ⅱ类等位基因的个体，其对特定抗原的免疫应答能力各异。

（4）诱导自身或同种淋巴细胞反应　MHC 可作为自身或同种反应的刺激分子从而诱导免疫应答或参与免疫调节。

（5）参与 T 细胞分化过程　早期 T 细胞在胸腺中发育为成熟 T 细胞的过程中，伴随着一系列表面标志的变化。MHC 分子对 T 细胞的分化发育起着重要作用，早期 T 细胞必须与表达 MHC Ⅰ 或 MHC Ⅱ类抗原的胸腺上皮细胞接触才能分别分化成 $CD8^+$ 或 $CD4^+$ T 细胞。

三、免疫细胞

凡参与免疫应答或与免疫应答有关的细胞及其前身统称为免疫细胞。免疫细胞可分为两类，即非特异性免疫细胞和特异性免疫细胞。

1. 非特异性免疫细胞

非特异性免疫细胞主要包括中性粒细胞（寿命短，可以吞噬和杀灭细菌，参与急性炎症反应）、单核-巨噬细胞（单核细胞具有进一步分化的潜能，而巨噬细胞是终末分化的细胞；单核-巨噬细胞发挥两种功能即吞噬杀菌和抗原的加工提呈）、嗜酸性粒细胞（可抗寄生虫感染、调节Ⅰ型过敏反应）、嗜碱性粒细胞（参与Ⅰ型过敏反应）、肥大细胞（参与Ⅰ型过敏反应）、树突状细胞、自然杀伤细胞（NK 细胞，是抗感染和抗肿瘤免疫的第一道天然防线）。游离于血液中的单核细胞及存在于体腔和各种组织中的巨噬细胞均来源于骨髓干细胞，它们具有很强的吞噬能力，且细胞核不分叶，也称为单核吞噬细胞系统。MPS 细胞具有重要的生物学作用，不仅参与非特异性免疫防御，而且是特异性免疫应答中一类关键的细胞，广泛参与免疫应答、免疫效应与免疫调节。通常所说的吞噬细胞是一类具有吞噬杀伤功能的细胞，主要由中性粒细胞和单核-巨噬细胞组成。NK 细胞较大，含有胞浆颗粒，故称大颗粒淋巴细胞。NK 细胞可非特异直接杀伤靶细胞，这种天然杀伤活性既不需要预先由抗原致敏，也不需要抗体参与，且无 MHC 限制。NK 细胞杀伤的靶细胞主要是肿瘤细胞、病毒感染细胞、较大的病原体（如真菌和寄生虫）以及同种异体移植的器官和组织等。另外，某些类型的非特异性免疫细胞是抗原提呈细胞，在特异性免疫应答中发挥着重要的抗原提呈作用。

2. 特异性免疫细胞

特异性免疫细胞包含 T 细胞和 B 细胞两个类型。

（1）T 细胞亚群　成熟的 T 细胞是高度不均一的细胞群体，根据其表型和功能特征，可将其分成许多不同的类群。根据 T 细胞在免疫应答中的功能不同，可将 T 细胞分为辅助性 T 细胞（Th）、细胞毒性 T 细胞（Tc 或 CTL）、抑制性 T 细胞（Ts）三类。辅助性 T 细胞是能辅助 T 细胞、B 细胞产生免疫应答的类群，它们通过产生的淋巴因子来起作用；细胞毒性 T 细胞是具有免疫杀伤效应（直接杀伤靶细胞）的类群；抑制性 T 细胞又可称为调节性 T 细胞（Tr 细胞），与 Th 作用相反，其具有免疫抑制功能，此类 T 细胞既可表达 $CD4^+$ 分子也可表达 $CD8^+$ 分子，它们分泌一些细胞因子，可抑制细胞免疫和体液免疫。按所携带的 CD 分子不同，T 细胞又可分为 $CD4^+$ T 细胞和 $CD8^+$ T 细胞。$CD4^+$ T 细胞识别受自身 MHC Ⅱ类分子限制，主要是 Th 细胞，也有 Tc、Ts 细胞；$CD8^+$ T 细胞识别受自身 MHC Ⅰ类分子限制，主要是 Tc 细胞，也有 Ts 细胞。

（2）B 细胞亚群　依照 B 细胞表面是否表达某些分子，可把 B 细胞分为 B1 细胞和 B2 细胞。B1 细胞产生于个体发育的早期，主要存在于腹膜腔、胸膜腔和肠道固有层，主要识别非蛋白质抗原，在蛋白质抗原的免疫应答中无重要性，免疫应答过程不发生抗体类别转换和记忆。B2 细胞即通常所指的 B 细胞，主要识别蛋白质抗原，在 Th 细胞的辅助下，B2 细胞才能被完全激活并介导对 T 细胞依赖抗原的免疫应答，产生特异性抗体。B2 细胞的主要功能有：产生抗体，介导体液免疫；递呈抗原；分泌淋巴因子，参与免疫调节、炎症反应及造血过程。

四、免疫器官

免疫器官是指实现免疫功能的器官或组织，可分为中枢免疫器官和外周免疫器官两部分。

1. 中枢免疫器官

中枢免疫器官又称一级免疫器官，包括骨髓、胸腺和法氏囊（鸟类）。中枢器官主导免疫活性细胞的产生、增殖和分化成熟，对外周淋巴器官发育和全身免疫功能起调节作用。

胸腺的主要功能是T细胞分化成熟的场所，多能干细胞分化为淋巴样干细胞后随血液循环进入胸腺，逐渐发育为T细胞。因为胸腺的字头为T，所以叫T淋巴细胞。胸腺由皮质、髓质、被膜构成，含有淋巴和非淋巴两类细胞。淋巴细胞包括原始T细胞向成熟T细胞分化过程中各种不同阶段的细胞，统称为胸腺细胞；胸腺细胞是胸腺内的主体细胞，其分布从皮质到髓质逐渐减少。非淋巴细胞包括上皮细胞、巨噬细胞、树突状细胞等，构成胸腺细胞营养和分化的微环境，统称为基质细胞。胸腺的免疫功能包括：

（1）培育T细胞　在骨髓初步发育的淋巴细胞经由血液循环迁移至胸腺，定位于胸腺的皮质外层；这些形体较大的细胞为双阴性（$CD4^-/CD8^-$）细胞，约占胸腺细胞总数的10%。外层细胞在胸腺微环境中迅速增殖，并推动细胞不断向内层迁移，个体形态逐渐变小；内层细胞为双阳性（$CD4^+/CD8^+$）细胞，约占胸腺细胞总数的75%。双阳性细胞为过渡态细胞，其中90%以上在皮质内凋亡或被巨噬细胞吞噬；据认为，死亡细胞可能是针对自身抗原进行应答的细胞。少数胸腺细胞继续发育并迁移至髓质，成为单阳性（$CD4^+$或$CD8^+$）细胞，约占胸腺细胞总数的15%。只有这些单阳性细胞才是成熟的T细胞。另外，通过阳性选择，可以形成T细胞对抗原应答的MHC限制性；通过阴性选择，形成T细胞对自身抗原的耐受性。

（2）分泌胸腺激素　胸腺上皮细胞能产生多种激素，如胸腺素、胸腺生成素和胸腺体液因子等。这些激素可以诱导活化未成熟胸腺细胞的末端脱氧核苷转移酶，促进T细胞的分化成熟；不同的激素作用于不同的细胞发育阶段，有选择地发挥免疫调节功能。

（3）其他　胸腺还可促进肥大细胞发育，调节机体的免疫平衡，维持自身的免疫稳定性。新生动物摘除胸腺，可引起严重的细胞免疫缺陷和总体免疫功能降低。由此可见胸腺在免疫系统中的地位。

骨髓的主要功能是产生血细胞，骨髓是成年人和动物所有血细胞的唯一来源，各种免疫细胞也是从骨髓的多能干细胞发育而来。从胚胎发育后期开始，直到出生后所有时期，骨髓是从多能造血干细胞分化发育为B细胞的唯一器官，所以淋巴B细胞也叫骨髓依赖性淋巴细胞。因此说骨髓是B细胞发生、分化成熟的主要场所。在骨髓异常时，累及的不单是体液免疫，其他免疫功能也发生障碍。

2. 外周免疫器官

外周免疫器官包括淋巴结、脾和黏膜相关淋巴组织等，是免疫细胞聚集和免疫应答发生的场所。

淋巴结的外周部分为皮质，中央部分为髓质。皮质区有淋巴小结，又称淋巴滤泡；受抗原刺激后出现生发中心；此区内富含B细胞和滤泡树突状细胞，所以又称非胸腺依赖区。皮质深层和滤泡间隙为副皮质区，因富含T细胞又称胸腺依赖区；此区是淋巴细胞再循环的门户，有大量T细胞和巨噬细胞分布在滤泡周围，是传递免疫信息的场所。髓质区的B细胞、浆细胞和网状细胞集结成索状，称髓索；在髓索间为髓窦；此区是滤过淋巴液的场所。淋巴结的功能包括：

（1）滤过和净化作用　淋巴结是淋巴液的有效滤器，通过淋巴窦内吞噬细胞的吞噬作用以及体液抗体等免疫分子的作用，可以杀伤病原微生物，清除异物，从而起到净化淋巴液、防止病原体扩散的作用。

（2）免疫应答场所　淋巴结中富含各种类型的免疫细胞，利于捕捉抗原、传递抗原信息和细胞活化增殖。滤泡树突状细胞（FDCs）表面有丰富的Fc受体，具有很强的捕获抗原体复合物的能力，通过这种方式可将抗原长期保留在滤泡内，这对形成和维持B记忆细胞、诱导再次免疫应答很有意义。B细胞受刺激活化后，高速分化增殖，生成大量的浆细胞形成生发中心；T细胞也可在淋巴结内分化增殖为致敏淋巴细胞。不管发生哪类免疫应答，都会引起局部淋巴结肿大。

（3）淋巴细胞再循环基地　正常情况下，只有少数淋巴细胞在淋巴结内分裂增殖，大部分细胞是再循环的淋巴细胞。血中的淋巴细胞通过毛细血管后静脉进入淋巴结副皮质，然后再经淋巴窦汇入输出淋巴管。众多的淋巴结是再循环细胞的重要补充来源。

脾是体内形体最大的淋巴器官，结构类似淋巴结。脾包含白髓和红髓，表面有结缔组织被膜。白髓是淋巴细胞聚集之处，富含T细胞，相当于淋巴结的副质区。白髓中还有淋巴小结，是B细胞居留之处，受抗原刺激后可出现生发中心。脾在胚胎期是重要的造血器官；出生后造血功能停止，但仍然是血细胞尤其是淋巴细胞再循环的最大储库和强有力的过滤器；脾是发生免疫应答的重要基地。此外，脾可以产生抗体，脾富含B细胞和浆细胞，因此是全身最大的抗体产生器官，尤其是产生IgM和IgG，其数量对调节血清抗体水平起很大作用。所以当自身抗体产生过多导致严重疾病时，曾用切除脾的办法进行缓冲治疗；但脾切除后机体的抗感染能力显著降低。脾可以合成补体（C5和C8等）和备解素等重要的免疫效应分子；还能产生一种白细胞激肽，促进粒细胞的吞噬作用。

在各种腔道黏膜下有大量的淋巴组织聚集，称为黏膜相关淋巴组织（MALT）；其中最重要的是胃肠道黏膜相关淋巴组织（GALT）和呼吸道黏膜相关淋巴组织（BALT）。GALT包括阑尾、肠集合淋巴结和大量的弥散淋巴组织；BALT包括咽部的扁桃体和弥散的淋巴组织，构成呼吸道和消化道入口处的防御机构。除了消化道和呼吸道外，乳腺、泪腺、唾液腺以及泌尿生殖道等黏膜也存在弥散的MALT。MALT中的B细胞多为IgA产生细胞，受抗原刺激后直接将分泌型IgA分泌到附近黏膜，发挥局部免疫作用。

五、免疫应答

在体内有两种免疫应答类型，一种是遇病原体后，首先并迅速起防卫作用的，称为固有性免疫应答。执行固有免疫功能的有皮肤、黏膜的物理阻挡作用及局部细胞分泌的抑菌、杀菌物质的化学作用；有吞噬细胞的吞噬病原体作用；自然杀伤细胞对病毒感染靶细胞的杀伤作用，及血液和体液中存在的抗菌分子，如补体。当病原体如细菌、真菌及胞内寄生的寄生虫等穿越皮肤、黏膜，入侵体内，免疫系统中的吞噬细胞即刻动员至病原体入侵处，迅速吞噬并消除病原体。对病原体感染的细胞或肿瘤细胞，尚有NK细胞识别，施加杀伤作用。吞噬细胞及NK细胞的免疫特点是能识别多种病原体的共有成分（如脂多糖或多糖），识别后在数分钟至数小时内，执行效应功能，吞噬杀伤病原体或病原体感染的细胞；巨噬细胞及NK细胞的这种功能，在遇病原体以前已经存在，但在执行功能后，不产生免疫记忆，再遇病原体后，吞噬杀伤功能并不增强。这类免疫被称为固有（性）免疫。吞噬细胞与NK细胞对病原体无严格选择性，对多种病原体均有吞噬、杀伤作用，故又被称为非特异免疫。另一种是适应性免疫应答，其执行者是T淋巴细胞及B淋巴细胞。T细胞及B细胞识别病原体成分后被活化，活化后并不即刻表现防卫功能，而是经免疫应答过程，4～5天后，才生成效应细胞，对已被识别的病原体施加杀伤清除作用。适应性免疫应答是继固有性免疫应答之后发挥效应的，在最终清除病原体、促进疾病治愈及在防止再感染中，起主导作用。

第二节　传统疫苗及其生产的基本技术

一、疫苗的起源与发展

中国在公共卫生史上防控疾病方面积累了独特的防疫智慧，构建了包含隔离措施、疫苗保护和药物干预等综合体系。汉平帝元始二年（公元2年）《汉书·平帝纪》中记载了疫病流行期间的隔离规范，记载有“民疾疫者，舍空邸第，为置医药”的隔离疫疠措施。明代《夷俗记》说：“凡患痘疮，无论父母兄弟妻子，俱一切避匿不相见。”北宋时期开创了人痘接种术，通过鼻腔接种天花患者痂粉实现主动免疫。近代中国在应对新型传染病中展现出卓越的防控能力。1910年东北鼠疫期间，剑桥大学医学博士伍连德仅用四个月便终结了这场造成 6 万人死亡的鼠疫大流行。梁启超对此评价："自西学东渐半世纪，能以学术造诣赢得国际尊崇者，唯伍连德一人耳。"

科学家精神 微生物学家伍连德

疫苗的起源可以追溯到中国古代，早在 4 世纪初，东晋葛洪所著《肘后方》中，已有关于防治狂犬病的记载："杀所咬犬，取脑敷之，后不复发。"在宋真宗时代（公元 1000 年左右），宰相王达之子患了天花，四处请医无效，最后请来了峨眉山的道人，取其患处的结痂，处理后进行自体接种而治愈，这是最早的自身免疫治疗。之后逐渐发展成了预防天花的人痘接种法，即从感染天花后的恢复期患者或症状比较轻的患者身上，挑取水泡、脓疱和痘痂内容物并保存 1 个月左右待其干燥，然后将其研磨成粉末，给健康人的鼻腔吸入，以预防天花，取得了很好的保护效果。这是人类史上最早使用疫苗来预防疾病的记录，较英国医生琴纳（Jenner）发明牛痘苗早了几百年。15 世纪中期，我国的人痘苗接种法传至中东，后经改革进行皮下接种。1721 年英驻土耳其的大使夫人，将此法又传至英国与欧洲各国。人痘的发明是中国人民对世界医学的一大贡献。2000 年，美国疾病控制与预防中心（Centers for Disease Control and Prevention，CDC）出版了《疫苗可预防疾病的流行病学与预防学》第 6 版，在这本被誉为疫苗学权威手册首页的"疫苗接种的里程碑"中，第一项即是"12 世纪中国开始用人痘接种预防天花"。这是对中国首先开始使用人痘接种预防天花是最早的免疫接种形式的肯定。

1796 年 5 月 14 日，英国乡村医生爱德华·琴纳（Edward Jenner）进行了人类历史上的第一次疫苗接种试验。Jenner 从一位感染了牛痘的年轻挤奶农妇的手上挑取了痘苗接种到一名 8 岁男孩的手臂上，经过几个月的严密观察，发现小男孩获得了免疫保护，没有感染天花；1798 年 9 月，Jenner 发表了接种"牛痘"预防天花的学术论文，虽然当时全然不知天花是由天花病毒（*Orthopoxvirus variola*）感染所致，但这一划时代的发明开创了人工自动免疫的先河。随后，种痘技术传遍了欧洲，之后，又传到了北美和亚洲。为纪念 Jenner 的这一伟大贡献，巴斯德（Pasteur）将疫苗称为 Vaccine（拉丁文 *vacc* 是"牛"的意思）。由于长期和广泛地使用牛痘苗，全世界从 1977 年以后再也没有发现过天花病人。世界卫生组织（World Health Organization，WHO）于 1979 年 10 月 26 日宣布，天花已在全球绝迹。这是人类历史上第一个使用疫苗消灭的传染病。

19 世纪 70 年代，法国科学家路易斯·巴斯德（Louis Pasteur）有关减毒鸡霍乱菌（chicken cholera germs）的研究，是继琴纳之后的重大进步。Pasteur 认为，用减毒的病原体来预防其引起的疾病，比使用相关的动物病原体来预防人类疾病应当更加有效。由此 Pasteur 建立了现代意义上的预防接种，即通过在实验室研制的疫苗来预防传染病。随后，羊炭疽（braxy）减毒活疫苗的试验成功，尤其是 1885 年首次在人体使用减毒狂犬病疫苗的成功，标志着人类进入了一个预防接种的科学新纪元。基于安全原因，正式生产的均为狂犬病灭活疫苗，质量上也在不断地改进。Pasteur 在疫苗研制领域的先锋作用和卓越贡献引起了第一次疫苗革命。

到 19 世纪末，人类在疫苗学领域已经取得了辉煌的成就，包括 2 个人用病毒减毒活疫苗（琴纳的牛痘、巴斯德的狂犬病）、3 个人用细菌灭活疫苗（美国 Salmon 和 Smith、法国 Chamberlai 和 Roux 的伤寒、霍乱和鼠疫），以及疫苗学的一些基础概念，如 Metchnikoff 的细胞免疫（1884 年）、Ehrlich 的受体理论（1897 年）及毒素-抗毒素作用。

进入 20 世纪前 30 年，疫苗学在三个方面取得了重大进展。首先，法国科学家 Calmette 和 Guerin 在 1906 年从牛体分离到 1 株结核菌，经过 13 年在牛胆汁中传递 230 代，获得 1 株减毒株，制成疫苗，于 1927 年上市，即所谓卡介苗（BCG）。其次，在 20 世纪 20 年代，巴斯德研究所的 Ramon 应用化学灭活方法获得白喉和破伤风类毒素并研制成疫苗。最后，Wilson Smith 和 Thomas Francis 分别在禽胚中研制成功 2 种灭活甲型流行性感冒（流感）疫苗。

第二次世界大战后，疫苗研究进入了突飞猛进的发展阶段。波士顿的 Enders 及其同事发展了病毒的体外细胞培养技术，促进了多种减毒和灭活病毒疫苗的研制。20 世纪 50 年代，先有 Salk 的三价灭活脊髓灰质炎（脊灰）疫苗（IPV），后有 Sabin 的三价减毒脊灰疫苗（OPV），为人类渴望在地球上消灭脊灰提供了有力武器。同一时期还研制了在鸡胚细胞中培养减毒的麻疹疫苗。60年代研制了在鸡胚中减毒的流行性腮腺炎（腮腺炎）疫苗，70年代研制了在细胞中培养的风疹疫苗，其中在人二倍体细胞中培养的Plotkin的Wistar RA27/3株风疹疫苗在世界范围内被推荐使用。细菌疫苗方面，70年代细菌荚膜多糖的纯化技术促进了多个侵袭性细菌疫苗的研制成功，如Arteustein的脑膜炎球菌A+C群、Austrian的肺炎球菌和Anderson的第一代B型流感嗜血杆菌（Hib）疫苗。同一时期的病毒蛋白纯化技术也促进了血源性乙型病毒性肝炎（乙肝）疫苗的研制成功。

20世纪80年代，现代分子技术的应用推动了又一代疫苗的研制，引发了疫苗发展史上的第二次革命，其首要成果是基因重组乙肝疫苗，为人类在地球上消除乙肝提供了希望。与此同时，化学、生物化学、遗传学和免疫学的发展在很大程度上为新疫苗的研制和旧疫苗的改进提供了新技术和新方法。如现代蛋白化学工艺使细菌荚膜多糖与载体蛋白的偶联或结合成为现实，从而极大地改进了一些细菌多糖疫苗的有效性，其代表为Hib荚膜多糖结合疫苗。早在20世纪20～30年代，Pittman就证实了Hib荚膜是导致5岁以下婴幼儿Hib侵袭性感染的原因，并确认了其化学组成为polyribosylribitol phosphate，简称PRP。70年代研制成的第一代PRP多糖非结合型疫苗，到了80年代被证实对小于18月龄幼儿无效，而这一年龄组正是Hib脑膜炎的高危组。1987年，Robbins等将破伤风类毒素蛋白作为载体蛋白，用化学共价键方法与PRP结合获得成功，使T细胞非依赖型多糖抗原PRP转化为T细胞依赖型结合抗原PRP-T，从而在18月龄以下婴幼儿产生持久免疫力。其他蛋白质如白喉类毒素（DT）、无毒白喉类毒素（HbDC）和脑膜炎球菌膜蛋白（OMP）等也在同一技术中用于载体蛋白。在所有使用Hib结合疫苗的国家，Hib感染显著下降，甚至消失。英国的一项研究表明，Hib的发病率甚至在非接种组儿童中也明显下降，是为Hib疫苗的“群体效应”。这一效应基于疫苗降低了Hib在咽喉部的带菌率，从而降低了该致病菌的传播。值得一提的是80～90年代研制的其他疫苗，如减毒的伤寒活疫苗（Ty21a株）、伤寒Vi荚膜多糖疫苗、用人二倍体细胞和Vero细胞生产的灭活狂犬病疫苗、在地鼠肾细胞制备的灭活和减毒的2种流行性乙型脑炎（乙脑）疫苗、用人二倍体细胞生产的水痘疫苗（OKa株）及用人二倍体细胞生产的甲肝减毒及灭活疫苗等。

至今已有30余种疫苗成功地用于人类疾病的预防。其中一半以上是病毒疫苗。如天花（poxvirus）、小儿麻痹（poliovirus）、麻疹（measles）等曾严重危害人类生命与健康的疾病的流行得到了有效的控制，其中，天花已被根除，创造了使用疫苗在自然界中彻底消灭一种病原微生物的医学奇迹。人类消灭脊髓灰质炎的目标也即将实现。

我国自1919年开始建立专门的机构（中央防疫处，北京生物制品研究所前身）从事生物制品的研究、生产，这是我国第一所生物制品研究所。1949年后，我国政府重新组建和新建了北京、上海、武汉、长春、兰州、成都等六个生物制品研究所。我国用于预防乙肝、脊髓灰质炎、麻疹、百日咳、白喉、破伤风的儿科常见病的疫苗已经全部实现计划免疫接种。中国生产的疫苗产品已经能够满足防病、灭病的需要。

二、不同传统疫苗的组分和生产方法

传统疫苗主要包括灭活疫苗、减毒活疫苗和亚单位疫苗三类。

1. 灭活疫苗

灭活疫苗（inactivated vaccine）又称死疫苗，是指利用加热或甲醛等理化方法将人工大量培养的完整的病原微生物杀死，使其丧失感染性和毒性而保持免疫原性，并结合相应的佐剂而制成的疫苗。疫苗液中除含有灭活的病毒颗粒外，还含有细胞成分和培养病毒时加入的牛血清等蛋白类物质，多次接种疫苗容易发生过敏反应。至20世纪80年代，我国新开发的狂犬病病毒、甲型肝炎、流感和乙型脑炎灭活疫苗亦已改进为纯化疫苗。

灭活疫苗中含有的病毒颗粒或菌体及寄生虫经过灭活剂处理后，其感染性已被灭活剂所灭活，而其抗原性仍然保留。

灭活疫苗具有制造工艺简单、免疫原性的稳定性高、易于制备多价疫苗等优点；同时，也存在一定的缺点或不足，灭活疫苗虽可刺激机体产生 IgM 和 IgG 抗体，但有时却得不到满意的保护效果。

2. 减毒活疫苗

减毒活疫苗（attenuated live vaccine）又称弱毒疫苗，是指将微生物的自然强毒株通过物理的、化学的和生物学的方法，连续传代，使其对原宿主丧失致病力，或只引起亚临床感染，但仍保持良好的免疫原性，用这种毒株制备的疫苗就叫减毒活疫苗。

当前用于制备活疫苗的毒种，大多来源自野生株，通过人工减毒过程获得。常用的减毒方法有以下几种：

（1）体外减毒　即体外连续传代减毒。在异源宿主中连续传代，在单一宿主中反复连续传代；该种减毒方法的原理和机制目前还不十分清楚，这类疫苗的设计在脊髓灰质炎病毒（poliovirus）减毒株的筛选中取得了很大成功，并已广泛用于世界各地的计划免疫。

（2）冷适应筛选　温度可以改变病毒的特性，得到冷适应株。通常，将病毒在低温条件下进行连续或逐步传代，以诱导产生减毒的包含病毒基因组多处突变或损害的冷变异株。病毒冷适应株常伴有毒力减弱和各种特征性标志。冷适应筛选稳定的减毒突变株是在传统疫苗设计中较早采用的方法，对许多病毒性疾病来说，冷适应可提供适宜的活病毒疫苗候选株，能对野毒株的攻击产生安全、有效的防御作用。早期冷适应减毒研究起始于脊髓灰质炎疫苗在 23～30℃下进行筛选减毒株。

活疫苗可采取局部使用的免疫途径。口服脊髓灰质炎活疫苗就是局部使用疫苗成功的先例。另外，鼻内或气雾使用疫苗是预防呼吸道疾病的发展方向，例如以气雾接种腮腺炎减毒活疫苗可以获得良好的效果，这种方法操作简单、迅速。

活疫苗在临床上可以为宿主提供长期的保护效果，通常是以模拟微生物自然感染状态来刺激免疫应答。活疫苗是以减毒形式存在的病原体，减毒一般是以生物学或其他技术降低或消除病原体的致病性，并保存了有效的感染性，既可刺激体液免疫（抗体的产生），也可刺激产生细胞免疫（如 CTL）。

减毒活疫苗与灭活疫苗各有优缺点。从多方面比较，前者优于后者。

3. 亚单位疫苗

亚单位疫苗（subunit vaccine）是指提取或合成细菌、病毒外壳的特殊蛋白结构，即抗原决定簇制成的疫苗，这类疫苗不是完整的病原体，而是其一部分物质，故称亚单位疫苗。亚单位疫苗仅有几种主要表面蛋白，因而能消除病毒（或细菌）的许多无关抗原决定簇和粗制或半提纯的病毒（或细菌）制剂诱发的不良反应。

其制备方法有：例如用化学试剂等常规理化方法裂解流感病毒，提取其血凝素、神经氨酸酶制成的亚单位疫苗，对流感病毒的免疫力仍保存，但副作用大为减少。再如腺病毒衣壳的亚单位疫苗，因不含核酸，从而消除了核酸致癌的潜在可能性，使用时更为安全。

三、常用的传统疫苗

常用的灭活疫苗有伤寒疫苗、霍乱疫苗、鼠疫疫苗、百白破疫苗、流感疫苗、立克次体疫苗、脊灰疫苗、狂犬病疫苗、乙脑疫苗、甲肝疫苗、森林脑炎疫苗等；减毒活疫苗包括天花疫苗、狂犬病疫苗、卡介苗、黄热病疫苗、脊灰疫苗、麻风腮疫苗、腺病毒疫苗、伤寒疫苗、水痘疫苗、轮状病毒疫苗等；传统的亚单位疫苗有伤寒 Vi 荚膜多糖疫苗、Hib 荚膜多糖疫苗等。下面简要介绍三种常用的传统疫苗的应用现状。

1. 流脑疫苗

流脑疫苗用于预防流脑。流脑是流行性脑脊髓膜炎的简称，是由脑膜炎奈瑟菌（Nm）引起的急性呼吸道传染病，脑膜炎双球菌主要包括 A、B、C、D、X、Y、Z、E、H、I、K、L、W 共 13 个菌群。常在冬春季节发病和流行。在中国，儿童占全部流脑病例的 90%以上。流脑的主要症状是突然发烧、剧烈头痛、呕吐、皮肤黏膜有瘀点和瘀斑及颈强直和败血症。

从脑膜炎球菌多糖疫苗问世以后，流脑的疫苗预防才取得了重要进展。目前在国内外上市的流脑疫苗主要有多糖疫苗和多糖结合疫苗 2 大类，包括 A 群与 C 群单价、A+C 群双价、A+C+Y+W135 群 4 价的多糖（CPS）疫苗售品。

脑膜炎球菌多糖疫苗（meningococcal polysaccharide vaccine，MPV）是由提取的脑膜炎球菌的荚膜多糖制成的疫苗，荚膜多糖决定脑膜炎球菌菌体本身毒力的强弱，不具有荚膜多糖的突变型脑膜炎球菌在血清中很快被补体系统清除，也不具备病原性，由免疫系统诱导产生针对荚膜多糖的血清抗体是对抗脑膜炎球菌的主要作用物质。现有的多糖疫苗均是基于此原理发展而来。此荚膜多糖是非 T 细胞依赖性抗原，为半抗原，其诱导的免疫应答没有 T 淋巴细胞参与，不能产生免疫记忆。所以 WHO 曾建议流脑多糖疫苗一般不用于 2 岁以下婴、幼儿的常规免疫接种。

脑膜炎球菌多糖结合疫苗（meningococcal polysaccharide conjugate vaccine，MPCV）是借助化学连接剂将脑膜炎球菌的荚膜多糖与其中一种蛋白载体（白喉 CRM197 蛋白、白喉类毒素、破伤风类毒素、脑膜炎球菌的外膜蛋白 OMP）连接构成结合的疫苗，此种疫苗的抗原是 T 细胞依赖性抗原，为全抗原，其诱导的免疫应答有 T 淋巴细胞参与，能产生免疫记忆。流脑多糖结合疫苗的接种范围较流脑多糖疫苗扩大，还可用于 2 岁以下婴、幼儿的常规免疫接种。

2. 狂犬病疫苗

狂犬病（rabies）是由狂犬病毒引起的一种人畜共患的中枢神经系统急性传染病。人体由于被唾液腺中含有狂犬病的动物咬伤，或由于抓伤处染有含狂犬病毒的唾液而感染。其临床表现为急性脑炎，最终导致死亡。狂犬病广泛分布于世界各地，每年世界上有百万人口因暴露于狂犬病毒而接种疫苗。由于尚无特效治疗，暴露后只有立即实施免疫接种才能幸存。免疫接种是预防狂犬病发病的唯一有效措施。

狂犬病疫苗，是一个历史悠久的疫苗，最早制造狂犬疫苗的是法国的巴斯德。1882 年，他成功地应用连续传代减弱病毒毒力的方法，用适宜的毒种来制造疫苗。中国现在制造的狂犬疫苗系用狂犬病毒固定毒接种于原代地鼠肾细胞，培养后，收获毒液，经浓缩、纯化、精制并加氢氧化铝佐剂，经全面检定合格后即为预防狂犬病的疫苗。狂犬病毒只有一种血清型，世界各地的狂犬病毒抗原性质是相同的。接种狂犬疫苗后，人体血液中可出现抗狂犬病毒抗体，这些抗体可防止病毒在细胞间直接传播，减少病毒的增殖量，同时还能清除游离的狂犬病毒，阻止病毒的繁殖和扩散，从而达到预防狂犬病的目的。

原代地鼠肾细胞疫苗（PHKCV）：用 Vnukovo-32 狂犬病毒株为毒种，在原代地鼠肾细胞培养制备而成。有两种类型，一种是不浓缩的原制疫苗，滴度不低于 0.5 IU/mL，一般要接种 10～25 针剂，每针 3mL。另一种为浓缩纯化疫苗，滴度不低于 2.5 IU/mL，接种 6 针剂，每剂 1mL，疫苗的副反应轻，被狂犬病毒暴露后的预防性治疗效果满意。本疫苗在俄罗斯和东欧国家广泛应用。

纯化鸡胚细胞疫苗（PCECV）：1965 年，日本人 Kondo 将狂犬病毒 Flury 高代毒株适应到鸡胚细胞，并用鸡胚细胞培养病毒，收获的培养液经浓缩、纯化和灭活而制成疫苗。1984 年，法国 Barth 等将狂犬病毒 Flury 低代毒株适应到鸡胚细胞，制成纯化鸡胚细胞疫苗。纯化鸡胚细胞疫苗局部反应轻微，无全身严重副反应。由于该疫苗病毒滴度高，可达 $10^{7.0}$～$10^{8.5}$/mL，免疫原性良好，中和抗体在疫苗接种后 7～10 天产生，30 天后全部转阳。暴露后的预防治疗效果良好，该疫苗在二十多个国家广泛应用。

3. 疟原虫疫苗

（1）辐射减毒子孢子（radiation attenuated sporozoites，RAS） 该疫苗是最早研究的疟疾疫苗。其方法是用射线辐照感染疟原虫的按蚊，使疟原虫子孢子的 DNA 发生随机的突变和断裂而停留在肝期不再发育，从而预防疟原虫感染。RAS 是通过抑制孢子体运动和孢子体侵袭肝细胞诱导的体液免疫和细胞应答来发挥保护作用。在小鼠模型中，静脉给药是 RAS 提供保护的关键，能最有效地产生 T 细胞应答。

（2）药物减毒子孢子　药物减毒子孢子疫苗策略是指野生型疟原虫药物敏感株子孢子经按蚊叮咬或静脉注射方式感染宿主，同时给予氯喹等抗疟药进行治疗，既能避免出现疟疾症状，又能使寄生虫在体内自然生长发育，以诱导被接种者产生保护性免疫。药物减毒子孢子疫苗主要采用通过纯化的恶性疟原虫子孢子并辅以氯喹经静脉注射的方案进行免疫接种。

（3）遗传减毒子孢子（genetically attenuated sporozoites，GAS）　该疫苗是利用基因编辑技术精准敲除疟原虫红外期发育关键基因，使疟原虫子孢子仍具备侵入肝细胞内发育的能力，诱发针对子孢子及肝期疟原虫的免疫应答，发挥免疫保护作用，但发育停滞于红外期，不能发育至红内期导致疟疾。

这三种减毒活疫苗虽已取得一些进展，但它们也存在一些问题，如对于疟疾流行程度不同地区、不同年龄人群疫苗效力下降的问题，需要进一步深入研究其机制，以探寻可能的解决方案，或确定其适用人群、范围。

总结

○ **免疫**

免疫通常系指机体对疾病有抵抗能力而不患疫病或传染病的能力，而其在科学上的含义是指机体的免疫系统识别并清除抗原性物质（病原体及其产生的毒素、突变产生的组织成分及肿瘤细胞等），实现免疫防御功能，保持机体生理功能稳定。

○ **传统疫苗**

又称常规疫苗或第一代疫苗，是长期以来用于传染病预防的主要生物制品，主要包括灭活疫苗、减毒活疫苗和亚单位疫苗。

○ **传统疫苗的生产技术**

传统疫苗（灭活疫苗、减毒活疫苗、亚单位疫苗）的研制和生产主要是通过改变培养条件，或在不同寄主动物上传代使致病性微生物毒性减弱，或通过物理、化学方法将其灭活来完成的。后来发展起来的亚单位疫苗指用化学的方法裂解病原体，或提取有效的表面抗原成分，称为传统的亚单位疫苗。

○ **常用的传统疫苗**

流脑疫苗、伪狂犬疫苗、流感疫苗、乙肝疫苗和疟原虫疫苗等。

思考练习

1. 谈一下免疫学基础知识对传统疫苗的研发和制备有什么指导意义。
2. 结合新型冠状病毒和流感病毒，谈一下现有的传统疫苗优点和缺点。
3. 冷链运输对灭活疫苗和减毒活疫苗的储存有何不同要求？分析冷链断裂对两类疫苗的影响。

第四章　基因工程病毒疫苗

当前，病毒性疫病给人类健康和公共安全造成严重的损失，随着生物技术的飞速发展，基因工程病毒疫苗已成为现代免疫学研究的核心领域。基因工程病毒疫苗主要包括哪些？基因工程病毒疫苗制备方法有哪些？当前基因工程病毒疫苗的大规模应用有哪些瓶颈？

学习目标

- 掌握新型疫苗、基因工程、基因工程病毒疫苗、核酸疫苗、亚单位疫苗等名词概念。
- 熟悉不同基因工程病毒疫苗的生产技术。
- 了解基因工程病毒疫苗研发的挑战与趋势。

第一节　病毒疫苗

一、病毒疫苗概述

病毒疫苗，传统的定义是指用人工变异或从自然界筛选获得的减毒或无毒的活病毒制成的制剂或者用理化方法将病毒杀死制备的生物制剂，用于人工自动免疫以保护人或动物产生免疫力。

传统病毒疫苗（灭活病毒疫苗、减毒活病毒疫苗、亚单位病毒疫苗）的研制和生产主要是通过改变培养条件，或在不同寄主动物上传代使致病病毒毒性减弱，或通过物理、化学方法将其灭活来完成的。后来发展起来的亚单位病毒疫苗指用化学的方法裂解病原体，或提取有效的表面抗原成分，称为传统的亚单位病毒疫苗。人们将如上三类病毒疫苗统称为传统病毒疫苗或称为第一代疫苗。主要适用于预防传染病。

新一代病毒疫苗（新型疫苗、现代疫苗、高技术疫苗）是指利用基因工程或现代分子生物学技术制备的病毒疫苗，使用抗原通过诱发机体产生特异性人工自动免疫应答，以预防和治疗疾病，或达到某种特定医学目的的生物制剂。

二、新一代病毒疫苗的分类

新一代病毒疫苗包括基因工程病毒疫苗，通常也习惯地将遗传重组疫苗、合成肽疫苗、抗独特型抗体疫苗、微胶囊疫苗包括在新型疫苗范畴。

1. 基因工程病毒疫苗

基因工程病毒疫苗是通过分子生物学技术对病毒基因进行定向改造或重组表达病毒抗原而制备的疫苗。基因工程病毒疫苗主要包括基因工程亚单位疫苗、基因工程载体疫苗、基因缺失活疫苗、核酸疫苗和蛋白质工程疫苗等。

（1）基因工程亚单位疫苗

① 概念　基因工程亚单位疫苗（subunit vaccine）又称生物合成亚单位疫苗或重组亚单位疫苗，主要是指将基因工程表达的蛋白抗原纯化后制成的疫苗。

② 优点　用基因工程表达的抗原其优点为：

a. 产量大。

b. 纯度高。

c. 免疫原性好，原则上讲，用这些疫苗接种人体，均可使之获得抗性而免受病原体的感染。

d. 安全性高，它只含有病原体的一种或几种抗原，而不含有病原体的其他遗传信息，不含有感染性组分，因而无须灭活，也无致病性。不但可用来代替以常规方法生产的亚单位疫苗，还可以用于那些病原体难于培养或有潜在致癌性，或有免疫病理作用的疫苗研究。

③ 制备　亚单位疫苗是利用单一蛋白质抗原分子来诱导免疫反应的。因此，在研制亚单位疫苗时，首先要明确编码具有免疫活性的特定抗原的DNA，一般选择病原体表面糖蛋白编码基因；而对于易变异的病毒（如A型流感病毒），则可选择各亚型共有的核心蛋白的主要保护性抗原基因序列。过去认为，只有能诱生中和抗体的表面抗原才具有保护性，现在已知有些内部抗原如乙型肝炎病毒的核心抗原，甚至某些非结构蛋白，如乙型脑炎病毒的NS1蛋白也有保护作用。因此在构建重组体时，一般应用两种以上抗原的基因。其次，应用重组DNA技术研制亚单位疫苗，还必须有合适的表达系统用来生产基因产物。每一系统的目标都是为了达到所需基因产物的高水平表达。因此，研究和了解各种表达系统中基因表达和产物稳定性的调节和控制参数是十分重要的工作。用于亚单位疫苗生产的表达系统主要有大肠埃希菌、枯草杆菌、酵母、昆虫细胞、哺乳类细胞、转基因植物、转基因动物等。表达系统的选择主要权衡于其表达抗原的免疫原性、表达的效率及产物纯化的难易程度。例如，乙型肝炎表面抗原（HBsAg）在酵母和哺乳动物细胞中都能获得具有较好免疫原性的表达，而在细菌中则不能。使用基因工程技术在酵母、哺乳动物细胞及痘苗病毒中表达的乙肝表面抗原纯化后制成了基因工程乙肝疫苗，该疫苗高效、廉价，已基本取代传统的血源疫苗，是基因工程亚单位疫苗成功的典范。目前正在研究的基因工程亚单位疫苗主要有甲肝、丙肝、戊肝、EBV、出血热、血吸虫及艾滋病等疫苗。

④ 缺点　与传统的亚单位疫苗一样，基因工程亚单位疫苗具有良好的安全性，但其免疫效果一般较差。为了增强其免疫原性，一般方法是：

a. 调整基因组合使之表达成颗粒性结构，如将甲型肝炎病毒的整个编码区插入痘苗载体；

b. 在体外加以聚团化，包入脂质体或胶囊微球；

c. 加入有免疫增强作用的化合物作为佐剂（adjuvant）。乙型肝炎疫苗成功的关键是表面抗原能自动形成约22nm大小的颗粒，加上常规的佐剂氢氧化铝就能成为具有良好免疫原性的疫苗。目前在研究中的多数人用的基因工程疫苗都是亚单位疫苗，其实际应用还有待于开发出安全有效的免疫增强剂。其载体的强佐剂效应，是提高亚单位疫苗免疫效果的重要途径。

（2）基因工程载体疫苗

① 概念　基因工程载体疫苗是指将病原微生物的免疫原基因，通过分子生物学方法将其分离，然

后与载体 DNA 相连接，实现遗传性状的转移与重新组合，再经载体将目的基因带进受体进行正常的复制与表达，从而获得增殖培养物供制疫苗用。直接将重组的活载体接种宿主，直接在其体内表达抗原，诱导免疫反应。这类疫苗是目前疫苗研制的一个重要方向。

② 优点

a. 基因工程载体疫苗多为活载体疫苗，重组体用量少。

b. 抗原不需纯化。

c. 载体本身可发挥佐剂效应增强免疫效果。用于这类疫苗的载体通常为特定微生物的疫苗株，以保证载体的安全性，如痘苗病毒（pox virus）、脊灰病毒（polio virus）、腺病毒（adeno virus）、霍乱弧菌（*Vibrio cholerae*）、沙门氏菌（*Salmonella* sp.）、卡介苗（Bacille de Calmette Guérin，BCG）等。活载体疫苗可以同时表达多种抗原，制成多价或多联疫苗；可同时启动机体细胞免疫和体液免疫，克服了常规疫苗的缺点，兼有死疫苗和活疫苗的优点，在免疫效力上很有优势；同时不存在毒力返强的问题。

③ 缺点 该类疫苗的缺点是曾感染过腺病毒或者接种过痘苗的人，对载体微生物已具有免疫力，使之接种后不易繁殖，因而影响免疫效果。

第四章

④“非复制型”载体 为了提高载体的安全性，近年来又研制出“非复制型”载体（non-replicating vector），即重组微生物用于机体后，只保留 DNA 复制、RNA 转录和蛋白质表达的功能，因此能有效产生保护性抗原以刺激机体产生免疫反应，但不能产生感染性的后代，这类载体具有高度安全性，并可能用作再次免疫。

制作“非复制型”载体有两条线路：

a. 使用天然存在的载体，利用某些动物病毒在人体不能繁殖后代，但能有效表达蛋白质的特点，将这类病毒用于人体，作为人用的“非复制型”载体。例如，使用禽类痘病毒制备的狂犬病疫苗和麻疹疫苗已进行了初步临床试验，取得了良好效果。

b. 使用重组 DNA 技术对现有人用微生物载体进行改造，使之在人体中不能繁殖后代，但却保留外源基因表达的能力。例如，将痘苗病毒、腺病毒等的与人体内繁殖有关的基因去除后所获得的“非复制型”载体也取得了良好的进展。

（3）基因缺失活疫苗 基因缺失活疫苗（gene deleted live vaccine）是指应用基因操作技术，将病原微生物中与致病性有关的毒力基因序列除去或失活，使之成为无毒株或弱毒株，但仍保持有良好的免疫原性，从而制成的安全有效的疫苗。与自然突变株（多数为点突变毒株）相比，基因缺失突变株具有突变性状明确、稳定、不易返祖的优点，因而是研究安全有效的新型疫苗的重要途径。虽然，到目前为止这类疫苗中成功的例子还不多，但的确是研制疫苗的一个重要方向。

（4）核酸疫苗

① 概念 核酸疫苗（nucleic acid vaccine）或称基因疫苗（genetic vaccine）、基因免疫（genetic immunization）或核酸免疫（nucleic acid immunization），按核酸类型可分为 DNA 疫苗与 RNA 疫苗，其中 RNA 疫苗以 mRNA 疫苗为代表。DNA 疫苗是指将一种病原微生物的重要免疫原基因，经与质粒载体 DNA 重组后，通过肌内注射等途径接种给人或动物，能在细胞中经转录、翻译合成抗原物质，刺激被免疫动物产生保护性免疫应答。相比于 DNA 疫苗，mRNA 疫苗直接递送修饰后的信使 RNA（mRNA）至细胞质，绕过 DNA 转录步骤，快速表达抗原蛋白。核酸疫苗有两层含义：

a. 它是一种核酸分子，即疫苗制剂的主要成分不是基因表达产物或重组微生物，而是基因本身即核酸。

b. 它能够起到免疫作用，即被用于人或动物机体后可以表达，其产物可最终导致机体的免疫应答。

核酸疫苗的概念起始于 1990 年，Wolff 等人在研究基因导入细胞的方法时，意外发现作为对照组的裸质粒 DNA（naked DNA）不但可以表达其所携带的外源基因，而且表达量较脂质体介导的质粒 DNA 还高，因此预言，直接注射 DNA 可以用于基因治疗，并且可能诱发机体产生针对外源基因产物的免疫反应，因而可以用于疫苗的研究。1992 年，Tang 等人证实给小鼠直接注射含有人生长激素基因的质粒 DNA，诱发小鼠产生了针对人生长激素的抗体，这一研究结果标志着核酸疫苗的出现，当时称为 DNA 疫苗。随着注射 RNA 也可诱发机体产生同样效果的报道的出现，1994 年，世界卫生组织将此类疫苗统称为核酸疫苗。相比于 DNA 疫苗，mRNA 疫苗在前期因稳定性差、免疫原性过强等问题进展缓慢。2005 年 Katalin Karikó 和 Drew Weissman 发现核苷酸修饰（如假尿嘧啶）可降低 mRNA 免疫原性，突破关键技术瓶颈，获得 2023 年诺贝尔生理学或医学奖。2020 年 COVID-19 大流行推动全球首款 mRNA 疫苗（辉瑞/BioNTech、莫德纳）上市，验证其安全性与高效性。

核酸疫苗能通过主要组织相容性Ⅰ类和Ⅱ类抗原的途径提供给动物免疫系统而激起体液免疫应答和细胞免疫应答，故既具有亚单位疫苗或灭活疫苗的安全性，又具有活疫苗的免疫全面的优点，为疫苗的发展开辟了一条崭新的道路，被誉为开创了“疫苗的第三次革命”，核酸疫苗也称为第三代疫苗。

② 优点　核酸疫苗有很多其他传统疫苗所不具备的优点：

a. 没有感染的威胁；

b. 诱发针对天然蛋白质表位的抗体；

c. 诱发特异性细胞毒性 T 细胞免疫反应；

d. 长期持续的免疫反应；

e. 便于构建多价疫苗；

f. 稳定性不受温度影响；

g. 纯化容易，生产成本低；

h. 具备预防和免疫治疗的双重功能；

i. 易于快速筛选具有免疫保护效果的基因；

j. 能定向诱导以 Th1 或 Th2 为主导的免疫反应。

因此，核酸疫苗被广泛应用于对人类病毒和动物病毒、细菌和寄生虫等传染病新疫苗的研究，而且还扩展到对肿瘤、自身免疫疾病和过敏性反应等疾病的免疫治疗。从 1994 年开始，美国 FDA 已陆续批准 7 种核酸疫苗（HIV、HBV、单纯疱疹病毒、流感病毒、结核杆菌、疟原虫、T 细胞淋巴瘤）进入临床试验。

(5) 蛋白质工程疫苗　蛋白质工程疫苗（protein engineering vaccine）是指将抗原基因加以改造，使之发生定点突变、插入、缺失、构型改变，甚至进行不同基因或部分结构域的人工组合，以期达到增强其产物的免疫原性，扩大反应谱，去除有害作用或副反应的一类疫苗。由于一个关键性氨基酸的改变有时可引起蛋白质功能的根本改变，蛋白质构型或抗原表位（epitope）的氨基酸序列又常与抗原特异性密切相关。因此，对蛋白质工程抗原应用的效果和安全性的考虑必须十分周全。目前这方面的研究大多只在实验动物中进行。例如，将恶性疟原虫的环子孢子蛋白（circumsporozoite protein）的重复序列四联体连接到呼吸道合胞病毒（respiratory syncytial virus）的糖蛋白穿膜部分，使本来在细胞内表达的疟原虫蛋白表达于细胞膜表面，以增强其免疫原性。用合成肽方法将不同来源的肽串联实际上也是一种蛋白质工程疫苗。

不同种类基因工程疫苗的特点总结于表 4-1。

表 4-1　几种基因工程疫苗的比较

项目	基因工程亚单位疫苗	基因缺失或突变苗	活载体苗	核酸疫苗
免疫效果	较差	好	好	较好
免疫次数	多次	一次	一次	一次
佐剂	需要	不需要	不需要	需要
安全性	好	好	较好	好
稳定性	强	强	较强	较强
保存期	长	长	较长	较长
研制周期	较长	较长	长	短

2. 遗传重组疫苗

遗传重组疫苗（genetic recombinant vaccine）是指使用经遗传重组方法（genetic recombination method）获得的重组微生物制成的疫苗。通常是将对人体无致病性的弱毒株与强毒株（野毒株）混合感染，弱毒株与野毒株间发生基因组片段交换造成重组，然后使用特异方法筛选出对人体不致病但又含有野毒株强免疫原性基因片段的重组毒株。遗传重组疫苗适用于分节段基因组的病毒，如甲型流感病毒、轮状病毒、肾病综合征出血热病毒等。目前已研制成功的遗传重组疫苗有：使用甲型流感弱毒株（如温度敏感株、冷适应株及对人体不致病的禽类流感病毒）与流感病毒野毒株重组获得的流感减毒活疫苗；使用对人体不致病的恒河猴轮状病毒（RRV）与小儿轮状病毒野毒株重组获得的小儿轮状病毒减毒活疫苗等。遗传重组是分节段基因组病毒疫苗研制的重要途径。

3. 合成肽疫苗

（1）概念　合成肽疫苗（synthetic peptide vaccine），也称为表位疫苗（epitope vaccine），是指使用化学方法合成能够诱发机体产生免疫保护的多肽制成的疫苗。制成这类疫苗的前提是对目的蛋白一级和高级结构进行分析，预测该蛋白质的抗原表位（epitope），并通过筛选确定有保护性抗原作用的肽段。这种方法主要适用于由连续氨基酸序列组成的抗原表位。例如，乙型肝炎病毒前 S 抗原（pre-S）第 21～41 和 133～145 位氨基酸组成的肽段已在猩猩中证明有保护作用；口蹄疫病毒（foot and mouth disease virus）的 VP1 抗原的第 141～160 位肽段与辅助 T 细胞（Th）表位相连接在猪体有较好的保护效果。合成肽疫苗分子是由多个 B 细胞抗原表位和 T 细胞抗原表位共同组成的，大多需与一个载体骨架分子相偶联。

（2）优点　这类疫苗的优点是：

① 纯度和安全性高。

② 副作用小。

③ 可长期在常温下保存。

（3）缺点　这类疫苗的缺点是：

① 其抗原性单一，免疫原性弱。

② 合成肽疫苗的直链结构缺乏天然蛋白质的三维结构，因此肽疫苗的功能不同于天然蛋白质。

③ 合成肽的半衰期短，一般仅为几分钟，很快即可被蛋白酶降解。

因此，需对肽疫苗进行修饰以提高其免疫原性和稳定性。一般合成肽疫苗制备时须用几种合成肽抗原联合使用，还须用多种方法提高合成肽的免疫原性。常用方法如使用分支肽技术制备多肽的聚合体；将合成肽与有强抗原作用的蛋白质如破伤风类毒素、热休克蛋白等交联，或将抗原与某些具有佐剂效应的化合物聚团以形成免疫刺激复合物（ISCOM），或形成脂质体（liposome）等。近年来的一个重要发现是在同一个肽段上必须同时有 T 辅助细胞表位和 B 细胞表位，方能刺激机体产生有效免疫。甚至有人提出将不同抗原的多个 B 细胞表位和 Th 细胞表位串联起来，形成“鸡尾酒式疫苗”。另一个发展方向是将编码保护性肽段的基因与能形成颗粒的蛋白质或沙门菌的鞭毛抗原的基因连接起来用于基因工程技术加以表达。

4. 抗独特型抗体疫苗

（1）概念　抗独特型抗体疫苗（anti-idiotype vaccine）是指使用与特定抗原的免疫原性相近的抗抗体（ab2）作抗原制成的疫苗，是免疫调节网络学说发展到新阶段的产物。每一种抗体分子与抗原结合的高变区有其独特结构，这称为独特型（idiotype）。理论上，每一株单克隆抗体只与一个抗原表位相结合。如果将针对某一抗原表位的单克隆抗体（ab1）免疫同系小鼠，则可获得一系列抗独特型抗体（ab2），其中有些与特定抗原表位的结构相同或非常相似，因而能模拟抗原的作用，诱发机体产生相应的抗体（ab3）。利用抗独特型抗体制备的疫苗称为抗独特型疫苗或内影像疫苗（internal image vaccine）。

（2）优点　抗独特型抗体疫苗有许多优点：

① 可以不接触活的病原微生物及其组成成分，因而很安全。

② 用杂交瘤细胞在体外产生大量单克隆抗独特型抗体比较容易，花费小，生产周期短，浓缩纯化简单方便。

③ 抗独特型疫苗较非活化病毒能诱导更多的活性 T 细胞、B 细胞反应。

④ 抗独特型疫苗对新生儿有特别价值。

⑤ 抗独特型疫苗仅启动其携带内影像抗原决定簇的抗体反应。

⑥ 能模仿选择性抗原决定簇使其被工程化。

（3）缺点　同时，抗独特型疫苗也存在许多问题：

① 最困难的是在很多可能的抗独特型抗体中选择特异的抗独特型抗体。

② 很难预测抗独特型疫苗产生免疫反应或免疫耐受。

③ 抗独特型抗体是异种蛋白质，重复免疫人可致血清病。

④ 抗独特型疫苗免疫还不能提供完全的保护。

⑤ 由于抗独特型网络的复杂性，当一些抗独特型抗体活化保护性免疫时，另一些抗独特型抗体可能启动病理性反应。

目前，此疫苗尚处于实验室研究阶段，达到临床使用的研究目标依然任重而道远。

5. 微胶囊疫苗

（1）概念　微胶囊疫苗（micro-capsulized vaccine），也称可控缓释疫苗（controlled sustained release vaccine），是指使用微胶囊技术将特定抗原包裹后制成的疫苗，是一种使用现代材料和工艺技术改进现有疫苗的剂型，简化免疫程序、提高免疫效果的新型疫苗。

（2）结构　微胶囊是由丙交酯和乙交酯的共聚物（DL-lactide-*co*-glycotide）制成，可干燥成粉末状颗粒，不需稳定剂和冷链。微胶囊包裹的疫苗，由于两种酯类的比例不同，颗粒大小和厚薄不同，注入机体后可在不同时间有节奏地释放抗原，释放的时间持续数月，高抗体水平可维持两年，因此微胶囊是一个疫苗释放系统，可起到初次接种和加强接种的作用。

（3）优点

① 粒径小于 10μm 的微胶囊在注射部位可被巨噬细胞吞噬并携带至淋巴结附近和免疫系统其他部位，具有更强的免疫效果。

② 大于 30μm 的微胶囊，更适于做可控缓释。

③ 由于微胶囊的保护作用，母体抗体不能使抗原失活，可用于婴幼儿免疫接种。

④ 微胶囊在肠道内不受酸或酶的影响，可用于口服。

（4）应用实例　现代疫苗在积极开发针对各种病毒病的新型有效疫苗的同时，也力求通过控释技术对现有的疫苗剂型加以改进，研制更加安全有效的疫苗递送系统。纳米疫苗是一种运用可降解生物材料和纳米技术改进现有疫苗的剂型和投递方式，从而保护抗原、简化接种程序、增强免疫效果。小鼠和猴子试验证明，注射微胶囊类毒素产生的抗毒素水平可提高 64 倍。微胶囊包裹糖蛋白或全病毒，亦证明具有提高免疫效果的作用。

当前，国内外疫苗微球/纳米粒递药系统发展较为迅速，在国际领域，脂质纳米颗粒（LNP）等递送系统已在 mRNA 疫苗中成熟应用，显著提升抗原靶向性和疗效。国内同样在疫苗微球/纳米粒递药系统获得较大进展，如本书编者之一赵凯教授等团队已经完成了水溶性壳聚糖季铵盐及 N-2-HACC/CMCS、SiO_2@N-2-HACC、Ag@SiO_2、LDH@SiO_2 和 N-2-HACC-Al 生物纳米复合材料递送系统构建和新型疫苗制备，制备的 H9N2 禽流感 DNA 疫苗、猪流感 DNA 疫苗、新城疫 La Sota 株油乳剂灭活疫苗和新城疫病毒 F 基因 DNA 疫苗等具备良好的安全性和免疫效果，证实构建的抗原递送系统显著提高了抗原的免疫效力，能够持续缓慢释放抗原和诱导黏膜免疫应答反应。

第二节　基因工程病毒疫苗的设计与制备

一、基因工程病毒疫苗的设计策略

1. 基因工程病毒疫苗的要求与特点

（1）要求　一种成功的疫苗或理想的疫苗应该具备这样一些条件：高度有效、绝对安全、产生免疫快，适用于各类人群，可大量生产、方便储存和运输，价格合理。基因工程疫苗的研制同样要遵循上述原则。

（2）特点　基因工程疫苗的研制具有不同于传统疫苗的特点：

① 过去常规疫苗的研制（特别是全细胞疫苗）不是特别需要明确在保护性免疫过程中的特定抗原，而在基因工程亚单位疫苗、基因工程载体疫苗、核酸疫苗等的构建过程中，这是必须首先要清楚的。

② 基因工程疫苗的构建需要特定的载体与表达系统，这样引入外源基因及其他生物材料，为基因工程疫苗的安全性保证带来了新的要求。

因此，在基因工程疫苗的研制中，靶蛋白（靶基因）的选择、载体与表达系统的选择是关键性因素。当然，一种有效的疫苗还涉及佐剂的选择、免疫途径、免疫部位、免疫时间和次数的选择等诸多方面，而且都是保证疫苗效力的必不可少的环节。这里主要侧重于基因工程疫苗的前期构建过程，着重介绍基因工程疫苗构建过程中的靶基因、载体及表达系统的选择策略等。下面对各类基因工程疫苗的设计策略进行分别介绍。

2. 基因工程亚单位疫苗的设计策略

（1）抗原的选择　保护性抗原成分的选择是疫苗设计中最为关键的步骤，对那些结构复杂的病原微生物尤为重要。有效的抗原应能够模拟诱生有效保护性抗体应答的抗原决定簇（连续或非连续），为病原体蛋白中具有免疫优势的抗原决定簇；对人体是安全的；对某一病毒是特异的。一般选择病原体的结构蛋白作为抗原构建疫苗，对于易变的病毒如 A 型流感病毒，可选择各亚型共有的核心蛋白保守区段作为疫苗，产生跨株系的保护反应，避免易变病毒产生的免疫逃避问题。一些非结构蛋白也可以作为有效的候选抗原。表 4-2 列出了部分病毒疫苗的候选抗原蛋白。疫苗是根据某种病原体的抗原决定簇，或者特定免疫反应中的 T 细胞和 B 细胞表位而设计的，选择到合适的目的基因后，考虑以上因素，使用定点突变技术可以改造抗原基因，使之发生定点突变、插入、缺失、构型改变，甚至进行不同基因或部分结构域的人工组合，形成新型的蛋白质或肽分子，以期达到增强产物的免疫原性，去除有害作用或副反应。按照前文的定义，此类疫苗当属于蛋白质工程疫苗，但设计原则应是一致的。

表 4-2　一些病毒疫苗的候选抗原蛋白

病毒	候选抗原蛋白
人类免疫缺陷病毒(HIV)	Env(gp120,gp41,gp160)、Gag(p17,p24,p55)、Pol、Tat、Rev、Nef、Vpu
乙肝病毒(HBV)	HBsAg(Pre S1,Pre S2,S)、HBcAg
丙肝病毒(HCV)	E1、E2、C
戊肝病毒(HEV)	ORF-2 蛋白
巨细胞病毒(HCMV)	gB、pp65、IE-1、pp150、gH、gL、gM、gN
呼吸道合胞病毒(RSV)	F、G
EB 病毒(EBV)	gp350、gp220、LMP1、LMP2、EBNA
单纯疱疹病毒(HSV)	gB、gD

续表

病毒	候选抗原蛋白
人乳头状病毒(HPV)	L1、L2、E6、E7
流感病毒(FV)	HA、NA
轮状病毒(RV)	VP2、VP4、VP6、VP7
乙脑病毒(JEV)	E、C、M、NS1、NS2
汉坦病毒(HV)	G1、G2、N
狂犬病病毒(Rabies virus)	G、N、M1、M2、L
登革病毒(DV)	E蛋白、NS1、NS3
埃博拉病毒(EV)	N、G
SARS冠状病毒1型和2型(SARS-CoV1/2)	S、N、M、E

(2) 表达载体及表达系统的选择　目的基因必须与适当的载体（vector）相连接，并由其引入相应的宿主细胞，才能得到增殖和表达。理想的载体应该具有以下特点：

① 分子量小，拷贝数高，易于操作，插入目的基因的幅度较宽。

② 具有强的启动子，能够自主稳定地复制，并使重组DNA能够在宿主细胞内得到增殖和表达。

③ 有较多的限制性酶识别位点，以及一定的非必要区，便于目的基因的插入。

④ 具有一些容易检测的筛选标记（如耐药性、营养缺陷型或空斑形成、显色反应等），以便进入宿主细胞后有可辨认的表型特征。

⑤ 比较安全。

载体按所得产物可分为克隆载体和表达载体。前者主要用于DNA的大量扩增，并不需要得到目的基因编码的蛋白质，后者兼而有之，且侧重于得到蛋白质。常用的载体有质粒、噬菌体、噬菌粒、黏粒和病毒。还有一种人工构建的穿梭质粒，如酵母穿梭质粒、芽孢穿梭质粒和穿梭黏粒，它们既能在原核细胞中复制，又能在真核细胞中复制。目的基因导入真核细胞表达之前，一般先在原核细胞中进行克隆、鉴定和大量的繁殖，因为分子克隆操作在原核细胞中比较容易进行。

对于不同的载体必须选用特定的宿主细胞，基因工程中用作宿主的原核表达系统包括大肠杆菌、枯草杆菌和芽孢杆菌等；真核表达系统主要有哺乳动物细胞、酵母细胞和昆虫细胞等。大肠杆菌常用的载体为质粒、λ噬菌体衍生载体、黏粒和单链噬菌体载体；哺乳动物细胞常用SV40衍生载体、反转录病毒载体、腺病毒载体等；酵母细胞的常用载体为质粒及其衍生载体。原核细胞缺乏转移修饰系统，如糖基化作用和蛋白质的翻译后修饰，因此对于糖基化的抗原蛋白和构型依赖性的抗原决定簇，应选择真核表达系统，使得表达产物能够糖基化和正确的折叠，使抗原成为有功能的结构。

3. 基因工程载体疫苗的设计策略

(1) 抗原的选择　基因工程载体疫苗构建中抗原的选择同亚单位疫苗的要求是相同的，选择的抗原蛋白能够有效地诱导保护性免疫反应。

(2) 疫苗载体的选择　非致病的细菌或非致病的病毒均可作为疫苗载体。在基因工程载体疫苗的设计中，载体安全性是需要考虑的首要问题。这是因为，载体活疫苗不可避免地带有活病毒或活细菌一些潜在的问题，如病毒可能在不断繁殖过程中出现自身修复、发生“毒力恢复”即毒力返祖；其次，大量排毒可能造成对环境的污染，特别是一些已被消灭的疾病，如人类已经不再接种痘苗预防天花，使用痘苗病毒作载体有潜在的危险。理想的病毒或细菌载体应当减少载体蛋白的表达量，限制载体病毒自身组装完成完整的子代病毒。近年来研制的“非复制型”载体，如非复制型腺病毒、痘病毒等，此类病毒载体在转染细胞后仅能形成一代病毒颗粒即自行消灭，因此可大大提高疫苗的安全性，这种载体疫苗的缺点是由于不能在机体内较长时间存在形成持续抗原基因的表达，故免疫效果受到影响。另外，免疫效力也是必须考虑的因素，一种理想的载体应当具有感染靶细胞的能力，又能诱导机体产生包括体液免疫、组胞免疫和黏膜免疫在内的免疫反应。在具体实践中，应根据免疫的途径和目的选择合适的载体。例如，以肠道免疫为主的轮状病毒等就可选择有定居和一定侵袭能力的载体发展活疫苗，且应能刺激产生局部特别是分泌性 IgA 的活疫苗。

① 病毒载体　可以作为疫苗载体的病毒有痘苗病毒、腺病毒、脊髓灰质炎病毒、甲流病毒、单纯疱疹病毒、流感病毒、黄病毒等，其中最常使用的是痘病毒和腺病毒载体。下面对这两种载体进行简要介绍。

a. 痘病毒载体　痘病毒是基因工程疫苗研制中较常用的载体，它具有如下优点：

ⓐ具有很好的安全性，它是人类使用了近 200 年的最为安全的疫苗。

ⓑ宿主细胞类型范围宽，痘病毒能感染许多不同类型的细胞。

ⓒ外源基因的包装容量大，痘病毒载体可容纳 25kb 的外源 DNA 片段，若缺失非复制必需区域，包装容量可增加到 50kb。

ⓓ在细胞质中复制、转录、翻译，避免了 RNA 核加工、转移等的特殊要求。

ⓔ外源基因表达水平较高，能在感染周期的早期或晚期高水平地表达外源基因的产物。

ⓕ痘病毒的耐热性强和容易获得高效价的培养。

因此是较为理想的载体。常用的牛痘病毒株有 Copenhagen、Wyeth、Lister 和 Western Reserve 等。

虽然实践证明，痘苗是十分安全的，但在极少数情况下，可引发婴幼儿痘苗性湿疹和脑炎等并发症，对严重免疫低下者可能发生隐性痘苗病毒感染。为使痘苗病毒载体更加安全，发展了减毒痘苗病毒载体。一个途径是利用经典的减毒病毒，另一个途径是利用基因工程的手段选择性地缺失毒力相关基因，以构建高度弱化的痘苗病毒载体。有些痘病毒具有天然的宿主限制，使其安全性更为理想。禽痘病毒不能在哺乳动物中复制，但仍能在哺乳动物细胞内表达重组蛋白，已被发展为有效的重组疫苗载体，其中金丝雀痘病毒最为理想。此外，浣熊痘病毒、山羊痘病毒以及猪痘病毒也已作为疫苗载体。

很多引起人类传染病的重要病毒已构建了痘病毒作载体的重组活疫苗（表 4-3）。表达人类免疫缺陷病毒抗原的牛痘基因工程载体疫苗已进入Ⅰ期临床试验，初步结果显示，人体接种了这种疫苗以后能产生中等程度的免疫反应。另外，一些肿瘤抗原也能在痘病毒中表达，并被研制成疫苗进入了临床试验。

表 4-3　外源基因在痘病毒和腺病毒载体中的表达

痘病毒载体	腺病毒载体	病原微生物	外源基因和表达的抗原
牛痘	人腺病毒-4、人腺病毒-5、人腺病毒-7	人类免疫缺陷病毒	*env*、*gag*、*pol*，外壳蛋白
牛痘	人腺病毒-4、人腺病毒-7	人类免疫缺陷病毒	*env*、*gag*、*pol* 和调控基因
牛痘	人腺病毒-3	猿猴免疫缺陷病毒	*env*、*gag*、*pol*，蛋白质产物
牛痘		人淋巴管性病毒Ⅲ	*env*，外壳蛋白
牛痘		人淋巴管性病毒Ⅰ	*env*，外壳蛋白
牛痘	人腺病毒-5	人巨细胞病毒	*gB*，糖蛋白
牛痘	人腺病毒-4、人腺病毒-5、人腺病毒-7	呼吸道合胞病毒	F、G，跨膜表面蛋白
牛痘	人腺病毒-5	狂犬病毒	G，糖蛋白
牛痘	人腺病毒-4、人腺病毒-7	乙型肝炎病毒	SA，表面抗原
	人腺病毒-5	丙型肝炎病毒	Core、E1、E2，核心蛋白
牛痘	人腺病毒-2、人腺病毒-5	单纯疱疹病毒	gB、gC、gD，糖蛋白
牛痘		牛疱疹病毒	gⅠ、gⅢ，糖蛋白
牛痘		马疱疹病毒	Gp13，糖蛋白

续表

痘病毒载体	腺病毒载体	病原微生物	外源基因和表达的抗原
牛痘		流感病毒	HA，血凝素
牛痘	人腺病毒-5	麻疹病毒	HA，血凝素 NC，核蛋白
	人腺病毒-5	轮状病毒	VP4、VP7，外壳蛋白
	人腺病毒-5	鼻咽癌 EB 病毒	gp340、gp220，糖蛋白
金丝雀痘		人类免疫缺陷病毒	gp160，糖蛋白
禽痘		人类免疫缺陷病毒	*env*，外壳蛋白
禽痘		鸡新城病毒	HA，血凝素 NA，核蛋白
猪痘	人腺病毒-5	假狂犬病毒	gp50、gp63，糖蛋白

b. 腺病毒载体　虽然痘病毒是很理想的外源基因表达载体，但是这种基因工程载体疫苗只能经肌内注射接种而不能采用口服免疫的途径。对于有些传染病，黏膜免疫的作用很重要。腺病毒则是可经黏膜免疫的理想载体系统。此外，腺病毒还具有这样一些优点：基因组稳定，较少发生重排，操作简便；病毒宿主范围广泛，可感染非分裂期细胞；人腺病毒在人体内不发生整合，无插入突变或激活癌基因风险，应用安全；外源基因包装容量较大；容易获得高滴度的重组病毒；易实现目的基因在宿主细胞中的高效瞬时表达。很多病毒的基因在腺病毒中得到了表达，有些腺病毒载体疫苗在动物试验中显示了很好的免疫保护效果。用携带 HIV *env* 基因的重组腺病毒腹腔接种至小鼠，可诱导产生体液免疫和细胞免疫。由于腺病毒有很多不同的血清型，因而可以用来作加强免疫，因为前后两次接种的腺病毒血清型不一样，从而可以避免由初次免疫产生的腺病毒抗体对加强免疫的腺病毒载体的抑制作用。近来已研究成功自身复制型缺陷的腺病毒，以它作为载体的基因工程载体疫苗具有更好的安全性。

② 细菌载体　细菌是病毒载体以外又一重组活疫苗载体系统，在诱发机体产生黏膜免疫方面具有独特的优点，同时也会产生细胞免疫和体液免疫。与病毒载体相比较，细菌载体操作更为简便，更易于实现多种抗原的输送，其缺点是所表达的抗原具有原核系统产物的特点，不经过真核细胞的糖基化等翻译后加工过程，免疫原性可能受到一定影响。可以作为基因工程疫苗载体的细菌有很多，包括非致病菌和减毒细菌两类，前者如乳球菌、乳酸杆菌等，后者主要是沙门菌、卡介苗和霍乱弧菌等。从疫苗的安全性和能诱导特殊免疫反应的角度出发，减毒的沙门菌和卡介苗是最重要和用途最广的载体，前者能诱导黏膜免疫反应，后者则以诱导细胞免疫反应为主。

a. 伤寒沙门氏菌载体　伤寒沙门氏菌是一种肠道致病菌，要作为疫苗载体，必须进行减毒。从 20 世纪 50 年代开始，科学家们构建了许多基因（如 *pab*、*galE*、*aroA*、*aroC*、*aroD*、*cya*、*crp*、*asd* 等）缺失或突变的减毒沙门氏菌，有些菌株同时以两种基因突变或缺失。美国 FDA 批准用于临床的伤寒 Ty21a 减毒活疫苗显示了令人满意的安全性和免疫原性。该菌株缺失了 *galE* 基因，细菌表面的 Vi 抗原为阴性，而且脂多糖的合成能力下降，研究者将其作为构建重组疫苗的载体来表达外源基因产物获得成功。至今已有结核分枝杆菌、霍乱弧菌、乙肝病毒、流感病毒和血吸虫等数十种病原微生物的外源基因在沙门氏菌的减毒活疫苗中获得了不同程度的表达。外源基因的表达可以在细胞内，也可以令其表达于细菌的表面。但是，沙门氏菌载体也存在如下一些缺点：转化进入沙门氏菌中的质粒有时不太稳定，疫苗进入动物体内以后，沙门氏菌会丢失能表达外源基因产物的质粒；沙门氏菌的蛋白降解酶能把外源基因表达的蛋白质很快降解掉。因此，用沙门氏菌作为表达外源基因的重组载体疫苗，尚有许多问题需要解决才能进入实际应用阶段。

b. 卡介苗（BCG）载体　BCG 经过半个多世纪的实践证明是一种安全的疫苗，而且具有持久的免疫效果，疫苗诱导的免疫反应可长达 5～50 年，因而卡介苗成了表达外源基因的理想载体，并以此来构建可预防其他传染病的重组活载体疫苗。许多病毒、细菌和寄生虫的抗原已经成功地在 BCG 中获得了表达并作为疫苗在动物试验中显示了有效的免疫保护效果。但是用卡介苗作为载体表达外源基因的疫苗在Ⅰ期和Ⅱ期临床试验中的初步结果不是十分理想，主要原因是卡介苗本身会在接种疫苗者的体内刺激产生很强的针对分枝杆菌的免疫反应，而针对外源性基因编码的抗原反应却不太理想，这使得重组BCG载体疫苗的临床进展缓慢。

4. 基因缺失活疫苗的设计策略

应用基因工程技术对病毒基因组进行改造或删除，以获得稳定的减毒表型，即所谓的分子减毒。此类突变株具有突变性状明确、遗传性能稳定、不易发生毒力返祖等优点，是研制减毒活疫苗的新途径。

基因缺失活疫苗设计的关键是选择要删除的靶基因。一般选择删除与毒力相关，但对病原微生物复制非必需的基因。为了保证低回复的减毒，最为理想的是删除至少2个与毒力相关的基因或基因位点。基因缺失活疫苗的研究，必须建立在对病毒的毒力相关基因有清楚了解的基础上。

5. 核酸疫苗的设计策略

核酸疫苗由病毒的保护性抗原基因和载体质粒两部分组成。不言而喻，目的基因的选择至关重要，是核酸疫苗诱导机体产生特异性免疫应答的关键和决定成分。通常是选择该病毒的主要保护性抗原基因，最好是可对多数毒株都有保护作用的抗原基因。抗原基因可以是单个基因或具有协同保护功能的一组基因，也可以是编码抗原决定簇的一段核苷酸序列。

一些分子佐剂能增强核酸疫苗激发的免疫应答反应。此类佐剂有细胞因子，如IL-2、IL-4、GM-CSF；趋化因子；未甲基化胞嘧啶鸟嘌呤二核苷酸（CpG）基序等。在HBV的DNA免疫研究中，将HBsAg基因和IL-2基因所构成的融合基因表达质粒免疫小鼠，机体产生的体液免疫和细胞免疫水平比单独注射HBsAg基因所产生的免疫水平显著提高。近来研究发现，CpG基序具有广泛的免疫调节活性，可明显增强机体的免疫应答。通过增加核酸疫苗载体中CpG基序或用含有CpG基序的质粒共同免疫能够改善DNA疫苗的免疫原性。目前已发现最适的分子佐剂CpG序列为GACGTT（C）。对于CpG基序，要求未发生甲基化，一旦CpG基序发生甲基化则丧失佐剂效应。

在抗原基因确定以后，表达载体就成为影响核酸疫苗免疫效应的另一关键因素。一般来讲，其表达抗原蛋白的能力越强，诱发宿主产生的免疫应答也越强。核酸疫苗研究中大都使用含有能在哺乳动物组胞中高效表达的真核启动子的质粒作为载体，主要有LTR、SV40及CMV等启动子。真核表达质粒是DNA疫苗的主体，其表达抗原蛋白的能力越强，诱发宿主产生的免疫应答也越强，这就取决于其启动子的强弱。目前，在DNA免疫研究中使用CMV启动子的真核表达质粒已成为共识，以CMV启动子构建的pcDNA3能在大多数哺乳动物细胞中高效表达所插入的外源基因，并且是高拷贝数质粒，为大量制备质粒DNA带来了方便。由于真核表达质粒表达能力的大小不仅取决于所含启动子的强弱，增强表达的辅助成分也是关键之一，因此在实际疫苗设计中，还有必要对载体进行改造。

二、基因工程病毒疫苗制备的技术路线

1. 基因工程亚单位疫苗制备的技术路线

目的抗原基因的选择与分离→插入表达载体→转化（原核、真核细胞）→表达编码抗原→重组抗原提取与纯化

2. 基因工程载体疫苗制备的技术路线

目的抗原基因的选择与分离→插入疫苗载体系统（细菌或病毒）→重组载体体外培养扩增→收获培养物及后处理

3. 基因缺失活疫苗制备的技术路线

选择靶基因→定向缺失靶基因的基因敲除或打靶置换→基因缺失毒株培养增殖→收获病毒及后处理

4. 核酸疫苗制备的技术路线

DNA 抗原：目的抗原基因的选择与分离→与载体 DNA 连接→转入宿主扩增质粒→重组质粒提取、纯化及后处理

mRNA 抗原：目的抗原基因的选择与分离→与载体 DNA 连接→转入体外转录质粒→重组质粒提取、纯化及后处理→线性化处理→体外转录→核苷酸修饰→mRNA 提取、纯化及后处理

三、基因工程病毒疫苗的质量控制

与普通疫苗一样，安全和有效也是衡量基因工程疫苗质量的标准。因此，基因工程疫苗的质量控制，遵从疫苗质量控制的一般要求。但是，由于在研制过程中，引入外源基因及其他生物和化学材料，应特别注意重组后的基因以及表达载体的变异性和稳定性。

对于基因工程疫苗安全性的要求是：DNA 重组后基因的产物无致病性、无毒性，也没有因基因工程操作而引起的有害因素或潜在的危险性。基因工程疫苗的有效性是要保证 DNA 重组后表达的蛋白质具有良好的抗原性和免疫原性。检验的方法包括可用于特异抗体结合能力的体外试验，例如免疫印迹和酶联免疫反应；以及疫苗诱导的体液免疫和细胞免疫反应能抵抗攻击的免疫保护力等体内方法。基因工程疫苗的稳定性和可重复性是指以同样的方法可进行重复生产和制造；疫苗的质量保持稳定，即在特定的条件下，疫苗的各种遗传学、生物学、免疫学的特性保持不变。换言之，产生基因突变的概率极低。在基因工程疫苗试生产阶段的质量控制主要包括宿主细胞和基因产物两个方面。

在基因工程疫苗的研制阶段有如下几个方面的严格要求：

① 插入基因　要求提供全部的核苷酸序列，明确描写插入载体时所用的内切酶及方法，具有稳定的结构和功能，确定的基因产物与免疫反应的关系，插入后是否影响和改变其他基因的功能等。

② 载体　需要详细说明用于研制基因工程疫苗的载体来源及各部分的功能，例如复制子的来源、抗药性的标记基因，基因转录的启动子和增强子，以及和蛋白质翻译有关的核苷酸序列等。

③ 宿主细胞的选择　必须明确记录描写细胞的来源、表型、遗传型以及相应的基因标记，此标记可用于保证下阶段生产的基因工程疫苗的纯度和稳定性。对于外源基因的克隆方法和最后完整的重组后基因的序列和结构都要有详细的记录和报告。

总结

○ **新一代病毒疫苗**

新一代病毒疫苗（新型疫苗、现代疫苗、高技术疫苗）是指利用基因工程或现代分子生物学技术制备的病毒疫苗，使用抗原通过诱发机体产生特异性人工自动免疫应答，以预防和治疗疾病，或达到某种特定医学目的的生物制剂。

○ **基因工程病毒疫苗**

基因工程病毒疫苗是通过分子生物学技术对病毒基因进行定向改造或重组表达病毒抗原而制备的疫苗。基因工程病毒疫苗主要包括基因工程亚单位疫苗、基因工程载体疫苗、基因缺失活疫苗、核酸疫苗和蛋白质工程疫苗等。

○ **基因工程病毒疫苗的设计策略**

在基因工程病毒疫苗的研制中，靶蛋白 (靶基因) 的选择、载体与表达系统的选择是关键性因素；其次，有效的疫苗设计还涉及佐剂的选择、免疫途径、免疫部位、免疫时间和次数的选择等诸多方面，均为保证疫苗效力的必不可少的环节。

○ 基因工程病毒疫苗的质量控制

与普通疫苗一样，安全和有效也是衡量基因工程病毒疫苗质量的标准。因此，基因工程病毒疫苗的质量控制，遵从疫苗质量控制的一般要求。但是，由于在研制过程中，引入外源基因及其他生物和化学材料，应特别注意重组后的基因以及表达载体的变异性和稳定性。

思考练习

1. 以流感病毒为例，总结一下当前临床应用的主要疫苗种类是什么。在多种基因工程病毒疫苗中，哪一种可能有望有效预防流感病毒的传播？
2. mRNA 疫苗有哪些优势？为什么其相关研究可以获得 2023 年诺贝尔生理学或医学奖？
3. 合成生物学推动的“模块化疫苗平台”技术（如 COVID-19 疫苗快速迭代），对传统疫苗研发模式带来哪些颠覆性变革？试从研发周期、成本、适用范围三方面论述。

第五章　基因工程细菌疫苗

在生物技术飞速发展的时代浪潮中，基因工程菌已成为生物制品领域的核心驱动力，深刻重塑着生物医药、工业生产等多个行业的格局。从重组胰岛素的批量生产打破糖尿病治疗药物的供应困局，到重组疫苗的研发为全球公共卫生事业筑起坚固防线，基因工程菌不断展现出惊人的应用潜力。什么是基因工程细菌疫苗？基因工程细菌疫苗的种类有哪些？目前基因工程细菌疫苗存在的问题有哪些？研制细菌疫苗的新方法有哪些？

学习目标

- 掌握基因工程细菌疫苗的概念及其种类。
- 熟悉理想细菌疫苗的条件及基因工程细菌疫苗的未来发展趋势。
- 了解重要基因工程细菌疫苗的研究现状。

第一节　概述

一、基因工程细菌疫苗的概念

基因工程细菌疫苗是指通过基因工程技术，将病原的保护性抗原基因片段克隆到表达载体中，再转染细菌等细胞，使其表达该病原的保护性抗原，从而制成的疫苗。这种疫苗通常具有以下特点：安全性高，基因工程细菌疫苗通常不含感染性物质，因此安全性较高；产量大，通过基因工程技术，可以在细菌中大量表达抗原，从而满足大规模生产的需求；纯度高，通过纯化过程，可以获得高纯度的抗原，提高疫苗的免疫原性和安全性；稳定性好，基因工程细菌疫苗的成分相对稳定，不易变质，便于储存和运输。

二、基因工程细菌疫苗存在的问题及研制细菌疫苗的新方法

1. 细菌疫苗的类别

由细菌、支原体、螺旋体等制成的疫苗称为细菌疫苗。细菌疫苗按其所含的成分不同分为三类，即活菌疫苗（弱毒苗）、死菌疫苗（灭活苗）、亚单位或成分疫苗。

（1）活菌疫苗　活菌疫苗又称弱毒苗，是采用人工诱变方法培育出的弱毒菌株或无毒菌株而制成的。如1883～1885年巴斯德（Pasteur）用理化和生物学方法制备了减毒的炭疽菌苗和狂犬疫苗等。卡介苗（BCG）是巴斯德研究院Calmette和Guerin等（1921年）将一株牛型强毒结核菌在甘油-胆汁-马铃薯培养基上传230代后（13年），获得的对动物不致病，但产生抗结核免疫反应的细菌疫苗，在世界范围内获得广泛应用，证明对免疫婴幼儿有保护效果。后来，发现其对成人的保护效果波动范围很大。对其减毒机制的了解，直至近年来完成结核分枝杆菌全基因测序后，与有毒牛型结核分枝杆菌全基因序列进行比较，方知BCG缺失了毒力相关基因。

（2）死菌疫苗　死菌疫苗又称灭活苗，是指通常采用自然强毒菌株或标准菌株人工大量培养后，经加热处理或福尔马林（formaldehyde）、戊二醛（glutaraldehyde）、β-内酯（β-propiolactone）等化学处理而制成的。灭活苗或死菌疫苗都须加佐剂以提高其免疫效果，再有，由于死菌疫苗都不能或者诱导机体的细胞介导免疫力差，所以可在死菌疫苗中加免疫促进剂，如短棒杆菌卡介苗、左旋咪唑和各种多糖类物质等。目前，最常用的死菌疫苗是矿物油佐剂灭活苗，如禽霍乱灭活油佐剂疫苗、百日咳（*Bordetella pertussis*）死菌疫苗、猪丹毒灭活疫苗等。死菌疫苗的主要优点是稳定，缺点是需要多次免疫才能得到好的保护效果。

（3）亚单位或成分疫苗

① 从细菌培养液中提取、用化学方法脱毒的类毒素疫苗，如破伤风类毒素（TT）、白喉类毒素（DT），免疫后诱导机体产生的抗血清能特异性地中和破伤风类毒素或白喉类毒素，其保护效果可达95%以上。由于毒素纯化方法的改进，产品的副作用很小。

② 荚膜细菌纯化的多糖疫苗，诱导产生的抗体能保护机体抵抗入侵荚膜菌的感染。如B型流感嗜血杆菌（Hib）、伤寒杆菌Vi多糖等多糖疫苗，能诱导机体产生T细胞非依赖的抗体反应，其特点是诱导时产生短期的IgM抗体，缺乏免疫记忆，对不到18个月幼儿的多糖疫苗免疫原性差，没有保护效果。因此多糖类的细菌疫苗亟须改进。

目前，将多糖与载体蛋白共价连接，通过载体蛋白提供适当的T细胞表位，由T细胞协助B细胞产生多糖特异性抗体，使T细胞非依赖性抗原转变为T细胞依赖性抗原，这类细菌疫苗称为多糖-蛋白质结合苗。如B型流感嗜血杆菌的结合苗已在几个国家获得证书，证明对不到18个月的幼儿有很高的免疫原性，能诱导免疫记忆，免疫球蛋白的类型转换及抗体亲和力成熟，明显减少了Hib的入侵感染与发病。

2. 细菌疫苗存在的问题

① 尽管疫苗免疫取得了巨大的成功，但小于5岁的婴幼儿每年死于传染病的数目仍然很高。如疟疾、几种腹泻病等均无有效疫苗，虽然卡介苗（BCG）使用几十年了，甚至纳入WHO的计划免疫，但其效果波动很大，在0～80%，因此亟须安全有效的结核疫苗问世。

② 与病毒相比，基因工程细菌及细菌核酸苗报道明显很少。至今国际上还没有成功满意的重组细菌疫苗提供人群使用。关于细菌毒素的分子及其编码基因与调控机制都比较清楚，因此，有关毒素的基因工程细菌疫苗的构建或载体构建等均无问题，但细菌外膜上的其他结构如黏附分子、侵袭蛋白、鞭毛及脂多糖等分子结构十分复杂，编码基因多成丛分布，如LPS的表达涉及近30个基因的级联反应，操作起来尚有困难。因此，还有毒力相关或保护相关基因的分离、克隆和表达等基因工程细菌疫苗研制的前期工作要做。

3. 研制细菌疫苗的新方法

对细菌感染发病机制认识的深入以及涉及许多病原体毒力决定簇如黏附素、侵袭素、荚膜多糖、脂多糖、毒素等编码基因及其产物的结构与功能的分析与鉴定，是不断设计和研制新型疫苗的重要基础。针对不同的病原体致病特点和毒力决定簇的特点，发展和产生了不同的细菌疫苗研制方法，得到了不同类型的细菌疫苗。

（1）基因重组技术　基因重组技术是将不同来源的基因组合到一起，形成一条新的 DNA 序列。该技术的应用可以制造出经过改造的病原体，使其具有更好的免疫原性。例如，利用基因重组技术制备百日咳疫苗、肺炎球菌疫苗等。大多数情况下，细菌疫苗制备依赖于对细菌毒素和表面蛋白等重要抗原的提取和纯化。基于基因重组技术，可以通过表达细菌抗原基因，将其表达为纯化的抗原，输送给人体，且具有更好的安全性和有效性。

（2）基因编辑技术　基因编辑技术是一项新型的基因工程技术，它可以直接对细胞的 DNA 进行精准编辑。这项技术的应用可以使得疫苗的效果更加稳定和可靠。例如，在肺炎疫苗的研发中，基因编辑技术可以被用于编辑肺炎球菌的抗原基因，提高其对肺炎球菌的免疫效果。在过去的肺炎疫苗制备过程中，虽然肺炎球菌的革兰氏染色（一种细菌的物理特性）被广泛用作其识别标志，但是这种方法有一定的局限性。在这样的场合下，基因编辑技术可以被用于选择性地编辑其他更为关键的抗原基因，从而提高它的免疫效果。

（3）纳米粒子技术　纳米粒子技术是一项应用于制造疫苗载体的技术。它可以在纳米级别上制造出各种形状和尺寸的材料，例如金属纳米颗粒、磁性纳米颗粒等。这些载体可以有效地携带细菌疫苗抗原，刺激免疫系统产生更好的免疫应答。

（4）纳米膜技术　纳米膜技术可以制造出具有稳定性和可吸附性的薄膜，包含具有持续释放功能的材料，例如纳米硅胶和聚乙烯醇等。这些材料可以保护细菌疫苗的活性，增强其免疫原性和稳定性。

（5）人工智能　人工智能是近年来广泛应用于医学研究的技术，包括图像识别、自然语言处理等，目的是提高疫苗研究效率和质量。图像识别技术可以帮助疫苗研究人员分析大量的数据，例如病原体图像等。利用图像识别技术，可以快速识别病原体的类型和结构，从而加速疫苗制备过程，并提高疫苗研究效率。自然语言处理技术可以帮助疫苗研究人员从复杂的文本数据中提取有用的信息，例如疾病症状、病原体种类等。利用自然语言处理技术，可以提高疫苗研究人员的数据分析能力，并帮助他们更好地理解和研究复杂的医学数据。

三、理想细菌疫苗的条件

疫苗的目的是激起免疫反应，但不使人遭受实际感染的危险。一个理想的疫苗将引起与天然感染相同程度的或更好的免疫。理想疫苗应符合如下条件，且每一个条件都需要大量的基础研究，能提出更为合理的疫苗研究策略，研制出安全高效、使用方便、价格低廉的细菌疫苗。

① 安全，不能有毒性。大量人群应用疫苗，即使有低水平的毒性也不能接受。

② 遗传性状稳定，无致癌性，无致畸变或致流产性。

③ 结构简单清楚，可生物降解，有生物相容性，与组织抗原无免疫学交叉反应。

④ 接受疫苗接种的各年龄组人群必须能够很高比例地产生保护性免疫。成功的疫苗一般能产生长效的免疫记忆。

⑤ 多价，有更大的覆盖面，最好一次性免疫。因为一些感染性病原体在进入机体后不久便感染宿主细胞，因此对这类感染性病原体预存特异性抗体阻止病原微生物进入细胞是特别必要的。对感染病原体的免疫应答通常涉及指向多个表位的抗体，只有其中一些抗体提供保护。因此，有效的疫苗一定导致准确指向感染微生物表位的抗体和 T 细胞的产生。

⑥ 能口服，能有效诱导黏膜免疫。

⑦ 为大量人群应用，疫苗必须廉价。

⑧ 易于生产、储存及服务，不需冷藏。

四、基因工程细菌疫苗的研究现状及未来发展趋势

1. 基因工程细菌疫苗的研究现状

（1）创新疫苗的研制、开发和应用 近年来，疫苗研制的主要贡献之一是将荚膜多糖与蛋白质载体交联，研制出多糖-蛋白质结合疫苗。这种疫苗使载体蛋白特异的 T 细胞参与辅助 B 细胞，产生多糖特异的抗体。这一进展解决了长期以来多糖疫苗在 2 岁以下婴幼儿中无效和无免疫记忆的问题。B 型流感嗜血杆菌-蛋白质结合疫苗已成为 WHO 的推荐项目，并建议推广至其他荚膜多糖疫苗。

（2）对病原体致病与发病机制的认识和宿主抗感染免疫机制的了解 病原体的致病能力受多种复杂因素的综合影响，包括侵袭力、毒力因子、数量及变异性等。深入理解这些机制是开发基因工程细菌疫苗的基础。目前的研究揭示了病原体与宿主相互作用的精妙机制，为疫苗设计提供了关键靶点。宿主通过先天性免疫与适应性免疫的协同作用构建多层次防御网络，其精细调控机制为基因工程细菌疫苗设计提供了理论框架。

（3）黏膜疫苗及其释放途径是创新疫苗研制的重要方向 机体 90%以上的感染发生在黏膜，或由黏膜侵入。当前正在研发的大多数疫苗实际上是黏膜疫苗。此外，黏膜免疫途径的一个显著优点是易于接受。诱导黏膜免疫的最佳方式是将疫苗抗原直接接种到黏膜表面。由于共同黏膜免疫系统的存在，在某一黏膜位点的接种可以诱导全身的黏膜免疫反应，因此，口腔、鼻腔、直肠以及生殖道均可作为黏膜免疫的途径。

目前最常用的黏膜免疫途径是口服免疫。但由于胃肠道内的酸或碱环境以及大量蛋白酶的存在，口服疫苗易于变性和降解。Jarbrink 等通过内镜将霍乱疫苗接种至 8 位健康志愿者幽门下 30cm 的肠腔内。经过一周后，采用酶联免疫斑点法在 5 例胃腺体和十二指肠活检标本中检测到特异的 IgA 抗体分泌细胞，从而证实了肠道内的免疫可以诱导胃内 IgA 抗体分泌细胞的产生。

黏膜免疫的实现需要两个重要条件：疫苗能够到达并充分暴露于黏膜淋巴组织，以及增强随后在淋巴组织中发生的免疫反应。许多抗原的免疫原性较低，或容易在消化道内被降解，特别是在口服免疫时可能出现免疫耐受，目前尚无理想的佐剂。因此，应用重组的减毒微生物载体或化学共聚体微囊可以达到上述目的。

① 重组的减毒微生物载体 主要包括鼠伤寒杆菌、志贺氏菌、乳酸杆菌属等减毒细菌，重组的腺病毒、痘病毒等 DNA 病毒，以及重组的脊髓灰质炎病毒、副黏病毒等 RNA 病毒。通过应用化学或分子生物学技术，对上述微生物中的致病基因进行突变，以降低其毒性，同时保留其对黏膜的侵袭力。通过基因工程手段对鼠伤寒杆菌某些相关基因（主要通过基因突变）进行改造以降低其毒性。携带外源抗原编码基因的减毒鼠伤寒杆菌在进入肠道后可侵袭肠上皮细胞，并被免疫系统识别和加工，从而诱发强烈、持久的免疫反应，产生特异的黏膜免疫、体液免疫和细胞免疫。人类和鼠是鼠伤寒杆菌的自然宿主，大量实验表明，减毒的鼠伤寒杆菌用于动物和人体是安全的，其接种途径包括口服、腔内或直肠等不同方式。因此，该菌是一种理想的黏膜免疫载体。

② 化学共聚体微囊 用于包裹抗原的化学物质包括化学共聚体微囊、脂质体和明胶等。颗粒性抗原比可溶性抗原具有更强的抗原性，它们不仅能保护疫苗免受各种酶及酸、碱的破坏，还能增强抗原在黏膜表面的摄取，并具有佐剂作用。在化学共聚体微囊中，应用最广泛的是共聚的乙交酯-丙交酯（PLG）。PLG 是唯一通过美国 FDA 批准，可以用于人体的可生物降解药物控释剂。除了保护抗原和具有佐剂作用、显著提高抗原的免疫原性外，PLG 还具有以下优点：a. 性质稳定、无抗原性，能够反复应用于机体；b. 包裹的抗原量可根据需要而定，并可同时包裹多种抗原或免疫增强剂；c. 控释作用使其能够长期有效地刺激免疫系统；d. 不仅能诱导黏膜免疫，还能诱导体液免疫和细胞免疫。Mutwiri

等应用藻酸盐微囊包裹猪血清白蛋白进行口服免疫，三周后检测到了特异的肠道黏膜免疫反应。

（4）重要病原体基因组测序将为创新疫苗提供新的机会和条件　理想的新一代疫苗需要经过理性设计。这意味着应用疫苗研制相关的免疫学理论最新研究成果，将病原菌基因组中明确具有免疫保护性的抗原成分进行有机组合。利用包括细胞因子在内的有效免疫佐剂，选择合适的递送系统，制备疫苗候选株，最后通过一系列动物实验和临床试验进行检验。百日咳疫苗的研制与改造是这方面成功的一个很好的例子。

2. 基因工程细菌疫苗的未来发展趋势

（1）新型纳米技术在疫苗研发和持续释放上的应用研究　传统的黏膜疫苗在到达黏膜免疫系统时，需要克服多个黏膜屏障，例如胃肠道的酸碱性环境、疫苗的快速清除和覆盖在黏膜上皮细胞的致密黏液层。基于黏膜黏附性聚合物的纳米疫苗，如壳聚糖和木葡聚糖，可以延长抗原在黏膜层表面的滞留时间，从而持续刺激机体产生黏膜免疫和细胞免疫等免疫应答。

纳米颗粒载体疫苗是一项通过将疫苗抗原包裹在纳米颗粒中来提高抗原的稳定性和免疫原性，从而增强疫苗效果的新技术。纳米颗粒载体疫苗具备以下特点：

① 增强免疫原性：纳米颗粒载体能够模拟病原体的形状和结构，激发机体产生更强的免疫反应。

② 稳定性提高：纳米颗粒载体能够保护疫苗抗原免受降解，提高疫苗的稳定性和持久性。

③ 目标性传递：纳米颗粒载体能够通过改变表面性质，实现对特定组织或细胞的靶向传递，从而增强疫苗的效果。

（2）肽疫苗技术在疫苗研制中的应用　肽疫苗技术是一项将疫苗抗原设计为多肽链的新技术。肽链可以通过合成化学方法制备。与传统疫苗相比，肽疫苗具有以下特点：

① 免疫原性较强：通过选择特定的肽链，肽疫苗能够激活机体的免疫系统，产生特异性抗体。

② 安全性高：肽疫苗无需使用活病毒或细菌，因此降低副作用的风险。

③ 易于制备和储存：肽疫苗的制备过程简单，能够通过化学合成技术进行大规模制备和储存。

（3）人工智能在疫苗研制中的应用　人工智能作为一种新兴技术手段，开始在疫苗研制中发挥重要作用。基于机器学习和深度学习的人工智能技术可以分析和处理大量数据，帮助科学家更好地理解疾病发生的机制，发现新的疫苗靶点。此外，人工智能还可以模拟和预测疫苗研发中的各种情境，提高疫苗设计的准确性和效率。

（4）基因编辑技术在疫苗研制中的应用　基因编辑技术是一项新型的基因工程技术，可以直接对细胞的 DNA 进行精准编辑。这项技术的应用使得疫苗的效果更加稳定和可靠。相对于病毒，细菌的基因编辑更加复杂，因为它们在细胞中包含更多信息。细菌基因组通常包含数千个基因，其中每个基因对细胞的正常生存和功能都至关重要。因此，基因编辑需要针对特定基因进行选择性编辑，并确保其活性不变。基因编辑技术可以对细菌进行多种操作，包括缩小细菌生成的毒素，改变细菌表面的蛋白质以适应人体免疫系统，同时产生稳定的免疫原性。此外，基因编辑技术还可以增强细菌所需的自我保护功能，减少其对人体系统的侵害能力，使其更容易被免疫系统发现并攻击。

总之，理想的疫苗必须安全、有效，同时还应具备价廉、易于推广等优点。疫苗研制中的新技术为预防和控制传染病提供了强有力的支持。生物工程、基因工程、纳米技术及人工智能等新技术的应用，使疫苗的研发更加高效、精准和安全，为人们提供了更多保护健康的手段。然而，新技术的应用也面临一些挑战，如安全性和伦理问题等，这需要科学家和决策者共同努力解决。继续探索和应用新技术，将为疫苗研制带来更多突破，为全球公共卫生事业作出更大贡献。

第二节　基因工程细菌疫苗的种类

根据基因工程细菌疫苗研制的技术路线和疫苗组成的不同，目前可分为：①基因工程亚单位疫苗；

②基因工程活载体疫苗；③DNA 疫苗；④基因缺失疫苗或突变疫苗。常见基因工程细菌疫苗的比较见表 5-1。

表 5-1 常见基因工程细菌疫苗的比较

项目	基因工程亚单位疫苗	基因缺失疫苗或突变疫苗	基因工程活载体疫苗	DNA 疫苗
免疫效果	较差	好	好	较好
免疫次数	多次	一次	一次	二次
佐剂	需要	不需要	不需要	需要
安全性	好	好	较好	好
稳定性	强	强	较强	较强
保存期	长	长	较长	较长
研制周期	较长	较长	长	短

一、基因工程亚单位疫苗

基因工程亚单位疫苗又称生物合成亚单位疫苗或重组亚单位疫苗，指只含有病原细菌的一种或几种抗原，而不含有病原体的其他遗传信息。此类疫苗是利用基因工程的方法将病原细菌的主要免疫原在异源宿主细胞内表达后制备而成。

除了大肠杆菌表达系统外，目前重组蛋白质表达系统还有乳酸菌（*Lactococcus bacteria*）、酵母细胞和蚕细胞等。乳酸菌表达系统的优点是蛋白质表达过程可通过 pH 调节，不再需要向培养基中加入类似 IPTG 的诱导物，既简化了操作程序又降低了成本。此外，乳酸菌的一个重要特点是可以将重组蛋白质分泌到细胞外（即细菌培养基内），因而非常适合于表达对大肠杆菌有毒性作用的蛋白质。一般情况下，凡是能被分泌到细胞外的蛋白质都具有正确的分子结构。此外，大肠杆菌和乳酸菌的一个共同优点是这些细菌都没有对表达的蛋白质进行糖基化的反应系统。因而，所表达的蛋白质没有任何化学修饰，便于对重组蛋白质进行结构和功能的分析。

总之，不论原核生物表达系统还是真核生物表达系统，只有重组蛋白质的结构与原始蛋白质的结构一致时，其所引起的免疫学反应才能对病原发挥免疫抑制作用。此外，外源性抗原（如蛋白质类疫苗）在机体内主要是通过 MHCⅡ途径提呈给免疫应答系统的，所激发的免疫应答多趋向于体液免疫应答，而且需要很强的免疫佐剂。

二、基因工程活载体疫苗

基因工程活载体疫苗可以是非致病性微生物通过基因工程的方法使之表达某种特定病原细菌的抗原决定簇基因，产生免疫原性，也可以是致病性微生物通过基因工程的方法修饰或去掉毒性基因，但仍保持免疫原性。在这种疫苗中，抗原决定簇的构象与致病性病原体抗原的构象相同或者非常相似。活载体疫苗克服了常规疫苗的缺点，在免疫效力上很有优势。

细菌载体疫苗是指将病原体的保护性抗原或表位插入细菌基因组或质粒使其表达。目前主要有沙门氏菌活载体疫苗、大肠杆菌活载体疫苗、卡介苗活载体疫苗以及以单核细胞增生李斯特氏菌和小肠结肠耶尔森氏菌为载体的疫苗。选择理想的载体是活载体疫苗研制及应用成功的关键。

三、DNA 疫苗

DNA 疫苗是将编码抗原的细胞基因重组真核表达质粒 DNA 注射到机体内，使其在细胞内表达相应抗原，进而介导免疫反应。这个概念由 Wolff 等人提出，Wolff 等人将裸露的 DNA 注射到小鼠肌肉，发现报告基因在小鼠肌纤维内能够长期表达。DNA 疫苗最初采用大肠杆菌质粒 DNA 作为载体，以表达其上的抗原 DNA，从而诱发全面的免疫应答。随后，DNA 疫苗开始被应用于各类细菌性疾病的防治。目前，DNA 疫苗已经在各种疾病和领域得到了越来越广泛的应用。

在核酸免疫研究中，使用减毒的胞内细菌释放 DNA 疫苗的报道引人关注。绝大多数胞内细菌都能被 DNA 转染，这些细菌通过吞泡或胞浆将质粒转入细胞，释放 DNA 并表达编码抗原，从而诱导体液免疫或细胞免疫。与裸 DNA 释放相比，使用细菌释放 DNA 具有以下优势：

① DNA 接种载体（如质粒）的结构简单，提纯质粒 DNA 的工艺简便，因此生产成本较低，且适于大批量生产。

② DNA 分子克隆相对容易，使得 DNA 疫苗可以根据需要随时进行更新。

③ DNA 分子稳定，可以制成冻干 DNA 疫苗，使用时在盐溶液中可恢复原有活性，便于运输和保存。

④ 与传统疫苗相比，DNA 疫苗的安全性更高。虽然 DNA 疫苗具有与弱毒疫苗相当的免疫原性，能够激活细胞毒性 T 淋巴细胞并诱导细胞免疫，但由于 DNA 序列仅编码一段单一的病毒基因，几乎没有毒性逆转的可能性，因此不存在减毒活疫苗毒力回升的风险。此外，由于 DNA 疫苗抗原相关表位在机体免疫系统中相对稳定，因此 DNA 疫苗不像弱毒疫苗或亚单位疫苗那样可能出现表位丢失。

⑤ 质粒本身可以作为佐剂，因此使用 DNA 疫苗时无需添加佐剂，这不仅降低了成本，也提高了使用的便利性。

⑥ 将多种质粒 DNA 简单混合，可以将生化特性类似的抗原（例如来源于同一病原菌的不同菌株）或同一病原体的多种不同抗原结合在一起，形成多价疫苗。这使得一种 DNA 疫苗能够诱导产生针对多个抗原表位的免疫保护作用，从而显著增强了 DNA 疫苗的生产灵活性。

⑦ 针对性增强，肌内注射或基因枪注入 DNA 只能转染有限的抗原提呈细胞（APC）。而通过适当的细胞释放 DNA，可以将质粒 DNA 特异性靶向相关免疫组织中的 APC；此外，还能作用于树突状细胞（DC），从而更好地进行抗原提呈。

⑧ 免疫原性增强。细菌成分如革兰氏阴性菌的 LPS、革兰氏阳性菌的脂肽及细菌 DNA 中未甲基化的序列等，均具有佐剂活性，可增强释放 DNA 的免疫原性。

⑨ 免疫途径增强，细菌载体还可以通过口服方式促进肠相关淋巴组织的转染，从而增强黏膜免疫效果。同时，可以通过分泌溶质膜素破泡进入胞浆，控制抗原提呈的途径及相应的 B 细胞亚类的效应反应。

此外，DNA 疫苗也具有一些缺陷，如免疫原性低、免疫效果差，以及存在同宿主染色体发生整合、激活癌基因和诱生抗 DNA 抗体等潜在危险性，这些限制了其在临床上的应用。目前主要从以下几个方面对其进行优化：优化核酸免疫载体，主要是增强载体的表达水平及抗原的免疫原性；优化保护性抗原编码序列，在 DNA 疫苗中导入同一病原体不同株的抗原；筛选合适的免疫佐剂，以增强机体的免疫应答；选择合适的接种途径，目前基因枪是一种较好的方法；改进分离纯化工艺，超螺旋质粒 DNA 是一种比较理想的形式。

四、基因缺失疫苗或突变疫苗

基因缺失疫苗或突变疫苗是一种基于基因工程技术的疫苗。在疫苗研发过程中，科研人员利用基因工程技术对病原体的部分基因进行人为的“缺失”处理。这种处理旨在使病原体丧失致病能力，同时能够刺激免疫系统产生特异性抗体。这样，当机体再次接触到真正的病原体时，由于已经产生了相应的免疫记忆，就能迅速有效地进行防御。基因缺失疫苗或突变疫苗的应用广泛，对于预防多种传染病具有重要意义。与传统疫苗相比，基因缺失疫苗或突变疫苗具有更高的安全性，因为它只包含部分基因片段，从而降低了引发不良反应的风险。此外，基因缺失疫苗或突变疫苗的生产过程更加稳定可控，能够大规模生产以满足公共卫生需求。更重要的是，基因缺失疫苗或突变疫苗为疾病的预防和治疗提供了新的思路和方法。

总的来说，基因缺失疫苗或突变疫苗是疫苗研发领域的一项重要技术突破，为防控传染病提供了强有力的工具。随着科技的不断进步和研究的深入，基因缺失疫苗或突变疫苗的应用范围将会越来越广泛。

第三节 重要基因工程细菌疫苗

一、痢疾疫苗

细菌性痢疾是由痢疾杆菌引起的世界性的地方流行性急性传染性疾病，主要通过粪-口途径传播，感染剂量极小，10～100个菌就能产生典型的细菌性痢疾，故该病发病率很高，历年来都位于法定甲乙类传染病发病率的前几位，严重影响人民健康，尤其是婴幼儿的健康，为世界各国政府所重视。我国每年的报告病例都在200万例以上。

细菌性痢疾分四群，四十多个血清型，型间交叉保护较弱。我国主要流行群型是福氏痢疾菌（*S. flexneri*）和宋内氏痢疾菌（*S. sonnei*），两者发病数占整个细菌性痢疾发病数的90%以上。菌体表面LPS和侵袭蛋白（Ipas）有强的免疫原性。经国内外研究，LPS编码基因有30余个主要定位于染色体（除宋内氏痢疾菌，定位于大质粒）。侵袭蛋白抗原Ipas编码基因主要定位于大质粒。目前已知至少27个基因和15个蛋白质与痢疾菌入侵宿主细胞相关，它们作为Ⅲ型分泌系统的调节子与效应子，以接触依赖方式被分泌进入宿主细胞。

典型的细菌性痢疾表现为发热、腹痛、里急后重及脓血便。急性中毒性痢疾无明显的消化道症状，主要表现为全身中毒症状。细菌内毒素还可造成微血管痉挛、缺血和缺氧，导致重要脏器功能衰竭、脑水肿和脑疝，死亡率高。

痢疾疫苗的开发方向主要有两个，一个是减毒活疫苗，一个是化学组分苗，其中减毒活疫苗是开发痢疾疫苗候选株的主流。Meitert等（1984年）在胆盐平皿连续传代32次获得福氏2a减毒株*Istrati*T32；20世纪80年代初中国近10000人现场观察，证实T32菌苗安全，有保护活性，效果与免疫次数和剂量有关。

20世纪80年代，国内以T32为受体株开始致力于构建双价痢疾菌疫苗株的研究。牟兆钦等（1989年）将一编码宋内氏菌LPS-O抗原的大质粒转移至T32菌中获得福氏2a-宋内氏双价痢疾菌疫苗株FS-18、FSM2117。林纪胜（1999年）构建了*S. flexenri* 2a和*S. dysenteria* Ⅰ双价痢疾菌株，有双价免疫原性。90年代，国内外开展了痢疾侵袭活疫苗的研究。主要针对痢疾菌毒力相关基因的插入失活或缺失的方法，构建减毒突变株，目的是保存其入侵能力，限制其无限繁殖能力，对其免疫原性和保护效果进行了大量实验室研究。

国外工作主要集中在福氏2a、福氏5型或Y型。构建出福氏2a-宋内氏双价侵袭的疫苗株，目的是降低非侵袭双价苗的免疫剂量，提高免疫原性。

化学组分苗包括痢疾核糖体疫苗、脂质体疫苗及痢疾多糖-蛋白质结合疫苗，其中多糖-蛋白质结合疫苗研究活跃，是一个很有希望的痢疾疫苗候选株。

美国国立卫生研究院（NIH）的Robbins等（1992年）首先提出以多糖-蛋白质结合的形式改变多糖的免疫特点，以发展新一代的痢疾化学组分苗。他们将痢疾菌LPS与不同蛋白质载体（TT，DT）交联进行非口服途径免疫，能诱导豚鼠产生高的血清抗体反应，豚鼠眼模型证明有一定保护作用。宋内氏LPS-O-蛋白质（TT，DT）有保护作用。Robbins（1996年）将多糖-蛋白质结合苗用于越南士兵，报告宋内氏多糖-蛋白质结合苗保护效果达70%。

目前，口服痢疾活疫苗是世界上唯一一株获准生产的基因工程口服痢疾活疫苗。疫苗的主要成分为福氏痢疾菌株、宋内氏痢疾菌株（FS）、蔗糖，并以明胶作为保护剂。口服该疫苗后能诱导肠黏膜产生特异性抗福氏 2a 和宋内氏痢疾菌 sIgA 免疫应答，从而获得特异性免疫保护效果。

二、结核疫苗

结核病（tuberculosis，TB）是一种古老且在全球广泛分布的疾病。在 17～18 世纪的欧洲，结核病被称为“白色瘟疫”，几乎有 100％的欧洲人感染，其中 25％死于这种疾病。1882 年，德国微生物学家罗伯特・科赫（Robert Koch）破译了结核分枝杆菌（*Mycobacterium tuberculosis*，MTB）作为导致 TB 的病因，从而开启了结核病预防、诊断和治疗的新篇章。随着抗结核药物的不断开发以及卫生和生活条件的改善，结核病的发病率和死亡率显著下降。然而，自 20 世纪 90 年代以来，由于耐药 MTB 菌株的出现、免疫抑制剂的使用、药物成瘾、贫困和人口流动等因素，全球结核病疫情恶化。结核病成为最主要的重新出现的传染病和严重的全球健康问题，尤其是在发展中国家。

尽管抗结核药物有效，但根除结核病仍面临许多挑战。2022 年 10 月 27 日，世界卫生组织（WHO）全球结核病报告显示，全球约有四分之一的人口感染了 MTB。2021 年，全球估算的新发结核病例数为 1060 万，比 2020 年增加了 4.5％；结核病死亡人数为 160 万，比 2020 年增加了 6.7％。中国是结核病负担较重的国家之一，估算的结核病例数仅次于印度和印度尼西亚，占全球结核病发病率的 7.4％。2015 年，WHO 推出了“终结结核病战略”，这是一个雄心勃勃的全面计划，为 2020—2035 年期间设定了宏伟目标。这些目标包括到 2035 年将结核病发病率比 2015 年显著降低 90％，结核病相关死亡率显著降低 95％。

疫苗接种是预防和管理结核病最经济有效的方法，是实现 WHO 2035 年全球终结结核病战略的关键途径。在这方面最成功的措施之一是卡介苗（BCG）疫苗，自其诞生以来已在全球广泛使用 140 年。尽管 BCG 对婴儿和幼儿的重症结核病（如播散性结核病和脑膜炎型结核病）提供了显著的保护，但其对成人肺结核（PTB）的保护作用有限，效果不一，对 MTB 引起的原发性或潜伏性结核病感染无有效保护。目前，全球约有四分之一的人口存在潜伏性结核病感染（LTBI），无临床症状，约 90％的 LTBI 患者不会发展为结核病。然而，这种潜伏状态是活动性结核病的潜在来源，也是结核病根除的主要障碍。因此，迫切需要开发更有效的结核病疫苗，以预防和控制由 MTB 引起的潜伏性和活动性感染。

1. 亚单位结核病疫苗

亚单位结核病疫苗由从 MTB 中分离和纯化的免疫活性成分组成，如蛋白质、肽、氨基酸和糖。这些疫苗具有高效、安全和低成本的优势。然而，它们有限的抗原数量导致激活广泛免疫的能力较弱，免疫原性持续时间较短，记忆免疫能力较低。因此，亚单位结核病疫苗需要佐剂来诱导免疫保护或免疫疗法，增强其免疫原性，并确保靶向递送。它们通常用作卡介苗初次接种后的增强疫苗，以增强卡介苗介导的保护或延长保护持续时间。目前正在进行六种亚单位结核病疫苗的临床试验，包括 M72/AS01E、GamTBvac、H56：IC31（AERAS-456）、H4：IC31（AERAS-404）、ID93＋GLA-SE 和 AEC/BC02，以评估它们对 MTB 感染或结核病的免疫能力。

2. 基于病毒载体的结核病疫苗

基于病毒载体的结核病疫苗是一种将 MTB 的保护性抗原转移到相对安全的病毒载体中，以实现有效且持久的免疫保护的疫苗。基于病毒载体的结核病疫苗具有高安全性、易于制造和低成本的优势，并且可以携带较大的基因片段。然而，也存在一些缺点，如毒力恢复和外源基因表达不稳定。用于开发结核病疫苗的常见病毒载体包括改良的天花病毒安卡拉株（MVA）、流感病毒、血凝病毒、腺病毒 Ad5 和 Ad35、仙台病毒和猴腺病毒。目前正在进行临床试验的基于病毒载体的结核病疫苗包括 MVA85A、ChAdOx1.85A、TB/FLU-01L、TB/FLU-04L 和 AdHu5Ag85A。

3. 重组卡介苗

卡介苗对成人的保护效力差异很大，但其他新疫苗的保护效力仍无法超越现有的卡介苗。因此，对现有卡介苗进行合理的重组和修改是结核病疫苗研究的一个方向。到目前为止，卡介苗的修改研究越来越多地受益于现代分子生物学的研究方法和结果，即通过将外源目标基因插入现有细菌或病毒中，使它们作为载体来构建重组卡介苗（rBCG）疫苗。已经开发了几种类型的rBCG，它们在动物模型和人类中的保护效果和体液免疫及细胞免疫反应已经得到了评估。目前，有三种rBCG已经进入临床试验（VPM1002、rBCG30和AERAS-422），其中rBCG30和AERAS-422由于效力和安全问题已经停止。

VPM1002是通过用单核细胞增生李斯特氏菌的*listeriolysin* O（LLO）编码基因替换脲酶C基因而创建的rBCG疫苗。这种替换导致LLO的分泌，促进抗原和DNA进入宿主细胞的细胞质中。结果，VPM1002显著增强了抗原特异性$CD4^{+}$ T和$CD8^{+}$ T细胞的产生。此外，已发现它诱导自噬、激活炎症体并促进细胞凋亡。已经证明VPM1002可以有效诱导Th1和Th17类型的免疫反应。此外，在对小鼠、免疫缺陷小鼠、豚鼠、家兔和非人灵长类动物进行测试时，与卡介苗相比，VPM1002显示出更高的效率和安全性。此外，该疫苗已被用于免疫疗法治疗非肌层浸润性膀胱癌，作为卡介苗的替代品。

4. 结核病DNA疫苗

结核病DNA疫苗是一种创新的疫苗类型，它利用MTB的一小段DNA在宿主生物体中触发免疫反应。为了递送MTB DNA片段，使用含有特定MTB抗原基因的质粒。一旦质粒被引入宿主生物体，DNA片段就被受体细胞同化，并且合成抗原。经过处理后，目标抗原形成抗原肽，与宿主细胞的MHC Ⅰ类和MHC Ⅱ类分子结合，并呈现给宿主的免疫识别系统，诱导产生特定的体液免疫和细胞免疫反应，以预防或治疗相应疾病。

作为第三代疫苗，DNA疫苗与第一代（减毒活疫苗、灭活疫苗）和第二代（亚单位疫苗）疫苗相比，具有几个优势：其生产过程廉价、快速、可扩展，研发（研究与开发）快速且灵活，在室温下相对稳定，可以诱导持久的体液免疫和细胞免疫反应。然而，在应用DNA疫苗时可能需要克服一些障碍：DNA疫苗易于降解，利用率低；不同的生物屏障可以阻碍DNA疫苗到达目标；在人类细胞核中的低表达可能导致DNA疫苗的免疫原性低；它可以诱导身体产生抗DNA IgG，可能引发自身免疫疾病；DNA疫苗的最大风险是外源DNA对人细胞核中DNA的干扰。

总结

○ **基因工程细菌疫苗**

通过基因工程技术，将病原的保护性抗原基因片段克隆到表达载体中，再转染细菌等细胞，使其表达该病原的保护性抗原，从而制成的疫苗。

○ **理想细菌疫苗的条件**

安全，无毒；遗传性状稳定，无致癌性、无致畸变或无致流产性；结构简单清楚，可生物降解，有生物相容性，与组织抗原无免疫学交叉反应；接受疫苗接种的各年龄组人群必须能够很高比例地产生保护性免疫；多价，有更大的覆盖面，最好一次性免疫；能口服，能有效诱导黏膜免疫；为大量人群应用，疫苗必须廉价；易于生产、储存及服务，不需冷藏。

○ **基因工程细菌疫苗的种类**

基因工程亚单位疫苗；基因工程活载体疫苗；DNA疫苗；基因缺失疫苗或突变疫苗。

○ **基因工程亚单位疫苗**

只含有病原细菌的一种或几种抗原，而不含有病原体的其他遗传信息。此类疫苗是利用基因工程的方法将病原细菌的主要免疫原在异源宿主细胞内表达后制备而成。

思考练习

1. 分析导致基因工程菌遗传不稳定性的主要机制，从受体细胞和重组质粒等角度进行阐述。
2. 为提高基因工程菌的遗传稳定性，在构建和培养过程中可采取哪些措施？
3. 人工智能（AI）在基因工程菌设计中可应用于哪些环节（如启动子优化、代谢网络建模）？请举例说明 AI 如何提升工程菌开发效率。

第六章　基因工程寄生虫疫苗

基因工程寄生虫疫苗是预防寄生虫疾病的有效手段，目前全球范围内获批的寄生虫疫苗极少，仅有少数获批和进入临床试验阶段。有哪些寄生虫疫苗可用于疾病预防？为什么可用的寄生虫疫苗少？导致基因工程寄生虫疫苗开发难的原因有哪些？如何才能研发出更多有效的基因工程寄生虫疫苗？该类疫苗以后的发展方向是什么？

学习目标

- 掌握基因工程寄生虫疫苗研发的关键。
- 熟悉寄生虫的生命周期及免疫逃逸策略。
- 了解寄生虫抗原多样性对疫苗设计的挑战。

第一节　概述

目前大约 1/4 世界人口受到五大寄生虫感染（疟原虫、血吸虫、利什曼原虫、丝虫、锥虫），要全面控制寄生虫病的流行，所面临的是一条漫长而艰辛之路。

由于寄生虫结构、生活史的复杂性及其抗原的多态性，抗原组分繁多，其中有些抗原是非功能性抗原，这些抗原虽然可以刺激机体产生抗体，但没有免疫保护作用；有些抗原是功能性抗原，可以刺激机体产生保护性抗体。因而，用常规方法制备疫苗非常困难，亚单位疫苗的局限性又比较大，很长一段时间以来都没有寄生虫病疫苗可供临床实际应用。

寄生虫病与细菌病和病毒病相比，免疫防治研究起步比较晚，但是近十多年来取得了较为丰硕的成果。

寄生虫与宿主的关系保持平衡是在长期进化过程中逐步形成的。经过自然选择宿主逐渐形成有效的免疫反应以防范寄生虫的毒害作用。

通过高度自然选择，一些种群的寄生虫和宿主关系不相适应，难以平衡逐步消失。而另一些种群在进化过程中获得某些保护自己而不被宿主清除的功能，即所谓寄生虫的免疫逃避机制。

一、寄生虫疫苗成功的关键

① 选择免疫应答难以作用的寄生部位。

② 寄生虫在宿主体内不同发育阶段表现抗原特异性改变，从而使获得性免疫力有严格的阶段（或期）特异性。各阶段（期）因其不同的表面抗原而避开了前一阶段引起的宿主免疫效应机制的伤害。寄生虫表面抗原变异在锥虫、疟原虫、巴贝虫等致病性原虫中表现更为明显。

③ 寄生虫在抗原变异、抗原模拟、寄生虫摄入宿主 DNA 和获得宿主蛋白质或以宿主抗原伪装自己方面也表现出非常复杂而有效的免疫逃避机制。但是，任何一种寄生虫在宿主体内长期存活的免疫逃避机制均未能完全搞清楚，仍是一个值得深入研究和探讨的课题。

二、寄生虫疫苗的分类

寄生虫疫苗研究始于 1903 年，可分类为：

① 亚单位疫苗（包括抽提物或代谢产物）。

② 合成的或重组的抗原疫苗。

③ 抗独特型 Ab 疫苗。

④ DNA 疫苗。

⑤ mRNA 疫苗。

⑥ 病毒载体疫苗。

⑦ 纳米颗粒疫苗。

三、寄生虫疫苗存在的问题与发展方向

1. 存在问题

① 多数寄生虫为多细胞生物，寄生虫抗原成分非常复杂，很难找准特定保护性抗原，保护性免疫应答机制不清。

② 寄生虫抗原免疫所诱导的大都为部分保护性免疫力（一般为 30%～70%）。

③ 寄生虫形成种种逃避宿主免疫应答的办法，其机制尚待阐明。

④ 寄生虫一般引起慢性长期感染，病期常因寄生虫生活史中形态上的不同，存在许多阶段。所以寄生虫不仅存在种特异性抗原，还存在不同阶段或期特异性抗原。成功的疫苗可能由多个特异性抗原蛋白组成，所产生的保护性免疫力需要保护一个以上的感染阶段。

2. 发展方向

寄生虫病作为全球的重要公共卫生问题，不仅危害了人类健康，还严重阻碍了社会和经济的发展。我国曾是世界上寄生虫病流行最严重的国家之一，但在党和政府的坚强领导下，中国人民经过不懈努力，积极探索，勇于实践，制定的防治规划和策略都取得了显著成绩。目前，寄生虫疫苗仍是预防和控制寄生虫的有效手段。但是仍有许多问题尚待解决，未来寄生虫疫苗的发展方向如下：

（1）开发新的抗原和佐剂　目前很多抗原不能诱导有效的免疫反应，未来开发保守抗原、亚单位抗原、融合抗原等新抗原和新型佐剂，有望提高疫苗的免疫保护效果。

（2）深入研究寄生虫的免疫机制　包括细胞免疫和黏膜免疫以用来指导寄生虫疫苗的开发与应用。

（3）研究寄生虫疫苗的安全性　针对寄生虫疫苗可能引起的不良反应，需加强对其研究以确保安全使用。

（4）开发新的疫苗递送系统　传统的疫苗递送具有局限性，新型递送系统包括口服、黏膜给药等用以提高疫苗的免疫效果。

第二节　常见的基因工程寄生虫疫苗

一、疟原虫疫苗

疟疾是流行范围最广的寄生虫病，人疟疾是疟原虫引起的地方性传染病，它是热带寄生虫病中最严重的一种。

1. 疟疾及疟原虫

（1）疟疾　疟疾是通过按蚊叮咬传播的寄生虫病，其病原体为疟原虫。疟原虫致病主要是由红内期原虫裂体增殖引起肝、脾、脑及肾脏等器官的损害。特别是对无疟疾免疫力的人群，感染疟疾后可因并发脑型疟疾而在几小时内发生死亡，也可因并发严重贫血或肾衰而死亡。若不及时治疗，20%恶性疟疾患者会死亡。

（2）疟原虫　疟原虫属于孢子虫纲、血孢子目、疟原虫科、疟原虫属，是由按蚊传播的脊椎动物寄生虫。

疟原虫有 130 余种，其中寄生人体的共 5 种，它们分别是间日疟原虫（*Plasmodium vivax*）、三日疟原虫（*Plasmodium malariae*）、恶性疟原虫（*Plasmodium falciparum*）、卵形疟原虫（*Plasmodium ovale*）和诺氏疟原虫（*Plasmodium knowlesi*）。疟原虫通过血液侵入肝细胞和红细胞，在其中寄生增殖，周期性大批破坏红细胞。临床上表现为周期性的寒战、高热和出汗退热，可多次反复循环发作。

疟原虫在人体内的无性世代包括：在肝细胞内的肝内期也称红细胞前期和红细胞内的红内期，以裂体增殖的方式大量增殖，分化出配子体开始有性生殖的初期发育；在按蚊体内完成配子生殖，完成孢子增殖的有性生殖世代。疟原虫复杂生活史的不同发育阶段中包括数种潜在保护性阶段（期）特异性抗原，为宿主有效免疫应答提供多个靶子。这些抗原是三种特定途径研究疫苗的基础：红前期（pre-erythrocyticstage）包括肝期的子孢子疫苗或肝内期疫苗，无性期（asexual blood stage）天然血液期疫苗，传播阻断疫苗针对配子体、配子或蚊体内后期。

2. 疟原虫疫苗的分类

根据疟原虫在人体的生活史，疟原虫疫苗可分为 3 种，即抗红前期原虫疫苗、抗红内期原虫疫苗和传播阻断疫苗。

（1）抗红前期原虫疫苗　该期疫苗的靶点包括子孢子和感染的肝细胞。针对子孢子的疫苗，需要达到 100%的保护效力，否则难以预防感染。这是因为疟原虫抗原有期特异性，子孢子疫苗只对子孢子有保护作用，而对其他各期原虫均无效。这样，只要有少数子孢子逃避疫苗的作用，它们即可通过肝内及红细胞内繁殖产生大量原虫而造成感染并使机体致病。

位于子孢子表面的环子孢子蛋白（CSP）和血凝素相关匿名蛋白（TRAP）是针对该期原虫的 2 个重要的疫苗候选抗原。针对这两个抗原的抗体能抑制子孢子入侵。CSP 分子中央区域存在重复区，两侧区域称为区域Ⅰ和区域Ⅱ，含有与肝细胞结合的功能域。大量针对 CSP 的研究显示，重复区和 C 末端区域是该蛋白质的保护性免疫功能域。

（2）抗红内期原虫疫苗　在疟原虫生活史中，唯有红内期原虫能使人体致病乃至死亡。人们期望的红内期疫苗有 2 种：一种是完全有效的疫苗，这种疫苗能产生比天然感染更强的免疫保护力；另一种是有一定程度免疫保护力的疫苗，能使原虫血症控制在很低的水平，从而使免疫个体不至于发生重症疟疾，并使无免疫力的个体（如疟区儿童和非疟区人群）产生具有疟区成人的疟疾免疫力。

在红内期疟原虫中，由于裂殖子存在于细胞外，与宿主免疫系统直接接触，因此，这一时期原虫已成为红内期疫苗的主要靶点裂殖子，入侵宿主细胞是一个相当复杂的过程，并由受体和配体介导。推测有多个疟原虫蛋白质参与该入侵过程，这些蛋白质包括位于裂殖子表面的蛋白质、培养上清中可溶性蛋白质以及内部蛋白质，其中研究较多的是裂殖子表面蛋白 1（MSP1）和顶端膜抗原 1（AMA-1）等。

（3）传播阻断疫苗　这种疫苗通过阻断疟原虫在蚊体内的有性生殖及孢子增殖而达到阻断疟疾传播的目的。显然阻断传播不能预防免疫个体感染疟疾，亦不能减轻疟疾症状，但能阻断按蚊将疟原虫从一个宿主传播至另一个宿主。当这种疫苗与疟疾保护性疫苗或抗疟药联合应用时，传播阻断疫苗可阻断那些逃避疫苗保护或对药物产生抗性而幸存下来的疟原虫的传播。传播阻断疫苗的另一个用途是对旅游者进行免疫，以防止他们将疟原虫带回原地，造成疟疾在本地区的流行。

3. 疟原虫疫苗研制的关键

目前已有两款疟原虫疫苗获得了世界卫生组织的推荐。这两款疫苗都是基于重组蛋白的亚单位疫苗，使用恶性疟原虫表面的环子孢子蛋白（CSP）作为免疫原，刺激机体产生抗体和细胞免疫，阻止疟原虫进入肝脏。尽管疟原虫疫苗已获批上市，但抗原多样性、疗效有限、耐药寄生虫逃避保护性免疫以及需要多剂量等因素使得高效疟原虫疫苗的开发依然面临诸多挑战。

（1）疟原虫独特的生物学特点　疟原虫虽属于单细胞真核生物，但是其复杂程度远远超过了细菌和病毒，疟原虫约含 5300 种蛋白质，很难选择出一个或若干个保护性抗原诱导很好的免疫反应。此外，疟原虫在某些阶段具有增殖能力，每个时期包含多个阶段，每个阶段的抗原截然不同，存在其特异性。

疟原虫侵入宿主细胞时具有序贯性，需通过初始黏附、定位和紧密黏附、紧密连接形成、侵入红细胞的步骤，每个步骤分别均由不同的配对分子介导。

（2）疟原虫疫苗的免疫保护机制不够明确　目前，比较明确的是疟原虫特异性抗体和 $CD4^+$ T 细胞在宿主抗红内期疟原虫免疫保护中起关键作用。因此，阐明调控疟原虫特异性 $CD4^+$ T 细胞活化和抗体产生的分子机制可为有效疟原虫疫苗的设计提供重要的理论依据。

研究发现，机体主要依赖于 CSP 特异的 $CD8^+$ T 细胞，通过 γ-干扰素依赖或非依赖的方式清除肝细胞中的红外期疟原虫。因此，阐明调节 CSP 特异的 $CD8^+$ T 细胞活化和抗体产生的分子机制可为有效红外期亚单位疫苗的研制提供理论依据。

按蚊叮咬传播疟原虫过程相对更加复杂，因此，宿主抗蚊期疟原虫免疫保护效应分子机制尚不清楚，还需要进一步深入研究。

（3）疟原虫的免疫逃避机制　疟原虫流行区的人们在自然感染过程中很难产生保护性免疫应答用以抵御子孢子再次攻击，因此，流行区患者会出现反复多次感染，究其原因根本在于疟原虫具有强大的免疫抑制和逃避策略。

4. 疟疾基因工程疫苗

RTS，S/AS01 和 R21/Matrix-M 疫苗获得了世界卫生组织的推荐，用以在疟疾流行地区的大规模接种。RTS，S/AS01 疫苗由葛兰素史克公司和美国陆军研究所于 1987 年合作研制，这款疫苗是基于恶性疟原虫 CSP 的疟疾红前期亚单位疫苗，它利用酵母表达系统将恶性疟原虫 CSP 中央区高度保守串联四肽 NANP 重复序列（用“R”来表示）和 C 端 T 细胞表位序列（用“T”来表示）与乙型肝炎病毒表面抗原（用“S”来表示）以 1∶3 的比例融合表达，并与未融合的 HBsAg（游离的“S”）形成类似于病毒样颗粒，即 RTS，S。RTS，S 配以具有增强疫苗免疫原性功能脂质体免疫佐剂 AS01 使用，即为 RTS，S/AS01，可诱导被接种者产生高滴度抗 CSP 抗体和较强的特异性 T 细胞免疫应答。2019 年，该疫苗获得了多个国家卫生监管部门的授权，在加纳、肯尼亚和马拉维的试点地区，通过常规免疫服务向儿童提供疫苗，于 2021 年由 WHO 推荐其为非洲中、高度疟疾流行区儿童使用的首款疟原虫疫苗。该疫苗采用4剂疫苗接种计划，其中5个月以上的儿童接种3剂初级系列疫苗，每剂至少间隔4周，第3剂后12～18个月接种第4剂，以延长保护期。

R21/Matrix-M疫苗是由牛津大学与印度血清研究所和生物技术公司Novavax合作，在RTS，S/AS01疫苗的基础上开发的第二代RTS，S样疟疾亚单位疫苗，已经基本符合WHO所设定的高效疟原虫疫苗标准，临床保护效率超过75%，持续时间长达两年，且每年加强免疫不超过1次。于2023年10月3日被WHO推荐为第二款获批的R21/Matrix-M疫苗。这款疫苗与RTS，S/AS01疟原虫疫苗类似，均是利用酵母表达系统将恶性疟原虫CSP中央区高度保守串联四肽NANP重复序列和C端T细胞表位序列与乙型肝炎病毒表面抗原融合表达，自组装形成病毒样颗粒。不同之处在于该病毒样颗粒仅由单一CSP和HBsAg融合蛋白自组装形成，不存在游离的HBsAg；病毒样颗粒中CSP表位的比例远高于RTS，S，且在病毒样颗粒表面以CSP表位为主。因而可诱导机体产生更高滴度的抗CSP保护性抗体。R21将恶性疟原虫CSP的C端序列与HBsAg以1∶1的比例融合形成病毒样颗粒疫苗，并配以皂素为基础Matrix-M佐剂可更好地增强R21免疫原性，诱发体液免疫和细胞免疫。

5. 疟疾基因疫苗的优点

基因疫苗与先前的疫苗相比，已显示出诸多优越性：

① 激发机体全面的免疫应答，这种保护性免疫应答对不同亚型的病原体有交叉抵御作用。

② 基因疫苗表达的抗原接近天然构象，抗原性强。

③ 制备简单，成本低廉，易进行规模化生产，且运输、保存方便。

④ 联合免疫，可将编码不同抗原的基因构建在同一个质粒中或将不同抗原基因的多种质粒联合应用，制备多价DNA疫苗。

⑤ 基因疫苗既有预防作用，也有治疗作用。

当然，由于基因疫苗研究的历史毕竟很短，许多实验结果来自动物，在用于人体之前还有许多工作需要完成，其中最重要的是要解决基因疫苗对人体的安全性和效力问题。

二、血吸虫疫苗

1. 血吸虫病及血吸虫

（1）血吸虫病　目前，在世界范围内仍是一种严重威胁人类健康的寄生虫传染病，是由血吸虫寄生于人体引起的地方性寄生虫病。据世界卫生组织统计，该病在70多个发展中国家流行，全球有超过2亿人感染血吸虫病，每年有近50万人死于该病。虽然近50年来，通过控制环境卫生和消灭中间宿主，使血吸虫病的疫区得到了控制，而且也有了有效的化学治疗药物，但治愈后的再感染仍是一个有待解决的问题。发展抗血吸虫病疫苗，将为血吸虫病综合防治添加一个有力武器，是当前血吸虫病防治研究工作的一个难点。

（2）血吸虫　血吸虫是寄生于血管内吸虫的总称，属于裂体科，故又称裂体吸虫（*Schistosoma*）。它们的宿主范围及地理分布非常广泛，可寄生于鸟类、哺乳动物及人。寄生于人的血吸虫属于裂体科的裂体属，主要有三种，即曼氏血吸虫、埃及血吸虫和日本血吸虫。

血吸虫的生活史如下所述。

① 成虫寄生于人及多种哺乳动物体内，如牛、马、羊、猪、狗、猫、兔、鼠等，门脉-肠系膜静脉系统，以血液和血管内皮细胞为食物，虫体可逆血流移行到肠黏膜下层的小静脉末梢，雌虫在此处产卵。

② 虫卵的去路和体内发育。雌虫每天产卵约300～3000个。产出的虫卵60%沉积在肠壁，23%回流到肝脏，16%被排入肠腔，1%到其他组织。虫卵在体内发育：

含卵细胞卵⟶含毛蚴卵⟶死亡钙化卵（黑卵）。

卵内毛蚴分泌物（可溶性抗原）从卵壳微管道释出卵外可刺激宿主组织，发生炎症反应，在卵周围形成小脓肿，并通过T细胞介导的细胞免疫，生成多种细胞因子，如干扰素γ、白细胞介素-1、白细胞介素-2、嗜酸性粒细胞刺激素（ESP）、成纤维细胞刺激因子（FSF）、巨噬细胞游走抑制因子（MIF）等，吸引巨噬细胞、嗜酸性粒细胞及成纤维细胞等汇集到虫卵周围，形成肉芽肿，又称为虫卵结节。

③ 虫卵随粪便排出体外，入水后很快孵出毛蚴，主动侵入中间宿主，经两代胞蚴的发育繁殖，生成大量尾蚴，从钉螺内逸出。

④ 无囊蚴期，尾蚴是感染阶段。在水面游动的尾蚴如遇人或动物（终宿主）即主动吸附到宿主的皮肤上，经分泌酶和机械穿透作用，进入皮肤组织血管及淋巴管，随血液循环到达门脉-肠系膜静脉系统定居并发育成熟。

2. 血吸虫疫苗的分类

血吸虫疫苗可分为基因工程疫苗、核酸疫苗、合成多肽抗原疫苗、抗独特型抗体疫苗等。

（1）基因工程疫苗　自20世纪80年代中期，特别是近5年来，我国在中国大陆株日本血吸虫候选疫苗抗原筛选和研制方面取得了快速进展。被公认有前途的抗曼氏血吸虫10余个亚单位，候选抗原已全部在中国大陆株日本血吸虫中获得了克隆和表达，有些还进行了多种动物试验。接种疫苗后，减虫率一般在20%～40%，减卵率一般在30%～70%，目前已进入大动物实验阶段。

（2）核酸疫苗　DNA疫苗研制工艺简单，可大量生产，成本低，储藏方便，近年来国内有3家实验室进行了研制与动物试验，并取得了初步的抗感染效果。但其安全性（抗DNA应答的危险性）仍受到人们的关注。

（3）合成多肽抗原疫苗　通过对靶抗原氨基酸序列及其表位分析，设计合成具有多个免疫效应位点的分子抗原肽（MAP），诱导了保护性反应，初步动物试验有较好的保护性效果。

（4）抗独特型抗体疫苗　以抗病原生物的抗体（Ab1）作为抗原免疫动物。抗体的独特型决定簇可刺激机体产生抗独特型抗体（Ab2）。作为抗原的模拟物Ab2免疫动物后，产生的抗Ab2独特型抗体就与抗原发生结合，从而产生保护作用。这方面研究有一定进展，但仍处于探索阶段。鉴于单一分子抗原诱导宿主产生的抗血吸虫的保护力偏低，当前趋向于选择不同表位的混合抗原，协同杀伤多个发育期的血吸虫甚至虫卵、卵胚，即所谓鸡尾酒（Cocktail）疫苗，期望取得较高的保护力。

3. 血吸虫疫苗研制的关键

我国曾是全球血吸虫病负担最重的国家之一，经过几十年的不懈努力，我国血吸虫病防治工作取得了举世瞩目的成就，也在国际舞台中承担起大国责任，援助非洲多国推进抗击血吸虫工作。我国政府历来十分重视科学技术在血吸虫病防治工作中的引领作用，科技工作者数十年如一日，坚持科学研究为防治工作服务的理念，针对防治工作中面临的问题和难点开展科技攻关，取得了丰硕的血防科研成果。虽现在没有可用的血吸虫疫苗，但是科学家们经过不懈的努力总结出如下研制关键：

（1）选择正确的实验动物模型　目前，绝大多数的候选抗原免疫保护作用仅是在小鼠模型中进行评价，小鼠和天然血吸虫某些宿主之间存在一些关键的生物学差异。动物模型与天然哺乳动物宿主产生的保护性免疫反应相比不能充分代表准确的保护性免疫反应，传统疫苗平台在此并不适合。非人灵长类动物的生理和免疫应答与人类更为相似，但受实验成本和医学伦理制约而难以广泛应用。因此，优秀的候选疫苗关键是要评估它们对非人灵长类动物或自然宿主的保护功效。

（2）加大有效抗原筛选　血吸虫全基因组序列早已公布，每种物种大约有13000个蛋白质编码基因，但是对其基因功能的研究较少。目前，多数抗原诱导的免疫保护性不理想，且同一抗原的保护力在不同虫种之间存在差异。因此，需要加大抗原发掘力度，鉴定出更多虫种特异的有效抗原以供选择。在此基础上，多抗原或抗原表位联合免疫也是血吸虫疫苗研发的重要方向。

4. 存在的问题

（1）血吸虫存在免疫逃避机制　血吸虫以多种方式逃避宿主的免疫攻击，包括获得宿主抗原、虫体表面抗原改变或表达丧失或抑制宿主免疫反应等。免疫逃避机制的存在有可能降低由疫苗诱生的保护力或宿主的免疫应答，因此影响疫苗的接种效果。

（2）在动物模型和人体内的免疫机制差异 虽然血吸虫抗原诱导的效应机制已在实验模型（大鼠、小鼠）中得到了阐明，人类免疫效应的体外实验和流行病学调查结果也支持这些结论，但究竟哪种实验动物模型的免疫效应更与人接近，仍不完全清楚，且由于实际的原因，要在人体体内阐明对血吸虫的获得性免疫是很困难的。

（3）免疫效应机制的选择诱导 已知宿主体液的保护效应即使抗同一分子甚至同一表位时，效应抗体和阻断抗体可产生不同的免疫表达，影响宿主最佳抗性的表达。但由于对引导选择同型抗体的基础免疫机制认识的不足和经验的缺乏，使这一目标还难以实现。

另一方面，各 T 细胞亚群（Th1 和 Th2）位点与抗原靶表位应答产生的细胞因子的免疫效应不同，而不同的效应机制直接与杀灭生活中不同期的血吸虫相关，两种效应机制的选择诱导除遗传因素外，还可能涉及特定抗原类型或浓度、免疫途径和佐剂的选择。但是目前对特定 T 细胞亚群的选择刺激还缺乏可行的指导路线，而且人体内的 Th1 和 Th2 反应对血吸虫感染的抗性和易感性的作用，还没有在动物模型中阐明得那样清楚。

（4）抗原表位的鉴定 鉴定血吸虫抗原普遍采用的方法是产生能被动转移抗性的抗体或含 T 细胞丰富的脾细胞。但刺激 Th2 细胞产生抗体反应的抗原并不一定与刺激 Th1 细胞产生细胞免疫反应的抗原完全一致，因此有必要在刺激 T 细胞免疫的抗原鉴定方面投入大量工作。

另一方面，由于免疫应答反应过程存在遗传限制，因此在动物模型试验中能激发保护免疫的所有抗原候选分子并不一定都能对人体产生保护反应。因此，人们用血吸虫疫苗在动物模型中试验其诱导保护作用的同时，还理应研究其激发人 T 细胞、B 细胞介导免疫的能力，但已知刺激人 T 细胞、B 细胞抗原表位的阐述还相对有限。

（5）糖基表位 已有研究表明多糖是未成熟虫卵和童虫的重要抗原，但由于分离纯化操作上的困难，有关血吸虫多糖的免疫原性的研究远不如蛋白质那样深入。另外，已经分离和鉴定的一些重要的血吸虫抗原是糖蛋白，这些抗原尤其是一些皮层相关抗原的免疫原性与糖基表位有关，但能够克隆表达的只能是这些抗原的多肽部分，如何使这些多肽正确地折叠、糖基化，保持与天然肽表位和糖基表位的一致性和有效性，均有待于生物工作者在蛋白质工程和糖工程等领域的突破。

（6）保护水平 尽管已有多种天然或重组的抗原分子在动物试验中能诱导一定的保护性免疫力（通常为 30%～50%），但现在还没有发现一种人们一直希望找到的“超级”抗原能接近致弱尾蚴感染诱导的保护水平，这些抗原分子在动物体内诱导的保护水平即使在人体免疫中能够重现，也难以起到完全保护作用。

（7）超敏反应 体液免疫作为血吸虫的主要效应机制，激发的抗体 IgE 和有过敏特性的 IgG 亚类等具有超敏反应特性，从人用疫苗安全性角度考虑，如何选择疫苗抗原既能产生较强的免疫保护效应，又不至于激发有损害作用的超敏反应也是一个需要考虑的问题。

（8）佐剂 适宜的佐剂可增强抗原的免疫力和维持保护性免疫的回忆效应。但血吸虫抗原佐剂的选择、使用还缺乏系统的研究经验。

总结

○ **寄生虫疫苗成功关键**

免疫应答难以作用寄生部位

寄生虫生命周期复杂，不同发育阶段抗原不同

寄生虫的免疫逃避机制复杂

○ **寄生虫疫苗分类**

亚单位疫苗、合成的或重组的抗原疫苗、抗独特型 Ab 疫苗、DNA 疫苗、mRNA 疫苗、病毒载体疫苗、纳米颗粒疫苗

○ **已获批的寄生虫疫苗**

疟疾 RTS，S/AS01 和 R21/Matrix-M 疫苗

○ **基因工程寄生虫疫苗研究方向**

开发新的抗原和佐剂

阐明寄生虫的免疫机制

确保寄生虫疫苗的安全性

开发新的疫苗递送系统

思考练习

1. 寄生虫基因组庞大，如何高效筛选保护性抗原？
2. 新型技术（如纳米颗粒）在寄生虫疫苗应用的潜力与局限？
3. 寄生虫慢性感染是否会导致疫苗诱导的记忆细胞耗竭？如何通过疫苗设计（如抗原缓释、表位优化）增强持久免疫记忆？

第七章　微生态制剂

随着人类对微生物与宿主相互作用机制的深入理解，微生态制剂已从传统食品和农业领域逐步拓展至医疗健康、畜牧业、环境保护及工业生产等多个领域，成为生命科学与生物技术研究的热点之一。什么是微生态制剂？常见微生态制剂的分类依据是什么？

学习目标

- 掌握微生态制剂的基本概念、分类体系。
- 熟悉人用微生态制剂的种类及用途。
- 了解微生态制剂的研究现状及未来发展趋势。

第一节　微生态制剂的概述

一、微生态制剂概念

1. 微生态制剂的起源与发展

微生态制剂在临床上的广泛应用是微生态学发展的重要成果之一。微生态制剂是利用正常微生物或促进微生物生长的物质制成的活的微生物制剂。一切能促进正常微生物群生长繁殖及抑制致病菌生长繁殖的制剂都称为“微生态制剂”。人类对微生态制剂的使用历史悠久，使用活菌作为饲料或食物添加物的历史可追溯到几千年前。直到今天，人们仍以不同方式食用发酵乳，这实际上是一种简单的微生态制剂雏形。微生态制剂最初由欧洲国家提出并应用于畜牧生产，从 20 世纪初至今，科学界已积累大量资料和经验，证明这是一个具有发展前景的高新技术领域。

（1）发现阶段　早在 20 世纪初，俄罗斯科学家、诺贝尔奖得主梅契尼柯夫便提出“饮用酸奶可通过调节肠道菌群延缓衰老”的假说，这一观点虽未形成现代制剂，却开启了人类对肠道微生态与健康关系的科学探索。

（2）停滞阶段　20 世纪 50 至 60 年代，随着抗生素在临床医学中的广泛应用，微生物研究焦点转向抗感染领域，微生态制剂的发展陷入低潮。这一时期，抗生素在治疗人类疾病的同时，也暴露出破坏肠道菌群、引发二重感染等问题，间接推动了医学界对微生态平衡重要性的重新认识。

（3）发展阶段　自 20 世纪 70 年代以来，随着人们对肠道微生态与健康关系的深入研究，微生态制剂在人类医学领域取得了突破性进展。例如，益生菌制剂被广泛用于治疗儿童急性腹泻、抗生素相关性腹泻，以及调节肠易激综合征患者的肠道功能；双歧杆菌、乳酸菌等成分被添加于功能性食品，用于改善人体消化功能和增强免疫力。此外，粪菌移植技术的兴起更是将微生态制剂的应用推向新高度，通过重建患者肠道菌群治疗难辨梭状芽孢杆菌感染等疑难病症。据统计，2022 年全球微生态制剂市场规模已突破 600 亿美元，其中针对人类健康的产品占比超过 70%，涵盖药品、保健品及特殊医学用途配方食品等多个领域。

我国微生态制剂的研究始于 20 世纪 80 年代，但其应用则是在近十几年才得到广泛推广。目前，微生态制剂市场正处于快速增长阶段。随着人们对健康饮食的关注增加，微生态制剂在市场上得到了广泛应用。许多大型制药公司和食品公司纷纷涉足微生态制剂领域。2023 年，中国微生态制剂市场规模达到 150 亿元，预计到 2030 年将突破 500 亿元，年均复合增长率超过 20%。微生态制剂市场在未来具有巨大的发展潜力。以下是几个主要趋势：

① 消费者健康意识的提高：随着人们对健康重视程度的不断提升，消费者对微生态制剂的需求将持续增加。

② 新技术的应用：随着科技进步，新的微生态制剂研发技术将不断涌现，推动市场的创新和升级。

③ 市场竞争的加剧：微生态制剂市场竞争日益激烈，各大品牌纷纷推出新产品以满足消费者需求。

④ 市场细分增多：随着人们对微生态制剂需求的不断细化，市场将进一步细分，推出更多针对不同人群的微生态制剂产品。

总体来看，微生态制剂具有高效性、安全性和便利性等特点。目前，市场正处于快速增长阶段，未来具有广阔的发展空间。同时，市场竞争的加剧和新技术的应用将推动市场的创新和升级。此外，政府对市场的支持和监管也将促进市场发展。因此，我们对微生态制剂市场的发展前景持乐观态度。

2. 微生态制剂的定义

微生态制剂是指从动物或自然界中分离或通过生物工程合成的有益微生物，经过培养、发酵、干燥等特殊工艺制成的含活菌或菌体及其代谢产物的活菌制剂或生物制剂。它主要具有维护肠道健康、缓解不良应激和替代抗生素等功能。由于微生态制剂的微生物均为有益菌，因此也被称为益生菌制剂。

3. 微生态制剂的主要作用

（1）促进微生态平衡　根据微生态系统优势种群理论，使用微生态制剂可以直接补充体内微生态区的优势菌群，或促进优势菌群的生长繁殖，进而促进微生态平衡，调节因微生态失调引起的疾病状态。

（2）参与生物防御屏障结构　微生态活菌制剂进入人体肠道后，通过以下屏障作用来恢复微生态平衡：①菌体黏附于肠黏膜上皮细胞并定植，形成生物屏障，阻止外来致病菌在肠道内定植、占位、生长和繁殖；②其代谢产物如乳酸、乙酸、丁酸、细菌素、过氧化氢等活性物质，构成化学屏障，可以抑制和清除有害细菌及有害物质；③某些代谢产物可促进肠黏膜上皮细胞的脱落、纤毛运动、肠蠕动及黏液分泌，形成机械屏障，从而清除外来致病菌和有害物质；④作为非特异免疫调节因子，通过细菌本身或其细胞壁成分刺激宿主局部免疫系统，增强吞噬作用、提升自然杀伤细胞的活力和提高机体抗体水平，从而形成免疫屏障，增强机体抵抗外来致病菌的能力。

（3）生物夺氧作用　利用来自外环境无毒无害的需氧性细菌制备的微生态制剂，可以在人体肠道内暂时定植，降低局部环境中的氧分子浓度和氧化还原电位。通过生物夺氧作用，创造适合正常优势菌群——厌氧菌生长的微环境，促进双歧杆菌等厌氧菌的生长，恢复微生态平衡。

(4) 营养作用 微生态活菌制剂在人体肠道内的生长繁殖过程中，产生多种维生素和酶，有利于宿主对蛋白质的消化和吸收。此外，产生的乳酸、乙酸等短链脂肪酸也有助于宿主对钙、磷、铁和维生素D的吸收。其中，丁酸能够促进肠黏膜细胞的增生，恢复受损的肠黏膜细胞功能，减少机体炎症介质的产生，减轻结肠炎症反应。

(5) 改善微环境，促进三流运转 微生态系统中，微生物之间及其与环境和宿主之间相互依存、相互制约的关系是通过物质、能量和基因的流动来实现的，这被称为三流运转。在微生态失调的情况下，三流运转无法正常进行。微生态制剂在宿主肠道内形成生物防御屏障，发挥生物拮抗作用，抑制致病菌生长，降解有害物质（如氨、酚、硫化氢等），促进肠蠕动，利于排泄和改善微环境，从而保证物质流、能量流和基因流正常运转，恢复微生态平衡。

二、微生态制剂的研究现状及未来发展趋势

1. 微生态制剂的研究现状

(1) 基因组学、代谢组学等新技术在微生态制剂中的应用 近年来，中国微生态制剂行业持续快速发展，市场规模稳步增长。伴随着技术进步和产业升级，基因组学、代谢组学等前沿技术正被越来越广泛地应用于微生态制剂的研发、生产和质量控制，为该领域的发展注入了新活力。这些新技术的应用不仅提升了微生态制剂的精准度和疗效，还丰富了产品的功能性，以满足消费者日益多元化的需求。

基因组学研究揭示了微生物的遗传密码，为理解微生态菌群的结构、功能及其与宿主之间的相互作用提供了全新视角。在微生态制剂领域，基因组学技术的应用能够精准识别和溯源微生物种类，帮助筛选具有特定功效的益生菌菌株。此外，基因改造技术可用来增强这些菌株的活性或提高其耐药性。例如，通过基因组测序技术分析不同菌株的代谢途径，可以筛选出具有高效降脂、降糖等功能的菌株，并根据个体差异进行个性化定制，开发适合特定人群和疾病类型的微生态制剂产品。全球微生物基因组学市场的规模预计将从2023年的14.8亿美元增长到2030年的34.6亿美元，年均复合增长率约为12%。中国作为人口最多的国家之一，随着国民健康水平的提升和对个性化医疗需求的日益增长，微生物基因组学技术的应用前景十分广阔。

代谢组学研究关注微生物代谢产物及其变化，有助于深入理解微生态菌群的功能及其与宿主之间的相互作用机制。在微生态制剂领域，代谢组学技术能够检测不同菌株产生的代谢产物，分析其对人体健康的影响，并优化微生态制剂配方以提高疗效。例如，研究发现某些特定益生菌能够产生抑制炎症反应的代谢产物，这为开发治疗自身免疫性疾病的微生态制剂提供了理论依据。全球代谢组学市场规模预计将从2023年的18亿美元增长到2030年的42亿美元，年均复合增长率约为13%。中国代谢组学技术的应用也在快速发展，未来将有更多微生态制剂企业利用该技术进行产品研发和功效评价，推动行业发展。

随着科技进步和市场需求的推动，基因组学、代谢组学等新技术的应用必将成为中国微生态制剂发展的重要趋势。这些技术为微生态制剂的发展带来了更多可能性，推动其实现精准化和个性化，进而为人类健康做出更大贡献。

(2) 微生物筛选及改造技术革新 中国微生态制剂的发展离不开微生物筛选及改造技术的创新驱动。随着人们对健康理念的转变和对微生态平衡重要性认识的提高，对新型、高效且安全的微生物制剂的需求不断增长。

传统的微生物筛选方法主要依靠人工筛选和培养，耗时费力且效率低下。随着生物信息技术的快速发展，基于基因组测序和大数据分析的微生物筛选技术逐渐成为主流。例如，通过高通量测序技术对环境样本进行基因组分析，可以识别潜在具有功能价值的微生物种类，并根据其代谢途径和生境适应性等指标进行选择。同时，人工智能算法也可用于预测微生物的功能特性和潜力，从而提高筛选效率。2022

年，全球微生物高通量测序市场规模达到13亿美元，并且未来几年将保持高速增长态势。

除了筛选技术，微生物改造技术也取得了显著进步。CRISPR-Cas9基因编辑技术被广泛应用于微生物的基因修饰，可以精准修改微生物的功能基因，提高其生产效率、增强其耐药性或赋予其新的功能。例如，科学家利用CRISPR-Cas9技术对益生菌进行改造，使其能够产生特定抗生素或抑制病原菌的生长，从而开发出更有效的治疗药物。

为了推动微生物筛选及改造技术的发展，政府和行业机构制定了一系列政策措施。例如，科技部设立了“国家重点研发计划”，支持微生态制剂相关的基础研究和关键技术攻关；部分省市出台了微生物产业发展的专项政策，鼓励企业进行技术创新和产品开发。这些政策的实施将进一步促进中国微生态制剂行业的技术进步和市场竞争力提升。

未来，微生物筛选及改造技术的革新将继续推动中国微生态制剂行业的快速发展。精准筛选和基因编辑等先进技术的应用将带来更多功能特异、安全性高、疗效显著的微生态制剂产品，以满足人民日益增长的健康需求。同时，随着国际合作的加强和技术水平的不断提升，中国微生态制剂行业也将走向世界舞台，成为全球行业的领军力量。

（3）微生态制剂工艺优化及规模化生产　微生态制剂的制备工艺相对复杂，通常涉及菌种选择、培养、分离纯化、制剂加工和包装等多个环节。现有的传统制剂工艺多采用人工操作和批量生产模式，不仅效率低下，还难以保证产品质量的一致性。例如，传统株培养方法耗时较长、成本高，且容易受到环境因素影响，导致产品的稳定性和活性降低。此外，传统的分离纯化技术需要多次反复操作，耗时且易造成菌种损失，从而提高了制剂生产成本。

为了提升制剂工艺水平，行业正在积极探索自动化和智能化的解决方案。例如，近年来微流控技术在微生态制剂领域得到了广泛应用，可以实现高精度、快速和连续的菌株培养及分离纯化，有效提高生产效率，降低生产成本。同时，人工智能技术的引入能够实现对生产过程数据的实时监控和分析，帮助优化工艺参数，提高产品质量和一致性。此外，一些企业正在探索新型制剂载体材料，如纳米颗粒和微囊等，以更好地保护活性菌株，延长其存活时间，提高制剂的稳定性和生物利用度。

（4）核心菌株研发与应用　微生态制剂的核心在于其蕴含的菌群结构，而核心菌株则代表着这种结构中的关键元素。这些菌株不仅自身具有显著的生物活性，更重要的是能够与其他菌株协同发挥作用，构建高效稳定的微生态系统。因此，核心菌株的研发与应用是微生态制剂产业发展的关键所在。

近年来，基因组学、代谢组学等高通量测序技术的发展为微生态制剂的菌株筛选和鉴定提供了有力工具。通过对菌株基因组的分析，可以更精准地识别具有特定功能的菌株，例如抗生素耐药性、降血糖、调节免疫等。同时，代谢组学技术的应用使人们能够更深入地了解菌株的代谢特性，帮助筛选出能够高效产生有益代谢产物的菌株。

2. 微生态制剂的未来发展趋势

（1）深入研究菌株活性，开发高效微生态制剂　微生态制剂的核心在于其所含菌株的选择和活性。不同菌株具有不同的生理功能和适应能力，因此选择合适的菌株是构建有效产品的前提。近年来，随着基因测序技术的发展，科学家们能够更精准地分析菌株的遗传信息，从而更好地了解其功能特性，并筛选出具有特定功效的菌株。同时，生物工程技术也为提升菌株活性提供了新途径。通过对菌株进行定向进化和重组，可以提高其生长速度、代谢效率以及对特定环境的适应性，最终制备出更高效的微生态制剂。

（2）构建精准靶向递送系统，增强微生态制剂功效　微生态制剂的有效成分需要准确地到达目标部位才能发挥作用。传统的制剂形式难以保证菌株在人体内能够充分存活和发挥功能。因此，开发精准靶向递送系统成为提高微生态制剂功效的关键。纳米载体、包埋技术、共悬浮体系等多种先进技术可以有效地将微生态制剂成分精确输送到目标器官或组织，减少副作用并增强疗效。例如，针对肠道疾病的微生态制剂可以通过选择特定的脂质体或聚合物材料作为载体，使其能够穿过胃酸环境，并在小肠中释放活性菌株，从而更有效地治疗肠道问题。

（3）开发智能化生产平台，提升微生态制剂质量　微生态制剂的生产过程需要严格控制温度、湿度等环境因素，以保证菌株的存活和生长。传统的生产模式容易受到外部环境的影响，导致产品质量不稳定。近年来，一些企业开始采用智能化生产平台，通过传感器、自动化设备和数据分析技术，实现对生产过程的精准控制，从而提高微生态制剂的制备质量和一致性。例如，一些平台可以实时监测菌株的生长状态，根据数据自动调节温度、湿度等环境参数，以确保菌株处于最佳生长状态。同时，智能化生产平台还可以有效减少人工操作，降低生产成本并提高效率。

（4）探索新兴应用场景，拓展微生态制剂市场　除了传统的保健领域外，微生态制剂在农业、食品加工、环保等多个领域也展现出巨大的应用潜力。例如，在农业方面，可以利用微生态制剂促进植物生长、防治病虫害和改良土壤肥力；在食品加工方面，可以利用微生态菌群提高食品品质、延长保质期并开发新型功能性食品。随着科技的进步和产业链的完善，相信未来将会有更多新兴应用场景涌现，为中国微生态制剂领域带来新的增长动力。

通过聚焦核心技术突破，打造差异化产品，中国微生态制剂能够更好地应对市场竞争，提升自身的核心竞争力，从而推动整个领域的健康发展。同时，政府政策的支持、科研投入的增加以及社会对微生态制剂应用的认可也将为行业未来的发展注入更多活力和动力。

第二节　微生态制剂的种类

一、微生态制剂的分类体系

微生态制剂按制剂中有效成分的来源，可分为益生菌（probiotics）、益生元（prebiotics）、合生元（synbiotics）和益生素（postbiotics）；按制剂细菌的组成，可分为活菌制剂、死菌制剂、单菌制剂和联菌制剂等；按剂型分类，有胶囊、片剂、粉末和口服液等；按用途分类，有药用、保健用和食用等；按宿主分类，有人用、动物用和植物用等。本书主要按益生菌、益生元、合生元和益生素进行介绍。

1. 益生菌

益生菌是目前研究最多、应用最广泛的一大类微生态制剂，是临床治疗的主要类型。常用的益生菌菌种包括双歧杆菌（*Bifidobacterium*）、乳杆菌（*Lactobacillus*）、芽孢杆菌（*Bacillus*）、丁酸梭菌（*Clostridium butyricum*）、肠球菌（*Enterococcus*）、嗜热链球菌（*Streptococcus thermophilus*）等，主要以活菌制剂为主。益生菌制剂的制备工艺流程是一个复杂的生产过程，涉及多个步骤，旨在培养和加工益生菌制剂，以确保其活性和稳定性。

① 双歧杆菌。1899 年，法国科学家 Tissier 首次从婴儿粪便中分离出双歧杆菌。该菌为革兰氏阳性菌，专性厌氧，属于放线菌科。目前已发现 40 多个种型，其中婴儿型双歧杆菌、短型双歧杆菌、两歧型双歧杆菌、长型双歧杆菌、青春型双歧杆菌、角型双歧杆菌、小链型双歧杆菌、假小链型双歧杆菌和齿型双歧杆菌等 9 个种型存在于人体内。双歧杆菌主要定居在人的结肠部位，是人体肠道内的优势菌群。它们与人终生共存，但在不同年龄阶段，其数量和种型会有所变化。在母乳喂养后的新生儿体内，双歧杆菌的含量最高，成年人体内的含量相对减少，而老年人体内的含量最少。婴儿肠道内主要以婴儿型和短型双歧杆菌为主，青壮年和成年人则以青春型、两歧型和长型双歧杆菌为主。

拓展阅读　益生菌制剂的生产流程

双歧杆菌可产生多种特殊的代谢酶系，不仅提高了人体肠道的营养利用率，还能生成对人体健康有益的乙酸、乳酸、维生素 B_1、维生素 B_2 以及多种酶。例如，糖代谢酶系有效提高了葡萄糖的利用率，并特异性降解人体无法吸收的寡糖；蛋白质代谢酶系则提升了蛋白质的消化率；胆盐水解酶系能水解胆盐，从而增强胆酸的抗菌活性。双歧杆菌的细胞表面包含脂磷壁酸、细胞壁肽聚糖、细胞壁蛋白质等生物活性物质。其中，脂磷壁酸与细胞膜相互作用，使双歧杆菌能够黏附于肠上皮细胞，并阻碍致病菌与上皮细胞结合，从而发挥抗菌作用。此外，双歧杆菌还分泌生物素、抗生素、多糖、*N*-亚硝胺降解酶和超氧化物歧化酶等多种活性物质，这些物质对机体免疫具有调节作用，并在抗肿瘤及抗衰老方面发挥重要作用。

目前，双歧杆菌是制备益生菌制剂应用最广泛的菌种，具有调节肠道微生态平衡、抗菌、抗感染、免疫调节、降低胆固醇及抗肿瘤等多种生理功能，在医药和食品保健等领域有着广泛的应用。

② 乳杆菌。乳杆菌是一种革兰氏阳性杆菌，呈兼性厌氧。现已发现56个种类，广泛分布于自然界，致病性较少。有些种类是人体胃肠道和妇女阴道内的优势菌群。嗜酸乳杆菌能够黏附于小肠上皮细胞和阴道上皮细胞，形成生物防御屏障，阻止外来致病菌的侵袭。乳杆菌在代谢过程中产生乳酸、乙酸、酶和抗菌物质等，有助于维持微生态平衡。

乳杆菌制剂是目前使用最早、种类最多的益生菌制剂，常用的菌种包括嗜酸乳杆菌、保加利亚乳杆菌、德氏乳杆菌、干酪乳杆菌、鼠李糖乳杆菌和植物乳杆菌等。这些菌种的共同特征是能大量产酸，通常统称为“乳酸菌”。

③ 芽孢杆菌。芽孢杆菌属于芽孢杆菌科、芽孢杆菌属，是一类能产生抗力内生孢子的革兰氏阳性菌，严格需氧或兼性厌氧的有荚膜杆菌，能产生对不良环境条件具有特殊抵抗力的芽孢。目前已发现35属200多种，其中许多菌株具有特殊功能，在工业、农业、医学等领域具有广泛的应用价值。医药领域常用的菌种包括枯草芽孢杆菌、凝结芽孢杆菌、蜡样芽孢杆菌和地衣芽孢杆菌等。其中，枯草芽孢杆菌和凝结芽孢杆菌为需氧菌，蜡样芽孢杆菌和地衣芽孢杆菌为兼性需氧菌，它们主要存在于土壤等外环境中，对人体无毒无害。

芽孢杆菌活菌制剂进入肠道后，通过生物夺氧作用（消耗肠道内氧气），降低局部微环境中的氧分子浓度，并使氧化还原电位下降，从而形成适合厌氧的正常优势菌群（如双歧杆菌、乳杆菌等）生长的微环境，起到间接调整菌群失调的作用。此外，枯草芽孢杆菌的代谢产物中含有蛋白酶、淀粉酶等酶类，以及乳酸和细菌素等物质，这些成分不仅有利于宿主的消化吸收，还能够刺激宿主的免疫功能，增强机体免疫力。

④ 丁酸梭菌。丁酸梭菌也称酪酸梭状芽孢杆菌，属专性厌氧菌，可存在于人结肠内。其代谢产物丁酸不仅能抑制和清除有害细菌和物质，恢复机体微生态平衡，还能促进钙的吸收和分解胆固醇。目前，丁酸梭菌已被用于治疗多种疾病。

⑤ 肠球菌。肠球菌属中的粪肠球菌和屎肠球菌也是常用的益生菌制剂，其主要栖息在人类和动物的胃肠道。它们的代谢产物主要为乳酸，具有促进肠道微生态平衡的作用。

⑥ 其他。目前，其他常用的菌种还包括链球菌属中的嗜热链球菌和乳酸链球菌，乳球菌属中的乳酸乳球菌，以及布拉氏酵母菌等。

2. 益生元

常见的益生元包括功能性低聚糖、微藻类、蛋白质水解物等。其中，低聚果糖、低聚半乳糖、菊粉、聚葡萄糖和低聚异麦芽糖等，是最常用的益生元。关于益生元功能的研究，主要集中在不同种类的低聚糖（又称寡糖）对肠道的影响。这些低聚糖经口服进入肠道后，可以作为有益菌的代谢原料，经过发酵产生短链脂肪酸（如乙酸、丙酸、丁酸、乳酸等）和维生素等产物。不仅可以显著促进有益菌的生长繁殖，还可以通过降低微生态空间内的pH值和调节渗透压，抑制腐败和有害细菌的生长。

3. 合生元

合生元是由益生元和益生菌结合制成的，可以达到协同增效的效果。例如，在双歧杆菌等活菌制剂中加入低聚果糖等益生元，既可直接补充双歧杆菌，促进其生长和代谢，维护微生态平衡，又可提高制剂中双歧杆菌在肠道的存活力和定植力。

4. 益生素

益生素，也称为后生元，是益生菌的代谢产物或由益生菌释放的对宿主有直接或间接作用的化合物。这些化合物包括益生菌的细胞壁碎片成分，如胞外多糖、肽聚糖等；还包括益生菌分泌的代谢产物，如乳酸、乙酸、细菌素（双歧杆菌素、嗜酸菌素等），以及各种多肽分子。后生元具有与益生菌相似的菌群调控和免疫调控等功能。

二、人用微生态制剂

人用微生态制剂可作为药物、食品添加剂、保健品和化妆品原料，用于预防和治疗微生态失调引起的相关疾病或症状。

1. 药用微生态制剂

药用微生态制剂是由人体内正常菌群的成员或具有促进正常菌群生长和活性作用的无害外来细菌，经过培养、收集菌体、干燥成菌粉后，加入适宜辅料混合制成的益生菌，用于预防和治疗因菌群失调引起的相关症状和疾病。《中国药典》将其命名为“微生态活菌制品”。已上市的微生态活菌制品有多种类型，均由非致病的活细菌组成，其生产过程、贮存和使用期间均应保持稳定的活菌状态。这些制品可以由一株、多株或几种细菌制成单价或多价联合制剂，根据不同的使用途径和方法，可制备成片剂、胶囊剂、颗粒剂、散剂和喷雾剂等多种剂型。临床上，这些制品可用于防治胃肠道相关疾病（如幽门螺杆菌感染、炎症性肠病、急慢性腹泻、功能性便秘等）、肝相关疾病（如非酒精性脂肪肝、肝细胞癌等）、高胆固醇血症、妇女阴道炎、某些皮肤疾病及烧伤创伤感染等。

微生态制剂的药理作用可概括为“调节、抑菌、保护、免疫、平衡、营养”。具体包括以下几个方面：抑制肠道内有害菌株和过路菌株的繁殖，维持肠道正常菌群的平衡；维持正常的肠蠕动，改善粪便成分及肠道运输功能，缩短粪便在远端结肠和直肠内的滞留时间，从而缓解便秘；建立生物和化学屏障，减少肠内毒素的生成，限制肠道病原微生物及毒素与肠道黏膜上皮的接触；合成维生素；增强人体免疫功能；保护肝脏，减少内毒素和肝损伤，降低分解尿素的细菌数量，从而降低血氨水平；激活人体细胞内的超氧化物歧化酶、过氧化氢酶和谷胱甘肽过氧化物酶，减轻自由基对人体的伤害；促进有毒药物的降解和排泄。此外，部分益生菌的代谢产物被称为后生元，可以纠正肠道菌群的紊乱。

2. 保健用微生态制剂

保健用微生态制剂主要有两种形式：一种是保健品，以冲剂和胶囊剂型为主，主要成分为益生菌、益生元或合生元，其功能主要在于调节人体肠道微生态平衡，有助于维护健康；另一种是以食品添加剂的形式，广泛应用于普通食品（尤其在酸奶、乳制品、甜品、面包及饼干类中）或婴幼儿食品（如婴幼儿奶粉中应用最为普遍）。

根据《新食品原料安全性审查管理办法》《可用于保健食品的益生菌菌种名单》《可用于食品的菌种名单》《可用于婴幼儿食品的菌种名单》，目前国家卫健委批准应用于食品的益生菌有 38 种，其中只有 10 种批准用于婴幼儿食品中。其中双歧杆菌属 7 个（青春双歧杆菌、动物双歧杆菌动物亚种、动物双歧杆菌乳亚种、两歧双歧杆菌、短双歧杆菌、长双歧杆菌长亚种、长双歧杆菌婴儿亚种），乳杆菌属 8 个（嗜酸乳杆菌、卷曲乳杆菌、德氏乳杆菌保加利亚亚种、德氏乳杆菌乳亚种、格氏乳杆菌、瑞士乳杆菌、约氏乳杆菌、马乳酒样乳杆菌马乳酒样亚种），乳酪杆菌属 3 个（干酪乳酪杆菌、副干酪乳酪杆菌、鼠李糖乳酪杆菌），黏液乳杆菌属 2 个（发酵黏液乳杆菌、罗伊氏黏液乳杆菌），乳植杆菌属 1 个（植物乳植杆菌），联合乳杆菌属 1 个（唾液联合乳杆菌），广布乳杆菌属 2 个（弯曲广布乳杆菌、清酒广布乳杆菌），乳球菌属 3 个［乳酸乳球菌亚种、乳酸乳球菌亚种（双乙酰型）、乳脂乳球菌］，片球菌属 2 个（乳酸片球菌、戊糖片球菌），葡萄球菌属 2 个（木糖葡萄球菌、肉葡萄球菌），链球菌属 1 个（唾液链球菌嗜热亚种），丙酸杆菌属 1 个（费氏丙酸杆菌谢氏亚种），明串球菌属 1 个（肠膜明串珠菌肠膜亚种），克鲁维酵母属 1 个（马克斯克鲁维酵母），动物球菌属 1 个（小牛动物球菌），芽孢杆菌属 1 个（凝结芽孢杆菌），丙酸菌属 1 个（产丙酸丙酸菌）。这些菌种大多从食品原料或人体肠道正常菌群中分离筛选而来，少数菌种来源于土壤、木材或哺乳动物肠道，已有大量临床数据证明它们对人体的安全性和有益性。

一些益生元对益生菌具有选择性促进作用，能够高效地调节机体的微生态平衡，如低聚木糖因高效选择性促进双歧杆菌增殖而被称为“双歧因子”。这些益生元已越来越广泛地添加在普通食品和婴幼儿食品中。

3. 化妆品用微生态制剂

众所周知，人体表面生存着数以万亿计的微生物，共同构成了人体的第一道防护，而皮肤微生态就是指寄生或共生在皮肤上的多种微生物（包括细菌、真菌、古细菌等微小生物）与皮肤表面的组织、细胞分泌物、微生物环境等构成的生态系统。基于皮肤微生态研发的微生态制剂可作为化妆品原料，其作用于皮肤上时可以提高皮肤表面有益菌群的活性，从而达到对有害菌群的抑制作用，进而达到促进新陈代谢、延缓皮肤细胞衰老的效果。例如，一些化妆品公司已成功地从某些植物提取的功能性糖作为益生元添加到化妆品中，其会产生包括矿物质、氨基酸等有益护肤的小分子，可以加强角质层的代谢，捕获自由基，抑制脂质的过氧化，促进紫外线照射后的天然 DNA 修复机制，保护皮肤使其保持活力，防止紫外线引发免疫抑制，对抗紫外线引起的光老化，具有美白、修复、抗衰、滋养皮肤的作用。

总结

○ 微生态制剂

从动物或自然界中分离或通过生物工程合成的有益微生物，经过培养、发酵、干燥等特殊工艺制成的含活菌或菌体及其代谢产物的活菌制剂或生物制剂。

○ 药用微生态制剂

由人体内正常菌群的成员或具有促进正常菌群生长和活性作用的无害外来细菌，经过培养、收集菌体、干燥成菌粉后，加入适宜辅料混合制成的益生菌，用于预防和治疗因菌群失调引起的相关症状和疾病。

○ 微生态制剂的主要作用

促进微生态平衡；参与生物防御屏障结构；生物夺氧作用；营养作用；改善微环境，促进三流运转。

○ 微生态制剂的分类

按制剂中有效成分的来源，分为益生菌、益生元、合生元和益生素。

按制剂细菌的组成，可分为活菌制剂、死菌制剂、单菌制剂和联菌制剂等。

按剂型分类，有胶囊、片剂、粉末和口服液等。

按用途分类，有药用、保健用和食用等。

按宿主分类，有人用、动物用和植物用等。

思考练习

1. 请简述微生态制剂的概念，并列举其四大主要类型，分别说明其功能特点。
2. 针对微生态制剂行业，你认为政府应制定哪些法规或标准以保障产品质量并促进创新？
3. 当前微生态制剂研发面临的主要技术瓶颈有哪些？请从“菌株筛选”“制剂稳定性”“机制研究”三方面展开分析，并提出可能的解决方案。

第三篇　治疗

第八章　动物源性生物制品

动物源性生物制品作为生物制品的重要分支，其研发与应用贯穿了人类对抗疾病、改善健康的漫长历程。从早期的动物血清疗法到现代基因工程重组蛋白，动物源性生物制品始终是医学与生物技术创新的核心领域之一。动物源性生物制品有什么特点？常见动物源性生物制品有哪些？其用途如何？

学习目标

- 掌握动物源性生物制品的特点。
- 熟悉动物源性生物制品的种类与用途。
- 了解常见动物源性生物制品的性质与用途、制备工艺。

第一节　动物源性生物制品概述

我国现代的动物源性生物制品即是在脏器药物基础上发展起来的。从20世纪50年代开始，我国陆续开展了动物药物的研究与生产。据统计，源于动物的药物已达400余种，究其化学成分而言，涵盖酶及辅酶、多肽激素、蛋白质、核酸及其降解物、氨基酸类、脂类及糖类，其来源包括各种组织和器官、腺体、体液、胎盘、毛发等动物体几乎所有的部分。现代生物技术在生物药物中的广泛应用，更是有力地推动了动物源性药物的发展，一方面，随着许多混合制剂中有效成分的阐明，以提纯的产品取代了过去的混合制剂，疗效更显著、使用更安全，另一方面，新的动物活性成分不断地被发现，对已知的活性成分的各种功能又有了新的认识，动物源性生物药物走向了一个新的纪元。

一、动物源性生物制品的特点

动物体来源的生物制品以酶及辅酶、多肽激素和核酸等为主。与人源性生物制品相比，除疗效确实、生理活性强等共同具有的特点外，动物源性生物制品尚具有如下特点：

1. 原料来源丰富

动物源性生物制品的生产原料来源丰富，品种繁多，动物各种器官、组织、腺体、血液、骨骼、毛角及禽蛋、乳等都可作为原料进行生产，是生产生物制品的重要资源。其中牛、猪、羊、鸡鸭等家畜家禽是主要来源。我国畜禽水产副产品及其他海陆动物的资源极为丰富，为动物源性生物制品的研究和开发提供了充足的资源。研究好、开发好这些资源，也是每个生物制品研发者的职责。

2. 制品种类多

动物体中大量的生物活性物质具有药用价值。国内外生产的动物源性生物药物已达 400 余种，我国生产的就超过百种。表 8-1 列出了动物来源的主要生物制品。

表 8-1　动物来源的主要生物制品

原料来源		生物制品
组织和器官	人脑	大脑组织液、胆固醇、脑磷脂、卵磷脂、P-物质和多种脑啡肽等
	丘脑	生长激素释放因子、生长激素抑制因子及 3,5-环磷腺苷酸(cAMP)等
	心脏和动脉管	细胞色素 c、辅酶 Q_{10} 和辅酶 A 等
	肝脏	核糖核酸、肝注射液、肝提取物、肝水解物和辅酶 A 等
	肺	抑肽酶等
	脾脏	脾注射液、肝-脾提取物和脱氧核苷酸钠注射液等
	胃	胃膜素和胃蛋白酶等
	肠及肠黏膜	P-物质、肝素、冠心舒和其他类肝素等
	眼	眼生素和眼宁等全眼提取物
	骨	硫酸软骨素、硫酸软骨素 A、骨宁注射液和蛋白胨等
	皮	明胶、阿胶等
	毛	胱氨酸、半胱氨酸、赖氨酸和精氨酸等
	角和蹄甲	羚羊角以及犀牛角代用品和妇乐宁等
	胎盘	胎盘提取物、胎盘球蛋白和白蛋白等
腺体	脑垂体	促皮质素(ACTH)、促卵泡激素(FSH)、促黄体生成激素(LH)、生长激素、促乳激素、垂体后叶制剂、催产素、加压素和垂体前叶激素制剂等
	胰腺	胰岛素、胰高血糖素、胰蛋白酶、糜蛋白酶、胰酶、胰蛋白酶抑制剂、激肽释放酶(血管舒缓素)、弹性酶(弹性蛋白酶)、胶原酶、胰类肝素和胰脱氧核糖核酸酶等
	唾液腺	唾液腺素等
	颌下腺	激肽释放酶等
	腮腺	腮腺素等
	甲状腺	降钙素、甲状腺片和干燥甲状腺提取物等
	胸腺	胸腺素、胸腺生成素Ⅰ、胸腺生成素Ⅱ和胸腺体液因子等
	肾上腺	肾上腺皮质激素等
	甲状旁腺	甲状旁腺素等
	卵巢	松弛肽(relaxin)和子宫松弛因子(lututrin)等
	睾丸	透明质酸酶等
	松果体	松果体素等
体液和分泌物	血液	血清、各种血浆蛋白制品、血红素、超氧化物歧化酶(SOD)、组氨酸、赖氨酸、精氨酸和水解蛋白等
	胆汁	人工牛黄、去氢胆酸、鹅去氧胆酸、胆酸钠、胆黄素等
	尿	尿激酶和绒毛膜促性腺激素等
畜禽产品	禽蛋	溶菌酶、卵磷脂、卵黄免疫球蛋白(IgY)、唾液酸等
	乳	免疫球蛋白、乳清蛋白、乳铁蛋白、抗高血压肽、抗凝血肽及酪蛋白磷酸肽等

3. 要重视特殊安全性

动物体寄生的病原微生物很多都是人畜共患的，严格控制生产质量很重要。另外，动物与人体的种属差异较大，因此活性物质的结构也有一定的差异。特别是蛋白质类制品在化学结构和空间结构上都会有不同程度的差别。蛋白质具有很强的免疫原性，不同来源的蛋白质注射于人体内会产生抗原反应，严重者会危及生命。因此，对此类药物的安全性研究要特别引起重视。

二、动物源性生物制品的种类与用途

动物源性生物制品按其原料来源可分为血液制品、组织和器官来源的生物制品、腺体来源的生物制品、乳源生物制品及禽蛋来源的生物制品等。

按其有效成分的化学性质可分为动物蛋白质与多肽类制品、酶与辅酶类制品、核酸类制品、糖类制品、脂类制品等。下面分别进行介绍。

1. 动物蛋白质与多肽类制品

源于动物的蛋白质与多肽类活性药物主要有以下几种：

（1）蛋白质类药物

① 血浆蛋白质：动物血中的蛋白质与人血相似，但由于种属差异，动物血浆制品不能用于人类。

② 蛋白质激素：垂体分泌的蛋白质激素有生长素（GH）、催乳激素（PRL）、促甲状腺素（TSH）、促黄体生成激素（LH）、促卵泡激素（FSH）；促性腺激素有绒毛膜促性腺激素（HCG）、绝经尿促性腺激素（HMG）、血清性促性腺激素（SGH）；其他蛋白质激素，如胰岛素、胰抗脂肝素、松弛素、尿抑胃素等。

③ 蛋白质类细胞因子。

④ 黏蛋白，包括胃膜素、硫酸糖肽、内在因子、血型物质 A 和血型物质 B 等。

⑤ 胶原蛋白，如明胶、阿胶、氧化聚合明胶等。

⑥ 其他，如硫酸鱼精蛋白、胰蛋白酶抑制剂等。

（2）多肽类药物

① 多肽激素

a. 垂体多肽激素：促肾上腺皮质激素（ACTH）、促黑激素（MSH）、脂肪水解激素（LPH）、催产素（OT）、加压素（AVP）等。

b. 下丘脑激素：促甲状腺激素释放激素（TRH）、生长素抑制激素（GRIF）、促性腺激素释放激素（LHRH）。

c. 甲状腺激素：甲状旁腺素（PTH）、降钙素（CT）。

d. 胰岛激素：胰高血糖素、胰解痉多肽。

e. 胃肠道激素：胃泌素、胆囊收缩素-促胰酶素（CCK-PZ）、肠泌素、肠血管活性肽（VIP）、抑胃肽（GIP）、缓激肽、P-物质。

f. 胸腺激素：胸腺素、胸腺肽、胸腺血清因子。

② 多肽类细胞因子。

③ 含有多肽成分的其他药物　如脑氨肽、蛇毒、胎盘提取物、脾水解物、肝水解物、心脏激素、转移因子、抗癌肽等。此类药物大部分是多种物质的混合物，而且种类繁多、功效独特，通过对这些活性物质结构和功能的研究，有助于人们设计和研制新型药物。

2. 酶与辅酶类制品

酶的化学本质是具有催化活性的蛋白质，但其功能不同于其他蛋白质，故单独列为一类。酶是很好的治疗药物，只需极少量就能在生理 pH 及体温下迅速产生巨大的、非常专一的效应。目前两类药物已广泛用于心脑血管及消化管疾病、炎症、癌症及先天性酶缺陷症等的治疗。表 8-2 列出了主要的动物酶类药物。

表 8-2 主要的动物酶类药物

名称	来源	用途	名称	来源	用途
胰酶(pancreatin)	猪胰	助消化	尿激酶(urokinase)	尿液	溶血栓
胰脂酶(pancrelipase)	猪、牛胰	助消化	纤溶酶(fibrinolysin)	血浆	溶血栓
胃蛋白酶(pepsin)	胃黏膜	助消化	凝血酶(thrombin)	血浆	止血
胰蛋白酶(trypsin)	牛胰	抗炎、局部清洁	细胞色素 c(cytochrome c)	牛、猪、马心肌	组织缺氧急救
胰凝乳蛋白酶(chymotrypsin)	牛胰	抗炎、局部清洁	激肽释放酶(kallikrein)	猪胰、颌下腺	降血压
超氧化物歧化酶(SOD)	猪、牛等红细胞	消炎、抗辐射、抗衰老	弹性蛋白酶(elastase)	胰	降压、降血脂
溶菌酶(lysozyme)	卵清	抗炎、抗出血	透明质酸酶(hyaluronidase)	睾丸	局部麻醉增强剂

（1）促消化酶类　这类酶如胃蛋白酶、淀粉酶、脂肪酶、胰酶等的作用是将摄入的食物大分子降解成为易被机体吸收的营养物质。如将蛋白质水解成氨基酸，将多糖水解成单糖，将脂肪水解成甘油和脂肪酸等。临床中消化酶用于治疗消化紊乱或促进消化。消化酶的使用有单酶和复合酶，以口服为主。但应注意由于胃的低 pH 环境，只有胃酶可以直接口服，其他酶常要采用一些保护办法，如使用胰溶胶囊或脂质体包埋法等，也可在服用时加中和剂，如 $NaHCO_3$。

（2）消炎及消肿治疗酶类　消炎酶与消化酶不同，不是在消化管起作用，而是在吸收入体内后通过改变机体的生理状态起作用的。药理实验证明，消炎酶对于各种原因引起的化学介质的释放及由此引起的血管病理变化所导致的血管通透性亢进，具有良好的抑制作用。对动物和人体均有抗炎和抑制浮肿作用。消炎酶可改善炎症部位的体液循环，溶解和去除潴留于炎症病灶内的异常渗出物、坏死组织和脓液，故对外伤性及手术后的炎症性浮肿、膀胱炎、副鼻窦炎、创伤面的坏死组织等均有效。我国还曾有报道用蛋白水解酶治疗毒蛇咬伤及脑囊尾蚴症。此类酶包括溶菌酶、胰蛋白酶、糜蛋白酶、明胶肽酶、RNA 酶等，其中最常用的是溶菌酶。早期消炎酶是静注非经口途径给药，易产生过敏副作用，故口服给药被广泛应用。

（3）溶栓酶　血栓是重要的多发病，也是危害老年人健康与生命的重要疾病之一。纤溶酶可溶解纤维蛋白原和纤维蛋白，因而是防止血栓形成和消除已形成的血栓的有效手段。纤溶激酶能够激活纤溶酶原使其变成有活性的纤溶酶而发挥溶血栓作用。已用于临床的溶栓酶主要有纤溶酶、尿激酶、蚓激酶、蝮蛇抗血栓酶等。

（4）抗肿瘤酶类　可用于治疗肿瘤的动物性酶有 L-天冬酰胺酶、谷氨酰胺酶、半胱氨酸酶、组氨酸酶、蛋氨酸酶、酪氨酸氧化酶等。抗肿瘤酶的作用机制是利用酶来破坏肿瘤细胞生长所必需的而对人体正常细胞生长却非绝对必需的营养物质，如氨基酸、叶酸等，使肿瘤细胞缺乏营养而受到抑制。其中最先应用且比较有效的是 L-天冬酰胺酶，在对白血病的治疗中显示出良好的疗效。据报道，L-天冬酰胺酶对急性原淋巴细胞白血病的完全缓解率为 30%～60%，对经长期缓解后第一次复发的患者完全缓解率高达 74%。

（5）与氧化还原电子传递有关的治疗酶　这类酶有细胞色素 c、超氧化物歧化酶、过氧化物酶等。细胞色素 c 在组织缺氧的急救或其他疾病辅助治疗方面效果极为显著，超氧化物歧化酶在抗衰老、抗辐射、消炎等方面疗效显著。

（6）其他药用酶　有机磷解毒酶、青霉素酶等可用于解毒。透明质酸酶能分解黏多糖，有助于组织通透性增加，是一种药物扩散剂。磷酸酯酶在皮肤病治疗上有独特的疗效。弹性蛋白酶有降血压和降血脂作用。激肽释放酶能治疗与血管收缩有关的各种循环障碍。胶原蛋白酶能防止牙齿的早期脱落。

（7）动物辅酶类药物　辅酶或辅基在酶促反应中起着传递氢、电子或基团转移的作用，对酶催化特性起着决定性作用，因此辅酶或辅基成分具有重要的医疗价值。此类物质大多数属于核苷酸类药物。另外，除辅酶 Q_{10}、辅酶 A 等少数品种由动物原料提取外，大部分辅酶是用微生物发酵法制得。

3. 核酸类制品

核酸类制品主要有：核苷酸、核苷、碱基及其衍生物。核酸类药物虽然发展较晚，但在癌症、肝炎、抗辐射、心脏病等方面的治疗均已取得重大进展。DNA能改善机体虚弱疲劳、与细胞毒药物合用可提高细胞毒药物对癌细胞的选择性作用，与红霉素合用，可降低毒性、提高疗效；RNA口服可用于精神迟缓、记忆衰退、动脉硬化性痴呆，静注用于刺激造血和促进白细胞生成，治疗慢性肝炎、肝硬化和初期癌症；辅酶A用于动脉硬化，白细胞、血小板减少，肝、肾病等；ATP用于心力衰竭、心肌炎、心肌梗死、脑动脉和冠状动脉硬化、急性脊髓灰质炎、肌肉萎缩、慢性肝炎等。动物和微生物是核酸类药物的主要来源。核酸类药物的主要种类与用途列于表8-3中。

表8-3　主要核酸类药物种类及其用途

名　称	用　途
核糖核酸(RNA)	口服用于精神迟缓、记忆衰退、动脉硬化性痴呆，静注用于刺激造血和促进白细胞生成，治疗慢性肝炎、肝硬化和初期癌症
脱氧核糖核酸(DNA)	有抗辐射作用，能改善机体虚弱疲劳；与细胞毒药物合用，能提高细胞毒药物对癌细胞的选择性作用；与红霉素合用，能降低其毒性，提高抗癌疗效
免疫核糖核酸(iRNA)	为免疫增强剂，使未致敏的淋巴细胞转变为免疫活性细胞，从而使细胞免疫功能低下的患者恢复正常。如可用于肝炎治疗的抗乙肝iRNA，治疗肺癌的抗肺癌iRNA
转移因子(TF)	相对分子质量小于10000，含有多核苷酸、多肽类化合物。只传递细胞免疫信息，无体液免疫作用，无促进肿瘤生长作用，治疗恶性肿瘤比较安全；亦可用于治疗肝炎等
聚肌胞苷酸(poly I∶C)	干扰素诱导物，具有广谱抗病毒作用，用于带状疱疹、单纯疱疹、病毒性角膜炎、扁平疣、寻常疣、复发性口疮、流行性出血热、慢性病毒性肝炎等
腺苷三磷酸(ATP)	用于心力衰竭、心肌炎、心肌梗死、脑动脉和冠状动脉硬化、急性脊髓灰质炎、肌肉萎缩、慢性肝炎等
肌苷	用于急慢性肝炎、肝硬化、肝昏迷、白细胞及血小板减少症、心肌炎、风湿性心脏病、中心性视网膜炎及视神经萎缩，各种心血管疾病等疾患的辅助治疗
核酸-氨基酸混合物	用于气管炎、神经衰弱等
脱氧核苷酸钠	用于各种原因引起的白细胞减少症，特别是对肿瘤患者放、化疗引起的急性粒细胞减少有较好疗效；并用于血小板减少症、再生障碍性贫血的辅助治疗
腺苷一磷酸(AMP)	有周围血管扩张作用、降压作用，用于静脉曲张性溃疡等
环磷腺苷(cAMP)	有改善心肌缺氧、扩张冠脉、增强心肌收缩力、增加心排血量等作用，用于心绞痛、急性心肌梗死的辅助治疗，但其作用持续时间较短
鸟苷三磷酸(GTP)	用于慢性肝炎、进行性肌肉萎缩等症
辅酶A(CoA)	用于动脉硬化，白细胞、血小板减少，肝、肾病等
辅酶Ⅰ(NAD)	用于白细胞减少及冠状动脉硬化
辅酶Ⅱ(NADP)	促进体内物质的生物氧化

4. 糖类制品

糖类广泛存在于生物体中，目前已发现许多糖类物质及其衍生物具有药用价值，有些已经在临床上得到广泛应用。动物多糖类药物以黏多糖为主。黏多糖是一类胞外生物大分子，是动物体内糖蛋白分子中的糖链部分。黏多糖主要分布在动物骨、软骨、皮、角、血管、肠、滑膜液、脑、角膜、肺、肝、心、尿等原料中，此类成分具有多种药理活性，包括抗凝血、降血脂、抗病毒、抗肿瘤及抗辐射等作用。一些药用黏多糖列于表8-4中。

表8-4　主要药用黏多糖

名　称	存在部位	用　途
甲壳质(chitin)	低等植物、菌、虾、蟹、昆虫等甲壳动物外壳，高等植物细胞壁等	人造皮肤、血管、手术线；脱乙酰壳聚糖有止酸、消炎、降低胆固醇和血脂作用
硫酸软骨素(CS)	动物软骨、喉骨、鼻骨、气管、骨髓、皮肤等，其中鲨鱼骨中含量最高	治疗关节炎、神经痛、腰痛、眼病；硫酸软骨素A能增强脂酶活性，有抗血栓作用，还用于多种心脏病治疗
肝素(heparin)	肠黏膜、肺、肝、心、肾、脾、胸腺、皮肤、血管等	抗凝药；外科手术后防止形成血栓；预防血栓疾病
透明质酸(HA)	脐带、鸡冠、滑膜液、玻璃体液、软骨、脑、皮肤等	眼科手术、烧伤、化妆品

5. 脂类制品

脂类是易溶于氯仿、苯、石油醚等非极性溶剂，而不溶于或微溶于水的一类物质，包括脂肪、类脂及其衍生物，又可分为复合脂和简单脂两大类。复合脂包括与脂肪酸结合的脂类物质，如磷脂酰胆碱（卵磷脂）等；简单脂为不含脂肪酸的脂类物质，如甾体化合物等。

动物来源的脂类药物主要包括脂肪酸及其衍生物、磷脂类、胆酸类（含固醇类）、卟啉及其衍生物等。脂肪酸和磷脂类主要分布在脑、脊髓等神经组织中，脂肪组织、肝等中的含量也较为丰富；胆酸类物质分布以胆汁为主，卟啉类以血液为主。从动物组织中制得的脂类药物再经过分子改造可以得到更高疗效的产品。分子改造的方法有酶促合成法、化学半合成法等。如以胆酸为原料经氧化或还原可分别制得去氢胆酸或去氧胆酸。主要的动物脂类药物列于表 8-5 中。

表 8-5 主要的动物脂类药物

名称	来源	用途
脑磷脂	脑	止血，防止动脉硬化及神经衰弱
磷脂酰胆碱（卵磷脂）	脑、卵黄	防治动脉硬化、神经衰弱、肝病
花生四烯酸	肾上腺等	降血脂，合成前列腺素 E2 的原料
鱼肝油脂肪酸钠	鱼肝油	止血，治疗静脉曲张
前列腺素 E1，前列腺素 E2	羊精囊	降血压，中期引产，催产
原卟啉	动物血红蛋白	治疗急、慢性肝炎，贫血症
血卟啉衍生物	原卟啉合成	肿瘤放疗辅助药物，诊断试剂
胆红素	胆汁	消炎、抗氧化、人工牛黄原料
胆酸钠	牛、羊胆汁	治疗胆酸缺乏、胆囊炎等
胆酸	牛、羊胆汁	人工牛黄原料
猪去氧胆酸	猪胆汁	降胆固醇，治疗气管炎，人工牛黄原料
胆固醇	脑、脊髓	人工牛黄原料
辅酶 Q_{10}	心肌	用于高血压、亚急性肝坏死的治疗

6. 动物细胞因子

主要动物来源的细胞生长调节因子列于表 8-6 中。

表 8-6 主要动物来源的细胞生长调节因子

种类	来源	$M_r/\times10^3$	靶细胞
脊髓生长因子	牛脊髓	11	Swiss 细胞
骨髓衍化生长因子(BDGF)	小鼠头顶骨	20～30	软骨细胞
软骨衍化生长因子(CDGF)	小牛软骨	16～18	软骨细胞
软骨衍化因子(CDF)	胎牛软骨	12～13	软骨细胞
骨形成蛋白(BMP)	牛骨		成骨细胞
细胞分裂因子(CDF)	大鼠肉瘤细胞	5	BALB/c 3T3 细胞
内皮细胞衍化生长因子(ECDGF)	血管内皮细胞	14～24	成纤维细胞、平滑肌细胞
内皮细胞生长因子(ECGF)	牛视丘下部	17～25	血管内皮细胞
表皮生长因子(EGF)	大鼠软骨肉瘤细胞	18	毛细血管内皮细胞、上皮细胞、中胚层来源细胞
	小鼠颌下腺	6	
成纤维细胞生长因子(FGF)	牛垂体	13～18	中胚层来源细胞
酸性成纤维细胞生长因子(AFGF)	牛脑	12	BALB/c 3T3 细胞
碱性成纤维细胞生长因子(BFGF)	牛脑	12～13	成纤维细胞
胰岛素样生长因子(IGF)	肝、肾、胎盘	7.65	维持分化细胞
神经生长因子(NGF)	小鼠颌下腺	130	神经细胞
	T 淋巴细胞	27	
多功能集落刺激因子(M-CSF)	干细胞	14～28	T 细胞
乳腺刺激因子(MSF)	猪血清	10	小鼠乳腺上皮细胞
睾丸衍化生长因子	羊睾丸，精液	45	Swiss 细胞

第二节　动物源性生物制品的制备实例

一、胰岛素的制备

1. 胰岛素的性质与用途

胰岛素（insulin）是由动物胰脏中兰氏小岛 β-细胞分泌的一种具有降血糖作用的蛋白激素，因此得名胰岛素。1955 年阐明了胰岛素的一级结构。1965 年，我国在世界上首次人工合成牛胰岛素。1970 年，我国科技工作者用 X 射线衍射方法阐明胰岛素的空间构型。胰岛素是所有蛋白质中研究最多，也是研究最清楚的蛋白质。

胰岛素分子由 51 个氨基酸残基所组成，分子量近 5784，等电点为 5.30～5.35，有 A 链和 B 链两条肽链。人类胰岛素基因位于 11 号染色体 11p15.5，属单拷贝基因，全长 1.75kb，其结构基因由 3 个外显子和 2 个内含子组成，约 1.25kb，编码一个由信号肽、A 链、B 链及 C 肽组成的前胰岛素原，经翻译后加工成为成熟的胰岛素分子。胰岛素在弱酸性水溶液或混悬在中性缓冲液中较为稳定，在碱性溶液中易水解而失活，温度升高时失活更快。在 pH8.6 时，溶液煮沸 10min 即失活一半，而在 0.25%硫酸溶液中，则要煮沸 60min 才能导致同等程度的失活。

胰岛素可作用于全身几乎所有的组织细胞，其最主要的靶器官是肝脏、肌肉及脂肪组织，调节糖、蛋白质、脂肪三大营养物质在细胞的代谢和贮存。胰岛素能促进细胞摄取葡萄糖，在肝脏和肌肉内促进糖原的合成及贮存，同时抑制糖异生，结果使血糖去路增加而来源减少，降低血糖；促进脂肪合成和贮存，抑制脂肪分解；增加蛋白质合成，阻止蛋白质分解及由氨基酸异生成葡萄糖，维持体内正常的血糖水平，起到控制血糖水平的稳定的作用。

1923 年胰岛素即作为治疗糖尿病的药物开始供临床使用，迄今仍是胰岛素依赖型糖尿病的特效药。最初临床上应用的胰岛素全部是从动物的胰脏（主要是猪与牛）中提取。1982 年，重组人胰岛素作为第一种用重组 DNA 技术获得的药品投放市场。

2. 制备方法

（1）工艺路线　胰岛素生产多取猪、牛胰为原料，提取方法为采用分级提取锌沉淀法和磷酸钙凝胶法。分级提取锌沉淀法生产猪胰岛素的工艺路线如图 8-1 所示。

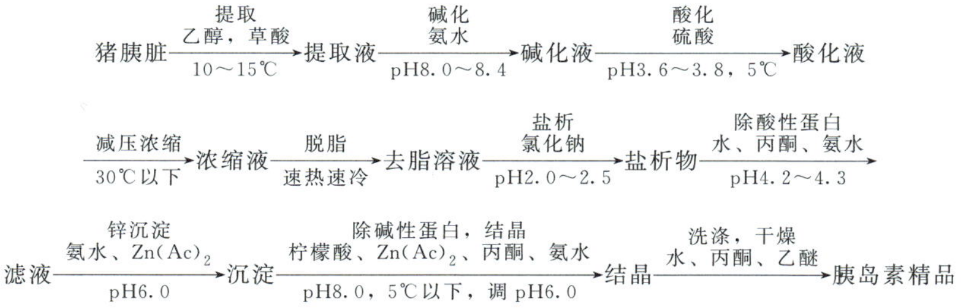

图 8-1　猪胰岛素生产的工艺路线

（2）工艺过程说明

① 提取　绞碎胰脏，加 2.3～2.6 倍的 86%～88%乙醇和 5%的草酸，提取 3h。

② 浓缩　上清液过滤后，在 30℃下减压浓缩至相对密度为 1.04～1.06 为止。

③ 除酸性蛋白　盐析物中加入 7 倍量的蒸馏水溶解，再加 3 倍量冷丙酮，用氨水调 pH 至 4.2～4.3，补加丙酮，使水∶丙酮达到 7∶3，搅拌后过夜，离心去除酸性蛋白沉淀。

④ 锌沉淀　滤液用氨水调 pH 为 6.2～6.4，加入 3.6%醋酸锌溶液（20%浓度），再用氨水调 pH

至 6.0，4℃放置过夜；收集沉淀，丙酮洗涤，干燥。

⑤ 除碱性蛋白　按上述所得干燥品重量计，每克加冰冷的 2%柠檬酸溶液 50mL、6.5%醋酸锌溶液 2mL、丙酮 16mL，用冰水稀释至 100mL，使充分溶解；冷却至 5℃以下，用氨水调 pH 至 8.0，过滤。

⑥ 结晶　上述滤液用 10%柠檬酸溶液调 pH6.0，补加丙酮，使溶液中丙酮的浓度达到 16%；慢速搅拌 3～5h 使结晶析出；再转入 5℃左右放置 3～4 天，使结晶完全；收集结晶，用丙酮、乙醚脱水后，真空干燥，即得结晶胰岛素。

二、超氧化物歧化酶的制备

1. 超氧化物歧化酶（SOD）的性质与用途

超氧化物歧化酶（superoxide dismutase，SOD，EC 1.15.1.1）是 1969 年 Fridovich 和 McCord 从牛红细胞中发现并正式命名的，它是一种富含金属离子的蛋白质，广泛分布于动植物及微生物中。

按照其结合的金属离子，SOD 主要分为三类，即 Cu/Zn-SOD、Mn-SOD、Fe-SOD。三类 SOD 可能具有不同的进化祖先。其中 Cu/Zn-SOD 呈蓝绿色，主要存在于真核细胞的细胞浆内，分子量在 32000 左右，由两个亚基组成，每个亚基含 1 个铜和 1 个锌。Mn-SOD 呈粉红色，主要存在于原核生物和真核生物的线粒体中。其分子量随来源不同而异，来自原核细胞的 Mn-SOD 分子量约为 40000，由 2 个亚基组成，每个亚基各含 1 个锰；来自真核细胞线粒体的 Mn-SOD，由 4 个亚基组成，分子量约为 80000。第三种类型为 Fe-SOD，呈黄色，只存在于原核细胞中，分子量为 38000 左右，由 2 个亚基组成，每个亚基各含 1 个铁。此外，在牛肝中还存在一种 Co/Zn-SOD。SOD 属酸性蛋白酶，对 pH、热和蛋白酶水解比一般酶稳定。三类 SOD 的主要理化特性列于表 8-7。

表 8-7　三类 SOD 的主要理化特性

SOD 类型	分子结构	分子量 /$\times10^3$	金属含量	颜色	吸收峰 /nm	分子构象	抑制剂
Cu/Zn-SOD	二聚体或四聚体	32～65	1Cu∶1Zn	蓝绿色	260 680	β 折叠	CN， H_2O_2+EDTA
Mn-SOD	二聚体或四聚体	42～85	(0.5～1)Mn	粉红色	280 475	α 螺旋	$R(N_3)_x$
Fe-SOD	二聚体或四聚体	42～85	(0.5～1)Fe	黄褐色	280	α 螺旋	$R(N_3)_x$， H_2O_2+EDTA

SOD 的主要功能是清除体内有氧代谢产生的超氧阴离子（$O_2^-\cdot$），催化 $O_2^-\cdot$ 歧化为 H_2O_2，是生物体内一种重要的氧自由基清除剂。目前临床上主要运用 SOD 延缓机体衰老，辅助治疗良性肿瘤，预防恶性肝癌，防止和消除色素沉着，消除局部炎症，特别是治疗顽固性风湿性关节炎、慢性多发性关节炎及放射治疗后的并发炎症等。由于它无抗原性、无毒副作用，因而是很有临床价值的治疗酶。近年来 SOD 又被广泛地应用于日化工业中。

2. SOD 制备方法

动物血源丰富，牛血、猪血的价格较低，生产 SOD 工艺简单。现介绍用新鲜猪血来提取 SOD 的方法。

(1) 工艺路线　猪血 SOD 的生产工艺路线如图 8-2 所示。

(2) 工艺要点

① 收集、浮洗　新鲜猪血经离心去除黄色血浆，红细胞用 0.9% NaCl 溶液离心浮洗 3 次，收集红细胞。

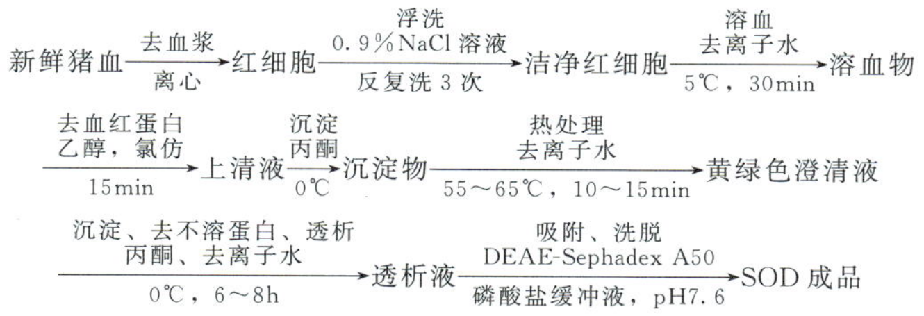

图8-2　猪血SOD的生产工艺路线

② 溶血、去血红蛋白　收集的洗净的红细胞中加去离子水，在5℃下搅拌30min，然后加入0.25倍体积的95%乙醇和0.15倍体积的氯仿，搅拌15min；离心去血红蛋白，收集上清液。

③ 沉淀、热处理　将上清液加入1.2～1.5倍体积的丙酮，产生絮状沉淀；离心去上清液，得沉淀物，操作要在0℃左右进行；沉淀物加适量蒸馏水使其溶解，离心除去不溶性蛋白；上清液于55～65℃热处理10～15min，离心除去热变性蛋白，收集黄绿色澄清液。

④ 沉淀、去不溶蛋白　0℃条件下，在澄清液中加入适量丙酮，使其产生大量絮状沉淀；离心弃去上清液，沉淀用去离子水溶解，离心除不溶性蛋白；上清液置透析袋中得透析液。

⑤ 吸附、洗脱　将透析液加到用2.5mmol/L、pH7.6的磷酸盐缓冲液平衡好的DEAE-Sephadex A50柱上吸附，用2.5～5mmol/L、pH7.6磷酸钾缓冲液梯度洗脱，收集SOD活性洗脱液。猪血SOD的吸收峰为265nm。

⑥ 超滤、冻干　将SOD活性洗脱液超滤浓缩后，冷冻干燥，即可得外观带浅蓝绿色的Cu/Zn-SOD成品。

⑦ SOD纯度检测　SOD纯度可通过琼脂糖凝胶平板电泳或聚丙烯酰胺凝胶电泳来测定，看其条带是否整齐、位置是否与标准品相同。后者鉴定更灵敏。

⑧ 注意事项　猪血SOD对热较为敏感，分离过程中温度应控制在5℃左右，最好在0℃；猪血SOD在pH为7.6～9.0范围内较稳定，提取过程中应注意控制体系的pH值。

三、核糖核酸的制备

1. 性质与用途

核糖核酸（ribonucleic acid，RNA）是一类十分重要的生物大分子，它不仅在基因的表达和蛋白质的生物合成中起着关键作用，还具有改善机体多种生理功能的作用，在医药、食品和农业生产中均有广泛应用。从猪肝里提取的核糖核酸可用于治疗慢性肝炎、肝硬化和初期癌症；从微生物提取的核糖核酸口服用于精神迟缓、记忆衰退、动脉硬化性痴呆，静注用于刺激造血和促进白细胞生成。

除直接可用于临床药物外，核糖核酸还是重要的医药中间体。核糖核酸降解后得到的核苷酸、核苷及碱基都是用途广泛的药物，它们的衍生物在抗肿瘤和抗病毒方面的应用则更为显著，如尿嘧啶及其衍生物是至今人类所使用的最重要的抗病毒、抗肿瘤药物；5-氟尿嘧啶可抑制T合成酶，用于固形癌的治疗；鸟嘌呤具有促进视紫质代谢、明目的功能；胸腺嘧啶对促进脑磷脂代谢、治疗脑外伤以及脑血栓有一定的作用；ATP是重要的能量补充药物等。

此外，核糖核酸还在食品工业中作为调味品使用；在保护环境方面，核糖核酸有着很重要的意义。核糖核酸及其降解物的衍生物作为抗生素，可用于防治植物病菌的农药，这类农药对人体无毒害，对环境无污染；核糖核酸及其水解物可作为促进作物生长、结果的生长素。在化妆品中，也有添加核糖核酸的报道，可以促进蛋白质合成，有滋润皮肤的作用。

2. 制备方法

酵母等微生物和动物肝脏是目前工业上制备核糖核酸的主要原料。由动物肝脏提取的核糖核酸，因在提取过程中不需加热，制得的核糖核酸具有生物活性，该类核糖核酸在临床上作为针剂应用较多。下面即介绍从猪、牛肝脏中提取、精制核糖核酸的方法。

（1）工艺路线　肝 RNA 生产工艺路线如图 8-3 所示。

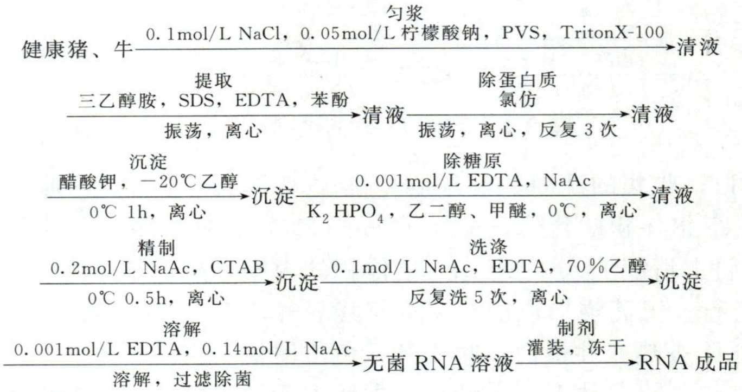

图 8-3　肝 RNA 生产工艺路线

（2）工艺要点

① 匀浆　肝用生理盐水洗净，切成小块，加入 1～2 倍量的 0.1mol/L NaCl、0.05mol/L 柠檬酸钠、0.001%聚乙烯硫酸酯（PVS）、0.1% Triton X-100（pH7.0）溶液，用组织捣碎机捣成匀浆，3500r/min 离心 20min。

② 提取　离心上清液中加入等体积的 0.2mol/L 三乙醇胺、1%十二烷基磺酸钠（SDS）、0.002mol/L 乙二胺四乙酸二钠（EDTA，pH9.0）溶液，搅拌均匀后，加等体积苯酚（含 0.2% 8-羟基喹啉）及等体积氯仿；室温振荡 30min，3500r/min 离心 20min。

③ 除蛋白质　离心清液中加入等量氯仿振荡，反复 2～3 次，至中间界面无明显蛋白层为止。

④ 乙醇沉淀　清液中加入 1/10 体积 20%KAc 和 2 倍体积－20℃乙醇；0℃放置 1h，离心得白色沉淀。

⑤ 除糖原　将沉淀溶于含 0.001mol/L EDTA、0.01mol/L NaAc 溶液中，加入等体积 2.5mol/L 的 K_2HPO_4，在不断搅拌下再加入等体积乙二醇甲醚，0℃放 0.5h，离心收集上清液。

⑥ 络合　上清液在 0℃下搅拌加入等体积 0.2mol/L NaAc 溶液和 1/4 体积 1%十六烷基三甲基溴化铵（CTAB）；0℃放 0.5h；离心收集沉淀。

⑦ 洗涤　沉淀用 0.1mol/L NaAc（含 0.001mol/L EDTA）、70%乙醇溶液反复洗涤 5 次，至无泡沫为止。

四、肝素的制备

1. 性质与用途

肝素（heparin）是 1916 年麦克伦（Mcleen）在研究凝血问题时，从狗的肝脏中发现的，具有抗凝血活性。肝素是由动物结缔组织的肥大细胞产生，它广泛存在于哺乳动物的各种器官和组织中，如肠黏膜、十二指肠、肺、肝、心、胎盘和血液中，多与蛋白质结合成复合体存在，这种复合物无抗凝血活性，随着蛋白质去除而活性增加。在体内肝素可被肝脏产生的肝素酶灭活而从尿排泄出去。

肝素是一种黏多糖的硫酸酯，是由六糖或八糖重复单位组成的线性链状分子，三硫酸双糖和二硫酸双糖以约 3∶1 的比例交替连接，其分子量为 12000±6000。商品肝素至少含有 21 种分子个体，其分子量从 3000 至 37500 不等。肝素结构中的 *N*-磺酸与抗凝血有密切关系，如遭破坏，则其抗凝血活性降低。结构中的游离羟基酯化后（如硫酸化），其抗凝血活性也降低。肝素为无臭或几乎无臭的白色或灰白色无定形粉末，具有吸湿性。肝素及其钠盐易溶于水，不溶于乙醇、丙醇等有机溶剂中。肝素分子结构“单元”中含有 5 个硫酸基和 2 个羧基，呈强酸性，为聚阴离子，能与阳离子反应生成盐。肝素在酸性条件下易被水解失活，温度越高，pH 越低，失去活性越快，如用 0.1mol/L 盐酸在 70℃加热 1min，抗凝血效价约降低 70%。肝素在碱性条件下相当稳定，不会引起活性降低，一般纯度越高，稳定性越大；pH 越高，稳定性越大，如肝素钠精品在 10mol/L 碱溶液及 50%硫酸铵溶液中加热至 80℃，不会引起活性降低。肝素对酶很稳定，组织中的酶很少能破坏肝素，提取过程中用胰酶消化蛋白类杂质，对肝素无影响。

肝素作为一种抗凝剂，已在临床应用 70 余年。肝素的抗凝作用主要在于它能够调节抗凝血酶Ⅲ（AT-Ⅲ），并与之结合成复合物。后者较单纯的 AT-Ⅲ可更有效地抑制凝血级联反应中的多种凝血酶和 Xa 因子等丝氨酸蛋白酶。此外，肝素还能够与另一种丝氨酸蛋白酶抑制剂的肝素辅因子Ⅱ发生交叉反应，进一步加强对凝血酶的抑制。近年研究证实，肝素除了公认的抗凝血、抗血栓、调节血脂作用外，还具有抗炎、免疫调节、调节多肽生长因子、抑制细胞增殖、抗肿瘤转移等多种生物学活性和药理作用。在临床上肝素主要用于：①防治手术后的血管血栓。②治疗血栓形成和栓塞。③心脏手术和肾脏透析时维持血液体外循环畅通。④辅助抗生素和磺胺药治疗亚急性内膜炎。⑤周围心血管病、冻疮和伴有血栓形成与早期坏疽的局部外伤及各种原因引起的弥散性血管内凝血（DIC）。⑥心绞痛、肾小球炎、肾病综合征、类风湿性疾病、充血性心力衰竭及眼科中急性虹膜炎。目前，除了医药外，肝素钠还被月于美容化妆等行业。

普通肝素（standard heparin，SH）或称未分级肝素（unfractionted heparin，UFH）长期使用则可能产生某些不良反应，如出血和诱导血小板减少等。低分子量肝素（low molecular weight heparin，LMWH）是由普通肝素降解得到的平均分子量在 8000 以下的组分。与 SH 相比，其抗血栓作用优于肝素而出血副作用却低于肝素，具有生物利用度高、体内半衰期长、出血倾向小等特点。LMWH 可望逐渐取代 SH。LMWH 可通过化学降解或酶解 SH 制备，酶法主要是用肝素酶降解。普通的肝素类产品都是钠盐型，但是当大剂量皮下注射时，肝素钠会产生瘀点和血肿现象，肝素钙可减少上述现象的发生，因此，目前肝素类产品更倾向于制成钙盐型。

2. 制备方法

国外大多数药用肝素是从牛肺中提取的。我国猪小肠资源丰富，肠黏膜又是生产肠衣的废弃物，而且肝素含量很高，所以我国主要是从猪小肠黏膜中提取肝素。

（1）工艺路线　肝素钠生产工艺路线如图 8-4 所示。

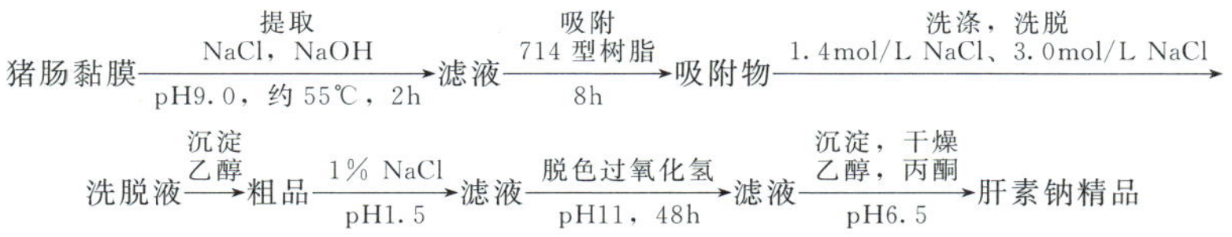

图 8-4　肝素钠生产工艺路线

（2）工艺要点

① 提取　取新鲜猪肠黏膜，按 3%加入 NaCl，用 NaOH 溶液调 pH 至 9.0，并逐渐升温至 50～55℃，保温 2h，继续升温至 95℃，保温 10min；冷却至 50℃以下，用 30 目双层纱布过滤，收集滤液。

② 吸附、洗涤、洗脱　上述滤液中加入 2%的 Cl-型 714 树脂，搅拌 8h，静置过夜；去上清液，树脂用水冲洗，再去上清液，滤干，加入 2 倍量的 1.4mol/L NaCl 溶液并搅拌 2h，滤干。用 2 倍量的 3.0mol/L NaCl 溶液搅拌洗脱 8h，滤干；再用 1 倍量的同样洗脱液搅拌洗脱 2h，滤干，合并洗脱液。

③ 沉淀　得到的洗脱液中加入等量 95%乙醇沉淀，过夜，去除上清液，收集沉淀，以丙酮脱水干燥，得肝素钠粗品。

④ 溶解、脱色　将肝素钠粗品用 15 倍的 1% NaCl 溶液溶解，用 6mol/L HCl 调 pH 至 1.5 左右，过滤收集清液，用 5mol/L NaOH 调 pH 至 11，按 3%用量加入过氧化氢（30%浓度），25℃放置，开

始时不断调节 pH 维持在 11，第二天再按 1%量加入过氧化氢，调 pH 至 11，共放置 48h；然后过滤，收集滤液。

⑤ 沉淀、干燥　滤液用 6mol/L HCl 调 pH 至 6.5，加入等量 95%乙醇沉淀，过夜；次日虹吸除去上清，沉淀用丙酮洗涤脱水，干燥，得肝素钠精品。总收率可达 20000U/kg 肠黏膜。

五、硫酸软骨素的制备

1. 性质与用途

硫酸软骨素（chondroitin sulfate，ChS）是从动物软骨组织中提取的天然酸性黏多糖（硫酸化糖胺聚糖），有多种异构体，其分子结构式如图 8-5 所示。它们均由 D-葡糖醛酸、*N*-乙酰-D-氨基半乳糖硫酸酯为单位组成。按化学组成和结构的差异，又可将硫酸软骨素分为 A、B、C、D、E、F、H 等多种。其中 B、F、H 分子中含 L-艾杜糖醛酸。一般硫酸软骨素含 50～70 个双糖基本单位，链长不均一，分子量为 10000～30000 之间。由于生产工艺不同，所得产品的平均分子量也不同。一般碱水解法所得产品的平均分子量偏低，而酶解法或盐解法所得产品的平均分子量较高，分子结构比较完整。目前药用的主要是硫酸软骨素 A 和 C 异构体。硫酸软骨素 A 又叫 4-硫酸软骨素，其分子中半乳糖上的硫酸基在 4 位；硫酸软骨素 C 又叫 6-硫酸软骨素，其分子中半乳糖上的硫酸基在 6 位。

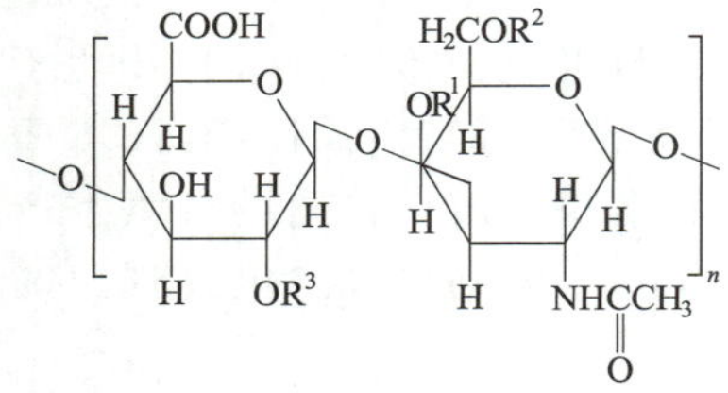

$R^1=SO_3^-$	$R^2=H$	$R^3=H$	硫酸软骨素A
$R^1=SO_3^-$	$R^2=H$	$R^3=H$	硫酸软骨素B(C5异构化)
$R^1=H$	$R^2=SO_3^-$	$R^3=H$	硫酸软骨素C
$R^1=H$	$R^2=SO_3^-$	$R^3=SO_3^-$	硫酸软骨素D
$R^1=SO_3^-$	$R^2=SO_3^-$	$R^3=H$	硫酸软骨素E

图 8-5　不同分子结构的硫酸软骨素

前已叙及，硫酸软骨素为白色粉末，无臭无味，吸水性强，易溶于水而成黏度较大的溶液，不溶或难溶于甲醇、乙醇、丙酮、乙醚、氯仿和冰醋酸等有机溶剂。其盐类对热较稳定，受热达 80℃亦不被破坏，但游离硫酸软骨素水溶液遇较高温度不稳定，主要是乙酰基被水解而脱落。在酸性溶液中易水解为分子量较小的多糖，甚至成单糖。

自然界中的硫酸软骨素多存在于动物的软骨、喉骨、鼻骨（猪含 41%）以及牛、马中膈和气管（含 36%～39%）中，其他如骨腱、韧带、皮肤、角膜等组织中也含有。鱼类软骨中硫酸软骨素的含量很丰富，如鲨鱼骨含 50%～60%，结缔组织中含量很少。腔肠动物、海绵动物、原生动物中也含有，但植物中几乎没有。软骨中的硫酸软骨素以蛋白多糖的形式存在。当其水解时，发生 *β*-消去反应，连接硫酸软骨素与蛋白质中丝氨酸羟基的 *O*-苷键断裂，可以得到游离态的硫酸软骨素。硫酸软骨素 A 和硫酸软骨素 C 与胶原蛋白结合在一起。

硫酸软骨素在临床上用于某些神经性头痛、神经痛、关节痛、偏头痛、动脉粥样硬化症等的治疗，也可用于链霉素引起的听觉障碍及肝炎的辅助治疗。随着对其生理功能和生化性质研究的深入，发现硫酸软骨素具有抗凝、抗炎、抗血栓、抗癌及降低心肌耗氧量、促进冠状动脉循环、降血脂和防止血管硬化等作用，对冠心病、心绞痛、心肌缺氧、心肌梗死等心血管疾病的治疗有一定疗效；还对神经细胞、黏膜细胞、肾细胞等具有保护作用；还可活化脂解酶，使脂肪降解，因此是防止肥胖的有效物质。硫酸软骨素与铜等金属离子结合可用于治疗皮肤病，与硝酸铋或氢氧化铝反应得到的络合物可用于治疗消化性溃疡，与苯甲酸酯、利多卡因或布比卡因作用生成的衍生物可用作麻醉剂。作为食品添加剂，硫酸软骨素可用于食品的乳化、保湿和祛除异味。硫酸软骨素还具有保水性、保胶性和高黏性，在化妆品中添加硫酸软骨素，可调节皮肤的细胞代谢，促进营养的吸收，保持皮肤的水分和改善发质。随着硫酸软骨素新功能的发现，其应用范围在不断扩大。

2. 制备方法

生产硫酸软骨素的原料最早用鳖鱼软骨、鱼鳍、海参内脏等。国内外大都从动物猪、牛、羊、马以及家禽软骨中提取。在硫酸软骨素的工业制备中，主要提取工艺有稀碱法、浓碱法、稀碱-浓盐法和酶解-树脂法等几种。这些制备工艺一般都要经过酶解和活性炭或白陶土等处理。酶用高倍胰酶、胃蛋白酶、木瓜蛋白酶、菠萝蛋白酶和无花果蛋白酶等，去糖原时用淀粉酶。国内普遍采用稀碱和浓碱提取法，国外报道用稀碱-浓盐综合提取法。上述各种工艺各有利弊。稀碱提取工艺反应条件温和，操作简单，产品的颜色好，相对分子质量较大，容易精制，但其主要缺点是所需时间长、液体体积大、乙醇用量大。浓碱提取工艺因反应条件剧烈，成品黏度有所下降，分子量小，有可能使硫酸软骨素降解而影响疗效，所得产品颜色深、精制工艺复杂，而且酸、碱用量大，相对该法的优点是提取时间短、生产周期短。稀碱-浓盐提取工艺，不需酶解和脱色处理，产品色泽洁白、疏松，含量一般为75%～85%，收率在10%～15%之间，符合口服质量标准，操作简便，成本较低，生产周期短，适合大规模化生产。但在稀碱-浓盐提取工艺中，提取工序升高温度，产量有明显增加，但提取产物颜色变深，影响产品质量和外观。应用酶解-树脂提取工艺制得的硫酸软骨素产品，纯度高，经纸电泳检测为单一条带，抗原物质试验为阴性，含硫量为7.2%。该工艺的优点是酶水解或稀碱水解与树脂交换技术相结合，保证了硫酸软骨素分子不被降解，解决了成品纯度问题，方法简便、收率高，是一种较有实用价值的制备方法。下面具体介绍各种工艺的操作流程和方法。

（1）稀碱法

① 工艺路线　稀碱法制备硫酸软骨素工艺路线如图8-6所示。

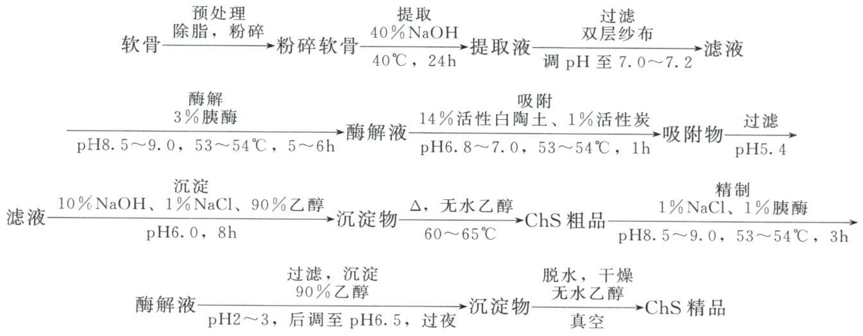

图8-6　稀碱法制备硫酸软骨素工艺路线

② 工艺要点

a. 预处理　将新鲜的软骨除去脂肪等结缔组织后，置于冷库中保存。用时取出，粉碎。

b. 提取　加入粉碎软骨1倍量的40%氢氧化钠溶液，加热升温至40℃，保温搅拌提取24h。然后冷却。

c. 过滤　提取液冷却后，用工业盐酸调pH至7.0～7.2，用双层纱布过滤，弃去滤渣，收集滤液。

d. 酶解　上述滤液再用1∶1盐酸调pH至8.5～9.0，边加盐酸边不断搅拌；加热至50℃，加入3%（按原软骨的量计）相当于1∶25倍胰酶，继续升温，控制消化温度在53～54℃，共计5～6h。在水解过程中，由于氨基酸的增加导致pH下降，需用10%氢氧化钠调pH在8.8～9.0。水解终点检查，取少许反应液过滤后置于比色管中，10mL滤液滴加10%三氯乙酸1～2滴，若微显浑浊，说明消化良好，可终止酶解，否则酌情增加胰酶。

e. 吸附　将消化好的酶解液用1∶1盐酸调pH至6.8～7.0，加入14%（按原软骨的量计）活性白陶土、1%活性炭，搅拌吸附1h，期间用10%氢氧化钠调整pH在6.8～7.0，温度维持在53～54℃；之后再用1∶2盐酸调pH至5.4，停止加热，静置片刻，过滤，收集滤液。

f. 沉淀　快速将上述澄清滤液用10%氢氧化钠调pH至6.0，并加入90%乙醇，使乙醇含量达到70%，每隔30min搅拌一次，共搅拌4～6次，使细小颗粒增大而沉降；静置8h，吸去上清液，沉淀用无水乙醇充分洗涤脱水2次，抽干，于60～65℃或真空干燥，得ChS粗品。

g. 精制　将上述 ChS 粗制品按 10%左右浓度溶解，并加入 1% NaCl。再加入 1%的胰酶，在 pH8.5～9.0、53～54℃条件下，酶解 3h 左右。然后升温至 100℃，过滤，收集滤液；滤液用盐酸调 pH 至 2～3，过滤；然后再用氢氧化钠调 pH 至 6.5，用 90%乙醇沉淀过夜，然后过滤收集沉淀。

h. 干燥　将沉淀经无水乙醇脱水，然后真空干燥即得 ChS 精品。

（2）酶解-树脂法

① 工艺路线　酶解-树脂法制备硫酸软骨素工艺路线如图 8-7 所示。

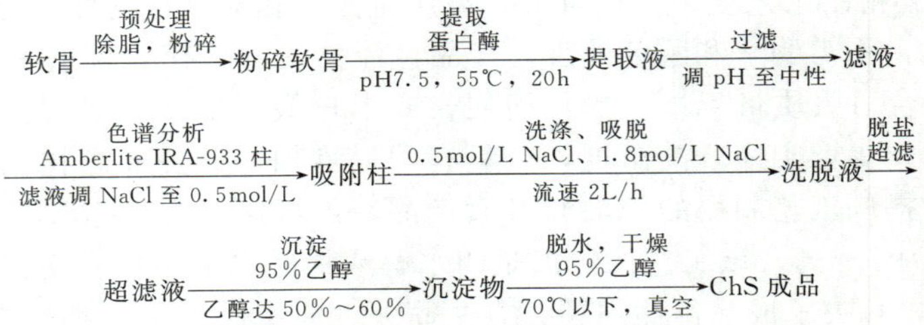

图 8-7　酶解-树脂法制备硫酸软骨素工艺路线

② 工艺要点

a. 预处理　将新鲜的软骨除去脂肪等结缔组织后，置于冷库中保存。用时取出，粉碎。

b. 提取　粉碎的软骨用 pH7.5 的水浸泡，用蛋白酶 55℃保温水解 20h。也可以采用碱提取法，加 1mol/L NaOH 溶液至骨渣完全浸没，不断搅拌，加热至 40℃，保温水解 2h。

c. 过滤　提取液冷却后，用工业盐酸调 pH 近中性，过滤，弃去滤渣，收集滤液。

d. 树脂纯化　将上述滤液调整 NaCl 浓度达到 0.5mol/L，然后将溶液通过 Amberlite IRA-933 型离子交换树脂柱。

e. 洗涤、洗脱　吸附好的树脂柱用 0.5mol/L NaCl 溶液洗涤，再用 1.8mol/L NaCl 溶液洗脱，流速 2L/h，收集洗脱液。

f. 脱盐　将洗脱液经超滤脱盐，收集超滤液。

g. 沉淀　上述超滤液中加 95%乙醇，使乙醇的体积分数达到 50%～60%，静置澄清，虹吸除上清液。

h. 脱水、干燥　将沉淀抽干，然后用 95%以上的乙醇脱水 2～3 次，70℃以下真空干燥，即得硫酸软骨素成品。

六、血红素的制备

1. 血红素的性质与用途

血红素铁，又名卟啉铁，它广泛存在于动物的肌肉、血液和某些植物组织中，是由原卟啉（protoporphyrin）与一分子亚铁构成的化合物，在肌红蛋白-血红蛋白家族中铁是由称为原卟啉Ⅸ（protoporphyrin Ⅸ）的有机分子固定的，原卟啉Ⅸ是由 4 个吡咯分子组成，4 个吡咯分子通过亚甲基桥（methanebridge）连接成吡咯环系统，有 2 个乙烯基、2 个丙酸基和 4 个甲基与之相连。原卟啉Ⅸ与 Fe 的络合物为铁原卟啉Ⅸ，称为血红素。血红素分子式为 $C_{34}H_{33}FeN_4O_4$，分子量为 633.49。机体中的铁大约 70%以血红素的形式存在，血红素是肌红蛋白、血红蛋白、红细胞、过氧化物酶和细胞色素 c 等许多重要蛋白质的辅基，是重要的天然卟啉铁化合物。

血红素为棕红色粉末或针状（片状）的紫色结晶，不溶于水、稀酸、醚、氯仿及丙酮，但是溶于氢氧化钠水溶液、热醇或氨水中，卟啉铁在 200℃分解而无熔点。其氢氧化钠溶液在 385nm 处有最大吸收峰，由此可以测定血红素的含量。

血红素铁是身体内重要的生理活性物质，参与机体的多项代谢活动，在体内参与氧的输送、交换和组织呼吸过程；与红细胞的形成和成熟有关，在骨髓造血组织中进入幼红细胞，与卟啉结合形成正铁血红素，再与珠蛋白结合，形成血红蛋白；铁在催化促进β-胡萝卜素转化为维生素A、促进机体内抗体的产生、脂类在血液中的转运及药物在肝中的解毒等生理过程中都有重要作用。

血红素在食品、医药和精细化工等方面均得到了广泛的应用。临床上它可作为有机铁补血药、抗贫血药，均有显著疗效；它也是制备抗癌特效药——血卟啉衍生物的原料；在食品工业中可用于食品强化剂、食用色素等。美国FDA已于1983年7月正式批准雅培公司的氯化血红素作为药品使用；我国于1998年正式批准以血红素为基本原料的血卟啉为抗肿瘤新药。

2. 血红素的制备方法

血红素的来源广泛，已经由原来的猪血中提取，到现在从鸵鸟、牛、牦牛等动物的血液中提取。血红素的制备方法较多，诸如有机溶剂法（冰醋酸法、丙酮法、甲醇或甲醇-乙醇法、碱基物-有机溶剂法）、CMC法、酶法、表面活性剂法等。有机溶剂法是目前工业上采用的主要方法，但是此类方法都存在溶剂残留、工艺流程长、成本高等问题。使用酸性丙酮分离提取血红素的方法是1975年Lindroos等人提出的，也是目前使用最多的方法之一。在pH≤3的盐酸丙酮溶液中，亚铁血红素与珠蛋白脱离，亚铁血红素变成氯化血红素并溶于酸性丙酮溶液中，而珠蛋白则变性沉淀。此时，上层溶液中加入1mol/L的氢氧化钠（调溶液pH值为4～6）、醋酸钠可得到氯化血红素结晶，这种方法称为醋酸钠法；上层溶液加入5%的鞣酸也可以得到氯化血红素结晶，这种方法称为鞣酸法；上层溶液直接蒸馏，一方面可以得到氯化血红素，一方面也可以回收丙酮，这种方法称为蒸馏法。

随着生物酶技术的迅速发展，利用蛋白酶水解猪血以提高其利用率的研究越来越多，可供选择水解猪血的蛋白酶的种类也多，胰酶、胃蛋白酶和细菌蛋白酶等都已经有人在研究使用。酶解法可以避免成本高、工艺复杂、污染大、毒性大、不环保等缺点，因为该方法没有用到有机溶剂，被认为是最环保的一种提取血红素的方法。经酶分解可把猪血蛋白质分解成具有芳香味的氨基酸、肽、血红素等的混合物，同时也防止了直接排放可能带来的危害。

用于食品或作为铁强化剂更重要的是考虑其安全性，有机溶剂残留给健康造成隐患，因此不使用有机溶剂的酶解制备血红素的方法将是发展的方向，但是此方法还不成熟，尤其是血红素的氧化以及溶解性问题，寻找合适的抗氧化剂或还原剂以及考虑微囊化改善溶解性等还有待进一步的实验研究。以下将对酸性丙酮提取法和酶解法制备血红素工艺做详细介绍。

（1）酸性丙酮提取法

① 工艺路线　酸性丙酮提取法制备血红素工艺路线如图8-8所示。

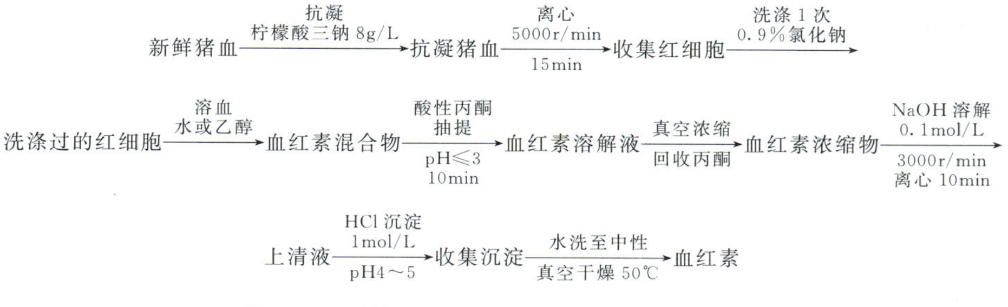

图8-8　酸性丙酮提取法制备血红素工艺路线

② 工艺要点

a. 抗凝　新鲜猪血加8g/L柠檬酸三钠为抗凝剂。

b. 离心　抗凝猪血以5000r/min离心15min，收集红细胞。

c. 洗涤与溶血　离心红细胞用0.9%氯化钠溶液洗涤1次。以水溶胀法或者乙醇溶血法用400r/min转速搅拌进行溶血；也可采用超声波溶血法，溶血条件为取红细胞加入等体积去离子水，以超声波400W

功率作用 10min。

d. 抽提　取适量的溶血液，加入 4 倍于溶血液体积的 1%酸性丙酮溶液进行抽提。

e. 浓缩、离心　抽提后的血红素溶液采用真空浓缩并回收丙酮。浓缩物采用 0.1mol/L NaOH 溶解，3000r/min 离心 10min 收集上清液。

f. 脱水、干燥　上清液以 1mol/L 盐酸调节 pH 值至 4～5，沉淀血红素，收集沉淀并水洗至中性，50℃真空干燥至恒重得血红素。

（2）酶解法

① 工艺路线　酶法制备血红素工艺路线如图 8-9 所示。

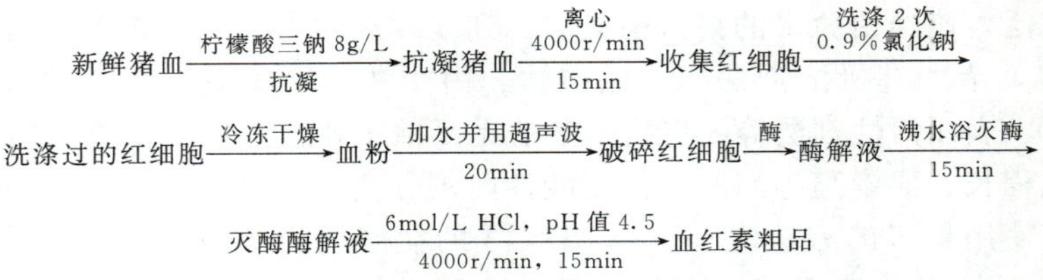

图 8-9　酶法制备血红素工艺路线

② 工艺要点

a. 血粉的制备　在新鲜猪血中按血量 0.8%加入抗凝剂柠檬酸三钠，搅拌均匀，4000r/min 离心 15min，下层为暗红色血红细胞，倾出上清液，收集血细胞。再用等体积的 0.9%生理盐水溶液洗涤血细胞，然后用 4000r/min 离心 15min，倾出上清液，重复洗涤 2 次得红细胞，经冷冻干燥得血粉备用。

b. 酶解　取一定量血粉，加水溶解，以超声波溶血 20min。调节溶液 pH，转入酶反应器中，加蛋白酶，置于一定温度下水解一定时间。

c. 离心、收集　反应结束后，沸水浴 15min 灭酶，自然冷却至室温，用 6mol/L HCl 调 pH 至 4.5，4000r/min 离心 15min，收集沉淀。

总结

○ **动物源性生物制品的特点**

原料来源丰富，制品种类多，要重视特殊安全性。

○ **动物源性生物制品分类**

按原料分类：血液制品，组织和器官来源的生物制品，腺体来源的生物制品，乳源生物制品，禽蛋来源的生物制品等；

按有效成分的化学性质分类：动物蛋白质与多肽类制品，酶与辅酶类制品，核酸类制品，糖类制品，脂类制品等。

○ **胰岛素制备工艺要点**

提取，浓缩，除酸性蛋白，锌沉淀，除碱性蛋白，结晶。

○ **超氧化物歧化酶制备工艺要点**

收集、浮洗，溶血、去血红蛋白，沉淀、热处理，沉淀、去不溶蛋白，吸附、洗脱，超滤、冻干，SOD 纯度检测。

○ **肝素制备工艺要点**

提取，吸附、洗涤、洗脱，沉淀，溶解、脱色，沉淀、干燥。

思考练习

1. 选择一种动物源性生物制品（如胰岛素），阐述其制备过程、作用机制及在疾病防治中的重要性。
2. 基因编辑技术（如 CRISPR）在动物源性生物制品研发中有哪些应用？举例说明其如何提升产品的安全性与效率。
3. 动物源性材料可能携带病原体或引发免疫排斥反应。请提出三种在生产过程中降低此类风险的技术或管理措施，并解释其原理。

第九章　人源性生物制品

人源性生物制品因其在疾病治疗和预防过程中所特有的高效性与安全性而成为重要的生物制品种类。同时，由于其原料依赖人体来源，供应有限并涉及伦理问题，相关发展与应用受到很大制约。基因工程技术为代表的现代生物技术的运用解决了部分问题，但很多生物制品种类仍然需要从人体材料获取。通过本章内容的学习，可以掌握以下知识：什么是人源性生物制品？重要的人源性生物制品包括哪些类别，各自具有哪些功能？人源性生物制品制备方法有哪些？

学习目标

- 掌握人源性生物制品的概念。
- 熟悉主要人源性生物制品种类及其功能。
- 了解人源性生物制品生产技术进展和未来发展方向。

第一节　人源性生物制品概述

一、人源性生物制品的特点

人体有很多重要的生物制品资源，随着医药技术的发展，来自人体的药品种类与日俱增，应用也越来越广。人源性生物制品具有如下特点。

1. 效价高、疗效可靠

此类药物本身即是人体中具有重要功能的酶、激素、细胞因子等生理活性物质，经纯化后很少的量即可产生显著疗效，效价高，治疗效果极好。

2. 安全性好、不易产生副反应

人体来源的生物药物用于人类具有很高的安全性。人体来源的药物不易产生如免疫反应等副作用。

但制备药物的原料有可能污染病原物和同种抗原物质，如通过血液制品有可能传播 HIV、HBV 等。这一点必须高度重视。现在病毒灭活/去除技术的引入，可以保证人体来源生物制品的安全性。

3. 稳定性好

与原料相比，此类制品的稳定性得到了很大的提高。因为该类提纯产品均可制成冻干制剂，在10℃以下可保存 2 年以上，有利于运输、贮存和使用。

4. 资源有限、研究意义重大

人体的许多成分都具有药物活性，但由于伦理和法律的因素，人源性生物制品的原料是十分有限的。现在可作为生产原料的人体成分仅限于血液、尿液、胎盘、毛发等少数几种。人源性生物制品研究与生产正面临生产制备技术更新带来的影响：一方面，人体资源的有限性推动着技术不断革新；另一方面，严格的质量控制监管要求使得新技术难以迅速普及应用。

二、人源性生物制品的种类

人体来源的生物活性物质复杂多样。按不同的分类标准，人源性生物制品可分为不同种类。按其化学本质，可分为多肽和蛋白质类制品、糖类制品、脂类制品、核酸及核苷酸类制品等；按其生理功能，可分为酶与辅酶类制品、激素类制品、酶抑制剂类制品、细胞因子类制品等；按原料来源可分为血液制品、尿液制品、胎盘制品及体液细胞来源的各种活性物质等。人源性生物制品的分离提取常常是对原料的综合性开发利用，如从血浆中可提取白蛋白、凝血因子、免疫球蛋白等。因此，按其原料来源分类，有利于对各种原料进行综合利用、开发研究。以下将按原料来源，对人源性生物制品的种类进行介绍。

1. 血液制品

血液制品（blood products）包括全血（whole blood）、血液成分制品（blood components）和血浆蛋白制品（plasma derivatives，plasma products）。血液成分制品又包括红细胞制剂、白细胞制剂、血小板制剂、干细胞制剂和血浆制剂等。血浆蛋白制品包括白蛋白类制品、免疫球蛋白类制品、补体系统蛋白制品、凝血系统蛋白制品、蛋白酶抑制剂类制品、血浆运载蛋白类制品等。

2. 尿液制品

人的尿液中含有许多重要的生理活性物质，现在开发的有尿激酶、激肽释放酶、尿抑胃素、尿胰蛋白酶抑制剂、人绒毛膜促性腺激素（HCG）等。

3. 胎盘制品

人胎盘制品主要有人胎盘丙种球蛋白、人胎盘白蛋白、人胎盘 RNA 酶抑制剂等。另外，人胎盘能分泌多种激素如 HCG、人绒毛膜促乳激素（HCS）等，故可从胎盘中提取到。

4. 人体细胞

人体细胞包括红细胞、淋巴细胞、血小板、成纤维细胞等各类细胞。

第二节　血液制品

根据 2025 年版《中国药典》，血液制品是指源自人类血液或血浆的治疗产品，包括人血白蛋白、免疫球蛋白、凝血因子等。当前国内各项法律法规及研究所指血液制品一般为狭义血液制品，即各种血浆蛋白制品。广义血液制品是指从健康人的血液提取的任何治疗物质，包括全血、血液成分和血浆源医药产品。其中血液成分指血浆和各种血细胞等有形成分。

一、血液制品的种类

血液制品，按其组成成分可分为全血、血液成分制品和血浆蛋白制品。

1. 全血

全血使用不同的抗凝剂于采血后 2～8℃保存。酸性枸橼酸盐-葡萄糖溶液（ACD）抗凝血保存 21 天，枸橼酸盐-磷酸盐-葡萄糖溶液（CPD）抗凝可使血液保存 35 天。随着保存时间的延长，血液中各种有效成分的功能逐渐丧失。保存 1 周后尚具有功能的成分仅是红细胞和血浆蛋白，保存期主要是指保存期末的血输到体内 24h，红细胞存活率在 70%以上。全血在 4℃保存 24h，粒细胞功能已丧失，血小板和凝血因子Ⅷ丧失 50%活性，保存 3～5 天的全血中凝血因子Ⅴ丧失 50%活性，所以要补充血小板或其他凝血因子或粒细胞应该输相应的血液成分或 24h 之内的新鲜全血。

全血输注主要适用于同时需要补充红细胞和血容量（血浆）的患者，如各种原因引起的失血量超过全身总血量的 40%的患者；全血置换，特别是新生儿溶血病，经过换血后可除去胆红素、抗体及抗体致敏的红细胞。

2. 血液成分制品

现在血液成分制品专指用物理的或机械的方法分离出来的血液的一部分，如各种血细胞、血浆等，属于“单供者制品”，即从单个或血型相同的供者血液中采集的。血液制品则包括血液成分制品。血液成分制品包括红细胞制剂、白细胞制剂、血小板制剂、干细胞制剂和血浆制剂。

（1）红细胞制剂（red blood cell concentrates） 输血能够产生显著的疗效，在临床医疗中得到了普遍的应用。但常规的全血输血法造成了血液资源的极大浪费。据估计，在所有的全血输血治疗中，至少其中的 50%只需输给红细胞即可达到治疗效果，30%可通过输注其他血液成分获得更佳的治疗效果。先进国家的血液成分输血率已达到输血总数的 80%。

红细胞制剂有浓缩红细胞、添加液红细胞、洗涤红细胞、去白细胞红细胞、冰冻红细胞、代血浆红细胞悬液、照射红细胞、年轻红细胞、半浆血等。

血液白细胞包括 T 淋巴细胞、B 淋巴细胞、NK 细胞、中性粒细胞、单核-巨噬细胞、嗜酸性粒细胞、嗜碱性粒细胞、中性粒细胞等。免疫细胞治疗是指在体外对各种类型的免疫细胞进行基因修饰和扩增等处理后，再回输到患者体内的一种治疗方式。免疫细胞治疗的发展经历了由特异性免疫到无差别化特异性免疫，再到差异化免疫的不同发展阶段。血液制品无疑为免疫细胞治疗提供了可靠的原料来源。

（2）白细胞制剂（white blood cell concentrates） 临床上白细胞制剂主要是浓缩白细胞。浓缩白细胞的输注实际上是应用其中的中性粒细胞，发挥其细胞吞噬作用和杀菌能力，提高机体抗感染能力。浓缩白细胞制剂的制备有手工和机采两种方式。手工分离制备的白细胞是由 200mL 全血制成，内含粒细胞数$\geqslant 0.5\times 10^9$；机采白细胞是用血细胞分离机从单个供血者一次采集白细胞$\geqslant 1.0\times 10^{10}$，产品容量约 200mL。用过滤法或离心法得到的细胞存活率均较低。改进的连续离心法可将粒细胞得率提高一倍。制备后的粒细胞在室温贮存，应尽快输用，不得超过 24h。

浓缩白细胞（粒细胞）可以用于粒细胞缺乏的替代治疗，适用于：粒细胞绝对数$<0.5\times 10^9$/L，同时伴有严重感染、经适当抗生素治疗 72～96h 不见效者；新生儿败血症。用人类白细胞抗原（HLA）配合的粒细胞效果较好。应当注意，不宜采用预防性粒细胞输注。粒细胞输入量每次应大于 10×10^{10} 个，但常规采血达不到。现用粒细胞集落刺激因子 G-CSF 刺激献血者后采集粒细胞可达到需要量，需连用 4～5 天，使感染控制或自身粒细胞恢复至 0.5×10^9/L 以上为止。

由于粒细胞抗原性强，异型输注可产生同种免疫；浓缩粒细胞中常含有大量免疫活性淋巴细胞，输注后可使免疫功能低下病人发生输血相关性移植物抗宿主病（TA-GVHD）；浓缩粒细胞输注易并发肺部合并症，且能传播巨细胞病毒；粒细胞离体后功能很快丧失，离体白细胞保存问题尚未解决；另外，由于新型高效抗生素和粒细胞集落刺激因子的不断发展，使得目前粒细胞输注的应用已明显减少。

白细胞除作为输血成分外，还是生产干扰素（IFN-α）的重要原料。人白细胞干扰素已可以完全纯化。用于制备干扰素的白细胞在使用时现制备，一般是将抗凝后的全血离心，然后取出白细胞层（灰黄色）。

（3）血小板制剂（platelet concentrates） 血小板的分离和使用在国外已经比较普遍，我国尚未推广使用。血小板制剂的适应证为白血病、淋巴瘤及其他肿瘤患者因治疗而导致的骨髓抑制症状。许多再生障碍性贫血患者往往需要长期输注。此外，对血小板缺乏性出血有纠正作用，但对免疫性或原发性血小板缺乏性紫癜则无效，输入计量可根据患者体重计算，每 10kg 体重输注 8×10^{8} 的血小板。

可供选择的血小板制品主要有常规浓缩血小板、单采浓缩血小板和照射血小板。

临床上血小板输注针对血小板数量减少或血小板功能异常或者实施的临时性替代措施，以达到止血或预防出血的目的，适用于：血小板生成障碍所致的血小板减少性疾病；急性血小板减少；血小板功能障碍性疾病；大手术前预防性输注血小板等。

人体输入的血小板往往会很快产生抗体，使输入的血小板遭到破坏，还会引起短期的粒细胞减少。采用单人的血小板，最好选用 HLA 相容的血小板输注，可延迟、减少这种破坏作用。

（4）血浆制剂（plasma components） 血浆制剂的分类方法和名称很多。

① 新鲜冰冻血浆（FFP） 新鲜采集的抗凝全血在 4℃条件下离心后分出的血浆，迅速用－30℃冰箱或速冻冰箱将血浆速冻成块，并冻存在－20℃以下，从全血采集后到血浆速冻结束不超过 6h［全血保养液为复方酸性枸橼酸盐-葡萄糖溶液（ACD）时］或 8h［全血保养液为枸橼酸磷酸盐-葡萄糖（CPD）、枸橼酸盐-磷酸盐-葡萄糖（CPDA-1）时］。分离应在密闭的多联采血袋中进行，没有多联袋时应使用无菌导管连接器。新鲜冰冻血浆能有效地保存血浆中各种生物活性成分的功能。新鲜冰冻血浆（FFP）可在许多临床疾病中应用，包括先天性或获得性凝血因子缺乏症、免疫球蛋白缺乏症等。

新鲜冰冻血浆在－20℃以下冻存，冷冻状态一直持续到使用之前，有效期自采血日起一年。超过一年的改为普通冷冻血浆，美国 FDA 规定在－65℃以下保存的新鲜冷冻血浆的有效期为 7 年。制品中蛋白质浓度应不小于 5%，一般为 6%～8%，含有血浆中全部凝血因子，主要指标如因子Ⅷ不大于 0.7U/mL、纤维蛋白原为 0.2%～0.4%。

② 普通冷冻血浆 又称冷冻血浆（frozen plasma，FP），与新鲜冰冻血浆的区别是其来源不同。制备普通冷冻血浆的血液来源于保存期内或过期不满 5 天的抗凝全血或保存期满 1 年的新鲜冷冻血浆。其制备方法同新鲜冰冻血浆。该制品含有全部稳定的凝血因子，但缺乏不稳定的凝血因子Ⅴ和凝血因子Ⅷ。临床上用于扩充血容量，补充各种稳定的凝血因子。

于－20℃以下冻存，冷冻状态一直持续到使用之前，有效期自采血日起为 5 年。

③ 新鲜液体血浆（fresh liquid plasma，FLP） 保存期内的抗凝全血在（4±2)℃条件下经离心后分出血浆，即为新鲜液体血浆。含有新鲜血液中的全部凝血因子，血浆蛋白为 6%～8%；纤维蛋白原为 0.2%～0.4%；其他凝血因子为 0.7IU/mL。临床上用于扩充血容量，补充凝血因子。

保存温度（4±2)℃，24h 内输注。

④ 冷沉淀（cryoprecipitate） 又称冷沉淀抗血友病因子（cryoprecipitated antihemophilic factor）。将约 200mL 新鲜冷冻血浆在 1～6℃复融后留下冰碴状不溶性成分，迅速高速离心，移去上层血浆，剩下的白色沉淀物即为“冷沉淀”，连同剩下的少量血浆即刻置于－30℃冷冻。从新鲜冷冻血浆完全融化后到分离结束不应超过 1h，分离应在密闭的多联采血袋中进行，或使用无菌导管连接器。其有效成分主要是凝血因子Ⅷ［包括促凝活性部分（Ⅷ：C）和血管性血友病因子（vWF)］和纤维蛋白原，每袋（25mL）冷沉淀至少含因子Ⅷ：C 80IU 和纤维蛋白原 150mg，其他主要成分还有纤维粘连蛋白（fibronectin）和因子ⅩⅢ等，用于补充凝血因子Ⅷ、vWF、纤维蛋白原、因子ⅩⅢ等。分离出沉淀后的血浆称“去冷沉淀（cryo-poor）新鲜冷冻血浆”，这种血浆中因子Ⅷ和纤维蛋白原含量较低，可作为普通冷冻血浆使用。

于－20℃以下冻存，冷冻状态一直持续到使用之前，有效期自采血日起为 1 年，融化后应立即使用。

（5）干细胞制剂　造血干细胞（hematopoietic stem cell，HSC）是人体主要的多能干细胞，是治疗某些血液系统疾病、某些遗传性疾病的特效或显效药物制剂，如治疗白血病、恶性淋巴瘤、重症非恶性血液系统疾病等。干细胞又包括胚胎干细胞、成人组织干细胞、外周血干细胞、脐带血干细胞等类别。其中血液中的干细胞制剂，包括脐带血干细胞、外周血干细胞。

① 脐带血干细胞（umbilical cord blood stem cell，UCBSC）　脐带血的采集可分为分娩后胎盘未剥离前立即采集或在胎盘剥离出子宫后密闭采集出脐带血，一般每个产妇可采集的脐带血量为50～220mL，数量较少，每份多数只够儿童和体重较轻的成人用，再经过分离和培养后，就可用于作为治疗的脐带血干细胞制剂了。

脐带血中干细胞的含量（0.4%）远高于骨髓中干细胞的含量（0.1%）和外周血中干细胞的含量（0.01%～0.1%）；脐带血干细胞（UCBSC）的发育未成熟，较骨髓干细胞和外周血干细胞的抗原性弱，新生儿的脐带血也较成人的骨髓和外周血中病原微生物污染的机会更少。所以，移植的风险很小。

② 外周血干细胞（peripheral blood stem cell，PBSC）　经化疗药物和/或重组人造血细胞生长因子动员后，即可从供者的肢体采集大量的外周血，再经适当的分离处理，妥善保藏后，即可用于移植治疗，只不过需要更严格的供受体间的血液配型才行。

3. 血浆蛋白制品

血浆蛋白制品是指从人血浆中分离制备的有明确临床疗效和应用意义的蛋白制品的总称，国际上将这部分制品称为血浆衍生物（plasma derivatives）。血浆蛋白成分中主要是白蛋白（Alb）和免疫球蛋白（IgG），中等含量（指含量在100～1000mg/100mL）的成分有免疫球蛋白IgA、IgM、纤维蛋白原（Fg）、补体C3、转铁蛋白（Tr）、巨球蛋白（α2M）、触珠蛋白（Hp）、α1-抗胰蛋白酶（α1-AT）、血色素结合蛋白（HpX）和α1-酸性糖蛋白G（α1-AG）等10种。此外还有百余种小量和微量的蛋白质、多肽成分。

已知及已鉴定的血浆蛋白制品超过百种，但是能够生产成制品的只是其中的少数。发达国家已可从血浆中生产五大类20余种制品（表9-1）。

表9-1　国外生产的部分血浆蛋白制品

制品类别	主要制品
蛋白制品类	白蛋白、蛋白成分等
免疫球蛋白类	免疫球蛋白、特异性免疫球蛋白
凝血因子类	纤维蛋白原、凝血因子Ⅱ、凝血因子Ⅶ、凝血因子Ⅷ、凝血因子Ⅸ、凝血因子Ⅺ、凝血因子ⅩⅢ、vWF多因子复合物、蛋白C等
生物材料类	纤维蛋白胶等
蛋白酶抑制剂类	抗凝血酶、α1-抗胰蛋白酶等

（1）白蛋白类制品（human albumin products）　白蛋白是血浆中含量最高的蛋白质，临床需求量大，本身性质稳定，是最基本的血浆制品。当前使用的白蛋白制剂是由经乙肝疫苗免疫后健康人血浆或血清，用低温乙醇工艺提取，再经60℃、10h加热进行病毒灭活处理制备而成的，临床应用较安全，不良反应发生率低；有冻干粉和液体两种剂型。按蛋白质浓度可分为50g/L、100g/L、200g/L和250g/L四种；按分装量分为每瓶（支）蛋白质装量为2g、5g、10g和12.5g。蛋白质含量不低于标示量，白蛋白的纯度不低于96%。50g/L的白蛋白制剂的胶体渗透压大致与血浆相等，抗休克治疗时便于直接输注用来补充血容量，但与标准白蛋白制品（200～250g/L）相比，存在体积大、不便于运输和储存稳定性较差的缺点，目前已很少生产。

近年来，重组人血白蛋白已成为国际和国内药物研发的焦点。目前，研究较为成熟的表达体系主要包括酵母（毕赤酵母或酿酒酵母）和转基因水稻等。根据其用途和纯度级别，重组人血白蛋白可分为注射剂级别和辅料级别。国际上已批准上市并实现商业化的重组人血白蛋白产品，是由酿酒酵母表达生产的辅料级别产品，可以作为稳定剂使用。

白蛋白制品的主要作用是：调节血浆胶体渗透压，扩充和维持血容量，1g 白蛋白可产生 0.79kFa（6mmHg）渗透压，增加循环量 13～24mL；提高血浆白蛋白水平；血液中金属离子的结合和运输。临床上白蛋白制剂主要用于烧伤、失血性休克、水肿及低蛋白血症的治疗。

（2）免疫球蛋白类制品（human immunoglobulin products） 免疫球蛋白根据其结构不同，分为 IgA、IgD、IgE、IgG 和 IgM 5 种，5 种免疫球蛋白在结构和功能上呈现不同特点，IgA 常以二聚体形式存在于分泌液中，参与黏膜抗感染免疫；IgM 常以五聚体形式存在；IgE 参与过敏反应；IgG 是作用最广泛、含量最多的抗体，参与多种免疫反应。这类蛋白质构成了机体防御感染的体液免疫系统，它和细胞免疫系统一起，对机体抵抗外来病原物的侵袭，发挥着极其重要的作用。

免疫球蛋白制剂包括肌内注射免疫球蛋白、静脉注射免疫球蛋白和特异性免疫球蛋白制剂三类。其主要作用是给受者补充免疫抗体，以增强机体的体液免疫，临床效果主要取决于制剂中所含抗体的种类及其生物学效价。

① 肌注免疫球蛋白制剂 肌注免疫球蛋白制剂以前称为丙种球蛋白，现被称为正常人免疫球蛋白（human normal immunoglobulin），系由健康人的血浆或血清经低温乙醇法提取的免疫球蛋白制剂，有液体和冻干两种剂型，仅供肌内注射。制剂中主要含 IgG，也有一定量的 IgA 和 IgM。《中华人民共和国药典》中规定这类制品的蛋白质浓度为 10%，其中免疫球蛋白含量应不低于蛋白质总量的 90%，IgG 含量在 90%以上，抗乙肝表面抗原（抗 HBs）的效价应不低于 6.0IU/g 蛋白质，抗白喉杆菌抗体须在 3.0HAU/g 蛋白质以上。

肌注免疫球蛋白用于常见病毒性感染的被动免疫，主要用于预防麻疹和传染性肝炎，或与抗生素合用，以提高对某些细菌和病毒性感染的疗效。由于其针对单一抗原的抗体浓度不高，故对很多病毒性疾病的预防效果并不理想。另外，肌注免疫球蛋白使用剂量小、在体内吸收慢（24h 小于 10%）、易被降解，现已很少使用。

② 静脉注射免疫球蛋白制剂 依其制备工艺不同，大致有三代。第一代是从低温乙醇法组分Ⅱ沉淀或组分Ⅲ上清液分离得到的 IgG 用酶水解处理，将 IgG 分子的 Fc（恒定区）部分片段水解除去而得到的酶解法静脉注射免疫球蛋白制剂。所用的蛋白酶一般是胃蛋白酶或纤维蛋白水解酶。此类属于早期的或第一代静脉注射免疫球蛋白，由于 IgG 分子被降解，存在体内半存留期短、缺少 IgG 分子 Fc 部分介导细胞免疫功能的缺点。第二代产品是以化学修饰法制备的该种制剂，所用的化学试剂一般有 β-丙内酯，或采用磺化法、还原-烷基法来修饰 IgG 分子，目的是降低或消除 IgG 制品的抗补体活性，以保证临床大量用药的安全性。该类制品也存在 IgG 亚类不全、免疫功能受损的缺点。现已开发出第三代静脉注射免疫球蛋白制剂，是通过加入白蛋白作保护剂，或用聚乙二醇（PEG）沉淀法、低 pH 处理法制备的、保持 IgG 完整分子的静脉注射免疫球蛋白制剂。此类产品中 90%以上的 IgG 分子保持了结构和功能的完整性，使用时有很好的大剂量静脉注射耐受性，应用日趋广泛。我国目前生产的免疫球蛋白静脉注射制剂，大多采用低 pH 法工艺。静脉注射免疫球蛋白主要用于抗体缺乏的替代治疗和作免疫调节的大剂量治疗。临床上一般在治疗原发性低免疫球蛋白血症和继发性低免疫球蛋白血症、免疫性血小板减少性紫癜（ITP）和其他免疫性细胞减少症、川崎综合征、病毒性和细菌性感染以及其他免疫性疾病，如重症肌无力等时考虑使用该制剂。

③ 特异性免疫球蛋白制剂 通过对献血者血浆的检测筛选，或给志愿献血者注射各种疫苗进行超免疫，获得针对某种抗原具有高效价抗体的血浆，用于分离制备免疫球蛋白制品。这种免疫球蛋白制品对相应的病原体具有更高的特异性和效价，因此称为特异性免疫球蛋白。与一般的免疫球蛋白制剂不同的是，此类制剂必须具有至少一种针对某种抗原的高效价特异抗体，临床上用于相应疾病的预防和治疗。现已开发出的这类特异性免疫球蛋白有数十种，较常用的有抗乙肝免疫球蛋白、抗 RhD 免疫球蛋白、抗狂犬病免疫球蛋白、抗破伤风免疫球蛋白、抗牛痘-带状疱疹免疫球蛋白、抗百日咳免疫球蛋白、抗淋巴细胞免疫球蛋白等。和正常人免疫球蛋白制剂相比，特异性免疫球蛋白制品不仅预防效果更可

靠，有的还具有很好的治疗效果。如抗狂犬病、抗破伤风、抗白喉等特异性免疫球蛋白制品，其治疗效果比马血清制备的相应抗毒素更好，而且使用时也没有后者因异种蛋白抗原所致的过敏反应。

(3) 补体系统蛋白制品（complement system protein products） 补体系统是由一系列蛋白质分子组成的，是机体的主要防御体系之一，在许多生物学反应，如吞噬、调理、趋化和细胞溶解等中，都有着重要作用。另一方面，补体在自身免疫性疾病及循环疾病中，起着损伤机体的作用。补体成分占血清中球蛋白总量的 10%。

补体系统Ⅰ因子制品现已进入临床。Ⅰ因子是一种肽链内切酶，能裂解结合于细胞表面或存在于血浆中 C3b 分子的 α 链，使其失去活性，从而实现对补体激活经典途径和替代途径的调节作用。Ⅰ因子制品用于先天性Ⅰ因子缺乏症。Ⅰ因子缺乏可导致机体不能发挥正常的抗感染防御作用，因而先天性Ⅰ因子缺乏者常伴有严重的复发性感染。临床研究表明，输注纯化了的Ⅰ因子浓缩剂 32mL（相当于 640mL 正常人血浆中的Ⅰ因子含量），就可以完全纠正患者的补体功能，其效果可以维持 17 天。

(4) 凝血系统蛋白制品 血浆中的凝血系统蛋白，在维持机体的正常凝血机制、保护血管渗漏方面起着重要作用。这类蛋白质包括与凝血有关的蛋白质、酶或因子等，如纤维蛋白原、凝血酶原等，因子Ⅳ与凝血有关，但它是钙而不是蛋白质。第二类是与溶纤有关的酶，如纤溶酶原，被尿激酶活化后成为具有活性的纤溶酶，具有溶栓作用。蛋白 C（PC）是新近发现的抗凝系统中的一种主要蛋白质，它可被凝血酶激活，活化后的蛋白 C 能作用于活化的因子Ⅴ和因子Ⅷ，起到抗凝作用。该类蛋白质的含量大多是微量或超微量。表 9-2 列出了人血浆中的各种凝血系统蛋白。

表 9-2 人血浆中的凝血系统蛋白（因子）

国际命名	常用名(习惯名称)	$M_r/\times10^3$	正常含量/(mg/dL)
因子Ⅰ	纤维蛋白原(Fg)	340	200～450
因子Ⅱ	凝血酶原(FⅡ)	72	5～10
因子Ⅲ	组织因子(FⅢ)		
因子Ⅳ	钙离子		
因子Ⅴ	前加速素，易变因子(FⅤ)	250～300	
因子Ⅶ	前转化素，稳定因子(FⅦ)	26	
因子Ⅷ	抗血友病因子(AHF)	约 2000	0.1～1
因子Ⅸ	血浆凝血酶激酶成分(PTC)	57～70	0.1～0.7
因子Ⅹ	Stuart 因子(FⅩ)	80	1.5～4.7
因子Ⅺ	血浆凝血酶前质	160～210	约 0.5
因子Ⅻ	接触因子(FⅫ)	80	1.5～4.7
因子ⅩⅢ	纤维蛋白稳定因子(FSF)	340	1.0～4.0
	激肽酶原(pK)	80～127	4～5
	高相对分子质量激肽酶原(HMW)	120	6
	纤溶酶原(Pg)	87	10～15
	蛋白 C(PC)	62	0.4～0.5

由于先天性遗传缺陷（质和量的缺陷），可发生各种凝血因子缺乏症；某些疾病，如某些肝炎患者会引起继发性凝血因子缺乏，导致凝血功能障碍。凝血因子制剂，可用于相应疾病的治疗。目前用于临床的凝血因子类制剂，主要有因子Ⅷ类制剂，因子Ⅸ类制剂，因子Ⅱ、因子Ⅶ、因子Ⅸ、因子Ⅹ复合物制剂及纤维蛋白原类制剂。已开发的其他凝血因子类制品还有因子Ⅺ、因子ⅩⅢ、蛋白 C 及蛋白 S 制品等，但因其适应证范围较窄，目前临床使用不够广泛。

① 凝血因子Ⅷ类制剂（FⅧ concentrate；anti-hemophilic factor concentrate，AHFC） 凝血因子Ⅷ（FⅧ）是由 5～10 个甚至 10 个以上的亚单位由二硫键连接而成的 β-糖蛋白，由两部分组成，即促凝活性 FⅧ：C（FⅧ coagulant activity，FⅧ：C）和若干相关抗原ⅧR：Ag。后者也称为血管性血友病因子 vWF（von willebrand factor，vWF）。FⅧ：C 分子量为$(2.5\sim3.0)\times10^5$，vWF 的分子量为 2.5×10^5。A 型血友病缺乏的Ⅷ：C 与血管性血友病所缺乏的 vWF 是两种不同的蛋白质，它们共同组成因子

Ⅷ复合物。用于临床的FⅧ制剂，主要有因子Ⅷ冷沉淀、中纯度和高纯度因子Ⅷ浓缩剂、基因重组因子Ⅷ制剂及vWF制剂。因子Ⅷ冷沉淀是新鲜血浆采集后6h内经－30℃冻结，然后又在0～8℃融化时产生的沉淀，富含因子Ⅷ、纤维蛋白原和纤维结合蛋白（Fn）。冷沉淀中FⅧ效价比原血浆提高7～20倍。这种制剂又称为抗血友病球蛋白（AHG）或抗血友病因子（AHF）。FⅧ浓缩制剂是以冷沉淀为原料，经分离提纯制得的因子Ⅷ制剂。中纯度的FⅧ浓缩制剂由于除去了很大部分的杂蛋白（如纤维蛋白原等），其活性效价比原血浆提高了30～80倍。利用离子交换色谱法和单克隆抗体亲和色谱法制备的高纯度FⅧ浓缩制剂，纤维蛋白原、纤维结合蛋白等杂蛋白几乎被完全除去，因子Ⅷ的特异活性效价可比原血浆提高数千倍甚至更高。如美国FDA已批准上市的经单克隆抗体亲和色谱法制备的FⅧ浓缩制剂，其特异活性高达700～3500IU/mg蛋白质，纯度为原血浆的10万倍以上。如Genetics公司和Baxter Hyland公司联合研制的称为Recombinate的重组因子Ⅷ（rFⅧ）制剂，采用（中国仓鼠卵巢细胞CHO）表达生产；Mile公司用BHK细胞表达的rⅧ产品Kogenate。vWF制剂，由于临床使用量相对较少，因而研发也不多。法国里尔血浆蛋白分离中心采用离子交换色谱，从冷沉淀中制备出了高纯度的vWF制剂，制备的vWF纯度较原血浆浓缩了10000倍以上。

② 凝血酶原复合物浓缩剂（prothrombin complex concentrate，PCC） 该制品为一组维生素K依赖型凝血因子Ⅱ、Ⅶ、Ⅸ、Ⅹ的混合物，主要为因子Ⅸ。FⅨ是一种单链糖蛋白，分子量为(5.7～7.0)$\times10^4$，由415个氨基酸残基组成，在血液循环中只以丝氨酸蛋白水解酶原形式存在。PCC中FⅨ的含量在23～29IU/mL，纯度小于1%，特异性活性效价在0.7～1.0IU/mg蛋白质，相当于从血浆中纯化了50～100倍。该制剂可用于B型血友病的替代治疗和因肝病引起的凝血功能异常，也可用于已产生因子Ⅷ抑制物的血友病A（血友病甲）的活动出血、逆转双香豆素类抗凝剂导致的出血以及控制严重出血，如弥散性血管内凝血（DIC）等。但在临床治疗中，由于PCC制品中可能含有活化的FⅡ、FⅩ（FⅡ：C和FⅩ：C）以及能促进血凝的磷脂，因此，PCC可能会导致血液的高凝状态，容易引起血栓综合征。开发的高纯度FⅨ制剂，使FⅨ的纯度提高到10%以上，特异活性可达10IU/mg蛋白质。采用单克隆抗体亲和色谱法提纯的FⅨ制剂，其特异活性可达200IU/mg蛋白质以上，纯度几乎达到100%，相当于从血浆纯化了10000倍以上。目前也有用基因工程方法制备的FⅨ用于临床。

③ 纤维蛋白原制剂（Fg） 纤维蛋白原（fibrinogen）是一种糖蛋白，分子量为3.4×10^5，等电点为5.5。纤维蛋白原主要在肝脏合成，在血浆中的含量达200～400mg/mL，是血浆黏滞性的主要决定因素。纤维蛋白原分子是由两个相同的亚单位组成，每个亚单位有三条不同的多肽链（α、β、γ），链内以二硫键连接。纤维蛋白原很容易用盐析法及低温乙醇法来提取，是最早开发的凝血因子制品。纤维蛋白原存在于组分Ⅰ中，经进一步纯化制成纤维蛋白原浓缩制品，用于低纤维蛋白原血症患者的治疗，可有效地纠正因纤维蛋白原缺乏所致的出血。但由于组分Ⅰ是病毒浓集的组分，由它所制备的纤维蛋白原制品有传播病毒如HBV的高度危险，因此，从20世纪70年代后期开始，欧美等国家先后作出决定，禁止临床中使用纤维蛋白原制品，推荐以冷沉淀代替。随着血液制品病毒灭活技术的发展，从20世纪80年代后期开始，新一代纤维蛋白原类制品又开始受到重视，开发出以纤维蛋白原为主，配合血浆中其他凝血因子制成的纤维蛋白黏合剂（fibrin sealant），在生产过程中经病毒灭活处理，提高了使用的安全性。该制品在整形外科、纤维外科和神经外科等领域中应用，显示了良好的临床应用前景。

④ 组织型纤溶酶原激活剂（tissue plasminogen activator，tPA） tPA是一种单链多肽，分子量为7.2×10^5。在循环血液内仅有极微量的tPA[(4.0±1.8)ng/mL]。tPA能被内源性蛋白酶如纤溶酶、组织激肽酶和活化因子Ⅹ等水解为双链形式，双链tPA含一重链和一轻链，通过链间二硫键连接。重链含有Kringle区，而轻链有丝氨酸蛋白酶特异活性位点。单链tPA的活性低于双链形式的tPA。在体内，tPA可激活血液内的纤溶酶原（plasminogen）使之转变成纤溶酶（plasmin），纤溶酶水解纤维蛋白凝块（纤维蛋白性血栓）成为纤维蛋白降解产物，从而使血栓得到溶解。tPA用于急性心肌梗死、肺栓塞和其他血栓倾向的治疗。tPA的纤溶作用主要集中在已形成的血栓中，不会引起高纤溶血症，在临床上可以大剂量使用，比较安全。由于tPA在血液内含量极少，通过血浆提纯来制备tPA是不现实的。

现代基因重组技术的出现使得 tPA 进入临床使用。

（5）蛋白酶抑制剂类制品 表 9-3 列出了血浆中几种主要的蛋白酶抑制剂。在这一类物质中，α1-抗胰蛋白酶（α1-AT）含量最高，它能保护机体正常细胞不受蛋白酶的破坏和损伤，能协助控制感染和炎症，维持机体内环境的稳定。α1-抗糜蛋白酶的作用和 α1-AT 相似。间 α 胰酶抑制物（inter alpha trypsin inhibitor，IαTI）和 α1-AT、α2-M 共同作用，有制约、中和、清除某些蛋白酶的作用，能防止凝血系统蛋白酶的自身消化引起的副反应。抗凝血酶Ⅲ（AT-Ⅲ）能在肝素的促进下，与凝血酶形成复合物，使凝血酶失活，制约凝血作用。AT-Ⅲ缺失或缺陷与血栓形成有关。许多蛋白酶抑制剂在体内分工协作，维持机体内环境的稳定。

表 9-3 人血浆中的蛋白酶抑制剂

抑制物名称	$M_r/\times10^3$	正常含量/(mg/dL)
α1-抗胰蛋白酶(α1-AT)	54	290±45
α1-抗糜蛋白酶(α1-X)	60	48.7±6.5
间 α 胰酶抑制物(IαI)	160	50.0
抗凝血酶Ⅲ(AT-Ⅲ)	65	23.5±2.0
Ci-脂酶抑制剂(Ci-INH)	104	23.5±3.0
α2-巨球蛋白(α2-M)	725	260±70
α2-抗纤溶酶(α2-AP)	70	7.0

现已开发应用的蛋白酶抑制剂制品主要有 α1-抗胰蛋白酶（α1-AT）、抗凝血酶Ⅲ（AT-Ⅲ）、α2-巨球蛋白（α2-M）及 Ci-脂酶抑制剂（Ci-INH）等。

（6）血浆运载蛋白类制品 这是一类能在血液循环中对机体的营养物质、代谢产物、激素、药物等进行转输的血浆蛋白。血浆中主要的运载蛋白列于表 9-4。其中，白蛋白的含量最高，其次是类脂蛋白[α-Lp(HDL)、β-Lp(LDL)]，它们构成一组能转输脂质、固醇和激素等的特殊蛋白。

表 9-4 人血浆中的主要运载蛋白

蛋白名称	$M_r/\times10^3$	正常含量/(mg/dL)	主要功能
白蛋白(albumin)	66	3500～5500	转输脂肪酸、色素、阳离子、药物、维生素 C
前白蛋白(prealbumin)	54.98	25	结合转输甲状腺素结合蛋白和视黄醇结合蛋白
α-类脂蛋白(α-lipoprotein,α-Lp)	—	360	转输脂质、胆固醇、激素等
β-类脂蛋白(β-lipoprotein,β-Lp)	—	400	转输脂质、胆固醇、激素等
结合珠蛋白(haptoglobin,Hp-1)	100	170～235	转输循环中的游离血红蛋白
血红蛋白结合蛋白(hemopexin,HpX)	51	80	转输游离血红素
转铁蛋白(transferrin,Tr)	76.5	295	将铁转输至网织红细胞和其他组织
铜蓝蛋白(ceruloplasmin,Cp)	132	35	结合转输铜，调节铜吸收等
转钴胺蛋白Ⅰ(transcobalamin Ⅰ)	120	微量	转输维生素 B_{12}
GC 球蛋白	50	40	转输维生素 B_3
视黄醇结合蛋白(RBP)	21	4.5	
甲状腺素结合球蛋白(TBG)	60.7	1～2	

现在临床中应用的血浆运载蛋白类制品有结合珠蛋白、转铁蛋白以及铜蓝蛋白等。

（7）其他血浆蛋白制品

① 血清胆碱酯酶（serum cholinesterase） 分子量为 3.48×10^5，含糖 23.9%，等电点为 3.9，血浆中含量为 10mg/mL。血清胆碱酯酶是一种酰基水解酶，对含有胆碱的酯有很强的催化水解作用，对不含胆碱的多种酯类的水解也有明显的催化作用。血清胆碱酯酶可用于有机磷中毒的治疗、琥珀酰胆碱麻醉后过长窒息的救护等。现已有商品上市。法国输血中心以 Cohn 法组分Ⅳ为原料，分离制备血清胆碱酯酶。用该方法制备的血清胆碱酯酶制品，每 5mL 一瓶，含血清胆碱酯酶 5000IU，相当于 1000mL 新鲜血浆中的含量。

② 纤维结合蛋白（fibronectin，Fn） Fn是存在于细胞表面和血浆中的高分子糖蛋白，主要有两种：一种是由细胞表面合成、分泌到细胞外液中，称为细胞型Fn，多为不溶性聚合体；另一种分布于血浆内，由血管内皮细胞合成，可溶性高，多为二聚体。两种Fn具生理性质上的差异，而生物学活性相似。Fn具有广泛的生物学活性，除能促进网状内皮系统（RES）的吞噬作用外，还参与细胞的各种活动，能促进细胞与细胞、细胞与基质间的粘连，维持细胞的形态，促进细胞的移动、分化，并在组织修复中起重要作用。采用亲和色谱法可以从血浆或冷沉淀中提取纯化Fn。Fn制剂有望用于两种情况，即静脉输注以增强机体RES功能，以及局部外用促进细胞的黏附、生长和伤口愈合。研究资料证明，Fn在治疗疱疹性角膜炎所致的角膜溃疡、疱疹及外伤性角膜糜烂、糖尿病患者晶状体摘除后角膜上皮损伤等角膜病时有显著疗效。另外，在体外细胞培养中，添加Fn可很好地促进培养细胞的贴壁、伸展。

除上述介绍的主要种类外，血浆中其他很多活性蛋白均有潜在的药用价值，如羧肽酶N（carboxypeptidase N），它是一种羧基肽酶，可使人体内多种活性多肽失去生物活性，可望用于与舒缓激肽释放相关的疾病（炎症、烧伤、感染性休克等）、与C3a和C5a过敏毒素相关的疾病（免疫复合物病、内毒素休克等）的治疗。血浆中的高密度脂蛋白（HDL）用于调节脂质代谢，预防和治疗动脉粥样硬化和冠心病，有着广阔的应用前景。随着基因重组技术的发展，使得原先一些因含量极低而难于应用的血浆蛋白也有望进入临床，为全面开发血浆蛋白制品提供了强有力的武器。

二、血液制品的安全性

1. 可经血液制品传播的病毒

血液制品就像一把双刃剑，既抢救了成千上万人的性命，同时也存在传播疾病的可能，给人类健康带来威胁。世界卫生组织提供的资料表明，全世界5%～10%的HIV感染是因为输注了污染有HIV的血液或血液制品。我国第一例AIDS患者就是由于使用了污染了HIV的进口血液制品而感染的。

迄今，已经确认乙型肝炎病毒（HBV）、丙型肝炎病毒（HCV）、艾滋病病毒（HIV）和嗜人T淋巴细胞病毒Ⅰ型（HTLV-1）可以通过受污染的血液及其制品传播的病毒主要有HBV、HCV、HIV和HTLV-1等，此外，尚有巨细胞病毒（cytomegalovirus，CMV）、非洲淋巴细胞瘤病毒（Epstein Barr virus，EBV）、甲型肝炎病毒（HAV）、人细小病毒（human parvovirus，HPV）和雅克病病毒（Creutzfeldt-Jakob disease virus，CJDV）等。其中，HIV、HBV和HCV几种病毒由于感染率高、危害特别严重，受到人们的普遍关注。

由于血液及血液制品有传播病毒的可能性，所以严重影响了其在疾病预防和治疗方面的应用。因此，在血液制品的生产中，必须加入病毒灭活、去除工艺，以保证血液制品的安全性。

2. 血液制品病毒灭活/去除

要使血液制品的供应逐步接近所谓“零危险（zerorisk）”，血液制品安全性必须依靠综合性保证系统。

世界众多国家的经验证明，以下三重措施，即美国首先提出的“三重安全网”（triple safety net），是保证安全的行之有效的措施。

（1）血液制品的“三重安全网”

① 加强血源管理，加强宣传教育，从供血队伍中排除高危人群。

② 加强供血者及原料血浆的筛检，包括增加必要的检验项目和提高要求。

③ 改进工艺，生产厂家严格执行GMP，在制造过程中引入清除或灭活病毒的步骤。其中，对血液制品进行灭活和去除病毒处理，是保证血液制品安全非常重要的环节。

（2）血液制品病毒灭活/去除的方法 用于血液和血液制品病毒灭活/去除的方法多种多样，最早研究应用中的是加热法，目前在研究和应用中的方法可分为物理方法、化学方法和物理-化学联合方法。

表 9-5 列出了用于血液制品病毒灭活/去除的主要方法。

表 9-5 血液制品病毒灭活/去除的主要方法

分类	病毒灭活/去除方法	应用处理的血液制品
物理方法	加热 照射 射线照射（X 射线、γ 射线） 紫外线 物理分离 过滤 离心、洗涤 色谱	血浆、白蛋白、静脉注射丙种球蛋白、凝血因子制品、血细胞制品
化学方法 针对核酸 针对膜脂质	 烷化剂 有机溶剂/表面活性剂 氧化剂	血浆、血浆蛋白制品
物理-化学联合方法	光敏剂＋紫外线或可见光 有机溶剂/表面活性剂＋色谱	红细胞、血小板、血浆

① 加热　自 1948 年开始，巴氏消毒法（60℃，液态加热 10h）已成功地应用于清（白）蛋白制品的生产，并证明作为病毒灭活方法是安全有效的。加热法相对比较简单，并且可以在制品灌装到成品容器封口后再加热，防止加热灭活病毒后制品再次污染病毒。因此，在病毒灭活研究和应用早期，加热法被广泛地应用于各种血液制品的病毒灭活研究中，早期获得药政当局批准文号的病毒灭活制品也均为热处理制品。

由于加热是通过热量传递使病毒蛋白变性破坏，从而杀死病毒，因此，温度越高，加热时间越长，则病毒灭活作用越强。目前采用的都是高温（60℃、80℃等）和长时间加热。但是，不是温度越高、时间越长就好，因为在杀灭病毒的同时，必须使制品中的凝血因子活性和其他血浆有效成分的损失限制在可以接受的限度内，一般讲，加热病毒灭活处理后凝血因子活性回收率应在 60%～80%以上。

为了减少加热时（特别是液态制品）高温对血浆蛋白分子，特别是热不稳定的凝血因子的损害，常选用各种化合物作为保护剂。最早，成功地用于白蛋白制品巴氏消毒法工艺的保护剂是辛酸钠和色氨酸盐。对其他制品常用的保护剂有低相对分子质量的糖（蔗糖、葡萄糖、麦芽糖等）、氨基酸（如甘氨酸）和枸橼酸盐。由于各种制品的特性不同和生产工艺不同，不可能确定一种适用于所有制品的保护剂。因此，对不同制品，或同一制品，由于生产工艺不同，需要选用不同的保护剂。另外，保护剂的浓度也会因制品与生产工艺的差别而不同。此外，在选用保护剂时还必须考虑一个重要因素。加热灭活病毒的重要机制是破坏其组成成分之一的蛋白质，而希望保护的血浆有效成分也是蛋白质，因此，保护剂在保护血浆有效成分的同时，也可能保护病毒，从而减低加热的病毒灭活作用。因此，必须选择合适的保护剂并选择适当的浓度。一般讲，低浓度的保护剂能保护血浆蛋白，而对病毒灭活效果影响较小。

另外，对于同一种制品和同一种加热方法，不同的生产工艺、不同制品冻干方法以及不同的升温、降温程序等均可能影响加热的病毒灭活效果。

② 有机溶剂/表面活性剂（solvent/detergent，S/D）法　有机溶剂/表面活性剂法是最早成功应用于血浆蛋白制品，特别是高危凝血因子制品的病毒灭活技术。该方法最初应用于因子Ⅷ制品，以后扩大应用于其他凝血因子制品（因子Ⅸ、纤维蛋白原、纤维胶等）、静脉注射免疫球蛋白和血浆。

有机溶剂在疫苗研究中被用以处理脂质包膜病毒，破坏病毒包膜脂质，使病毒丧失传染性，从而制成疫苗。基于这一原理和经血传播的主要病毒 HIV、HBV、HCV 均为脂质包膜病毒。有机溶剂能破坏病毒包膜脂质使病毒失去传染性和繁殖、复制能力。而清洁剂可以进一步提高有机溶剂破坏病毒脂质包膜的能力，从而提高病毒灭活效力。最初应用的有机溶剂为乙醚、氯仿等，经研究最后确定应用磷酸三丁酯（TNBP）。清洁剂应用的有 Tween 80、胆酸钠、Triton X-100，常用的搭配有 0.3% TNBP＋

0.2%胆酸钠、0.3%TNBP+1%Tween 80、0.3%TNBP+1%Triton X-100。试剂加入后搅拌并孵育一段时间，孵育温度一般为24℃或30℃，4～6h，静脉注射免疫球蛋白可选用4℃、6h以减少温度对血浆蛋白分子的不良影响。血浆融化混合后加入有机溶剂TNBP（最佳浓度1%）和清洁剂Triton X-100（最佳浓度1%），搅拌混匀于30℃孵育4h。经处理后用植物油提取加入的试剂，主要是TNBP和少部分清洁剂，而清洁剂的清除因清洁剂的不同而不同，对小分子可用超滤法去除，对容易聚集成大分子的Triton X-100一般应用C_{18}柱色谱法去除。残存的有机溶剂和清洁剂的允许值目前没有统一的标准，一般TNBP$\leqslant 10\times 10^{-6}$、Tween 80$\leqslant 100\times 10^{-6}$、Triton X-100$\leqslant 10\times 10^{-6}$。

该方法的优点是杀灭脂质包膜病毒的同时，对有治疗作用的血浆蛋白分子损伤较小。由于有机溶剂/清洁剂法只能灭活脂质包膜病毒，对非脂质包膜病毒无效，因此，经此法处理的制品仍存在传播非脂质包膜病毒的危险。这里涉及的主要是微小病毒B19和甲肝病毒（HAV）。

③ *β*-丙内酯法　*β*-丙内酯是一种烷化剂，可以单独用来灭活病毒或与紫外线照射结合起来应用。原先*β*-丙内酯用于在制备死病毒疫苗时灭活病毒，后来转用于杀灭血液制品中的病毒。

β-丙内酯灭活病毒的主要机制是和病毒核酸起反应使病毒失去传染性，另外，*β*-丙内酯也能使病毒蛋白变性，当联合应用紫外线照射时，进一步增强其病毒灭活作用。*β*-丙内酯/紫外线照射方法一般应用0.25%浓度的*β*-丙内酯，在pH7.2条件下作用60min，紫外线照射用UVA，早期也曾试用过UVC。

实验室研究和临床试用证实了经*β*-丙内酯/紫外线法处理的血液制品的病毒安全性，可以有效地杀灭HBV、HCV、HIV。尽管*β*-丙内酯/紫外线法被证明可用于血液制品的病毒灭活，但至今未被广泛应用，只在欧洲一些国家被用于处理凝血因子制品。其主要问题是*β*-丙内酯经实验研究证明可以使细胞低分化，有致癌作用。在体内，*β*-丙内酯尽管一般很快经血浆蛋白水解酶作用降解成无毒的衍生物，但也可以与血浆蛋白结合而在人体内维持一定时间。

④ 过滤（纳米过滤）　对于一些表面直径较小的病毒如HAV和细小病毒B19等，利用纳米膜过滤是最有效的去除方法。它利用蛋白质和病毒的大小差异及滤膜对病毒的吸附来分离除去病毒。过滤法的优点是显而易见的，只要滤膜通畅不阻塞，血浆蛋白制品中的有效成分回收率高，操作简易，可以很方便地加入血液制品的制造流程中，以除去制品中的病毒。

目前，常用的滤膜孔径为35nm，主要经血液传播的病毒，如HIV、HBV、HCV均不能通过滤膜而被除去。当然，也可以根据制品的特点而选用不同孔径的滤膜。

过滤法也存在一些问题，从而限制了它的应用。首先，必须在滤膜生产制造中有严格的质量控制，制造工艺成熟，以保证滤膜孔径的均一性。如果孔径不一，有大有小，就会造成病毒漏过而威胁血液制品的安全性。另外，常用的35nm孔径的滤膜不能过滤除去比它小的微小病毒B19和甲型肝炎病毒。而使用15nm孔径滤膜时，一些分子比它大的血浆蛋白分子，如凝血因子Ⅷ，因不能滤过而受损失。在实际使用过程中，特别是当过滤一段时间后，部分孔径堵塞，使过滤流速减慢，如操作不当，也会影响病毒过滤清除效果。由于上述问题，目前过滤除病毒主要是应用于静脉注射免疫球蛋白制品的过滤（其蛋白质分子较小），而且往往与其他方法，如有机溶剂/清洁剂法、加热法合用以进一步提高制品的病毒安全性，一般不单独应用处理血液制品。

⑤ 低pH法　低pH法主要应用于静脉注射免疫球蛋白的病毒灭活，原先是用于处理免疫球蛋白制品降低其自然抗补体活性。提高静脉输注耐受性，是制备静脉注射免疫球蛋白制品的主要方法。该方法简单易行，将免疫球蛋白溶液的pH降低至4.0（或4.25），有的还加入微量的胃蛋白酶（如1∶10000），在常温条件下孵育一定时间可以杀灭其中可能存在的病毒。孵育时间最初为20h，以后证明需要延长至50h或更长，最长者为Cutter公司的孵育21天。

⑥ 美蓝/荧光照射法　该法是光化学法的一种。光化学法是由Matthews等人提出的一种血液制品病毒灭活方法，其原理是某些光敏剂对病毒表面及病毒核酸有强烈的亲和性，在适当波长的光照下易被激活，从而通过化学作用使得与其接触的病毒结构被破坏。

美蓝又称甲基蓝，为暗绿色并带铜样光泽的结晶性粉末，临床应用于多种疾病的治疗，半致死量为

第九章

40～125mg/kg 体重。早在 20 世纪 30 年代，人们就发现美蓝加上光照可以灭活病毒。近年来，对美蓝/光照病毒灭活方法做了广泛深入的研究，证明在 1μmol/L 的浓度下，加上荧光灯照射，可以杀灭大多数脂质包膜病毒，包括 HIV、HCV 和 HBV，但是，对非脂质包膜病毒，如 HAV、微小病毒 B19 杀灭效果不理想。近年来发现，低压钠灯代替荧光照射能提高病毒灭活效果，而对血浆蛋白影响较小。

关于美蓝/光照法杀灭病毒的机制，目前有许多报道。有的认为是因为美蓝和病毒核酸中 G-C 碱基对有较大的亲和性，在光照时，美蓝被激发产生单态分子氧破坏核酸而杀灭病毒。但有的研究结果表明，这种对核酸的作用就病毒灭活来讲意义不大，而认为美蓝/光照除对核酸有作用外，美蓝主要是结合在病毒包膜上，当光照激活并产生活性氧时破坏病毒包膜而杀灭病毒。

美蓝/光照法对血浆中的凝血因子有一定的损伤，纤维蛋白原受损最明显，处理后约损失 20%，其他凝血因子回收率较高。

由于病毒灭活处理时的浓度仅为 1μmol/L，远低于临床用量，和半致死剂量的差距更大，因此，处理后的制品是安全的，不会因为含美蓝产生毒性。在早期的临床应用中，处理后的制品不去除美蓝而直接应用。近年来，考虑到美蓝使血浆呈蓝色，容易使患者产生误解，同时有报道称美蓝可能使细胞出现低分化，因此，最好在病毒灭活后去除美蓝。目前，已开发出用于过滤吸附去除美蓝的滤器，美蓝/光照处理的血浆经过滤后残存的美蓝量已低于一般测定方法的可检出量，血浆恢复原来的外观和色泽。美蓝/光照血浆已经在欧洲用于临床，在美国也正在进行临床研究。中国上海市血液中心已完成实验室研究，并进入临床研究。

除美蓝之外，已被使用的光敏剂还包括：血卟啉衍生物（双卟啉、苯基卟啉）、补骨脂内酯衍生物（8-甲氧基补骨脂内酯、4,5,8-三甲基补骨脂内酯、氨甲基三甲基补骨脂内酯）、酞菁化合物（酞菁化铝氯盐、酞菁化铝四磺酸盐）和部花菁 540 等。这类方法的主要特点是对脂包膜的病毒有高效的灭活作用，能用于全血浆的病毒灭活，并有用于血细胞成分病毒灭活的良好前景，因而受到重视。

⑦ 色谱　色谱技术是指利用各种组分与固定相亲和力或相互作用方面的差别，实现各种组分的分离。色谱技术作为生产血液制品的先进工艺，其本身即具有去除病毒的作用，特别是亲和色谱和离子交换色谱。对于离子交换色谱来说，洗脱型在去除病毒方面比穿透型更具有优势。表 9-6 列出了生产白蛋白的工艺流程中，采用色谱技术对 HAV 的去除效果。从表中可以看出，离子交换色谱和凝胶过滤可有效地除去白蛋白制品中的 HAV，总去除率达 10.9log 以上。

表 9-6　色谱技术对 HAV 的去除效率

色谱工艺	HAV 去除效果/log
弱阴离子交换(DEAE-Sepharose FF)	5.1
弱阳离子交换(CM-Sepharose FF)	1.2
凝胶过滤(Sephacryl S-200)	＞4.6
总降低滴度	＞10.9

美国 Baxter Healtheare 公司在 FⅧ的生产过程中，利用抗 FⅧ抗体处理的凝胶进行免疫亲和色谱，其对非脂包膜病毒如猪细小病毒（Porcine parvovirus，PPV）和 HIV 的去除率分别达到（4.2±0.1)log 和(5.3±0.9)log。

除上述介绍的方法之外，用于血液制品病毒灭活/去除的方法还有不饱和脂肪酸法、碘化合物法、臭氧法、天然抗病毒物质（维生素 A、B 族维生素、维生素 C、维生素 E、甘草酸及其衍生物）法等。这些方法大多还未应用于实际生产中。

在众多的灭活/去除病毒方法中，巴斯德消毒法和 S/D 法得到美国食品药品监督管理局（FDA）批准，在世界范围内得到了广泛的应用，是一种比较成熟的技术，经改进后可用于全血浆的病毒灭活。光化学法对脂包膜病毒有高效的灭活作用，已在欧洲用于全血浆的病毒灭活，且有望用于血细胞成分病毒的灭活。然而，所有这些方法都不是全能的。如 S/D 法不能有效灭活非脂包膜病毒，巴斯德消毒法对一些耐热病毒灭活效果不理想，光化学法对一些血浆蛋白活性的损伤较大等。临床追踪调查表明，还没有一种病毒灭活/去除方法能保证血液制品绝对无传播病毒的危险。因此，现在倾向于采取双灭活措施，力求使得脂包膜病毒、非脂包膜病毒或细小病毒都能灭活，以进一步提高血液制品的安全性。

3. 病毒灭活/去除效果的验证

在血液制品生产中，可采用多种方法对病毒进行灭活/去除，这些灭活/去除的方法实际上是否有效，还必须通过实验室小量或中量规模模拟生产中病毒灭活/去除处理时的各种条件，用加入指定的标志病毒来加以确证，这就是病毒灭活/去除效果的验证。进行灭活病毒验证时，通常采用缩小规模的方式，在料液中加入足够量的指示病毒，然后按照工艺条件完成病毒灭活步骤，甚至完成整个工艺过程。然后检测病毒的残留量，所采用的灭活方法其病毒灭活率至少达到 99.9999%。已用于病毒灭活/去除验证的病毒有多种，但目前病毒灭活验证实验中多采用 HIV、水疱性口炎病毒（VSV）、辛德毕斯病毒（Sindbis）3 种病毒作为指示病毒。需要注意的是，在设计病毒灭活/去除验证时，必须要根据实际情况，如生产工艺、制品种类、血液来源等综合考虑。

第三节 脐带血干细胞

一、造血干细胞与脐带血干细胞

根据分化潜能的不同，干细胞又可以分为全能干细胞、多能干细胞、单能干细胞。全能干细胞具有自我更新和分化形成任何类型细胞的能力，有形成完整个体的分化潜能，如胚胎干细胞。多能干细胞具有产生多种类型细胞的能力，但失去了发育成完整个体的能力，发育潜能受到一定的限制，如造血干细胞、骨髓间充质干细胞等。单能干细胞常被用来描述在成体组织、器官中的一类细胞，意思是此类细胞只能向单一方向分化，产生一种类型的细胞，如表皮干细胞。

视频 干细胞生产

造血干细胞（HSC）在治疗白血病、恶性肿瘤、重症非恶性血液系统疾病以及某些遗传性疾病中有肯定的疗效，是某些白血病和恶性淋巴瘤的唯一根治手段。脐带血（UCB）已成为研究和治疗用干细胞的重要来源，含有大量造血干细胞和间充质干细胞等多种干细胞种类。从脐带血中提取干细胞，不仅量大，而且简单易行。同时，脐带血内的干细胞已有一定的免疫功能，所以，进行移植没有太大的问题。据报道，移植给自己父母的成功概率是 50%，提供给兄弟姐妹的成功率是 25%，对外人的成功率则不高，而自身移植则不需 HLA 配型可 100%成功。不论是异基因或自体骨髓移植，还是外周血干细胞移植，都存在一些不足，而 UCB 移植则可以弥补这些不足。

UCB 移植与骨髓、外周血移植相比较，存在以下优势：①UCB 中干/祖细胞含量丰富，能够持久重建造血功能；②UCB 的免疫系统还不成熟，处于一种缄默状态，TC 也很幼弱，一般不会触发免疫反应及移植物抗宿主病；③UCB 来源广泛，采集简便；④UCB 相对纯净，相关的病毒和病原微生物感染率远低于骨髓移植；⑤新生儿血中的巨细胞病毒（cMV）非常少见。所以 UCB 干细胞不仅可以替代骨髓 HSC，甚至在一些方面更优于骨髓 HSC 而被临床所认可。

UCB 移植和骨髓移植治疗的疾病相同，对 HLA 配型相合的要求较低，UCB 来源丰富，短时间可以收集大量不同 HLA 型的 UCB，将为患者提供 HSC 移植。大量资料报道，UCB 作为替代骨髓移植的 HSC 的来源，已被成功地应用于多种儿童疾病的治疗中。

由于每份 UCB 所含 HSC 数量有限，多为 50～220mL/份，仅能适合于体重小于 50kg 以下的患者。为此，UCB HSC 扩增的研究受到重视。用细胞因子联合作用于由脐带血分离出的 $CD34^+$ 细胞数及 CFC 均大幅度增加。但在细胞扩增的同时，也加速了细胞的分化，难于保持其干细胞功能的目的。HSC 约占骨髓血组织的 0.1%，占 UCB 组织的 0.4%，占人外周血单核细胞的 0.01%～0.1%。

二、脐带血的采集与脐带血干细胞的分离

1. 脐带血的采集方法

第一种是分娩后立即采集，采集的时间在胎盘剥离子宫前，另一种方式就是取出带有脐带血的胎盘，脐带用夹子夹闭，然后迅速转移至脐带采集人员处采集脐血，近来有一些研究比较了这两种采集方法采集到的脐血，它们在细胞总数、收集总容量、$CD34^{+}$细胞、总的单核细胞方面无显著性差异。由于需求量大，而且脐带血变稠和凝结的速度又快，如何足够快地获取尽可能多的脐带血，成为从脐带血中提取干细胞的关键。

脐带血采集常用脐静脉穿刺法（又称血袋法）和针筒抽吸法，前者利用位差的重力及血袋的真空，在胎盘娩出后收集；后者借助子宫收缩，在胎盘娩出前收集。针筒抽吸法收集的血量比脐静脉穿刺法少，但两者所收集的脐血单核细胞数基本相等，由于采集时间有限、干扰产科医务人员工作以及易于微生物传染，一般不用针筒抽吸法收集。

通常是经过其静脉穿刺收集，亦有采用动脉采血的方法，根据密闭程度还分为半闭合式、密闭式、开放式及导管法四种。常用的采血方法为密闭式采血法，将采血袋与采血器相连接，采血袋中含有抗凝剂，无菌密封在塑料包装袋中，供一次性使用，其优点是这种一次性无菌密闭采血袋的方法具有使用方便、污染机会少、便于保存运输以及易达到标准化等。

2. 胎盘、脐带的处理和采血方法

胎盘、脐带的处理：

① 将胎盘脐带表面用75%的酒精洗净悬挂在准备好的架子上。

② 消毒。在脐带上准备穿刺的部位，用含有消毒剂的棉棒消毒，每隔15s擦一次，再次用消毒过的、含有75%酒精的非织布将胎盘表面擦拭使其干燥。

③ 穿刺及采取。推荐使用采血袋。

④ 用采血袋时，穿刺部位消毒后迅速用采血袋（含有28mL CPD）针刺入脐静脉，通过试管使脐血缓慢流入采血袋内。

⑤ 用注射器时，使用带有18G针头的100mL注射器迅速刺入消毒的脐静脉内，慢慢抽取，抽取完毕将针帽套上，倒转注射器混匀。

脐血处理是去除红细胞，细胞冷冻保存；以及HLA配型、干细胞培养、微生物检查等。

3. 干细胞的分离方法

脐血的量有限，任何旨在洗涤、分离或去除红细胞的方法均会导致造血干细胞的严重丢失，研究人员在努力探索适合脐血造血干细胞的分离方法。人们逐渐建立了集中分离脐血的方法，包括：

① 改良密度梯度离心法。

② 二步离心法。

③ 明胶法。

④ 甲基纤维素法。

⑤ 氯化铵红细胞裂解法。

⑥ 羟乙基淀粉法（HES）。目前最常用的分离脐血的方法是羟乙基淀粉法。

脐血的分离是将脐血所含有的红细胞去除，临床上常用明胶沉淀法、Ficoll离心梯度法、二步离心法、甲基纤维素法、氯化铵红细胞裂解法和羟乙基淀粉沉淀法来分离脐血造血干细胞，以上分离方法均有成功移植的报告。

集中分离方法中3%明胶沉淀法的细胞收获数量最高，其CFC和$CD34^{+}$细胞收获率分别为92%和86%，采用3%明胶沉淀法分离1份70mL脐血可获得$(9\pm2)\times10^{8}$有核细胞、$(32\pm18)\times10^{5}$ $CD34^{+}$

细胞和（20±12）$\times 10^5$ CFC，能去除95%的红细胞。

三、脐带血与脐带血干细胞的保存

关于UCB的长期保存条件，有液氮的气相保存（<－150℃）和液相保存（－195.6℃）2种。要保持冻存脐血干细胞的活性，关键在于冷冻保护剂的使用和冷冻速度。保存生物样品的冷冻保护剂分别为渗透性和非渗透性2种，前者以二甲亚砜（DMSO）和甘油为代表，主要作用机制是降低冰点及延缓冷冻过程使细胞有充足的时间适应降温变化以减少损伤，同时还可以提高细胞内的离子浓度，从而减少细胞内冰晶形成对细胞的损伤；而后者以羟乙基淀粉（HES）等大分子物质为代表，HES等物质不易进入细胞内，但可以使细胞脱水，减少冷冻过程中冰晶形成，对细胞膜有保护作用，目前大多数脐血库（CBB）同时合用2种冷冻保护剂，并且认为－1℃/min是理想的冷冻速率，冷冻保护剂为DMSO、10%低分子右旋糖酐（Dextran）等。

四、脐带血的检测与脐带血干细胞的培养

1. 脐带血的检测

① HLA配型。

② 安全性方面的检测，如传染病和遗传病的检测。

③ UCB有核细胞存活率的检测以及HSC数量的检测，如造血祖细胞培养、$CD34^+$细胞检测等。

未成熟的造血细胞群在培养2周后，可增殖生成为造血细胞集落，每一个集落由一个干细胞增殖形成。通过检测脐血样本中的造血集落可以得知脐血中的造血细胞数目和移植潜能。

2. 培养方法

将培养基室温融化，细胞悬液加入培养基瓶，用去针头的注射器吸入培养基混合液，将混合液加入组织培养板，每孔0.5mL，将组织培养板放在37℃、5% CO_2 条件下培养14～16天后用倒置显微镜进行集落计数：粒细胞-巨噬细胞集落计数（CFU-GM），无色，有时呈粒状或泡沫状细胞，≥30个细胞/集落；细胞通常有中心，但仍旧计为一个集落。粒细胞、红细胞、巨噬细胞、巨核细胞集落计数（CFU-GEMM），外观呈“橄榄”状，细胞密集，血红蛋白产生区域位于集落中心或位于无血红蛋白的透明细胞团（粒细胞、巨噬细胞、巨核细胞）旁侧，每个集落有40个细胞或更多，在低倍镜下易与红细胞集落混淆。BFU-E，亮红色，每个爆发式集落超过50个细胞。

第四节　人尿制品

人尿是一种有形的物质，它来源于人体的血液，经肾脏细胞的循环与过滤作为排泄物排出体外，其成分包括许多人体未吸收的物质与人体的代谢产物，而其中的许多成分是具有生物活性的物质，对许多疾病具有治疗作用，对人体具有保健功能。李时珍在《本草纲目》中，早已对人尿的药用价值作过详细的叙述。他认为，尿液可用来治疗头痛、咽痛、腹痛、咳嗽、疟疾等40多种疾病。现代研究表明，人尿中含有许多生理活性物质，是重要的人源性生物资源。

一、人尿的化学组成

人尿中的成分有50多种，主要有尿素、氯化钠、钾、磷酸、硫酸、尿酸、肌酐、氨、马尿酸及微量的酚、草酸、尿蓝母、钙、镁、维生素 B_1、维生素 B_2、维生素 B_6、维生素C、叶酸、尿激酶及多种

激素（17-酮甾类、17-氧皮质酮甾、雌激素等），其中尿酸是蛋白质的代谢产物，浓度为1.5%～3.0%。尿的颜色因所含尿色素、尿胆酸的含量不同由淡黄色至褐色，正常尿的颜色为透明状。人尿中的成分因人、饮食习惯、生理状态以及病理状态而异，情况比较复杂。

二、尿液中的生物活性物质

尿液中含有多种生物活性成分，从健康男性尿液中可制备尿激酶、尿激肽释放酶、尿抑胃素、尿胰蛋白酶抑制剂、睡眠因子、集落刺激因子（CSF）等。从妊娠妇女与绝经妇女尿液中可制备人绒毛膜促性腺激素（HCG）。

1. 尿激酶

尿激酶（urokinase，UK）是一种在人肾脏中合成并由人尿释放的丝氨酸水解酶，也称尿激酶型纤溶酶原激活剂（urokinase-type plasminogen activator，uPA），是从男性尿液中提取的一种生化药物，广泛应用于治疗新鲜血栓性闭塞性疾病、肺栓塞、急性脑血栓形成、脑血管栓塞以及视网膜中央静脉血栓形成。与其他纤溶酶激活剂相比，UK具有无抗原性、无热原、毒副作用小、纤维酶特异性高和疗效确切等优点，与tPA并称为第二代溶栓剂。从20世纪80年代开始，尿激酶已经大量应用于临床的溶栓治疗中。

尿激酶原（prourokinase，pro-UK）是尿激酶的前体，在溶栓治疗中，同uPA相比，pro-UK对血浆中游离的纤溶酶原没有激活作用，只有在纤维蛋白存在时，才特异性地激活纤溶酶原，不易激活全身的纤溶系统而引起出血副反应，是今后溶栓药物发展的方向之一。

目前临床上用的尿激酶是从大量新鲜人尿中提取，而尿激酶原主要通过基因工程方法生产。

2. 尿激肽释放酶

尿激肽释放酶，又称尿激肽原酶，是从人尿中提取的一种由238个氨基酸残基组成的丝氨酸蛋白酶，在体内主要作用于激肽原（kininogen），使之水解为激肽（kinin），从而行使一系列生理功能，可以扩张毛细血管、松弛血管平滑肌、改善微循环、增加血流量、抗凝、溶血栓、降低血液黏度、降血压以及治疗男性不育等，因此具有较高的药用价值。

3. 尿抑胃素

1938年有人注意到孕妇的消化性溃疡发病率很低，用其尿提取物治疗狗的实验性溃疡有效。故Sandweiss等将尿中具有抗溃疡、抗胃酸分泌的物质称为尿抑胃素。后经提纯证实，尿抑胃素即表皮生长因子（EGF）。

尿抑胃素是由53个氨基酸组成的单链多肽，分子量为6.0×10^3，含三个链内二硫键，等电点为4.6。

尿抑胃素的主要作用是抑制胃酸分泌。它能抑制组织胺或胰岛素刺激的胃酸分泌，对进食或胆碱能刺激的胃蛋白酶的分泌也有抑制作用，但不如对胃酸的抑制作用强。临床上用于诊断和治疗胃病，尤其对胃溃疡及十二指肠溃疡有很好的治疗作用。此外，在角膜创伤的修复、烧伤时自体上皮细胞的培养中有良好的应用前景。在日化品中，尿抑胃素可作为高级化妆品的添加成分，具有促进表皮新生、防止衰老等作用。

4. 尿胰蛋白酶抑制剂

人尿胰蛋白酶抑制剂（human urinary trypsin inhibitor，HUTI）是一种丝氨酸蛋白酶抑制剂，分子量为$(6.6\sim6.8)\times10^4$，等电点为2～3。HUTI是一种糖蛋白，含糖量高达20%～30%。它对胰蛋白酶、胰凝乳蛋白酶、纤维蛋白酶、弹性蛋白酶等均有显著的抑制作用。临床上主要用于治疗急性胰腺炎、减少心脏外科术后出血、防治脑血管疾病、抑制肿瘤细胞的浸润和转移等。目前，国内已有产品生产（商品名乌司他丁，广东天普生化医药股份有限公司生产）。

5. 人绒毛膜促性腺激素

1927 年，Aschhein 等从孕妇尿中首次发现了人绒毛膜促性腺激素（human chorionic gonadotropin，HCG）。HCG 是妇女在妊娠时由胎盘滋养层细胞合成和分泌的一种异源二聚体的糖蛋白激素，由含 92 个氨基酸残基的 α-亚基和 145 个氨基酸残基的 β-亚基组成，分子量为$(4.7\sim5.9)\times10^4$，等电点为 3.2～3.3。妇女妊娠 45～70 天，尿中 HCG 含量可达 30000～50000IU/24h。

HCG 的生理功能是刺激黄体细胞产生黄体酮，保护子宫内膜不破裂，使受精卵安全着床，维持妊娠。临床上主要用于女性不孕症、治疗习惯性流产、黄体功能不全，对神经性皮炎亦有效。也可用于男性垂体功能分泌不足所致的性功能低下症及隐睾症等。

6. 人尿中的其他活性物质

近年来还从尿液中提取出集落刺激因子（CSF）、红细胞生成素（EPO）和血栓调节素（TM）。TM 是血管内皮细胞表面的单链糖蛋白，具有蛋白 C 活化反应辅因子、抗凝血酶Ⅲ依赖性抗凝血和直接抗凝血活性，是新一代的抗凝血药物。此外，从人尿中分离到多种具有抗肿瘤活性的组分，如抗瘤酮、尿多酸肽等。我国科研人员从尿中分离纯化到一种小肽混合物，它们的分子量不超过 800，具有显著的抗菌、抑瘤活性，命名为 UAP（uric antibacterial peptides）。

第五节　胎盘制品

一、胎盘概述

胎盘是胎儿与母体之间进行物质交换的器官，由胚胎的丛密绒毛膜与母体子宫的底蜕膜共同组成。人的胎盘呈扁圆形。足月出生孩子的胎盘直径为 10～20cm，厚 2～3cm，重 500～600g。其味甘咸，性温，具有补气、养血、益精之功效。据分析，胎盘不仅含有蛋白胨、多肽和甘露糖，还含有胎盘球蛋白、激素和酶，能滋补身体，壮气养神，可用来治疗神经衰弱、贫血、肺结核、慢性气管炎、月经不调，还能用来预防麻疹、流感、肝炎等疾病。

二、胎盘中的活性物质

胎盘能产生多种蛋白质、激素、调节肽、生长因子、细胞因子等生物活性物质，它们在胎盘内部产生极其复杂的相互调控作用，以维持胎盘的生长发育，并进入血循环对胎儿的生长发育及母体的内分泌功能都起重要调节作用。同时，这些生物活性物质也是开发的重要对象。胎盘中最引人注目的成分是丙种球蛋白，它的特殊功效在于增加人体免疫力，并对麻疹、流感、病毒性肝炎、脊髓灰质炎等症有预防及治疗作用。胎盘中的干扰素和巨球蛋白，具有抗病毒、抗癌及抑制流感病毒的作用，所含的尿激酶抑制物，具有抑制尿激酶活化纤维蛋白溶酶原的作用，其中的糖蛋白可治疗伤口愈合以及具抗过敏作用。胎盘中部分生物活性物质列于表 9-7。

表 9-7　胎盘中的部分生物活性物质

种类		主要生理功能或用途
蛋白质物质	胎盘白蛋白	用于烧伤、失血性休克、水肿及低蛋白血症的治疗
	胎盘丙种球蛋白	增加人体免疫力，并对麻疹、流感、病毒性肝炎、脊髓灰质炎等症有预防及治疗作用
	胎盘巨球蛋白	具有抗病毒、抗癌及抑制流感病毒的作用
	妊娠相关糖蛋白(PAG)	
	纤维连接蛋白(FN)	可促进伤口愈合及抗过敏作用

续表

种类		主要生理功能或用途
激素	人绒毛膜促性腺激素(HCG)	用于女性不孕症、治疗习惯性流产等
	促性腺激素释放激素(GnRH)	
	促肾上腺皮质激素释放激素(CRH)	
	生长抑素(SS)	
	催产素(OT)	
	卵泡抑素(FS)	
	神经肽 Y(NPY)	
	抑制素与激活素	
	黑素生成素	治疗白癜风
	干扰素(IFN)	
	白细胞介素(IL)	
细胞因子	集落刺激因子-1(CSF-1)	
	胰岛素样生长因子(IGF)	
	表皮生长因子(EGF)	
	转化生长因子(TGF)	
	肿瘤坏死因子 α(TNFα)	
	白血病抑制因子(LIF)	
	人胎盘免疫调节因子(HPIF)	对治疗红细胞免疫黏附功能低下的疾病可能有效
酶及酶抑制剂	膜基质金属蛋白酶(MT-MMP-1)	
	金属蛋白酶抑制因子-1(TIMP-1)	
	库尼特型蛋白酶抑制剂	
	胎盘 RNA 酶抑制剂	

除上述提到的外，胎盘中还含有含氮脂多糖、红细胞生成素、维生素 A 结合蛋白、β-内啡肽、蛋-脑啡肽（methionine-enkephalin，M-ENK）、强啡肽（dynorphin，DYN）等。

1. 人胎盘血白蛋白

本品系由健康人胎盘血液经盐析、辛酸钠处理的方法或卫健委批准的其他适宜方法提取，经 60℃、10h 加温灭活病毒制成。白蛋白含量在 96%以上，含适宜的稳定剂，不含防腐剂和抗生素，专供静脉输注。本品有增加循环血容量和维持血浆渗透压的作用，每 5g 白蛋白溶液在维持机体内的胶体渗透压方面，约相当于 100mL 血浆或 200mL 全血的功能。主要用于治疗因失血、创伤及烧伤等引起的休克，脑水肿及大脑损伤所致的脑压增高，防治低蛋白血症以及肝硬化或肾病引起的水肿或腹水，有较好的疗效。

2. 人绒毛膜促性腺激素（HCG）

胎盘是 HCG 的另一重要来源。在胎盘中，HCG 具有刺激性腺活动和维持早期妊娠和早期胚胎发育的功能，还能产生免疫抑制作用，使妊娠母体免疫应答能力下降，抑制母体对胎儿的排斥，并具有甲状腺刺激活性。

3. 促性腺激素释放激素（GnRH）

胎盘产生的 GnRH 与下丘脑产生的完全相同。胎盘组织既可产生 GnRH，又含有 GnRH 受体。GnRH 及其受体主要分布于细胞滋养层。GnRH 具有刺激人绒毛膜促性腺激素释放的作用，对人早期胎盘绒毛组织 HCG 分泌呈双向调节作用，低剂量刺激，高剂量则抑制 HCG 分泌。天然 GnRH 可用于诱导排卵。目前，国外已广泛应用外源性 GnRH 脉冲式治疗特发性低促性腺激素性功能减退症、不育症以及由于缺乏 GnRH 所致的闭经、不排卵和多囊卵巢综合征等疾病，取得了令人满意的效果。

4. 促肾上腺皮质激素释放激素（CRH）

CRH 分布于足月胎盘绒毛细胞滋养层中。胎盘中 CRH 随妊娠周龄逐渐增多，在怀孕的最后 5 周达到早期的20倍。CRH可刺激释放前列腺素及增加子宫的收缩力并蜕膜，还可刺激促肾上腺皮质激素（ACTH）、β-内啡肽、黑素细胞刺激素（MSH）和前列腺素等的释放，对于妊娠后期母体或胎儿的应激功能和分娩过程的始动起到重要作用。

5. 人胎盘免疫调节因子（HPIF）

胎盘免疫调节因子（placenta immunoregulating factor，PIF）亦称胎盘调节因子或胎盘因子，它的研究首起我国，是从健康产妇的胎盘中提取的活性成分。其活性成分主要是小分子多肽，分子量为3800～5000。PIF具有多种生物活性，能提高机体的免疫功能，具有良好的免疫调节、增强作用及抗突变作用，对病毒性疾病、免疫缺陷疾病及恶性肿瘤等多种疾病均有较好的临床效果。

6. 胎盘RNA酶抑制剂

RNA酶抑制剂是一类分子量约为50000的蛋白质，包含7个交替的富含亮氨酸的重复序列，存在于所有哺乳动物的细胞质中，从胎盘中可大量分离。许多RNA酶可与此类蛋白质紧密结合形成非共价的复合物从而使RNA酶失活。这类蛋白质抑制剂与它们的靶蛋白之间的亲和力是已知最高的。此类蛋白质在体内的功能是作为包括胰RNA酶超家族、高活性血管生成素等的蛋白质抑制剂。RNA酶抑制剂在分子生物学的研究中用于RNA的保护。

第六节　人源性生物制品制备实例

一、人血浆白蛋白制剂的制备

1. 白蛋白的结构与性质

白蛋白（albumin）又称清蛋白，是血浆中含量最高的蛋白质，成年人每升血液中含40～50g，占血浆总蛋白的50%～60%。人血清白蛋白是由585个氨基酸残基组成的单链无糖基化的蛋白质，分子呈心形，N端为天冬氨酸，C端为亮氨酸，分子量为66000～69000，等电点为4.7～4.9。单条多肽链由大约17个二硫键交叉连接，每分子只含有一个游离—SH。血浆白蛋白的前体（pro-HSA）在肝脏中合成。当pre-pro-HSA进入内质网时，18个氨基酸残基的pre（信号肽）被信号肽酶切除。生成的pro-HSA到达高尔基体，6个氨基酸残基pro被切除形成成熟的HSA。白蛋白易溶于水，在60%以上饱和度的硫酸铵溶液中沉淀，对酸较稳定，受热变性。

在人体内，血清白蛋白具有维持血液渗透压和携带血液中多种配基（包括脂肪酸、氨基酸、类固醇、金属离子及药物）与组织进行交换等生理功能，在临床上人血清白蛋白作为血浆容量扩充剂广泛应用于大出血、休克、烧伤、癌症、红白细胞增多症、白蛋白过少症等，而且能增强人体的抵抗能力。另外，人血清白蛋白也应用在生物产品的制备上，如作为亲和色谱介质纯化胆红素、用作乙肝疫苗的稳定剂及许多药物的辅料等。白蛋白是迄今为止产量最大、用量最大的蛋白质类药物。

人体来源的白蛋白有两种，一种是从健康人血浆中分离制得的人血清白蛋白，另一种是从健康产妇胎盘中分离制得的胎盘白蛋白。

2. 制备方法

生产白蛋白的方法主要有盐析法、低温乙醇法、利凡诺法和色谱法。盐析法沉淀蛋白质的特异性不强，蛋白质纯度也不高，只能用作蛋白质制品的初步分离。利凡诺法的设备要求低，工艺简单，曾经在国内被广泛用于生产白蛋白和免疫球蛋白。利凡诺法投资规模较小，管理容易失去控制，并且存在血浆综合利用率低、污染环境等问题，1996年开始被禁止使用。目前国内外最常用的方法是低温乙醇法和色谱法，是由经乙肝疫苗免疫后健康人血浆或血清进行人血白蛋白的分离，再经60℃、10h加热进行病毒灭活处理的。其浓度有5%、10%、20%、25%几种，临床应用较安全，不良反应发生率低。

（1）低温乙醇法　低温乙醇法是1940年由美国哈佛大学医学院的Edwin J. Cohn教授发明的，因此又称“孔氏法”。孔氏法最初用来分离牛血清白蛋白，随后应用于人血浆分离。1944年，白蛋白制品首次进行临床输注，用于抢救7名在日军偷袭珍珠港中严重烧伤的美国水兵，并由此开始了血浆蛋白制品的工业化生产。

低温乙醇法是以混合血浆为原料，逐级降低酸度（从pH7.0降到pH4.0）、提高乙醇浓度（从0升到40%），同时降低温度（从+2℃降到−2℃），各种蛋白质在不同的条件下以组分（粗制品）的形式分步从溶液中析出，并通过离心或过滤分离出来。根据粗制品沉淀的先后次序分别称为冷沉淀、组分Ⅰ、组分Ⅱ、组分Ⅲ、组分Ⅳ和组分Ⅴ。蛋白质分子量越大（如凝血因子）越先析出，分子量越小（如白蛋白）越后析出（见表9-8）。除酸度、乙醇浓度和温度外，低温乙醇法的控制参数还有蛋白质浓度、溶液离子强度和反应时间。从1940年发明低温乙醇法到1950年的10多年间，Cohn及其同事一共研究了10种办法，各种方法的差异在于参数的变化和不同的组合，比较常用的是Cohn 6法。在此基础上，以后很多学者为了简化分离步骤、提高蛋白质得率、降低生产成本，提出了许多改良方法。其中得到应用的有Nitschman和Kistler提出的N-K法和压滤法。N-K法的优点是简化了操作，缩短了生产周期，提高了白蛋白和免疫球蛋白的回收率，生产中乙醇的消耗量降低了约40%，最大溶液体积减小了20%～25%。压滤法是在低温乙醇分离蛋白质组分的过程中，用加压过滤技术代替低温离心技术来进行固液分离的一种方法，与传统的离心法相比，该法操作更为方便、蛋白质回收率高、生产周期缩短。

表9-8　低温乙醇法各组分所含主要的血浆蛋白成分

组分名称	主要血浆蛋白成分
冷沉淀	凝血因子Ⅷ、凝血因子ⅩⅢ、纤维蛋白原、纤维粘连蛋白
组分Ⅰ	纤维蛋白原、凝血因子Ⅸ、冷不溶性球蛋白
组分Ⅱ	丙种球蛋白、甲种球蛋白、乙种球蛋白、白蛋白
组分Ⅲ	甲种球蛋白、乙种球蛋白、纤溶酶原、铜蓝蛋白、凝血因子Ⅱ、凝血因子Ⅶ、凝血因子Ⅸ、凝血因子Ⅹ
组分Ⅳ	甲种球蛋白、乙种球蛋白、转铁蛋白、转钴蛋白、铜蓝蛋白、白蛋白
组分Ⅴ	白蛋白、甲种球蛋白、乙种球蛋白、垂体性腺激素

低温乙醇法具有如下优点：

① 操作比较简单，产量高，适合自动化、工业化、规模化生产。

② 对蛋白质活性影响小，能基本保持分离所得的蛋白质的天然性质。

③ 低温、乙醇分离过程能抑制细菌生长、去除病毒、控制热原，较有效地保证了制品的安全性。

④ 可分离多种血浆蛋白成分，有利于血浆资源的综合利用。

⑤ 乙醇作为主要生产原料，价格低廉，易获得。

低温乙醇法不仅是第一个真正工业化的血浆蛋白制品生产方法，而且仍然是血浆蛋白制品生产厂家首选的方法，目前操作方法有了很大的变化，如用密闭的反应罐来取代以前敞开的反应罐，采用自动化技术来进行物料转移、用计算机来监测和控制反应体系等。

低温乙醇法得到的各种组分均为粗制品，需经进一步超滤、色谱、除菌、病毒灭活、调制等步骤制成最终产品，干粉类制品还需经真空冻干。

Cohn法、N-K法及压滤法的生产工艺路线分别如图9-1、图9-2和图9-3所示。

（2）色谱法　色谱法是一种常用的蛋白质分析和分离的方法，20世纪90年代大容量的色谱设备问世后，色谱法逐步被用于血浆蛋白制品的生产，主要用来对低温乙醇法产生的一些粗制品进行加工精制，特别适用于产量少而价值高的蛋白质制品。

色谱法的生产步骤比较简单，耗能低，产品纯度高，但是色谱设备以及填充物的初期投资较大，如

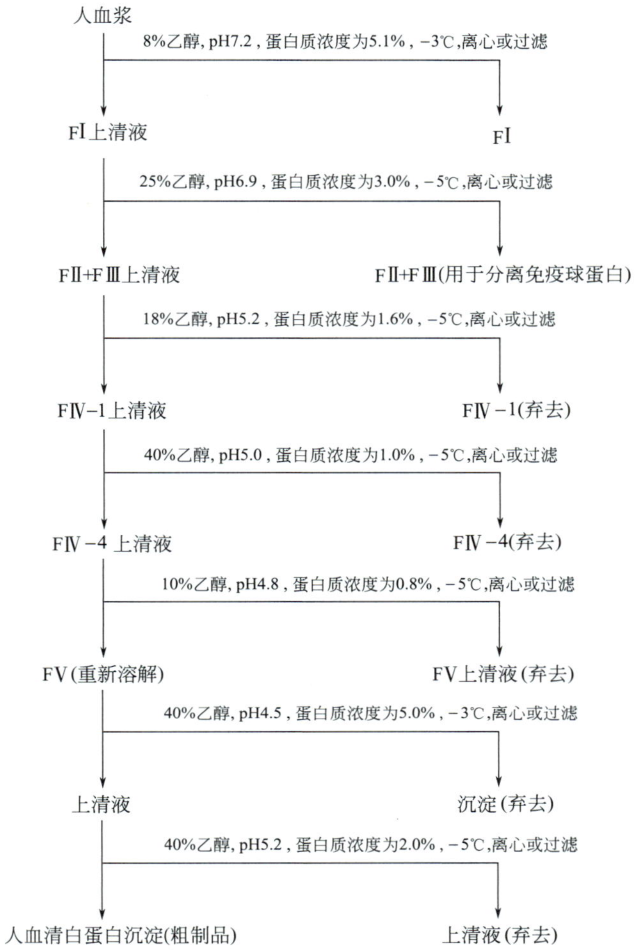

图 9-1　Cohn 法分离人血清白蛋白的工艺路线

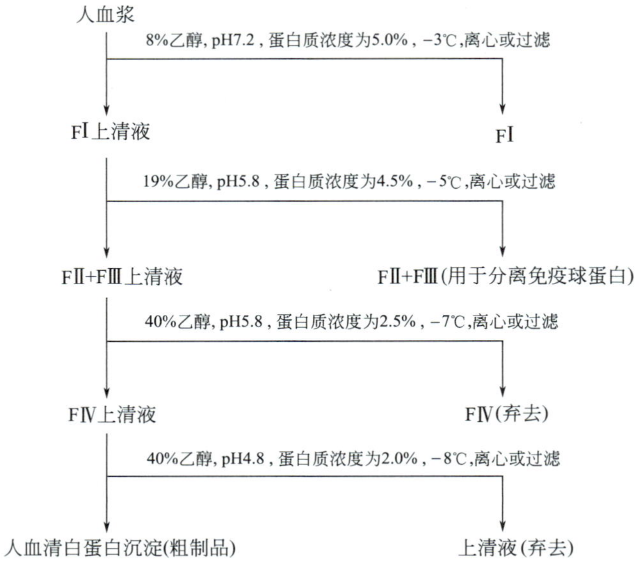

图 9-2　N-K 法分离人血清白蛋白的工艺路线

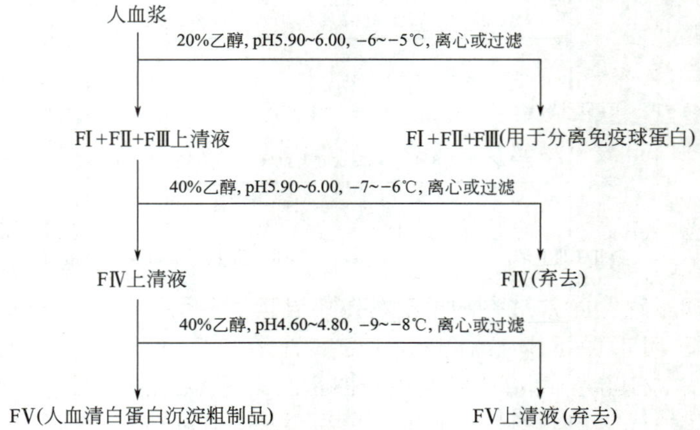

图 9-3 压滤法分离人血清白蛋白的工艺路线

果使用频率不高则成本可能较大，此外，由于没有低温和乙醇的保护，制品比较容易受微生物、病毒等的污染，因此生产工艺的要求较高。

色谱法分离血浆白蛋白的工艺路线如图 9-4 所示。

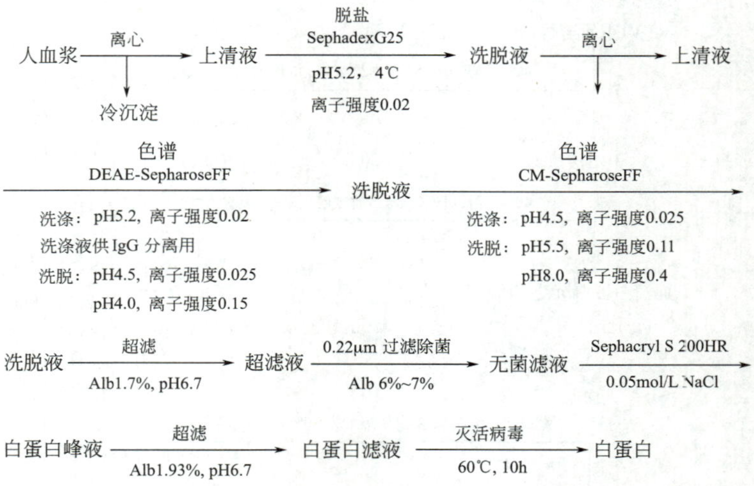

图 9-4 色谱法分离血浆白蛋白的工艺路线

白蛋白的主要分离步骤是：血浆先经凝胶过滤脱盐，后通过阴、阳两种离子交换柱色谱，再经一步凝胶过滤而得到白蛋白。白蛋白分离过程中的阴离子交换柱洗涤液富含 IgG，洗涤液经过两种离子交换色谱，热处理后，再进行凝胶过滤，可得到纯化的 IgG。

3. 产品质量控制

本品液体制剂为略黏稠、黄色或绿色至棕色的澄明液体，不应有异物、浑浊或沉淀；冻干制剂为灰白色疏松体，无融化迹象。按《中国药典》中白蛋白制造及检定规程的各项规定进行检验，各项指标均应符合规定。下列标准可作参考：本品冻干制剂配成 10％蛋白质浓度时，其溶解时间不得超过 15min；冻干制剂水分含量不超过 1％；用生理盐水稀释成 1％蛋白质浓度，在(20±2)℃测定，pH 值应为 6.4～7.4；蛋白质含量应不低于标示量的 95％；白蛋白含量应不低于蛋白质总量的 96％；残余硫酸铵含量不超过 0.05g/L；无菌试验、安全试验、毒性试验、热原试验应符合规定；可含适宜稳定剂，不含防腐剂和抗生素。

液体制剂保存于2～8℃暗处，冻干制剂应保存于10℃以下避光干燥处。自血浆投产之日起有效期为5年。

二、尿激酶的制备

1. 尿激酶的结构与性质

尿激酶（urokinase，UK，EC 3.4.99.26），也称尿激酶型纤溶酶原激活剂（uPA），是一种在人肾脏中合成并由人尿释放的丝氨酸水解酶，主要存在于人和哺乳动物的尿中，在血浆中的浓度为3.5ng/mL，在尿中的浓度可达200～300ng/mL。现在已经发现有6种形式的尿激酶，尿激酶原（prourokinase，pro-UK）是它们的共同前体。尿激酶原的基因位于第10号染色体长臂上的一个6.4kb的区域，内含11个外显子和10个内含子，转录产物为2.5kb的mRNA。血管内皮细胞、平滑肌细胞、上皮细胞、纤维原细胞、单核细胞/巨噬细胞和一些恶性肿瘤细胞都可以合成UK，并以pro-UK的形式分泌到胞外。pro-UK由411个氨基酸组成，分子量约为5.4×10^4的单链糖蛋白。在其肽链结构中，根据氨基酸组成及构象可分为三个功能区和一个连接区。pro-UK可被体内纤溶酶或激肽释放酶催化在Lys158-Ile159之间的肽键水解断裂转换为有活性的双链形式（tcu PA），即尿激酶。

高分子尿激酶（H-UK）和低分子尿激酶（L-UK）是其中主要的两种尿激酶。前者的分子量为54700，后者为31300。前者为天然存在形式，后者为H-UK在尿中的胃蛋白酶作用下的降解产物。这两种UK均具有生物活性，但从体外进行的酶动力学试验和临床研究表明，H-UK比L-UK更有效，因此临床使用的产品均要求以H-UK为主。H-UK由2条肽链通过二硫键连接而成，丝氨酸和组氨酸是酶活性中心的必需氨基酸，其等电点为8.4～8.7。

尿激酶是专一性很强的蛋白水解酶，血纤维蛋白溶酶原是唯一的天然蛋白质底物，在生物体内，UK通过特异性地裂解纤溶酶原Arg560-Val561的肽键，将纤溶酶原活化为有活性的纤溶酶，从而产生溶栓效应。UK是体内纤溶系统中的重要物质，同tPA一起对体内血栓的溶解具有十分重要的作用。在体内，uPA不仅是重要的溶栓物质，还同体内创伤愈合、组织再生、血管生成、胚胎形成、病原体与肿瘤细胞浸润（invasion）和转移（metastasis）有关，具有复杂的生理作用及重要的病理意义。实验证明，尿激酶还具有明显的降压作用。

从20世纪80年代开始，尿激酶已经大量应用于临床，广泛用于治疗各种新血栓形成、血栓栓塞等症，如缺血性脑卒中（脑血栓）、中央视网膜血管闭塞症、急性心肌梗死、肺梗死、四肢及周围动脉血栓以及人工肾、肾移植、动静脉分支血栓的形成、风湿性关节炎等。此外，尿激酶与抗癌剂合用，能溶解癌细胞周围的纤维蛋白，使得抗癌剂能更有效地穿入癌细胞，从而提高抗癌剂杀伤癌细胞的能力，因而也是一种很好的癌症辅助治疗剂。尿激酶无抗原性、毒副作用小，可多次长时间使用。

2. 制备方法

目前临床上使用的尿激酶主要是从大量新鲜人尿中提取，利用基因工程生产的重组尿激酶也已进入临床试验。尿液中尿激酶的提取大多采用吸附法。由于尿激酶在尿液中含量很低，提取的关键是选择恰当的吸附剂。国内多采用吸附法从新鲜男性尿液中提取尿激酶，吸附剂主要选用树脂和硅藻土。

（1）硅藻土吸附法

① 工艺路线　如图9-5所示。

② 工艺过程说明

a. 收尿　男性尿液，在8h内处理。10℃以下存放，用工业盐酸调尿液pH6.5以下，电导20～30mS，细菌数1000CFU/mL以下。气温高时，可加0.8%～1.0%苯酚防腐。

b. 沉淀除杂　将收集的尿液用20%～30%的工业氢氧化钠溶液调pH至8.5左右，搅拌均匀，静置2h，然后虹吸出上层清液，用1∶1的盐酸酸化至pH5.3左右（pH 5.0～5.5）。

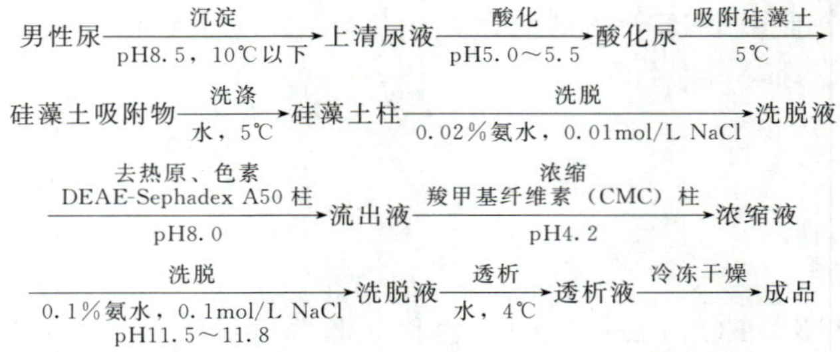

图 9-5 硅藻土吸附法制备尿激酶的生产工艺

c. 硅藻土吸附　处理好的尿液按 1%比例加入预先处理成中性的硅藻土，5℃下搅拌吸附 1h，然后过滤收集硅藻土。

d. 洗脱　将吸附有尿激酶的硅藻土，用 5℃的凉水反复洗涤数次，然后装柱（柱比 1∶1）。先用 0.02%的氨水洗涤，当柱出口处流出液由浑变清时，立即用内含 0.02%氨水和 6%氯化钠的洗脱液洗脱，当洗脱液由清变浑时开始收集。

e. 除热原、色素　上述收集液用饱和 NaH_2PO_4 调 pH8.0，加 NaCl 调电导至 22mS，过 DEAE-Sephadex A50 色谱柱，收集活性部分流出液。

f. CMC 浓缩　上述流出液用 1mol/L HAc 调至 pH4.2，用蒸馏水调电导至 16～17mS，通过 CMC 色谱柱。然后用 10 倍体积的 pH4.2 HAc-NaAc 缓冲液洗涤柱床。洗后用 0.1%氨水、0.1mol/L NaCl 溶液洗脱尿激酶。杂质被吸附，收集洗脱液中含活性组分部分。

g. 干燥　将上述尿激酶溶液冷冻干燥即得产品。本品为无色澄清液或白色冻干粉末。酶活力大于 15000U/mg 蛋白质。产品置冰箱中。

（2）724 树脂吸附法

① 工艺路线　如图 9-6 所示。

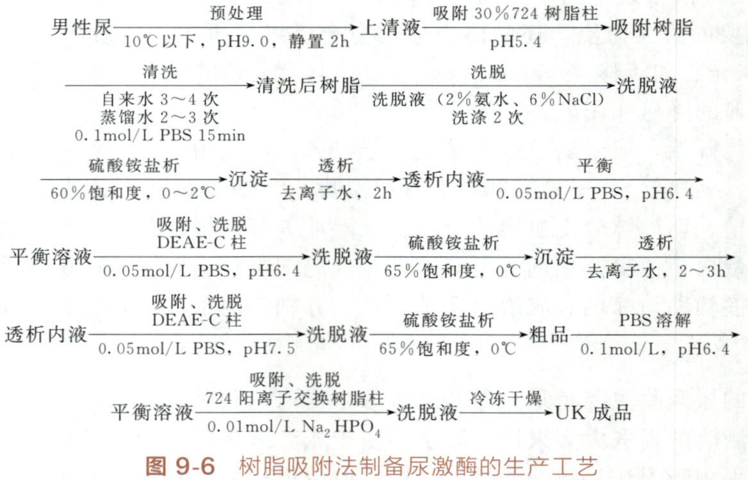

图 9-6 树脂吸附法制备尿激酶的生产工艺

② 工艺过程说明

a. 预处理　收集的男性尿要新鲜，最好在 2～3h 内冷却至 10℃以下，用 30%的氢氧化钠调 pH 至 9.0，静置 2h 左右，过滤后除去白色沉淀，收集清液。

b. 吸附　把上述滤液用 1∶1 的盐酸调 pH 至 5.4 左右，然后按尿液量的 30%加入 724 树脂，搅拌 30～40min，并在搅拌过程中用 20%的氢氧化钠溶液调 pH 至 5.4 左右，继续搅拌 1～2h，然后用尼龙布过滤残留尿液，收集树脂。

c. 清洗　收集的树脂先用自来水冲洗 3～4 次，再用蒸馏水洗 2～3 次，洗至无尿色为止。然后用

0.1mol/L 磷酸盐缓冲液（用量为原尿液体积的 10%～15%）搅拌清洗 15min，过滤除去液体，收集树脂。

d. 洗脱　树脂用含有 2%氨水的 6%氯化钠洗脱液洗 2 次，每次洗脱液用量以淹没树脂面为好，搅拌洗脱 30～40min，然后用尼龙布过滤，收集合并两次洗脱液。树脂处理后可重复使用。

e. 盐析　加硫酸铵至 50%饱和度，用 1∶1 盐酸调 pH 至 3.0，然后继续加硫酸铵，使饱和度达到 60%，搅拌均匀，在 0～2℃静置 6～8h，过滤收集沉淀，用 0.3%～0.4%的溶解液溶解。溶解液的组成为：磷酸钾缓冲液（0.05mol/L，pH6.6）∶1%氨水＝2∶3（体积比）。

f. 再次吸附、盐析　将上述溶解液用 10 倍体积的去离子水透析 2h，再用 4 倍体积的 0.05mol/L、pH6.4 的磷酸钠缓冲液（含 0.01mol/L EDTA）平衡 3h，过滤除去不溶物。然后加到已用缓冲液平衡的 DEAE-C 柱中，控制流速 10～15mL/min。收集流出液，加入硫酸铵至 65%饱和度，于 0℃放置 5～6h，过滤，沉淀用 0.05mol/L、pH7.5 的磷酸钠缓冲液溶解，以 10 倍体积去离子水透析 2～3h，再用 0.05mol/L、pH7.5 的磷酸钠缓冲液平衡 4h，过滤除去不溶物。滤液上 DEAE-C 柱（已用 0.05mol/L、pH7.5 的磷酸钠缓冲液平衡），流速 10mL/min，收集洗脱液，加硫酸铵至 65%饱和度，搅拌均匀，于 0℃左右放置 6h，离心，收集沉淀物即为粗品，尿激酶的比活力约为 5000U/mg 蛋白质。

g. 吸附　将粗品用 0.1mol/L、pH6.4 的磷酸钠缓冲液（含 0.1%EDTA）溶解，然后上 724 阳离子交换树脂柱，控制流速为 1.5mL/min。全部上完后，用无热原水洗柱，洗至无蛋白质为止（用浓硝酸法检查）。

h. 洗脱　用 0.01mol/L 磷酸氢二钠（含 3%氯化钠、0.1mol/L EDTA）溶液洗脱尿激酶，流速为 3mL/min，直至无蛋白质为止。此时比活力可达 20000U/mg 左右。

i. 冻干　上述洗脱液冷冻干燥，即得成品，产品置冰箱冷藏。

3. 制备过程中的注意事项

① 人尿中尿激酶的含量昼夜变化不大，但随季节变化很大，冬季小于 5U/mL、夏季可大于 10U/mL，一般平均含量按 5U/mL 计算。原尿要新鲜，如有恶臭味则不能用，可加适当防腐剂。尿液必须在 10℃以下尽快处理，防止产生热原和破坏酶。血尿及女性尿中常含有红细胞成分，影响收率和质量，不要收集。

② 高相对分子质量尿激酶溶解血栓的临床效果比低相对分子质量的产品约高 1 倍，国际上把尿激酶的相对分子质量作为质量标准的检验项目之一。要减少低相对分子质量的尿激酶的产生，在生产过程中 pH 不宜太低，以防酶的降解，在低蛋白质浓度、低离子强度、无稳定剂及环境温度较高时，均易引起酶的失活。

③ 尿中含有的盐及其他蛋白质，均会影响尿激酶的吸附，特别是黏蛋白影响更大。尿中的某些蛋白酶能水解尿激酶，这是其提取过程中失活的主要原因之一。

④ 在提取过程中，操作温度应控制在 10℃左右，产品应在冰箱中冷藏，以防变质。

三、绒毛膜促性腺激素的制备

1. 绒毛膜促性腺激素的结构与性质

人绒毛膜促性腺激素（human chorionic gonadotropin，HCG）于 1927 年由 Aschhein 等人从孕妇尿中首次发现。它是妇女在妊娠时由胎盘滋养层细胞合成和分泌的一种异源二聚体糖蛋白激素，由 α、β 两条链组成。α 链与促卵泡成熟素（FSH）、促黄体生成素（LH）、促甲状腺激素（TSH）的 α 链相同，由含 92 个氨基酸的残基组成，主要与激素的信号转导有关；β 链由 145 个氨基酸残基组成，主要和激素与受体的结合有关，决定 HCG 的特异性。寡糖链占 HCG 分子量的 31%。糖链由甘露糖、岩藻糖、半乳糖、乙酰氨基半乳糖和乙酰氨基葡萄糖组成，糖链末端有一带负电荷的唾液酸。糖链对维持 HCG 的正常生物学活性具有重要意义，去掉糖残基会降低其生物活性。HCG 分子量为(4.7～5.9)×

10^4，等电点为3.2～3.3。妇女妊娠45～70天，尿中HCG含量可达30000～50000IU/24h。

HCG的生理功能与LH相似，而FSH样作用甚微，对女性能促进卵泡成熟及排卵，并使破裂卵泡转变为黄体，促使其分泌孕激素；对男性则具有促进间质细胞激素（ICSH）的作用，能促进曲精细管功能，特别是睾丸间质细胞的活动，使其产生雄激素，促使性器官和副性征发育、成熟，促使睾丸下降，并促进精子生成。临床用于不孕症、黄体功能不足、功能性子宫出血、先兆流产或习惯性流产、隐睾症、男性性腺功能减退症等。

2. 制备方法

人绒毛膜促性腺激素主要由孕妇尿中提取，提取方法绝大多数采用苯甲酸（苯甲酸钠加盐酸）吸附，也有用高岭土和硅藻土吸附，然后精制。但在目前尿源质量普遍下降的情况下，苯甲酸吸附得到的粗品效价仅为5～15IU/mg，高岭土吸附的粗品效价也只有50～150IU/mg，两者的活性回收率均不到50%，如何提高粗品的效价和活性回收率是降低HCG精品生产成本的关键。国内已有使用高效吸附剂Polyetde从妊娠42～65天的孕妇尿中一步提取500～1000IU/mg粗品的报道，但尚未推广应用。高活性HCG制备国内大多采用常规阴离子交换色谱或亲和色谱技术。

3. 工艺路线

如图9-7所示。

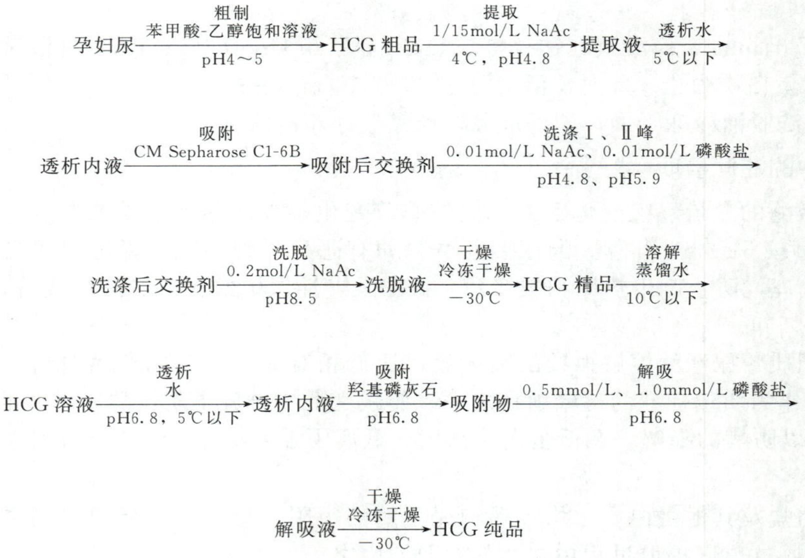

图9-7 孕妇尿中HCG生产工艺路线

4. 工艺过程说明

（1）吸附粗品　用HCl调孕妇尿至pH4～5，加苯甲酸-乙醇饱和液（孕妇尿：苯甲酸-乙醇饱和液：乙醇＝1.0：0.075：5），搅拌1h，静置2～3h，过滤，弃滤液，得吸附物。在搅拌下加入95%乙醇至苯甲酸全部溶解并有絮状沉淀产生，静置过夜，离心，沉淀物用95%乙醇和丙酮洗涤，干燥即得粗制品。

（2）提取　得到的粗制品中加10倍量的4℃ 1/15mol/L、pH4.8醋酸盐缓冲液，搅拌4h，离心，收集上清液。沉淀再提取2h。合并两次提取液，弃去沉淀。

（3）离子交换色谱　CM-Sepharose柱用0.01mol/L的醋酸盐缓冲液平衡后样品上柱。依次用pH4.8、0.01mol/L的醋酸盐缓冲液和pH5.9、0.01mol/L的磷酸盐缓冲液洗涤出两个峰。再用pH8.5、0.2mol/L的醋酸盐缓冲液洗脱，得到的第3峰即为HCG。

（4）羟基磷灰石柱色谱　装好的柱用 pH6.8、0.5mmol/L 磷酸盐缓冲液平衡。样品用 pH6.8、0.5mmol/L 的磷酸盐缓冲液进行透析上柱。洗脱先用 pH6.8、0.5mmol/L，再用 pH6.8、1.0mmol/L 的磷酸盐缓冲液，得到Ⅰ、Ⅱ活性峰，然后冷冻干燥。HCG 纯品的比活力为 10000～12000IU/mg 蛋白质。

总结

○ **人源性生物制品分类**

按其化学本质，可分为多肽和蛋白质类制品、糖类制品、脂类制品、核酸及核苷酸类制品等；

按其生理功能，可分为酶与辅酶类制品、激素类制品、酶抑制剂类制品、细胞因子类制品等；

按原料来源，可分为血液制品、尿液制品、胎盘制品及体液细胞来源的各种活性物质等。

○ **血液制品**

源自人类血液或血浆的治疗产品，包括人血白蛋白、免疫球蛋白、凝血因子等。

○ **血液成分制品**

血液成分制品专指用物理的或机械的方法分离出来的血液的一部分，如各种血细胞、血浆等。包括红细胞制剂、白细胞制剂、血小板制剂、干细胞制剂和血浆制剂。血液制品包括血液成分制品。

○ **干细胞分类**

干细胞可以分为全能干细胞、多能干细胞、单能干细胞。全能干细胞具有自我更新和分化形成任何类型细胞的能力，有形成完整个体的分化潜能。多能干细胞具有产生多种类型细胞的能力，但失去了发育成完整个体的能力，发育潜能受到一定的限制。单能干细胞常被用来描述在成体组织、器官中的一类细胞，意思是此类细胞只能向单一方向分化，产生一种类型的细胞。

思考练习

1. 血液制品包括哪些组成？
2. 人体干细胞有哪些分类方法？包括哪些种类？
3. 人源性生物制品未来发展趋势如何？

第十章　治疗性疫苗

近年来，随着肿瘤免疫学、基因编辑技术（如 CRISPR）、mRNA 递送平台及人工智能辅助抗原设计的突破，治疗性疫苗在癌症、慢性病毒感染（如乙肝、艾滋病）、自身免疫性疾病（如多发性硬化症）等领域展现出巨大潜力。那么，乙型肝炎治疗性疫苗研究现状如何？不同治疗性疫苗的制备原理有何区别？不同治疗性疫苗的制备方法有何特点？

学习目标

- 掌握治疗性疫苗等基本概念。
- 熟悉治疗性疫苗的分类及开发现状。
- 了解乙型肝炎发病与免疫机制的基础研究进展，乙型肝炎治疗性疫苗及其研究现状。

第一节　概述

治疗性疫苗（therapeutic vaccine）是近年建立和发展起来的免疫治疗新概念。传统意义上的疫苗可在健康人体中激活特异性免疫应答，产生特异性抗体和细胞毒 T 淋巴细胞（CTL），从而获得对该病原体的免疫预防能力，但对已发病的个体却不能诱生有效的免疫应答。多数学者认为治疗性疫苗应为发生疾病后为治疗疾病所采用的疫苗，但对一些感染后免疫用的疫苗也可视为广义的治疗性疫苗。正因为感染后免疫可预防疾病的发生、发展与恶化，启示了人们可用疫苗治疗疾病。

治疗性疫苗旨在打破机体的免疫耐受，提高机体的免疫应答。其机理可能是通过改善和增强对疫苗靶抗原的摄入、表达、处理、提呈和激活免疫应答，从根本上重新唤起机体对靶抗原的免疫应答能力。它能在已患病个体诱导特异性免疫应答，清除病原体或异常细胞，使疾病得以治愈。因此，广义治疗性疫苗是指在已感染病原生物或患某些疾病的机体中，通过诱生机体的特异性或非特异性免疫应答，以达到治疗或防止疾病恶化的天然、人工修饰合成或用基因重组技术表达的产品或生物制品。

最早被应用的治疗性疫苗是巴斯德于1885年所用的狂犬病疫苗。用该疫苗免疫被狂犬咬伤但尚未发病的患者，可以防止发生致死性的疾病。反复多次注射狂犬疫苗，通过诱生机体的免疫应答可有效地阻止病毒进入中枢神经系统，达到治疗效果。对母亲为乙型肝炎病毒携带者所娩出的婴儿注射乙肝疫苗，实际上也可作为广义的治疗性疫苗来认识。另外，在细菌方面，已有用麻风菌素治疗麻风菌感染、用布氏杆菌素治疗布鲁菌感染、用灭活的自身菌疫苗治疗金黄色葡萄球菌皮肤反复感染等。此外，还研制了针对自身免疫病、肿瘤等的治疗性疫苗。目前，治疗性疫苗主要应用于尚无有效治疗药物的疾病，如肿瘤、自身免疫病、慢性感染、移植排斥、超敏反应等。

一、治疗性疫苗发展的基础

由于微生物持续性感染日益多见及日趋严重，治疗性疫苗被重视并已开展了大量的基础性、应用性研究。此外，相关学科科学技术的新发展也为开发及研究治疗性疫苗提供了新的基础，其中最重要的是基因重组技术与抗感染免疫学理论的发展。一方面，基因重组与表达技术的日趋成熟，为不少微生物基因表达产物的生物学特性及功能性研究提供了可用于发展治疗性疫苗的组分，而且对各种抗原成分已可以比较自如地进行拼接与组合。用微生物抗原基因与不同细胞因子基因组成并表达嵌合性疫苗蛋白已获得成功。另一方面，抗感染性免疫的研究，如对人类获得性免疫缺陷病毒（HIV）感染与免疫的大量研究，对微生物抗原加工和提呈、细胞内信号传递、杀伤性T细胞（CTL）、自然杀伤性细胞（NK）、抗体的免疫增强作用以及裸DNA免疫等都有新进展，进一步奠定了发展治疗性疫苗的基础。

1. 微生物的持续性感染日益受到重视

在控制微生物所致的持续性感染中，为达到杀灭或抑制宿主体内微生物的目的，除采用抗微生物药物外，提高机体免疫应答也已受到关注。虽然被动输入免疫细胞或抗体有短暂的抗微生物或其产物的作用，但对于持续性感染，更受重视的是用治疗性疫苗通过主动免疫诱生机体免疫应答。细菌及病毒均可引起持续性感染，例如结核病、麻风病、反复发作的葡萄球菌感染以及乙型肝炎病毒（HBV）和丙型肝炎病毒（HCV）感染等。由于微生物的急性感染较容易通过药物控制，持续性感染已成为棘手的重要问题。人们已逐渐认识到，为控制持续性微生物感染，必须考虑如何提高机体的免疫力。全球已有大量关于细菌和原虫耐药和耐多种药物的报道，有些微生物几乎能耐所有药物。就结核病而言，短程化疗推广应用仅二十几年，就出现了大量耐多种药物的菌株，这严重威胁了许多国家的结核病控制。

2. 基因重组技术的发展与应用

目前基因重组与表达技术已日趋成熟，不少微生物基因的表达产物已获得，并可对其生物学特性进行研究，提供了用于发展治疗性疫苗的组分。各种抗原成分的组合、拼接或用微生物抗原基因与不同细胞因子基因组成表达嵌合性蛋白，或使表达蛋白与药物交联的治疗性疫苗为开发治疗性疫苗提供了广阔的前景。

3. 免疫学理论的发展

基于人们对免疫系统的深入了解，已能合理设计免疫治疗剂以及预防性疫苗。对HIV免疫的研究，大大推动了抗感染免疫的理论发展。对不同感染过程中体液与细胞免疫应答的详细分析、抗原提呈、细胞内信号传递途径的进一步了解、微生物对免疫细胞感染所造成的后果以及裸DNA免疫的机制等均对发展治疗性疫苗起了推动作用。

二、治疗性疫苗与预防性疫苗的比较

新型疫苗的研究主要集中在改进传统疫苗和研制传统技术不能解决的新疫苗两个方面，包括肿瘤疫苗、避孕疫苗及其他非感染性疾病疫苗的研究，其中发展治疗性疫苗已成为新型疫苗研究的重要组成部分。

预防性疫苗与治疗性疫苗的主要区别有如下几点：

（1）对象　预防性疫苗的接种对象是健康群体，对易感人群均可应用，主要起免疫预防作用，它对机体大多无病理损伤，使用安全可靠；而治疗性疫苗的使用对象是感染者，或免疫应答低下的患者，故疫苗疗法属免疫治疗。

（2）目的　治疗性疫苗与预防性疫苗适用的目的不同，后者是为了防病，而前者是为了治疗或防止病情恶化。

（3）应用　治疗性疫苗的另一个突出特点是应用时必须考虑适应证与禁忌证，也可根据需要做各种组合和调整。

由于疫苗旨在打破免疫耐受，提高对病原体的特异性免疫应答，因而十分强调佐剂的选用、疫苗的联用及新免疫制剂的开发，如用重组单纯疱疹病毒（HSV）糖蛋白亚单位疫苗加新型佐剂脱壁酰二肽衍生物治疗 HSV 感染；用杀死的麻风杆菌和 BCG 混合菌苗治疗麻风；用抗原-抗体复合物或 DNA 疫苗治疗乙型肝炎；用抗原化抗体重组方法制备 HIV 疫苗治疗 AIDS 等。

总之，治疗性疫苗作为一种新兴的以治疗为目的的疫苗，在设计思路、制备手段和应用技术方面均体现多元化、多层面和与现代分子生物学及细胞学技术密切结合的特点，其复杂程度远远超出传统的预防性疫苗。

三、治疗性疫苗制备与应用的注意事项

治疗性疫苗与预防性疫苗的根本不同点是前者的应用对象为已被感染或患病的机体，后者的应用对象是健康的人群。因此，从选用的疫苗抗原、审定疫苗的标准，包括安全性、有效性等方面看，治疗性疫苗是一种具有更多创新性的制品。研究时应注意以下特点：

1. 免疫原的选择与优化

治疗性疫苗所用免疫原的选择需在深入研究治疗对象的免疫应答基础上选定。根据病原学的特点，一般选用的微生物抗原应为能引起中和性抗体及可诱生细胞毒性 T 淋巴细胞（CTL）免疫应答的抗原；但还必须考虑患者的免疫应答，即患者已产生和未产生的免疫应答。在非感染性患者，如肿瘤或自身免疫病患者中，常可选择相应的或类似的抗原进行免疫或脱敏。由于微生物抗原特异性高而且免疫原性强，被认为作为治疗性疫苗更为适合。为了更有效地刺激患者的免疫应答，有学者开展了嵌合免疫原或联合免疫原型的疫苗。这些均有待于进一步考核其优越性。

2. 动物模型的建立

为考核治疗性疫苗的疗效，需要建立模拟人体感染的动物模型，但至今微生物持续性感染的动物模型还很少，均有不足之处。一种是在灵长类动物，如黑猩猩、猿猴中寻找相似的持续感染，如猴免疫缺陷病（SIV），或是在非灵长类动物中寻找类似感染，如类似人乙肝病毒的土拨鼠或鸭乙肝动物模型；或模拟人 HSVⅡ（单纯疱疹病毒），在雌性豚鼠中建立生殖道疱疹病毒感染等。另一种建立有病毒基因整合的转基因动物，如用 HBV 基因建立的转基因小鼠。转基因鼠中可持续表达病毒的抗原或可持续有病毒复制，类似天然的持续感染，但因系人工将病毒基因整合入鼠胚胎所获得的动物，毕竟与天然的病毒持续感染不同。

3. 临床应用的重要性

治疗性疫苗和预防性疫苗很重要的区别是前者需要临床医师的积极参与（禁忌证与适应证）。由于治疗性疫苗的对象是患者，因此常伴有免疫低或其他病理变化，在使用疫苗时需较预防性疫苗更为慎重。选择对象时应有严格标准，对每种疫苗的疗效也应用不同的评价标准。在免疫应答出现时还可能伴

有免疫损伤而出现不良反应，需要医师协同进行判断。

第二节 治疗性疫苗的分类

近年出现了以免疫方式达到治疗疾病作用的“治疗性疫苗”。近 20 年来，已有多种包括 mRNA 肿瘤治疗性疫苗 mRNA-4157（V940）、EGFR/cMET 双特异性抗体疫苗等上市，标志着疫苗从单一预防扩展为预防和治疗。疫苗治疗策略是实用、明智和有吸引力的，在当今抗生素时代，疫苗疗法仍具有使用价值，其理由主要有：对许多疾病，目前尚无有效的药物；疫苗可与药物起协同作用，加速康复；在几个月中注射几针疫苗，远比每天服药方便；疫苗的副作用很少。由于疫苗能增强各种病原体感染患者的免疫应答，因此，许多生物技术公司和大学正在从事治疗性疫苗的研究。

根据不同病原体类型，可分为细菌型治疗性疫苗和病毒型治疗性疫苗。根据不同疾病类型，可分为自身免疫病治疗性疫苗和肿瘤治疗性疫苗。根据治疗性疫苗的作用机制，可分为特异性治疗性疫苗和非特异性治疗性疫苗。根据所用免疫原的种类，可分为核酸型治疗性疫苗、重组蛋白型治疗性疫苗、天然蛋白型治疗性疫苗、免疫复合物型治疗性疫苗、嵌合型治疗性疫苗。

一、根据不同病原体类型分类

（一）细菌型治疗性疫苗

1. 结核杆菌治疗性疫苗

细菌性感染因有抗生素等治疗，可以控制，故治疗性疫苗仅限于少数几种慢性感染，如结核病、麻风病及布鲁病等。

结核病是由结核分枝杆菌引起的重大传染病，严重危害人类健康。目前全球大约有 1/3 人口感染了结核分枝杆菌，其中 5%～10%转化成活动性结核病。近几年来，结核病的发病率和病死率持续增加。多重耐药菌株的出现是近年来全球结核病疫情肆虐的主要原因之一。针对多重耐药结核病的治疗非常困难，与治疗敏感菌感染引起的结核病相比，失败率要高 80 倍，且预示着多重耐药结核病有成为不治之症的危险。目前直接监督下的短期化疗（directly observed treatment short course，DOTS）方案治疗周期过长，且现有抗结核药物主要作用于生长活跃的结核分枝杆菌，不能有效杀死生长缓慢或处于休眠期的结核分枝杆菌，容易产生耐药菌株。因此，如何有效地杀死胞内残存的结核分枝杆菌，预防结核病复发，以及有效地治疗耐药结核分枝杆菌感染，是结核病研究面临的重大挑战。疫苗接种可有效激发宿主针对结核分枝杆菌的特异性免疫反应，有助于清除宿主体内残存和休眠期的结核分枝杆菌。传统的结核病疫苗主要用于疾病预防。未来疫苗开发的目标包括研制针对潜伏感染的疫苗，抑制、清除潜伏感染的细菌，阻止结核病复发；同时，要开发接种于已感染结核分枝杆菌（尤其是耐药结核分枝杆菌）个体的新型疫苗，配合化学抗结核药物的使用，彻底清除耐药的以及残留的结核分枝杆菌。接种于已感染个体的疫苗，称为治疗性疫苗，是近年建立和发展起来的免疫治疗新概念。

英国伦敦大学医学院 Stanford 对 BCG 预防结核病的效果在某些国家中应用很好，而在一些国家中应用不佳的发现感到疑惑不解。他发现，在这些国家（如乌干达）的环境中也许有某些微生物在起作用，影响了 BCG 的效果。这个推测促使 Stanford 在乌干达土壤中分离到了一株分枝杆菌（*Mycobacterium vaccae*）。之后，Stanford 等用杀死的 *Mycobacterium vaccae* 制成菌苗，在冈比亚和越南对结核病患者进行治疗试验。结果表明，抗结核病药物和菌苗治疗组的治愈率为 89%，而药物和安慰剂治疗组的治愈率为 78%，菌苗治疗使结核病病死率从 8%降至 3%；*Mycobacterium vaccae* 分枝杆菌菌苗能缩短常规药物治疗奏效时间，药物治疗结核病需 6 个月，许多患者不能完成疗程，使病情迁延，给结核杆菌以产生耐药性的机会；如果把疗程缩短至 2 个月，则结核病的治疗就大为改观。Stanford 认为菌苗可以做到这一点；同时，他还报道，对于耐多种药物的菌株引起的结核病患者，菌苗也能够奏效。

20 世纪初，为治疗金黄色葡萄球菌引起的反复发作的疖及痈，Wright 等采用自患者分离的加热灭活的葡萄球菌为治疗性疫苗，获得成功，奠定了细菌型治疗性疫苗的基础。

2. 麻风杆菌治疗性疫苗

麻风是慢性麻风杆菌感染，可引起严重的神经损害和畸形。麻风有有效的治疗药物，但有效的治疗性菌苗可有所帮助。首先，往往需要多种药物治疗数年才能从麻风患者体内清除麻风杆菌；其次，药物治疗不能纠正可能先于感染存在的基本免疫缺损：在有些人中，能杀伤麻风杆菌细胞的细胞介导免疫（CMI）不起作用；最后，有些患者用药物治疗无效。鉴于常规治疗的缺点，1986 年，委内瑞拉生物学研究所 Convit 开始研究菌苗疗法对麻风患者是否有帮助。他用灭活的麻风杆菌和卡介苗（BCG）制成混合菌苗，对 300 例严重麻风病人进行无对照研究，结果表明，菌苗和药物合用，可使 60%麻风患者恢复对麻风杆菌的 CMI 应答。CMI 能从损害中清除麻风杆菌，使一些患者不易复发或再感染。Convit 报道，接种疫苗的患者的麻风损害在两年内得到控制，比单用药物治疗的患者缩短一半时间。此外，疫苗对药物治疗无效的患者亦有效。印度国立免疫学研究所 Talwar 用一种不同的治疗性麻风菌苗进行试验，同样获得了令人鼓舞的结果。

3. 幽门螺杆菌治疗性疫苗

幽门螺杆菌（*Helicobacter pylori*，HP）被公认为是慢性活动性胃炎、消化性溃疡等疾病发生的主要病因，并与胃腺癌、胃淋巴瘤的发生密切相关，是一级致癌因子。虽然 HP 确切的致病机制尚未完全阐明，但 HP 必须首先定植于胃黏膜，然后再进一步侵入宿主防御系统，由其毒素的直接作用和诱导的炎症反应等间接作用损伤组织而致病。流行病学调查研究显示，我国幽门螺杆菌感染率约为 40%～60%，儿童也有相当高的感染率。由于化学疗法和预防性疫苗的局限性使得幽门螺杆菌的治疗性疫苗研究日益受到重视。HP 疫苗设计多是靶向诱导 Th2 型的免疫应答，主要是诱导产生抗原特异性的黏膜 SIgA 来参与胃内 HP 的清除。据资料记载，全世界 50%以上的人受到幽门螺杆菌的感染，其中约 10%～20%的感染者会导致胃溃疡和胃癌等严重疾病。然而，目前幽门螺杆菌感染的治疗主要基于三联疗法，即用一种质子泵抑制剂和两种抗生素，虽然在临床中已被证明是一种根除 HP 感染的有效方法，但该疗法面临着诸多问题。首先，服用大量的药物会影响患者的依从性；其次，这些治疗的副作用也不罕见；同时，HP 对抗生素耐药性的出现大大地降低了治愈率，在一些地区耐药性已经接近 50%，在高水平传播地区，重新感染的发生率也较高。另外，因为治疗主要是针对有症状的患者，而无症状的患者仍可能发展为严重的 HP 感染并发症，如萎缩性胃炎、胃十二指肠溃疡和胃癌。有效的 HP 治疗性疫苗，既可能通过诱发特异性免疫应答根除感染，且副作用少，又可激发相应的免疫记忆来预防再感染。近年来，已经开始研究针对幽门螺杆菌感染的治疗性疫苗。目前已有的治疗性疫苗有以下几类：幽门螺杆菌（HP）抗原蛋白加佐剂、表达尿素酶抗原的减毒沙门氏菌疫苗、裂解物加佐剂、HP 的灭活全菌疫苗、注射用的多成分疫苗等，实验证明，它们均能有效地清除幽门螺杆菌，并呈现出一定的优势。因此，研发 HP 治疗性疫苗面临着巨大挑战，也从另一方面说明治疗性疫苗研究的必要性。以下简单地介绍几类幽门螺杆菌（HP）治疗性疫苗。

（1）HP 抗原蛋白加大肠杆菌不耐热肠毒素（heat liable enterotoxin，LT）/霍乱肠毒素（cholera-toxin，CT）佐剂　Hp 毒素是两种在致病性方面密切相关，而在免疫原性上又相互独立的蛋白质。一种是分子量约为 87000 的空泡细胞毒素（vacuolating cytotoxin A，VacA），编码它的基因为 *vacA*；另一种是分子量为 128000 的细胞毒素相关蛋白 A（cytotoxin-associated protein A，CagA），编码它的基因称为 *cagA*（cytotoxin associated gene A）。Ghiara 等（1997）应用重组 VacA 与毒素相关蛋白作抗原结合大肠杆菌肠毒素 LTK63 制成疫苗经口服接种已感染 HP 的小鼠，成功地根除了 *H. pylori* 的慢性感染，并有效地保护了小鼠免于再感染。Michetti 等（1999）用尿素酶抗原加上黏膜佐剂 LT 口服免疫 HP 感染患者，结果胃 HP 定植只有轻微的降低；并诱导了针对尿素酶抗原的血清和抗体分泌细胞（antibody secretion cell，ASC）的 IgA 应答，而无黏膜局部（唾液和胃）的应答和细胞免疫。

（2）表达尿素酶抗原的减毒沙门氏菌疫苗　尿素酶（urease，Ure）是 *H. pylori* 的主要致病因子，UreB 亚基已经通过基因工程在大肠杆菌中表达，并在黏膜免疫佐剂配合下，能引起免疫应答。所有的经口免疫模型必须用霍乱毒素（cholera toxin，CT）或大肠杆菌不耐热肠毒素（*E. coli* heat liable entero toxin，LT）作为免疫佐剂。但是 CT 和 LT 都有一定的毒性而不能用于人体，加上疫苗大多采用鼠伤寒减毒沙门氏菌为抗原提呈载体，对免疫力低下的人群危害大，限制了疫苗的使用。

Bumann 等（2001）将尿素酶表达在重组沙门氏菌载体 TY21a 中，给志愿者口服，12 个人中有 10 个产生了针对沙门氏菌载体的体液免疫应答，却未检测到针对尿素酶的体液免疫应答，但其中有 3 个人有较弱的针对尿素酶的细胞免疫应答。之后，Londono Arcila 等（2002）先将尿素酶表达在沙门氏菌载体 Typhi 中，给小鼠鼻饲，激发了针对尿素酶的 Th1 型免疫反应，再用尿素酶加铝佐剂增强皮下注射，结果促进免疫反应，导致一个更加平衡的 Th1/Th2 表型，并产生了很好的保护作用，而单独使用其中一种免疫方式，则无好的保护作用。

（3）HP 裂解物加佐剂　Raghavan 等（2002）用 HP 裂解物和黏膜佐剂 CT 口服免疫小鼠，结果导致了 HP 细菌载量的明显降低，同时对再感染也有保护作用；Th2 型的 IgG1 和 Th1 型的 IgG2a 血清抗体水平增高，其中后者水平比前者更显著一些。但在该研究中还观察到免疫后的小鼠发生了严重的免疫后胃炎。与之相比，单独的 CT 不能抑制原来的感染，却能在很大程度上降低 HP 的再感染率，且不引起任何相关性胃炎。另外，Maeda 等（2002）用 HP 的超声裂解产物加上 TiterMaxGold 或氢氧化铝作为佐剂，腹膜内免疫已感染 HP 的小鼠，结果细菌数量未降低，并证明该实验诱导了 $CD4^+$ Th2 型免疫应答，这提示 $CD4^+$ Th1 型免疫应答可能在降低慢性 HP 感染中发挥重要作用。

（4）HP 的灭活全菌疫苗　目前，口服福尔马林灭活的 HP 全菌疫苗（*H. pylori whole-cell*，HWC）已进入临床Ⅰ期试验。Kotloff 等（2001）将此疫苗用在 HP 阳性和 HP 阴性的受试者，同时加上 25μg 的 LTR192G 突变体作为佐剂，结果仅在高剂量的疫苗组中检测到 HP 特异性的抗体。

（5）注射用的多成分疫苗　Rossi 等（2004）用 VacA、CagA、中性粒细胞激活蛋白（neutrophil activating protein，NAP）三种抗原加上氢氧化铝作为佐剂免疫毕格犬（beagle dog），在预防性免疫口取得了很好的保护效果。另外，最新的研究表明，肌内注射这种疫苗用于治疗性免疫，结果产生了针对三种抗原较强的特异性 IgG，在免疫程序结束后细菌的定植和胃炎程度都下降。

总之，随着 HP 感染人数的增加，传统三联疗法的耐药性也在快速地增长，亟须发展新型治疗 HP 感染的方法，而治疗性疫苗将是最好的方式之一。现有的治疗性疫苗，在动物模型上的实验证明了它在消除 HP 的有效性，但在为数不多的几个临床试验中，却都没有重复出在动物实验中较好的效果。在传统的疫苗中，单一组分抗原及黏膜免疫途径都存在着一些缺陷。例如，亚单位疫苗，用尿素酶加 LT 来治疗已存在的 HP 感染，的确明显降低了 HP 的感染，但需要大量纯化的抗原，而且用 LT 作佐剂会伴有严重的腹泻。而多组分疫苗、非肠道途径的免疫方法和混合免疫方法已逐步显现出它的优势。当然，最有效的治疗性疫苗，还要依赖于对 HP 免疫保护机制的深入认识。最近几年来的研究表明，HP 的保护性免疫机制趋向于依赖 $CD4^+$ T 细胞；而且提出，与 Th2 相比，Th1 型反应可能在免疫保护中发挥了更强的作用。Th1/Th2 的平衡也就显得尤为重要了。因此，我们仍需要发展更安全的、免疫原性更强的免疫原和疫苗传输系统，以及更有效的免疫途径。只有阐明了 HP 相关的胃肠道疾病的病原学机制，才会有更有效的治疗战略出现。近来的细菌基因组学和转基因动物的研究进展，将会帮助我们揭开复杂多样的 HP 感染和宿主间的作用，进而促进有效的 HP 治疗性疫苗的早日出现。

（二）病毒型治疗性疫苗

在病毒型疫苗中研究得最多的是生殖道单纯疱疹病毒治疗性疫苗、慢性乙肝病毒（HBV）治疗性疫苗、人类免疫缺陷病毒（HIV）治疗性疫苗。目前这些疫苗已有临床研究的资料。此外，也有学者在研究人类的丙肝病毒（HCV）、人乳头状瘤病毒（HPV）治疗性疫苗，并认为有可能用于治疗患者。

1. 单纯疱疹病毒治疗性疫苗

在目前研究的各种候选治疗性疫苗研究中，对疱疹病毒疫苗的研究最为深入。

单纯疱疹病毒（HSV）按血清学分为两型。Ⅰ型主要引起皮肤、黏膜感染，Ⅱ型主要引起生殖器、肛门感染。美国有20%成人罹患单纯疱疹病毒（HSVⅡ）感染，病毒通常通过生殖器接触传播，引起复发性生殖器损害。

在20世纪50～60年代，曾有学者用单纯疱疹病毒（HSV）的粗制品作为治疗性疫苗，无明显疗效。Stanberry等（1987）在豚鼠的生殖道模型中发现，用HSV作预防性免疫，不仅可预防HSV感染，还可减少75%的病毒发作的次数与缩短病期。用克隆表达的HSV糖蛋白gD2也同样有效。1988年，Stanberry等报道，用HSV1混合疫苗接种豚鼠模型，可使疱疹损害率降低50%，病情减轻50%左右。HSV糖蛋白D是一种非常有效的抗原成分，用这种抗原接种已感染动物，可增强抗糖蛋白抗体应答和淋巴细胞增生应答。但是，佐剂、接种时间、途径和剂量都是决定糖蛋白疫苗免疫原性和效力的重要因素。1994年，Stanberry等临床试验总结了98名患生殖道疱疹病毒感染者随访一年的结果。实验中，疫苗明显地诱生了对HSVⅡ的中和抗体，并且使对gD2的抗体效价增高了4倍。由于抗体的效价并不与HSV的复发呈相关性，认为疫苗的效果可能与细胞免疫或细胞因子有关。治疗性疫苗可以改变病毒慢性感染（持续性感染）的病程。结果还提示，可进一步修饰gD2抗原，或改变佐剂以提高疗效。

美国Burke等报道，胞壁酰二肽衍生物MPT-PE可显著提高疫苗疗效，加MPT-PE的疫苗与不加MPT-PE的疫苗相比，可使单纯疱疹复发率降低80%。1990年，美国国立变态反应和传染病研究所Straus等用这种疫苗对98例患者进行安慰剂对照研究，结果表明，接种疫苗的患者复发率降低30%。1994年，美国Nesburn等用重组HSV，Ⅱ糖蛋白B和D对眼部HSV Ⅰ潜伏性感染家兔作眼周接种，结果使眼部病毒排出明显减少。到目前为止，尚未取得成功或仅取得了部分成功。

2. 人类免疫缺陷病毒（HIV）治疗性疫苗

已知艾滋病（AIDS）主要通过性接触、血液和母婴传播，HIV为单链RNA病毒，侵入机体后侵袭、破坏$CD4^+$细胞（主要是$CD4^+$ T细胞），导致机体的免疫功能（主要是细胞免疫）严重受损，最后并发各种机会性感染和肿瘤。HIV病毒呈球形，电镜下成熟的HIVⅠ呈现一致密的圆柱状核心和一个病毒包膜。病毒核心由病毒RNA、核心结构蛋白和病毒复制所必需的酶类组成。病毒的酶类主要包括反转录酶，又称依赖RNA的DNA多聚酶（p66. p51）；整合酶和蛋白酶以及核心壳蛋白p9、p7。病毒的最外层为包膜，其主体为磷脂双分子层，包膜表面有72个刺突，每个刺突由3～4个gp120（外膜糖蛋白）组成，gp41为跨膜蛋白。

HIV感染导致的慢性进行性免疫缺陷，最终发生致死的严重后果。虽然在感染过程中机体可产生中和抗体、病毒受体阻断抗体、天然杀伤细胞、特异性杀伤细胞等，HIV仍可在免疫系统中造成进行性损伤而导致死亡。从1985年开始，国内外研究者进行了十多年的努力，针对30多种不同的候选疫苗有6000名以上的健康志愿者参加了60个不同的Ⅰ/Ⅱ期临床试验，但尚未发现有效的疫苗。

高效抗反转录病毒治疗（highly active antiretroviral therapy，HAART）运用于临床治疗后，人们意识到HAART不仅能抑制HIV的复制，而且能使AIDS患者的免疫功能得到重建。免疫重建是AIDS的重要治疗方法，骨髓移植、过继性免疫细胞治疗能够实现部分免疫重建，包括白介素、干扰素以及一些细胞因子的输注。艾滋病患者免疫功能重建是指经抗病毒治疗后，HIV所引起的免疫异常改变能恢复正常或接近正常水平。当然免疫重建也包括抗病毒和免疫调节治疗后其他免疫细胞数量和功能的恢复，以及各种临床症状的好转，如各种机会性感染和肿瘤的发生率下降及AIDS患者的病死率和发病率降低。

3. 人乳头状瘤病毒治疗性疫苗

乳头状瘤病毒（PV）是一类具有严格宿主范围和组织特异性的DNA病毒，广泛存在于人类和其他多种哺乳动物及鸟类。研究最多的是人乳头状瘤病毒（HPV），现如今已发现约200型，其中经完整测序并给予完整命名的已有将近100型，而且又有新的型在不断发现。由于缺乏合适的细胞培养，对乳头状瘤病毒的研究主要在分子水平进行。与其他病毒所不同的是，乳头状瘤病毒一开始就用基因型进行分类，一般不用血清型进行表述。HPV可引起皮肤疣、生殖道疣等，其中某些型感染是引起肛门癌、生殖道癌的一个主要因素，特别是子宫颈恶性肿瘤。研究表明，90%宫颈癌的发生与HPV感染有关。宫颈癌占妇女癌症死亡率的第二位。疫苗能有效地预防及治疗该病。因此，研究和开发HPV治疗性疫苗，以防止HPV感染及由其引起的恶性肿瘤有重要意义。

二、根据不同疾病类型分类

（一）自身免疫病治疗性疫苗

自身免疫病（autoimmune disease，AID）是临床常见、治疗困难的一大类疾病，是由于机体识别“自我”的耐受机制在某些情况下遭到破坏，机体免疫系统针对自身抗原产生过度应答，破坏正常组织结构，从而导致一系列病变。运用生物学方法特异性地抑制自身反应性淋巴细胞功能是防治AID的最理想方法，也是治疗这些AID的最终解决途径，其中具有耐受作用的治疗性肽疫苗被认为最具发展前景。

AID的发病机制复杂，且一些非器官特异性AID可能涉及多种自身抗原，因此其自身抗原的确定可能是一些AID治疗性肽疫苗研究的障碍。而自身抗原较为单一的器官特异性AID肽疫苗的研究则相对简单，进展也比较快，甚至一些治疗性肽疫苗目前已经进入Ⅱ期或Ⅲ期临床试验阶段。

1. 多发性硬化症

多发性硬化症（multiple sclerosis，MS）是由细胞毒T细胞介导的、侵犯中枢神经系统白质的慢性进行性AID。MS免疫攻击焦点是运动神经纤维周围的髓鞘，神经元脱髓鞘后死亡，导致患者运动功能进行性减退。近年来运用肽耐受的方法在实验性变态反应性脑脊髓膜炎（experience autoimmune encephalomyelitis，EAE）和MS临床治疗研究中均获得了令人振奋的结果，甚至有人认为肽疫苗最终可以普遍应用于MS的临床治疗。MS的自身抗原来源于中枢神经的髓鞘，其中髓鞘碱性蛋白（myelin basic protein，MBP）和蛋白脂蛋白（proteolipid protein，PLP）被认为是主要自身抗原，MS肽耐受研究多基于这两种抗原。

Copolymer1（Cop1）是丙氨酸、谷氨酰胺、赖氨酸、酪氨酸的随机合成物，以模拟髓磷脂碱性蛋白（MBP）。Copolymer1进入体内首先结合MHCⅡ，并与髓磷脂在结合MHCⅡ和结合T细胞受体（TCR）水平发生竞争。一方面，它可作为TCR拮抗剂，另一方面诱导Th2细胞产生、抑制病变器官炎性细胞因子如IFN-γ的产生。在临床试验中，证明有73%的有效率。Cop1目前已经在北美和欧洲大约40个国家被批准用于复发性MS的临床治疗。

应用Cop1诱导免疫耐受在多种动物的EAE模型（包括几内亚猪、兔、恒河猴和狒狒等）中获得了成功，在随后的Ⅱ期和Ⅲ期临床试验中，也观察到Cop1可以明显减缓MS患者的疾病进程、改善神经系统症状、降低复发率和脱髓鞘斑块的程度，而且作为一种免疫系统的干预措施，长期应用Cop1没有观察到对MS患者免疫和其他系统的损伤。在进行的一个多中心、双盲、安慰剂对照研究中，Cop1降低MS的复发率达30%，脑部炎症病灶和脑萎缩的比例也有减少。

2. 重症肌无力

重症肌无力（myasthenia gravis，MG）是由T细胞调节失调引起的疾病。重症肌无力是由乙酰胆碱受体（acetylcholine nicotinic receptor，AchR）抗体介导的AID，这些抗体通过减少肌肉中AchR的数量或阻碍乙酰胆碱与受体的结合、影响突触传递而使骨骼肌变得无力。抗乙酰胆碱受体的抗体发挥病理效应。有多项研究采用肽疫苗治疗MG，其中有3项研究证明有较好前景：一是使用重组表达的多肽通过黏膜系统给药有效诱导了免疫耐受和免疫抑制效应；二是使用一组多肽通过口服和鼻腔给药可预防实验性MG的发生；另外一项研究采用乙酰胆碱受体α-亚基的2个优势T细胞表位（195～212、259～271），证明能抑制MG特异性T细胞株的增殖，诱导T细胞失能。后者在动物模型上已取得良好效果，被认为有希望成为治疗性疫苗。

3. 系统性红斑狼疮

与器官特异性的AID不同，系统性红斑狼疮（systemic lupus erythematosus，SLE）是一种累及多个器官或系统的、由多种自身抗体介导的AID，其发病涉及遗传和环境等多因素。诱导SLE发病的自身抗原来自凋亡的外周血单一核细胞，种类繁多，对关键或主要自身抗原的确定一直是SLE研究的难点，因此对SLE疫苗的研究也相对复杂，困难也较多。虽然现在没有进入临床试验阶段的疫苗出现，但是一些实验结果令人鼓舞。基于自身抗体互补决定区（CDR）的多肽在体外试验和SLE动物模型上被证明能抑制SLE相关T细胞、B细胞应答以及上调TGF-β，有希望用于SLE的临床治疗。

4. 1型糖尿病

1型糖尿病也称青少年型糖尿病或胰岛素依赖型糖尿病，是一种慢性的、胰岛β-细胞选择性破坏的AID。热休克蛋白60（HSP60）是非肥胖性糖尿病（NOD）小鼠自身免疫性糖尿病模型的T细胞识别靶蛋白。基于HSP60设计的多肽p277可抑制自身免疫过程和胰岛的炎症。它可将促炎的Th1型细胞因子转换为Th2型细胞因子，对疾病进展期的NOD小鼠发挥有效治疗作用。2019年我国解放军总医院第五医学中心奚永志团队研发的针对1型糖尿病的治疗性DNA疫苗获国际“三方”发明专利授权。该疫苗基于B7-1-PE40KDEL融合基因技术，通过单次注射可维持近1个月疗效，能纠正自身免疫紊乱、修复胰岛β-细胞并恢复胰岛素分泌。动物实验证实其安全有效，现拟申报临床试验。作为我国首个该领域国际专利成果，标志着我国在基因疫苗创新和糖尿病生物治疗领域达到世界领先水平。

（二）肿瘤治疗性疫苗

除心脑血管疾病之外，肿瘤（tumor）一直是威胁人类健康的严重杀手。肿瘤是机体中的正常细胞在各种外部致病因素和内部遗传因素的长期共同影响和作用下，发生过度增生和异常分化所形成的物质。肿瘤实际上是破坏了或者是逃避了人体正常的免疫系统对它的监视作用所致。

很久以前，人们就开始尝试通过刺激免疫系统来控制肿瘤。随着人们对肿瘤及其免疫机制不断地深入研究和认识以及新的分子生物学技术和方法的产生，逐渐形成了现代肿瘤疫苗（modern tumor vaccine）和免疫治疗（immune treatment）的概念。现代肿瘤疫苗的概念与传统的疫苗显然已不尽相同。传统的疫苗，不论是活疫苗还是死疫苗都是把病原菌或病毒的具有免疫原性的蛋白质部分进行加工处理后注射人体或动物，使免疫系统产生抗体或免疫记忆，从而达到免疫保护的作用。抗体的产生主要依赖体液免疫，而肿瘤免疫则主要以细胞免疫为主，因而它们设计的重点和原理都有所区别。传统的疫苗除了要产生抗体，特别重要的是要产生免疫记忆，以达到预防的目的，而肿瘤疫苗则以治疗为主，激发宿主的细胞免疫系统来杀死肿瘤细胞是它的目的。肿瘤治疗性疫苗是通过激发患者自身的免疫反应而发挥抗肿瘤效应的，其优势在于特异性强、毒性低以及由于免疫系统的记忆而能够产生持续的疗效。细胞免疫和体液免疫反应以调节机体免疫功能，达到治疗肿瘤的目的。治疗性肿瘤疫苗可通过主动免疫诱导全身特异性抗肿瘤效应。根据其制备方法不同，疫苗主要分为细胞疫苗、多肽疫苗和蛋白质疫苗、核酸疫苗、抗独特型抗体疫苗等。病毒载体疫苗大多在临床Ⅰ、Ⅱ期阶段，用来治疗结肠癌的ALVAC-CEA/B7.1疫苗进入临床Ⅱ期。一些已经明确的肿瘤特异性抗原如CEA、gp100、PSA、MUC-1等利用病毒载体作为传递系统来达到高效的免疫率，其中 99% 为禽痘病毒载体。针对黑色素瘤的腺病毒载体治疗性疫苗进入临床Ⅱ期阶段。此外，单克隆抗体疫苗由于其特异性较高，已用于治疗乳腺癌、结肠癌，目前处在临床Ⅲ期。目前，有一些肿瘤治疗性疫苗已在动物身上进行了试验并应用到人身上，而且取得了初步的令人鼓舞的结果。

据估计，在所有的癌症患者中约 33% 能够接受治疗性疫苗的治疗，并且每个患者可接受治疗性疫苗治疗的比例各不相同，其中黑色素瘤患者为 45%，淋巴癌患者为 32%，肺癌、乳腺癌和前列腺癌患者均为 26%。对于癌症和病毒感染这两种病症，治疗的目标相同，即对入侵机体的肿瘤或病毒抗原诱导免疫原性反应。

用于开发治疗癌症和病毒感染的治疗性疫苗的方法有多种，如以肿瘤细胞为基础的第一代疫苗、转基因肿瘤细胞疫苗、树突细胞疫苗、抗原合成肽疫苗以及肿瘤核酸疫苗等。

1. 以肿瘤细胞为基础的第一代疫苗和树突细胞疫苗

以细胞为组成的疫苗是肿瘤治疗性疫苗设计的热点，主要有肿瘤细胞和树突状细胞（dendriticcell，DC）疫苗。肿瘤细胞中包含着广谱的肿瘤抗原，但缺乏协同刺激分子以有效识别和激活免疫细胞。肿瘤细胞疫苗是以自体或异体的肿瘤全细胞经照射灭活或者用肿瘤裂解物作为粗疫苗输给患者。

树突状细胞（dendritic cell，DC）是免疫系统内最重要的抗原提呈细胞，它能够诱导初始 T 细胞活化，因此是机体特异性免疫应答的始动者。DC 可表达高水平的 MHCⅠ、Ⅱ类分子以及 B7、CD40 等共刺激分子，在体内可启动 $CD4^{+}$ 和 $CD8^{+}$ T 细胞反应。其弊端在于制作 DC 疫苗既昂贵又繁琐，需要大规模的培养；且部分病人会有超敏反应发生。2008 年，Santin 等用负载 HPV16 或 HPV18 E7 蛋白的自体 DC 疫苗进行了Ⅰ期临床试验，结果发现，10 名受试者均产生抗体及 CD4 T 细胞反应，8 例产生较强的 CD8 T 细胞反应，但同时 10 例均有迟发型变态反应发生。另外，Ferrara 等在负载 HPV16 或 HPV18 E7 蛋白的自体 DC 疫苗的Ⅰ期临床试验中发现，该疫苗安全、无毒副作用；且受检的 11 例中有 3 例产生了 HPV16 和 HPV18 E7 抗体（ELISA 检测血清），4 例具有细胞免疫反应（细胞增殖实验及 INF-γElispot）。虽然 DC 疫苗的研究取得了一定的进展，但进入临床阶段的还很有限，亟须进一步深入研究。Huang 等发现，由 GM-CSF 转染的肿瘤细胞诱导的抗原肿瘤免疫应答是通过骨髓来源的抗原提呈细胞（APC）而不是肿瘤细胞本身提供的。APC 主要包括树突状细胞（DC）和巨噬细胞，而研究较多的是 DC 细胞。由于认识到 DC 在启动抗肿瘤免疫应答中的重要作用，DC 疫苗目前正在临床进行试验。

2. 转基因肿瘤细胞疫苗

（1）细胞因子的导入　细胞因子，如 IL-1、IL-12 等可以增强患者对肿瘤的排斥反应和免疫力。但由于细胞因子的内在毒性问题，使其使用受到限制。后来，学者们又发现从肿瘤组织中分离出来的肿瘤浸润淋巴细胞（TIL）能针对性地杀死肿瘤细胞，但很快又发现被动输入 TIL 给肿瘤患者很难使其到达肿瘤部位发挥作用。

细胞因子可以在细胞间提供短暂的信号转导，具有免疫调节作用，因此在抗肿瘤免疫中用反转录病毒或腺病毒载体等使细胞因子表达在肿瘤细胞中，既可以使其发挥作用，更有效地激发免疫功能，又可避免其全身性的不良反应。1991 年，美国 FDA 批准世界第一例肿瘤基因治疗方案，即 TNF-α 基因导入 TIL 治疗黑色素瘤。同年还批准了另一例肿瘤疫苗方案，将 TNF 导入肿瘤细胞治疗结肠癌。

（2）MHC 分子的导入　肿瘤逃避免疫监视的其中一个途径是通过不表达或降低 MHC 抗原。由于 MHC 分子的表达降低，不能进行有效的抗原提呈过程，所以不能激发有效的免疫反应。通过导入 MHC 基因使肿瘤细胞 MHC 抗原表达上调，从而使 CTL 能够识别原来不能识别的抗原而产生有效的应答。但是由于个体差异及 MHC 的多态性，即使同一病人不同部位肿瘤，甚至不同阶段肿瘤的 MHC 都可以各不相同，所以这种方法不太适用于临床治疗。

（3）癌基因及肿瘤相关抗原的导入　也有试验尝试导入突变的癌基因 *ras*、*p53* 或者一些肿瘤相关抗原基因，以期提高肿瘤抗原的表达，但效果不甚满意。这可能与肿瘤免疫过程、基因间的相互作用以及肿瘤抗原特异性等都有关。

3. 抗原合成肽疫苗

机体对肿瘤抗原应答的主要效应细胞是细胞毒性T淋巴细胞（CTL），T细胞受体在提呈肿瘤抗原时是以短肽的形式进行提呈。新的化学方法的引入和使用，使得利用肿瘤细胞表面的抗原决定簇序列合成肽段，进行肿瘤免疫成为可能。利用多肽段进行肿瘤免疫治疗的研究已有不少报道，特别是在黑色素瘤的研究中取得了非常乐观的结果。在多肽苗中佐剂的应用也起到了很重要的作用，例如，利用细胞因子的免疫调节作用使其和肽段一起进行免疫，促进免疫应答；还有利用树突细胞的抗原提呈特点，让它作为佐剂来增强肽段的免疫效果等。

4. 肿瘤核酸疫苗

随着新冠mRNA疫苗的全球大规模应用，mRNA技术平台在稳定性优化、递送系统开发及生产工艺标准化等方面实现突破性进展，推动mRNA药物研发成为生物医药领域的战略赛道。根据*Nature Reviews Drug Discovery*预测，全球mRNA药物市场规模将于2035年达到230亿美元，其中肿瘤治疗疫苗占比预计超30%。mRNA疫苗的核心机制是将编码抗原的序列经核苷酸修饰及脂质纳米颗粒（LNP）包裹后递送至宿主细胞，通过核糖体翻译生成目标抗原蛋白质，进而激活体液免疫与细胞免疫双重应答。

相较于传统病毒载体疫苗或DNA疫苗，mRNA疫苗兼具多重优势：

① 非整合特性避免了宿主基因组插入突变风险，且mRNA在胞内短暂表达后快速降解，显著降低长期毒性。

② 可灵活编码多个抗原表位，实现多靶点协同免疫激活。

③ 依托模块化生产工艺和快速规模化制备能力，大幅降低生产成本，尤其适用于突发传染病及个体化肿瘤疫苗开发。

在mRNA递送技术领域，基于脂质复合物（lipoplex）及脂质纳米颗粒（LNP）的系统已实现重要突破。以BioNTech开发的BNT-111为例，该疫苗通过脂质复合物递送靶向黑色素瘤相关抗原（MAGE-A3、NY-ESO-1等）的mRNA序列，Ⅱ期临床试验数据显示75%受试者产生特异性抗肿瘤免疫应答，并于2021年获FDA快速通道资格认定。LNP作为主流递送载体，其结构包含电离脂质、辅助磷脂、胆固醇及聚乙二醇（PEG）修饰脂质，其中PEG化能有效减少血清蛋白吸附，延长纳米颗粒体内循环时间。Moderna研发的mRNA-4157/V940采用LNP包裹34种新抗原编码序列，联合PD-1抑制剂治疗高危黑色素瘤的Ⅱ期研究（NCT03897881）表明，联合组9个月无复发生存率较单药组提升44%。此外，基于树突状细胞（DC）的mRNA疫苗通过体外转染实现抗原提呈，但受限于制备流程复杂（需DC扩增与基因编辑）、成本高昂及疗效波动等问题，临床转化受阻，如Argos Therapeutics的DC疫苗Ⅲ期试验因未达终点提前终止。全球mRNA肿瘤疫苗研发呈现梯度竞争格局：国际领先企业如BioNTech（BNT122）、Moderna（mRNA-4157）等已有6项产品进入Ⅱ期临床；国内企业如启辰生生物（survivin mRNA-DC疫苗）、新合生物（XH101注射液）正加速追赶，其中XH101成为获CDE受理的国产mRNA肿瘤疫苗。相信，伴随LNP递送优化、个性化抗原设计及联合疗法等技术创新，mRNA技术有望重塑肿瘤免疫治疗范式。

第三节　乙型肝炎复合物型治疗性疫苗

乙型肝炎病毒（hepatitis B virus，HBV）是20世纪60年代末被发现的，病毒感染人类可分急性与慢性两种类型。除极少数重症之外，大部分急性感染临床症状轻微，可以自愈，被感染者很少察觉感染过程，对人类健康影响不大；隐性感染的发生初期没有任何临床征兆，成为带毒者，发病初期多为急性乙肝患者，如治疗得当可很快痊愈，否则就会转为亚急性或慢性肝炎患者而成为长期或终生带毒，被感染者不但肝脏内有病毒，病毒血症也可持久存在，成为病毒的传染源，更重要的是，若干年后，发展成为久治不愈的慢性乙型肝炎患者，相当部分可逐渐发展至肝硬化、肝腹水，甚至肝癌，这是我国损害人民健康的重要顽固传染病之一。

乙型肝炎的治疗可分为两大类：一类为抗病毒治疗，另一类为免疫治疗。然而目前抗病毒治疗上常用的两个药物是干扰素和拉米夫啶，前者能使 1/3 的患者有持续性反应，拉米夫啶能迅速抑制病毒复制，但是停药后易反跳，用药后导致变异株的产生，两种药物治疗均使病毒进入低复制状态。由于在乙型肝炎病毒持续性感染中，宿主免疫应答异常是主要的发病机制，正确地调动宿主的免疫应答，适当地调动宿主自身的免疫应答，使 HBV 感染者恢复健康是免疫治疗的目的。由于持续性 HBV 感染者的免疫异常情况各有不同，因此在制定免疫治疗方案时应“个样化”，既要考虑感染者体内病毒复制的程度、病毒株是否已有“复合性变异”，又要了解感染者的细胞免疫状态、体液免疫状态、是否存在自身免疫性损伤或肝外感染及病变等。已开发应用的乙型肝炎病毒疫苗，虽能对 HBV 感染起到良好的预防作用，但对已感染 HBV 的机体，却难以发挥治疗和清除病毒的作用。因此，为了治愈乙型肝炎，由于基因重组技术的发展与应用、免疫学理论和技术的新进展等使得研制既能对 HBV 感染起到预防作用，又能对 HBV 感染引起的相关疾病发挥治疗作用的治疗性疫苗，已引起有关学者的兴趣和探索。

一、乙型肝炎发病与免疫机制的基础研究进展

1. 树突状细胞提呈抗原的重要性

近年来发现适应性免疫依赖于天然免疫。天然免疫通过激活树突状细胞（dendritic cell，DC）成为抗原提呈细胞（antigen-presenting cell，APC），以交叉启动（cross-priming）方式来诱导抗原特异性的适应性免疫。天然免疫是由体内固定表达的“模式识别受体（pattern-recognition receptors，PRR）”介导的，这些受体可以识别特定的微生物配体，即所谓的“病原相关分子模式（pathogen-associated molecular patterns，PAMPs）”。DC 是具有最强提呈抗原功能的专职 APC，能有效摄取和处理抗原，活化初始 T 细胞，是机体免疫应答的主要启动者，在免疫应答的诱导中起着关键作用。针对 HBV 的治疗性 DC 疫苗是将相关抗原负载于 DC 上，利用 DC 把 HBV 抗原提呈给 T 细胞，诱导提高 $CD8^+$ CTL 反应和 $CD4^+$ Th 功能，对于打破免疫耐受、恢复细胞免疫应答，有效清除 HBV 具有重要作用。

在慢性乙型肝炎感染中 HBV 特异的 $CD8^+$ T 细胞有不同的变化，包括缺失、无反应性或不同程度的功能性改变。在病毒抗原滴度高的慢性乙型肝炎患者中，有一定数量的“非典型耐受”$CD8^+$ T 细胞。在体外培养后这些 $CD8^+$ T 细胞可经激活增殖，裂解靶细胞并产生抗病毒的细胞因子。有意义的是，这种特异性的改变仅限于针对 HBsAg。结果显示，$CD8^+$ T 细胞功能性改变对不同病毒抗原的应答不同，在慢性乙型肝炎感染者中 $CD8^+$ T 功能性缺陷主要限于 HBsAg。最近在 HBV 转基因鼠中也比较了动物对病毒包膜抗原及多聚酶抗原特异的 $CD8^+$ T 细胞的免疫应答，发现用 DNA 免疫虽可出现对多聚酶抗原的细胞毒性 T 淋巴细胞应答，但不影响 HBV 在动物体内的复制，也不与肝功能改善相关。因此对 HBV 的耐受性只针对病毒包膜抗原而不针对多聚酶抗原，明确了调节 HBV 患者的免疫应答性主要针对 HBsAg。

2. 非特异性免疫细胞的作用

除了对病毒特异性细胞免疫进行研究外，学者们也研究了非特异免疫应答是否也具有抑制 HBV 复制的功能。在 HBV 转基因鼠中注射一剂 α-半乳糖脂酰硝胺（α-Gal Cer），HBV 转基因鼠肝内可测及干扰素 α、干扰素 β 和干扰素 γ，同时发现肝内 HBV 停止复制。但是在肝内出现的杀伤性 T 细胞（CTL）是短暂的，很快消失，其机理可能为活化后导致 CTL 死亡。在敲除干扰素 α/β 或干扰素 γ 基因的小鼠

中再注入 α-Gal Cer 则无此作用。因此推测，抑制 HBV 复制的机制为先有 CTL 细胞活化并继而活化自然杀伤细胞（NK），分泌抗病毒的细胞因子。在用缺陷型腺病毒感染的小鼠中，学者们也发现 NK 细胞可在无 T 细胞的条件下引起肝细胞凋亡，并诱生干扰素 γ。NK 细胞还可通过启动病毒特异的 T 细胞，促进其分泌干扰素 γ。

二、乙型肝炎治疗性疫苗

1. 蛋白质疫苗

乙型肝炎治疗性蛋白质疫苗是将 HBV 重组蛋白制成疫苗，包括现有的重组乙型肝炎表面抗原（HBsAg）疫苗、HBV 核心抗原（HBcAg）与 HBsAg 连用疫苗等。用重组 HBsAg 疫苗治疗慢性乙型肝炎感染，能引发机体短暂的特异性的抗病毒免疫反应。由古巴哈瓦那遗传与生物技术中心开发研制的 NASVAC 疫苗，是一种将 HBV 表面抗原蛋白和核心蛋白连用的疫苗，Ⅰ期临床检验疫苗的安全性和免疫活性。我国复旦大学医学院闻玉梅等以 HBsAg 与人抗 HBsAg 免疫球蛋白复合物制成疫苗，通过改变对 HBsAg 的提呈方式以诱生有效的免疫，消除免疫耐受性。也有国内学者以 HBcAg18～27 表位为基础，分别引入 Th 细胞表位 Th1、Th2 及 B 细胞表位 B1、B2 构建了治疗用 HBV 模拟抗原，该模拟抗原体外刺激慢性乙型肝炎患者外周血单核细胞能有效诱导单核细胞产生抗原特异性 CTL 反应。

2. 核酸疫苗

乙型肝炎治疗性核酸疫苗主要是指能够编码 HBV 抗原的重组质粒 DNA，该疫苗在免疫健康人群和患者后，能激发机体内的 HBV 特异性 Th1 型 T 细胞反应。由于核酸疫苗在体内能够持续表达抗原并反复激活免疫细胞，能够诱导强烈的细胞免疫应答，核酸疫苗常用的目的基因有 HBsAg、HBcAg 和 HBeAg 等，常用的载体有反转录病毒、腺病毒等。

3. DC 疫苗

乙型肝炎治疗性 DC 疫苗主要是利用 DC 强大的抗原提呈能力，负载 HBV 相关的抗原，并将 HBV 相关抗原提呈给 T 细胞，激活 CTL 及 Th，打破免疫耐受，启动特异性免疫应答，进而有效清除 HBV。

三、乙型肝炎治疗性疫苗的可行性

由于 HBV 特异性 T 细胞反应低下是造成 HBV 慢性感染的决定性因素之一，如果通过疫苗免疫方法诱导机体产生 CD_4^+ Th1 细胞反应，逆转机体的免疫耐受态，使机体产生针对 HBV 抗原的特异性 CTL 反应，就可能清除病毒。但应用经典的 HBV 疫苗来诱导慢性乙型肝炎患者产生有效的特异性免疫反应的努力并没有获得成功。传统的 HBV 外膜蛋白疫苗虽然在慢性嗜肝病毒感染的动物模型中可以明显减少病毒的复制，但在慢性乙型肝炎患者却未能取得成功。

应用 dsRNA 与常规 HBsAg 预防性疫苗可增强实验动物 HBsAg 特异性的细胞免疫和抗 HBs 的产生。因此，TLR 激动剂可以诱发慢性乙型肝炎患者的特异性 T 细胞免疫反应，但仅增加 HBsAg 特异性的细胞免疫反应并不足以清除 HBV 的感染。HBcAg 与 HBsAg 同时作为免疫原可产生协同作用，既可促进 Th1 免疫反应，也可促进抗 HBs 的产生，从而促进 HBV 的清除。以 HBcAg 与 HBsAg 作为联合抗原，以热休克蛋白 gp96（TLR2 和 TLR4 的配体）为佐剂的 HBV 疫苗可以显著减少转基因鼠 HBV 抗原的表达，促进 HBV 特异性细胞免疫反应并抑制 Treg 细胞反应，HBcAg 还有促进 Th1 免疫反应的佐剂效应。小鼠实验表明，HBeAg 可以通过胎盘屏障，导致新生小鼠胸腺中 HBV 特异性的 T 细胞被清除，从而使新生鼠对 HBV 产生免疫耐受，HBeAg 还抑制机体对 HBcAg 的 T 细胞和 B 细胞反应。由于 HBcAg 中含有与 HBV 免疫清除有关的 T 细胞和 B 细胞的大部分免疫表位多肽，因此抑制

HBcAg 的 T 细胞反应对于 HBV 感染的慢性化有重要意义。另外，pre-S 特异性免疫反应也与肝细胞内 HBV cccDNA 的清除有明显的相关性。

四、乙型肝炎治疗性疫苗研究现状

目前的治疗性疫苗研究大致可分为 DNA 疫苗、细胞疫苗及蛋白质多肽疫苗等三类。DNA 疫苗接种进入受者机体后，可以被受者的骨骼肌等细胞摄取，在受者本身的细胞内进行转录表达抗原基因，产生抗原蛋白，经过Ⅰ类 HLA 途径，可以直接诱导 Th1 和 CTL 反应。应用编码 pre-S2/HBsAg 的 DNA 疫苗免疫慢性 HBV 感染者，有部分接种者 HBV DNA 水平出现暂时性降低，HBV 特异性 T 细胞数量也有一定程度的提高。但由于裸 DNA 注射后被受者细胞摄取的量并不多，免疫效果不理想，因此多种方法被用来增强 DNA 疫苗的免疫活性，如采用基因枪技术、微粒技术或电打孔技术来改进细胞对 DNA 的摄取；应用免疫佐剂来增强 DNA 疫苗诱导的免疫活性，我们曾经分别应用脂质体、铝佐剂、CpG、Montanide ISA 720 等免疫佐剂来增强 DNA 疫苗的免疫活性，均能在不同程度上增强 DNA 疫苗的 Th1 或 Th2 免疫活性。

细胞疫苗包括 DC 疫苗及 T 细胞疫苗。DC 疫苗是将 HBV 相关抗原加载到 DC 细胞内，由 DC 将 HBV 抗原表位多肽与Ⅰ类 HLA 一起提呈给 Th1 细胞，进一步激活 CTL，从而打破慢性 HBV 感染者机体对 HBV 的免疫耐受，激活 HBV 特异性的 CTL 反应，达到清除 HBV 的作用。动物试验和临床试验都证实 DC 疫苗在清除 HBV 方面取得了一定的效果。T 细胞疫苗的提出来源于一种临床现象，即慢性 HBV 感染者在接受异体造血干细胞移植后，有约 2/3 的患者 HBV 被清除。因此通过对 T 细胞表面的 T 细胞受体进行修饰或制备人工嵌合抗原受体，制备 HBV 特异性的 T 细胞群，体外实验证实这些人工修饰的 HBV 特异性 T 细胞可清除 HBV 感染的人肝细胞及 cccDNA 阳性的靶细胞。但这种疗法的高昂代价使之难以得到普及应用。蛋白质类疫苗包括多肽疫苗、免疫复合物疫苗及 HBV 亚单位疫苗。表位多肽疫苗是基于所有抗原都要经过 APC 处理成为抗原表位多肽后再提呈给 T 淋巴细胞，激活细胞免疫反应。但既往的 HBV 表位多肽疫苗的临床试验结果不理想，新的多表位疫苗或许能够打破 HBV 慢性感染者的免疫耐受状态。免疫复合物疫苗是应用 HBsAg 和抗 HBs 结合在一起形成免疫复合物，可以增强 APC 对 HBsAg 抗原的摄取，改善 APC 细胞的功能及增进 T 细胞的功能，临床试验表明这种免疫复合物疫苗在增加 HBeAg/抗 HBe 血清学转变率和降低患者血清 HBV DNA 水平方面有一定作用。亚单位疫苗是指用基因工程制备的重组的 HBV 抗原，包括 HBsAg、前 S 蛋白、HBcAg 等。多年的研究表明，某些单纯的亚单位蛋白质疫苗虽然能够诱导 HBV 特异性细胞免疫反应，但在临床治疗中难以达到抑制 HBV 复制的功效。将 HBV 的不同亚单位联合作为复合抗原，是目前 HBV 治疗性疫苗研究的一个方向。HBsAg 和 HBcAg 重组蛋白混合后可以形成具有强免疫原性的病毒样颗粒，诱导 HBV 特异性的 T 细胞和 B 细胞反应。使用免疫佐剂可以增强这种 HBV 特异性的免疫反应，有可能打破慢性 HBV 感染患者体内针对 HBV 的特异性免疫耐受状态。因此，应用免疫佐剂来增强疫苗所诱导的特异性免疫反应成为近年来研究的热点。

通过免疫佐剂增强免疫反应可以减少抗原的用量或免疫接种的次数，新型的免疫佐剂还可以改变免疫反应的极性，即将蛋白质多肽疫苗的 Th2 免疫特性转变为 Th1 为主的免疫反应。在慢性肝炎等情况下，单纯的抗体产生不足以保护机体、消除疾病，这就需要免疫佐剂来改变免疫反应的极性，诱导 Th1 和 CTL 细胞免疫反应。铝盐是传统的疫苗佐剂，已应用于临床近 100 年。近几十年来新型佐剂不断涌现，尤其是 TLR 的发现，新型佐剂的研究得到了极大的发展。免疫佐剂的作用机制复杂，某些佐剂可以与抗原结合使后者得以长时间慢性释放，增强免疫反应，如铝盐、乳化剂、脂质体等；有的作为免疫刺激剂，作用于 APC，激活天然免疫系统的信号转导，促进免疫，如 TLR 受体激动剂、细胞因子等。

总之，DNA 疫苗虽然可以诱导抗原特异性的细胞免疫反应，但由于其抗原性较弱，引起的免疫反应强度往往不如蛋白质抗原引起的强。蛋白质抗原的缺陷在于诱导的免疫反应是以 Th2 反应为主，不能诱导 Th1 和 CTL 反应以达到清除慢性 HBV 感染者体内病毒的作用。利用蛋白质抗原的强免疫原性，通过新型免疫佐剂改变其免疫反应的极性，转为以 Th1 和 CTL 反应为主，会是 HBV 治疗性疫苗研究的一个重要方向。

五、乙型肝炎病毒治疗性疫苗的问题与展望

乙型肝炎病毒治疗性疫苗对慢性持续性 HBV 感染的治疗花费少，疗效好，对控制 HBV 感染相关疾病有着重要意义。尽管 HBV 的 DNA 较稳定，且抗原较“简单”，只有 4 种，但构建治疗性疫苗治疗持续性病毒感染的研究报道极少。目前，HBV 尚缺乏特异性治疗，于是治疗性疫苗作为一种特异性治疗措施有着广阔的应用前景，虽然研究尚处于探索性阶段，但有很多问题需要解决。

① 研制的治疗性疫苗的基本作用是什么？是提高防护性 T 细胞对 HBV 特异性反应，还是对病理性 T 细胞起抑制作用？免疫反应性 T 细胞是防护性的还是病理性的问题尚不明确，至今，这一至关重要的问题还难肯定。

② 要研制的治疗性疫苗是 DNA 疫苗？还是蛋白质疫苗？还是两者相结合的疫苗？DNA 疫苗尽管比其他类型的疫苗有诸多的优越性，但最大的障碍是安全性还未解决。使用细胞因子或细胞因子基因作为佐剂的疫苗，虽然能提高外源性 HBsAg 的免疫原性，但可能引起被免疫的机体产生免疫耐受的问题还未解决。

③ HBV 感染可导致肝炎的主要表现取决于宿主的免疫反应，而不是 HBV 的病理效应。有效的治疗性疫苗可短暂加重肝脏疾病。在临床前动物模型实验中，对治疗性疫苗既可控制病毒的有益效应，又可加重肝脏疾病的风险，要利弊权衡，综合考虑来评价治疗性疫苗的使用价值。因此，有必要对治疗性疫苗制定一个评价标准，而且应与以预防为主的疫苗标准有所不同。

④ 对治疗性疫苗的作用机制，如何发挥免疫调节，怎样抑制持续性 HBV 感染等，这些问题的解决是研制治疗性疫苗的前提，在设计治疗性疫苗时，选择何种优势抗原以及免疫刺激和免疫抑制剂作为佐剂等技术问题均应比较和推敲。

⑤ 新型免疫技术的应用，如抗原化抗体（是一种以抗原表位替换抗体分子中的高度可变区来刺激机体对特异性抗原产生免疫应答）等。由于微生物持续感染机制存在病毒和机体两方面，因此，治疗亦存在抗病毒和提高机体免疫两方面，治疗性疫苗虽作为调动机体的特异性免疫应答措施，在未来的乙型肝炎的治疗方案中仍需与抗病毒治疗和免疫调节治疗相结合。

尽管 HBV 治疗性疫苗的研究还刚刚开始，还有许多问题和困难有待解决和克服，但令人欣慰的是，已有许多学者致力于这方面的探索。乙肝治疗性疫苗除构建更有效的 DNA 疫苗、病毒载体疫苗外，还可借鉴肿瘤疫苗的设计理念，研发 DC 疫苗或热休克蛋白 gp96 疫苗，设计出能恢复或激活特异 T 细胞免疫反应的治疗性疫苗。未来治疗目标应着眼于研制出更强的抗病毒药物，采取新的抗病毒药物与免疫治疗联合，根据宿主、病毒和免疫应答等因素设计治疗方案，对免疫耐受患者采取个体化治疗。期望在病毒学、生物学、基础免疫学、临床免疫学等学科共同努力下，使治疗性疫苗的研制有长足的进展。

第四节　治疗性疫苗的开发现状及展望

传统的疫苗设计一般是将病原体杀死、减毒或取其中一部分亚单位，注入健康的人体内，以激活人体内正常的免疫功能，从而达到预防的效果。但对于已经感染的病人，传统的疫苗一般不起任何作用。治疗性疫苗可使机体产生免疫应答或克服免疫耐受状态。现有治疗乙肝的抗病毒药对乙肝病毒携带者疗

效不佳，其主要原因是这些抗病毒药可以抑制乙肝病毒复制，但不能清除乙肝病毒；对机体的免疫耐受状态的逆转没有肯定的作用。从发展趋势来看，乙肝病毒治疗性疫苗将成为21世纪对慢性乙肝病毒感染特别是慢性乙肝病毒携带者治疗研究领域的热点，它与现有抗乙肝病毒药物的联合应用，成为一种新的治疗方法。

一、治疗性疫苗的开发现状

近年来，全世界发达国家与发展中国家的多数政府与企业均投入大量人力与物力开发治疗性疫苗。微生物的重组蛋白疫苗，因其抗原性及保护性抗原明确，而且预防性疫苗应用的基础较扎实，容易被批准，是开发的热点，短期内可见效果；肿瘤及自身免疫病的治疗性疫苗中的少数可能会有所发展，以肿瘤的可能较大，并且是作为综合治疗的一部分；DNA疫苗今后在一些微生物感染中的治疗性疫苗的作用不可低估。前列腺癌作为一种特别适合应用免疫治疗的疾病，DNA疫苗在前列腺癌免疫治疗领域也取得了长足的进步，已经有几种DNA疫苗进入到临床试验阶段，并在临床试验中证实能够诱导产生抗原特异性的免疫反应，安全性良好。但是，前列腺癌存在多个抗原作为抗肿瘤疫苗的靶抗原，现在还不清楚哪个抗原是最佳的靶抗原，需要建立统一的平台对各个靶抗原进行评价以确定优劣，靶抗原之间的联合应用也需要进一步评价。此外，一些新技术如电脉冲、基因枪等在前列腺癌治疗性DNA疫苗领域的应用也需要进行系统的评价，因此前列腺癌治疗性DNA疫苗仍需要进一步深入的研究。“Sipuleucel-T”疫苗的上市开启了前列腺癌免疫治疗的新时代。DNA疫苗作为免疫治疗的一种新方式，具有稳定性好、易于工业化生产、给药方式简单、安全性好以及能够与其他治疗方法联用等优点。随着DNA疫苗领域中新的递送方法、优化策略以及免疫佐剂的深入研究，前列腺癌治疗性DNA疫苗的研究将会不断地深入和完善，形成一套科学系统的疫苗评价体系，有望在今后的前列腺癌免疫治疗中发挥更加重要的作用。目前，至少有一种治疗性疫苗——CoPofymer已经用于数千名多发性硬化症（MS）病人的治疗。1型糖尿病的治疗性疫苗已成功完成 n 期临床试验。数种肿瘤治疗性疫苗正在进行或正准备进行临床试验。针对感染性疾病如AIDS、结核、疟疾等的治疗性疫苗正在进行Ⅱ期、Ⅲ期临床试验以考察其在病人的有效性。多数方案与引起疾病的致病因子直接相联系，也有个别方案基于自身抗体CDR、细胞因子或独特型。可以期望在不远的将来会有更多的成功方案报道。治疗性疫苗的研究进展无疑会带动我们对免疫学核心理论问题如保护性免疫、免疫耐受、免疫记忆、免疫识别、免疫效应等的认识。

高血压治疗性疫苗主要是针对肾素-血管紧张素-醛固酮系统（renin-angioten-sin-aldosterone system，RAAS）发挥作用，它通过诱导机体产生特异性的抗体，阻断RAAS，达到降低血压，治疗高血压病的目的。2008年，瑞士Cytos生物公司、英国Protherics公司先后宣布，高血压治疗性疫苗已经研制成功。瑞士Cytos生物公司研制的高血压治疗性疫苗CYT006-AngQb是将血管紧张素Ⅱ（angiotensinⅡ，AngⅡ）肽段嵌合在Qβ噬菌体类病毒颗粒的表面制成的嵌合疫苗。该疫苗能够诱导机体产生抗AngⅡ的特异性抗体，并对其进行清除，从而阻断RAASⅠ和Ⅱa期临床试验，结果显示CYT006-AngQ具有良好的安全性和有效性，所有受试者在免疫注射一针后，体内均产生了强烈的抗AngⅡ的特异性免疫反应，2～3周时，患者体内抗AngⅡ抗体滴度达到峰值，相对于安慰剂对照组，疫苗组受试者的晨压都有所下降。英国Protherics公司研制的抗高血压疫苗会刺激人体免疫系统攻击肾素，从而阻断RAAS系统的激活，这种疫苗较易控制高血压，且不良反应少，目前关于该疫苗的相关报道较少。

治疗性疫苗的开发现状见表10-1。

表10-1 治疗性疫苗的开发现状

治疗性疫苗针对的疾病	类别或药物名称	公司或单位	研制或临床研究阶段
乙型肝炎	NASVAC	CIGB，Cuba	临床Ⅲ期
	CVI-HBV-002	CHA Vaccine Institute，Korea	临床Ⅱb期
	GS-4774	Gobelmmune with Gilead，USA	临床Ⅱ期

续表

治疗性疫苗针对的疾病	类别或药物名称	公司或单位	研制或临床研究阶段
乙型肝炎	VVX001	Viravaxx, Austria	临床Ⅱ期
	VBI-2601(BRII-179)	VBI Vaccines, USA with Brii Biosciences	临床Ⅱa/Ⅱb期
	AIC 649	AiCuris, Germany	临床Ⅱ期
	GSK3528869A	GSK Biologicals, UK	临床Ⅱ期
	GSK4388067A	GSK Biologicals, UK	临床Ⅱ期
	HB-110	Ichor Medical Systems with Genexine, USA	临床Ⅱ期
	VTP-300	Vaccitech, USA	临床Ⅱb期
	TVAX-008	CGE HEALTHCARE, China	临床Ⅱ期
	ISA104	ISA Pharma, The Netherlands	临床Ⅰ/Ⅱ期
	TherVacB	Helmholtz Zentrum Muenchen, Germany	临床Ⅰb/Ⅱa期
	VRON-0200	Viron Therapeutics, USA	临床Ⅰb期
	JNJ 64300545	Janssen, Ireland with Ichor Medical Systems	临床Ⅰ期
	CARG-201	CaroGen Crop	临床Ⅰ期
	GS-2829/6779(HB-400)	HOOKIPA Pharma, Austria, with Gilead	临床Ⅰa/Ⅰb期
	CLB-3000	ClearB Therapeutics, USA and Australia	临床Ⅰ期
	Chimigen HBV	Akshaya Bio Inc., Canada	临床前
	PRGN-2013	Precigen, USA	临床前
	FNX008	FANXI Biopharma, China	临床前
	Decoy20	Indaptus Therapeutics, USA	临床前
	ADV-311	Advaccine, China	临床前
	HBV vaccine	AstriVax, Belgium	临床前
	SN2001	Chimigen Bio, China	临床前
疱疹病毒感染	GSK3943104A	GSK Biologicals, UK	临床Ⅰ/Ⅱ期
	mRNA-1608	Moderna, USA	临床Ⅰ/Ⅱ期
	RVx-201	Rational Vaccines, USA	临床前
	BNT163	BioNTech, Germany	临床Ⅰ期

二、对治疗性疫苗的评价及展望

治疗性疫苗可作为非特异性免疫制剂用于肿瘤、慢性感染等疾病的治疗，其作用是非特异性提高机体的免疫功能，但因调节机体免疫功能的药物和方法较多，疫苗不一定作为首选。而作为特异性免疫制剂，疫苗疗法的效果并不十分稳定和理想，目前尚缺乏经过周密设计的大规模远期对照研究以证实其效果和优越性，另外尚需不断进行优化治疗剂量和免疫次数、改进疫苗组成成分、更新附加因子等的研究。但特异性疫苗疗法在抗生素时代仍有其实用价值和吸引力，这可能与以下因素有关：

① 现在对许多疾病尚无有效药物。

② 疫苗可与药物起协同作用，加速康复，防止复发。

③ 使用疫苗治疗疾病简单方便。

④ 疫苗较某些化疗药物的副作用少。

目前，治疗麻风、结核、利什曼病、布氏杆菌病、慢性支气管炎、HSV感染等疾病均有安全、特效敏感的药物，尽管某些药物有一定副作用，但其杀灭病原体的效果十分肯定。疫苗疗法因不能取代病原治疗而使其发展受到限制。只有当出现微生物持续感染时，才有可能需要既针对控制微生物又提高机体免疫应答的综合治疗措施，即化疗和疫苗疗法相结合的方法。由于病毒性疾病尚缺乏特效药物治疗，故现在治疗性疫苗的研究重点在于慢性病毒性疾病方面。当前治疗性疫苗已成为慢性乙肝、AIDS等疾病临床治疗研究中的热点。同时，基因重组技术和免疫学理论的迅猛发展，亦为其研制开发提供了有力的技术保障，这方面的理论及应用研究具有十分广阔的发展前景。

治疗性疫苗研究可从以下几个方面进行：

① 评价抗原的不同构象，选择最有利的抗原构象进行接种，增强免疫原性。

② 发展不同病毒间的重组抗原、病毒与细胞因子融合的嵌合抗原以及病毒抗原的修饰等，以诱导有效的免疫应答。

③ 把抗原与重组免疫应答基因产物如主要组织相容性复合体 MHCⅠ或Ⅱ类蛋白一起接种，以便被 CD8 或 CD4 表面阳性细胞迅速识别。

④ 将编码 MHCⅠ或Ⅱ类蛋白的基因直接引入患者细胞，使抗原、细胞因子和其他免疫应答基因产物在体内表达处理，于最佳状态下提呈给免疫系统。

⑤ 增强免疫辅助因子如黏附分子等以及应用新型免疫佐剂。

⑥ 开发新型免疫技术。

目前 DNA 疫苗的研制发展迅速，它的优点在于导入的质粒 DNA 可长期稳定地表达抗原蛋白且与天然的构象更为接近，抗原性更强，它不仅能诱导体液免疫应答，而且能诱导强烈的细胞免疫应答，具有临床治疗疾病的前景。随着生物科技的进步，一些新技术、新方法也不断在 DNA 疫苗研究领域应用，已经取得很好的抗肿瘤效果。目前 DNA 疫苗优化的技术方法的研究主要集中在以下几个方面：首先，改进 DNA 疫苗本身的设计，包括表达载体和抗原基因本身的优化。质粒载体的改进主要是通过插入更强的启动子和转录控制元件等增强目的基因的表达；另外还有利用甲病毒载体中具有“自主复制”功能的甲病毒的 RNA 病毒复制元件构建一种新的可复制型 DNA 疫苗载体系统；DNA 疫苗的另一优势就是可以对靶抗原基因进行修饰，新增或删除部分基因，对抗原基因的密码子进行优化；还有就是与一些免疫原性分子如 Fc 段、热休克蛋白（HSP）等融合，从而增加抗原基因的表达和增强抗原的免疫原性。其次，一些新的 DNA 疫苗递送技术如电穿孔、基因枪、超声等不断出现，这些新技术的应用大大提高了 DNA 疫苗的递送效率，增加了 DNA 疫苗在体内的表达；但是这些增加质粒递送的方法不一定能像直接注射那样安全或有效，除考虑 DNA 整合的安全性之外，抗原低剂量持久性的表达可能会诱导抗原免疫耐受。最后，应用免疫佐剂改善疫苗的免疫微环境等，增强疫苗诱导的抗肿瘤免疫反应，有利于克服 DNA 疫苗免疫原性较弱以及诱导的免疫反应处于低水平反应状态等不足。但是，由于免疫佐剂的种类繁多，应用方法也不尽相同，因此 DNA 疫苗与免疫佐剂的联合应用仍需要在今后的研究中进一步评价。随着这些新技术、新方法的应用，最近一些 DNA 疫苗临床试验的免疫学检测结果比早期的临床试验的结果更好。

总结

○ **治疗性疫苗**

在已感染病原生物或患某些疾病的机体中，通过诱生机体的特异性或非特异性免疫应答，以达到治疗或防止疾病恶化的天然、人工修饰合成或用基因重组技术表达的产品或生物制品。

○ **治疗性疫苗的分类**

根据不同病原体类型分类：细菌型治疗性疫苗和病毒型治疗性疫苗。

根据不同疾病类型分类：自身免疫病治疗性疫苗和肿瘤治疗性疫苗。

○ **乙型肝炎治疗性疫苗的分类**

蛋白质多肽疫苗，DNA 疫苗，细胞疫苗等。

○ **自身免疫病**

由于机体识别“自我”的耐受机制在某些情况下遭到破坏，机体免疫系统针对自身抗原产生过度应答，破坏正常组织结构，从而导致一系列病变。

思考练习

1. 从免疫学原理角度，阐述治疗性疫苗激发机体免疫应答的过程与机制，它与常规免疫激活有何不同？
2. 阐述治疗性疫苗与预防性疫苗在适用人群、应用目的方面的本质区别，并举例说明。
3. 从疾病选择、抗原筛选、佐剂使用等方面，讨论研发一款有效的治疗性疫苗需要考虑的关键因素。

第十一章　治疗性抗体

在生物制品的领域中，抗体无疑是闪耀的明星分子。它不仅是人体免疫防线的关键“卫士”，更是现代生物医药研发的核心。什么是抗体？抗体分子的结构及功能有什么特点？什么是单克隆抗体？单克隆抗体产生的原理是什么？什么是基因工程抗体？

学习目标

- 掌握抗体的基本概念。
- 熟悉抗体分子的结构及功能特点。
- 了解单克隆抗体及基因工程抗体。

第一节　概述

抗体（antibody，Ab）是机体免疫细胞被抗原激活后，由分化成熟的终末 B 细胞——浆细胞合成分泌的一类能与相应抗原特异性结合的具有免疫功能的球蛋白。具有特异性结合抗原、激活补体、结合细胞、介导细胞毒、促进吞噬和通过胎盘等功能，可发挥其抗肿瘤、抗感染、免疫调节与监视以及解毒等作用。

公元 6 世纪，中国首次用人痘苗预防天花，18～20 世纪初，人们应用细菌或其外毒素给动物注射，经一定时期后用体外实验证明，发现在其血清中存在一种能特异性中和外毒素的组分，称之为抗毒素，或能使细菌发生特异性凝集的组分，称之为凝集素。将血清中这种具有特异性反应的组分称为抗体（Ab），而将能刺激机体产生抗体的物质称为抗原或者免疫原（antigen，Ag），由此建立了抗原和抗体的概念。

1939 年，Tiselius 和 Kabat 用电泳鉴定证明抗体是一种 γ-球蛋白。当动物在免疫后，血清中 γ-球蛋白水平显著增高，证明此部分有抗体活性，因而可将抗体从血清中分离出来，抗体主要存在于 γ-球蛋白中。

20世纪60年代，为了方便起见，国际上统一了免疫球蛋白的分类和名称：IgG、IgM、IgA，其后发现了IgD和IgE。

1978年，日本的利根川进等应用分子杂交技术，以克隆的cDNA片段作为探针，证明了Ig分子V区和C区基因的存在。同时还证明在细胞分化发育过程中B细胞编码Ig的基因结构，阐明了Ig抗原结合部位多样性的机理，以及遗传和体细胞突变在抗体多样性形成中的作用，解释了抗体多样性的起源问题。

随着白细胞分化抗原系列（CD系列）、细胞因子的研究进展和分子生物学的兴起，1975年英国的科学家Kohler和Milstein发明了杂交瘤技术，对于免疫学的发展有重要的意义。

自1994年Winter创立噬菌体抗体库技术，开创基因工程抗体的先河以来，这一领域便以迅猛之势不断革新与拓展。如今，基因工程抗体已成为现代生物医药研发的核心驱动力之一，在疾病治疗、诊断及预防等多方面展现出无可比拟的优势与潜力。

在技术突破层面，基因编辑技术的飞速发展为抗体改造带来了前所未有的精准度与效率。以CRISPR-Cas9技术为代表，科学家能够如同在分子层面进行精细手术一般，对抗体基因序列实施定点编辑，精确调控抗体的结构与功能。例如，通过精准修饰抗体的抗原结合区域，可显著提升其与靶点的亲和力，使抗体药物的疗效大幅增强。在癌症治疗中，针对肿瘤特异性抗原的基因工程抗体，经CRISPR-Cas9技术优化后，能更精准地识别并结合肿瘤细胞，极大提高了对肿瘤细胞的杀伤效果，为癌症患者带来新的生机。

与此同时，人工智能（AI）与机器学习（ML）算法也深度融入抗体研发流程，彻底颠覆了传统的研发模式。AI强大的数据处理与分析能力，可在海量的抗体序列数据中迅速筛选出具有高亲和力、稳定性及潜在治疗价值的抗体候选分子，大幅缩短研发周期，降低研发成本。如一些基于深度学习的算法，能够依据抗原的结构特征，预测与之匹配度最佳的抗体序列，精准指导实验操作，减少了大量的盲目尝试，使抗体研发从传统的"试错型"向"精准设计型"转变。

从新型抗体类型的涌现来看，纳米抗体异军突起，展现出独特的优势。纳米抗体源于骆驼科动物的单域抗体，其体积微小，却具备出色的组织穿透能力，能够轻易抵达传统抗体难以触及的靶点，如深入实体肿瘤内部，实现对肿瘤细胞的精准打击。此外，纳米抗体稳定性高、生产成本低，在疾病诊断与治疗领域极具应用前景。在神经系统疾病治疗中，纳米抗体能够穿越血脑屏障，为脑部疾病的治疗提供新的有效手段。例如，南京大学医学院吴稚伟、吴喜林的课题组基于原创性的纳米抗体发现和工程改造平台，通过羊驼免疫和高通量噬菌体展示技术，成功从羊驼体内分离出一系列CD4纳米抗体。其中，Nb457在治疗HIV感染方面展现出巨大潜力，在检测的代表全球117株HIV假病毒里，只有一株病毒不能抑制，广谱性为99.1%，抗病毒活性为pM级，经过工程化改造的"乌纱帽"型三聚体纳米抗体Nb457-NbHSA-Nb457更是实现了对HIV-1活病毒的100%完全抑制，且极大地避免了耐药性的产生，有望成为极有前途的HIV候选药物。

双特异性抗体同样大放异彩，这类抗体可同时结合两个不同的靶点，为复杂疾病的治疗提供了更为强大的工具。在肿瘤免疫治疗方面，双特异性抗体能够将肿瘤细胞与免疫细胞紧密相连，有效激活免疫系统对肿瘤细胞的攻击。比如，部分双特异性抗体可一端结合肿瘤细胞表面的特异性抗原，另一端结合T细胞表面的CD3分子，促使T细胞高效杀伤肿瘤细胞，显著增强免疫治疗效果。截至目前，全球已有16款双抗获批上市，在研双抗更是数以百计。像TrionPharma的Catumaxomab作为全球第一个上市的双特异性抗体，可同时靶向T细胞表面抗原受体CD3和癌细胞标志物EpCAM，用于治疗恶性腹水；安进的Blinatumomab（CD3×CD19）获批用于治疗费城染色体阴性或阳性的复发或难治性B细胞前体急性淋巴细胞白血病等。

在国内，众多科研团队和企业也在基因工程抗体领域不断发力，取得了一系列令人瞩目的成果。依托中国人民解放军军事科学院军事医学研究院，赵小玲团队承担的面上项目"稳定、高亲和力人源抗体的高效制备方法研究——抗 TNF-α 骆驼化人源新型基因工程抗体 HcAb 的制备及评价”，构建了骆驼化人源新型基因工程抗体 HcAb 并实现其在哺乳动物细胞中的高效表达，为制备有临床应用价值的抗 TNF-α 人源抗体奠定基础，推动了我国人源抗体研究。中国人民解放军第二军医大学基础医学部生物物理学教研室雷长海和胡适课题组，在国家自然科学基金项目资助下，成功构建了一种具有自主知识产权的新型双靶向抗体药物。该抗体能同时阻断实体肿瘤细胞和肿瘤干细胞的 EGFR/Notch 两种信号，减缓肿瘤生长并抑制肿瘤转移，其研究成果发表于 *Science Translational Medicine*，为癌症治疗提供了新途径。

新型抗体制品不断涌现，为临床治疗带来更多选择。上海交联药物研发的重组抗 CD20 人源化单克隆抗体皮下注射液是新型人用重组单克隆抗体制品，拟用于 CD20 阳性的 B 细胞非霍奇金淋巴瘤，目前正在中国开展Ⅰ期临床试验。青岛汉唐生物科技有限公司自主研发的肺炎支原体 IgM 抗体检测试剂盒（磁微粒化学发光法）和肺炎支原体 IgG 抗体检测试剂盒（磁微粒化学发光法）已同步上市销售，采用先进的磁微粒化学发光法，在肺炎支原体感染诊断方面，具有干扰少、稳定性和灵敏度兼备、检测结果准确等优势，为临床诊断提供有力支持。2023 年 10 月 27 日，安徽安科生物工程（集团）股份有限公司自主研发的注射用曲妥珠单抗（商品名“安赛汀”）正式获批上市。历经 10 余年研发，投入近 10 亿元经费，这是安徽省首个肿瘤靶向治疗药物、首个大分子生物类似药，主要用于治疗 HER2 阳性早期乳腺癌、HER2 阳性转移性乳腺癌以及 HER2 阳性转移性胃癌。Ⅲ期临床试验显示，其与原研药疗效和安全性类似，但具备无需防腐剂、即配即用、临床使用更安全等特点。安科生物还按照国家 GMP 要求建设完成安徽省较大规模哺乳动物细胞表达的抗体药物生产线，北区抗体及蛋白质药物生产基地二期项目的注射用重组人 HER2 单克隆抗体生产线也在推进，东区新生产基地项目建成后将形成年产抗体药物超 1000 万支的综合生产能力，有力保障新药市场供应。

在临床应用成果方面，基因工程抗体已在多种疾病治疗中取得了令人瞩目的成绩。在肿瘤治疗领域，众多抗体药物获批上市，显著改善了癌症患者的生存状况。像针对 HER2 阳性乳腺癌的曲妥珠单抗，通过阻断 HER2 信号通路，有效抑制肿瘤细胞的生长与增殖，使患者的生存率大幅提高。在免疫性疾病治疗中，针对肿瘤坏死因子（TNF）的抗体药物，如英夫利西单抗，对类风湿关节炎、强直性脊柱炎等疾病具有良好的治疗效果，能显著缓解患者的炎症症状，改善关节功能。

在传染病防治领域，基因工程抗体也发挥着关键作用。例如，科研人员研发出针对新冠病毒的中和抗体，这些抗体能够有效阻断病毒与人体细胞的结合，抑制病毒感染，为疫情防控提供了有力武器。在“艾滋病和病毒性肝炎等重大传染病防治”国家科技重大专项支持下，中国科学院上海巴斯德研究所在丙型肝炎病毒（HCV）疫苗研究中取得突破性进展。课题组以 HCV 包膜蛋白 E2 为疫苗靶点，利用果蝇 S2 重组表达体系制备了可溶性 E2 蛋白（sE2），该 sE2 疫苗免疫小鼠能够诱导出针对全部 7 个亚型 HCV 的广谱中和抗体，在人源化小鼠模型中具有良好免疫保护效果，且该疫苗成分简单、产量高，产业化前景良好。

着眼未来，基因工程抗体领域将持续创新发展。一方面，随着技术的不断进步，抗体的设计与制备将更加精准、高效，有望开发出更多针对疑难病症的特效抗体药物。另一方面，多学科的深度交叉融合将催生更多新型抗体技术与产品，如抗体与纳米技术、基因疗法等的结合，将为疾病治疗带来全新的理念与方法。相信在不久的将来，基因工程抗体将在人类健康事业中发挥更为重要的作用，为攻克更多疾病难题、提升人类生活质量做出更大的贡献，中国科研力量也必将在其中持续发光发热，推动全球基因工程抗体领域迈向新高度。

一、抗体分子的结构及功能特点

（一）抗体分子的结构

免疫球蛋白（immunoglobulin，Ig）是指具有抗体活性或化学结构与抗体相似的球蛋白。过去亦称

为 γ-球蛋白，主要存在于血液和某些分泌液中，还可以作为抗原（识别）的受体存在于 B 细胞表面，后者称为膜表面免疫球蛋白（surface membrane immunoglobulin，SmIg）。免疫球蛋白不一定都是抗体，但抗体都是免疫球蛋白。如骨髓瘤患者血清中浓度异常增高的骨髓瘤蛋白，其化学结构与抗体相似，但无抗体活性，没有免疫功能，因此不是抗体。总之，免疫球蛋白可以看作是化学结构上的概念，而抗体则是生物学功能上的概念。

抗体的发现很早，但是由于人和其他动物的抗体组成极不均一，有高度异质性，且受方法学和材料的限制，对抗体的研究进展十分缓慢。直到 20 世纪 60 年代，由于分离技术的迅速发展，从骨髓瘤病人血清中发现并获得了大量均一性免疫球蛋白（单克隆 Ig），同时由于蛋白质分离纯化技术和蛋白质消化与酶解方法的建立，人们对免疫球蛋白的研究才取得重大突破。目前对免疫球蛋白的理化性质、基本结构、酶解片段、生物学功能及生物合成的基因控制等均已基本阐明。

1. 基本结构

典型的 Ig 的基本结构（Ig 单体）由四条多肽链，即两条相同的重链和两条相同的轻链通过疏水作用结合在一起，并由二硫键连接。Ig 为糖蛋白，糖基存在于重链上。现以 IgG 基本结构（图 11-1）为例说明。

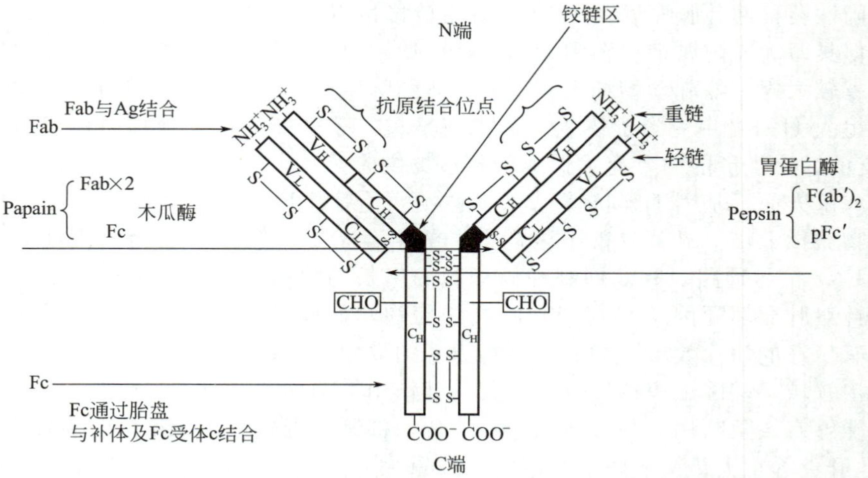

图 11-1 免疫球蛋白（IgG）分子基本结构及功能区示意图

重链（heavy chain，H 链）约由 450 个氨基酸残基组成，分子量较大，约为 50000。其中多肽链的氨基端（N 端）1/4 的区域由于氨基酸组成及排列顺序复杂多变，称为重链可变区（variable region of heavy chain，V_H 区），该区内第 31～37、51～68、84～91 和 101～110 位置上的氨基酸显示出更大的变异性，所以将这些部位称为超变区（hypervariable region，H_V 区）或互补决定区（complementarity determining region，CDR），CDR1～CDR3（各 5～16aa）可特异性结合 Ag。在重链可变区非 V_H 区部位的氨基酸组成和排列顺序相对比较保守，称为骨架区（framework region）。重链剩余 3/4 区域因氨基酸组成和排列顺序变化较小且糖的含量相对稳定，称重链恒定区（constant region of heavy chain，C_H 区）。

轻链（light chain，L 链）约由 214 个氨基酸残基组成，分子量较小，约为 25000，其中多肽链的氨基端 1/2 区域因氨基酸组成及排列顺序复杂多变，称为轻链可变区（variable region of light chain，V_L 区）；该区内第 26～32、50～56、89～95 位置上的氨基酸显示出更大的变异性，故将这些部位称为超变区。轻链剩余 1/2 区域因氨基酸组成及排列顺序变化较小且糖的含量相对稳定，故称轻链恒定区（constant region of light chain，C_L 区）。

根据重链恒定区氨基酸组成和排列顺序（即抗原特异性）的不同，可以将 Ig 重链分为五类，以希腊字母表示，将 Ig 分为 IgG(γ)、IgA(α)、IgM(μ)、IgD(δ) 和 IgE(ε) 五类。

IgA 分为血清型和分泌型两种，其中大多数血清型 IgA 均为单体，而分泌型 IgA 为双体，即两个单体 IgA 由 J 链相连，再加一个分泌片；其中 IgG、IgD、IgE 为单体；IgM 为五聚体，即由 5 个 IgM 单体通过 J 链相连而成。根据轻链恒定区的氨基酸组成和排列顺序（即抗原特异性）不同，可将 Ig 的轻链分为 κ 和 λ 两种类型，在一个 Ig 单体中两条轻链的类型完全相同。

2. 肽链结构

两条相同的重链和两条相同的轻链通过二硫键的作用构成一个 Ig 单体分子，每 110 个氨基酸组成一个亚单位，含有一个链内二硫键。其中每条肽链又可被链间二硫键折叠成几个球状结构，因为这些球形结构具有不同的生物学功能，称为 Ig 的功能区（function domain）。IgA、IgD 和 IgG 的重链含有 4 个功能区，即 V_H、C_H1、C_H2 和 C_H3；IgE 和 IgM 的重链由于多一个亚单位即多一个 C_H4 有 5 个功能区，每个功能区提供一种或多种生理功能；轻链则有 V_L 和 C_L 两个功能区。各区主要功能如下：

① C_H1、C_H2、C_H3 和 C_L 为 Ig 遗传标志所在处。

② V_H 和 V_L 都是抗原特异性结合的部位。

③ IgG 的 C_H2、IgM 的 C_H3 是补体（C1q）结合部位，参与补体活化激活。

④ IgG 的 C_H3、IgE 的 C_H4 有亲细胞活性，能使 Ig 结合固定于具有相应受体的组织细胞表面。

在 C_H1 和 C_H2 功能区之间有一个能自由折叠的区域称为铰链区（hinge region），约含 30 个氨基酸残基，此区含大量脯氨酸和二硫键，富有弹性，张合自如。此种结构适宜于抗体分子与不同距离的抗原决定簇吻合，也易使补体结合部位暴露在外，为补体活化创造条件。由于该区的肽链不易形成 α 螺旋，所以该区对木瓜蛋白酶和胃蛋白酶敏感。

3. 酶解片段结构

用酶水解免疫球蛋白是目前研究其结构与功能的主要方法。用木瓜蛋白酶水解 IgG，可将其重链区链间二硫键近氨基酸（N 端）处切断，从而获得三个片段。其中有两个片段完全相同，它们含有抗原结合部位（V_L 及 V_H），能与相应抗原特异性结合，称为抗原结合片段（fragment of antigen binding，Fab）；另一个片段在低温下和低离子强度时能够发生结晶现象，称为可结晶片段（fragment crystallizable，Fc）。

每个 Fab 片段都含有一条完整的轻链和重链 N 端约 1/2 的部分（即 Fd）。由于 Fab 段是单价的，所以只能结合一个相应的抗原决定簇，不能出现沉淀凝聚现象。Fc 由两条重链剩余的部分（即 C 端 1/2 部分）借重链间二硫键连接组成。该片段不能与抗原结合，因其含有 CH_2 和 CH_3 功能区，故仍具有激活补体、特异性结合细胞和通过胎盘等生物学功能，免疫球蛋白对它种动物的免疫原性也主要取决于 Fc 段。

如果用胃蛋白酶水解免疫球蛋白，可将 IgG 从重链区链间二硫键近羧基端（C 端）处断裂，从而获得一个具有双价抗体活性的大片段和很多小分子多肽碎片。大片段保留了铰链区和二硫键，故称 Fab 双体，能与两个相应的抗原决定簇结合，具有双价抗体活性，故称为 $F(ab)_2$。小分子多肽碎片称为 pFc′，失去其生物学活性。

（二）抗体的功能特点

抗体的不同功能归因于其分子的不同结构域，通过对分子结构的分析，以确定其不同的功能特点。对于恒定区，由于轻链恒定区没有特定效应，所以免疫球蛋白的不同功能也由其重链结构不同所决定。对于可变区，需要考虑两个 V 区的结构，因它们的基本功能是结合抗原，此外超抗原也是与 V 区结合。

抗体最基本的生物活性就是特异性识别抗原决定簇，因此具有特异性。分泌性抗体能激活补体的经典途径和旁路途径，穿过胎盘使胎儿和新生儿获得母体的体液免疫，穿过上皮细胞层在黏膜表面对病原体形成一层屏障，通过粒细胞和巨噬细胞的调理过程诱导吞噬作用，促进NK细胞和淋巴细胞引起的抗体依赖性细胞介导的细胞毒作用，促进嗜酸粒细胞引起的脱颗粒。膜表面免疫球蛋白还具有诱导激活、诱导无反应性、诱导分化、诱导B淋巴细胞的凋亡的作用。B记忆细胞的膜表面免疫球蛋白具有识别、降解和将特异性抗原提呈给T细胞高亲和力受体的能力，表明B记忆细胞具有特异性抗原提呈细胞的功能。

1. 可变区的功能

抗体分子中两个V区（V_H/V_λ 或 V_H/V_κ）共同结合组成了抗体的可变区，提供免疫应答的特异性。可变区的这两个V区都有提供高亲和力和高特异性的结合位点的能力，虽然有单个V区能结合抗体的例子，但当重链和轻链协同作用时，能显著提高抗体和抗原间的特异性结合能力。

CDR的氨基酸残基和抗原的主要表位是V区和抗原的结合位点，然而框架残基也与抗原之间存在着很大的结合位点。两个蛋白质表面的相互靠近使大分子蛋白质抗原与抗体结合在一起。有一些非CDR残基（特别是在FR1和FR3）也参与了抗体与抗原的结合，因此，简单地把抗原-抗体结合理解为抗原与CDR“口袋”的结合不是十分准确；超抗原与抗体的结合是典型的抗原-抗体结合区域以外的相互作用。超抗原的最初定义为：能通过在结合槽以外结合特异性T细胞受体p链的V区来激活大量T细胞的完整蛋白质。普通抗原只激活T细胞总数的0.01%，而典型的T细胞超抗原可同时激活T细胞总数的5%～25%。重链和轻链可变区也参与了超抗原与抗体的结合。

2. 恒定区的功能

恒定区（Fc）的功能可概括为以下三个方面：

① 激活补体。

② 提供效应细胞的结合位点。

③ 作为分类的依据并提供转运位点，不同类或亚类的抗体在生物体中具有不同的稳定性。

（1）IgA的功能　IgA是外分泌体液（如唾液、精液、汗液、胃液及泪液）中主要的免疫球蛋白，也是初乳及乳液中主要的免疫球蛋白，因此对于维持婴儿消化道对病原体的防御起重要作用。IgA有血清型和分泌型两种类型。人类IgA有IgA1和IgA2两个亚类，IgA1主要以单体存在于血浆中，IgA2主要以多聚体存在于接触细菌频率较高的部位。

分泌型IgA（secretory IgA，SIgA）广泛分布于泪液、鼻腔液、唾液、初乳以及气管、胃肠道、生殖泌尿道的分泌液中，也是初乳和乳液中主要的免疫球蛋白，由两个IgA、一条连接链（J链）和一个分泌片借二硫键连接组成，分子量约为389169。单体IgA和J链均由呼吸道、胃肠道、泌尿生殖道黏膜固有层中的浆细胞合成，在分泌出浆细胞之前两个单体IgA和一个J链连接在一起，形成双体IgA。分泌片由黏膜上皮细胞合成，当双体IgA经过黏膜上皮细胞时，与分泌片通过二硫键相连组成完整的分泌型IgA，然后分布于黏膜表面及相应部位的分泌液（如唾液、泪液、初乳以及呼吸道、消化道和泌尿生殖道分泌液）中。分泌片本身无免疫活性，但能保护分泌型IgA，使不被分泌液中各种蛋白酶裂解灭活。分泌型IgA能阻止病原微生物对黏膜上皮细胞的黏附，具有抗菌、抗病毒和中和毒素等多种作用，因此是黏膜局部抗感染的重要免疫物质。

IgA通常不引发明显的炎症反应，主要通过隔离、结合以及交联病原体从而阻止病原体穿过黏膜上皮。IgA1可经旁路途径激活补体，因此可调节巨噬细胞、单核细胞、中性粒细胞对抗原的胞吞作用。此外，IgA经FcαR可介导嗜酸粒细胞脱颗粒，在抗蠕虫免疫中发挥作用。血清型IgA和分泌型IgA不能通过胎盘。婴儿在出生后4～6个月才能产生IgA，但可从母亲乳汁中获得分泌型IgA，这对婴儿抵抗呼吸道和消化道病原微生物的感染具有重要意义。因此，应大力提倡母乳喂养。

（2）IgD的功能　IgD因为合成少、降解快的特性，因而在血清含量低，仅占血清Ig含量的1%。在血清中以单体形式存在。和IgM一样，IgD是多种B细胞的表面成分，而且IgD在细胞膜表面的表达要比 IgM 高 10 倍，这使它可能在抗原早期的应答中发挥作用。IgD 与抗原的结合能独立介导 B 细胞活化、克隆、增殖、无反应性和分化产生调节作用。有报道认为通过表面 IgD 传递的信号能够诱导 APC 的功能，上调共刺激分子 B7-1 和 B7-2，诱导 IgM、IgG1、IgG2、IgG3 和 IgA 的类型转换，增加 IgE 的分泌。

（3）IgE 的功能　IgE 是种系进化过程中最晚出现的 Ig，又名反应素抗体，也是含量最低的一种 Ig，仅占血清 Ig 总量的 0.002％。但其效应与其浓度极不相称。在过敏性疾病和某些寄生虫感染病人血清中特异性 IgE 含量显著增高。血清 IgE 是单体，相对分子质量约为 190000，其重链（ε 链）比 IgG 重链（γ 链）多一个 CH_4 功能区。

IgE 的基本功能是作为嗜碱粒细胞和肥大细胞的特异性抗原受体介导炎症反应。IgE 通过结合高亲和力的 Fcε 受体发挥生物学效应，组织中（主要为皮肤和肺）的浆细胞分泌的 IgE 进入血液后，能很快通过 Fcε 受体结合于细胞膜上。存在多价抗原时，抗原交联位于膜上的 IgE，从而间接交联 FcεR 分子，导致肥大细胞、嗜碱粒细胞释放多种炎性物质和趋化因子，引起生物学效应，出现咳嗽、喷嚏、呕吐、腹泻和炎症等。这些反应虽然在抗蠕虫免疫中发挥重要作用，但也可引起严重的过敏反应。

（4）IgG 的功能　IgG 主要存在于血液、淋巴、腹腔液及脑脊液中，是血清中含量最高的 Ig，分子量为 149680，也是血清半衰期最长的 Ig（约 23 天），主要由脾脏和淋巴结中的浆细胞合成，是机体中重要的抗体。

IgG 有四个亚类，小鼠 IgG 中，抗蛋白质抗体主要为 IgG1、抗病毒抗体主要为 IgG2a、抗糖类抗体主要为 IgG3。在人类 IgG 中，抗多糖类抗原的活性主要取决于 IgG1 和 IgG2，而抗蛋白质抗体和抗病毒抗体有 IgG1、IgG3、IgG4 的参与。

IgG 最主要的特点之一是其激活补体经典途径和旁路途径的能力。在四个亚类中，其中 IgG1、IgG2、IgG3 能与相应的抗原结合经经典途径激活补体，激活经典途径的能力为 IgG3＞IgG1＞IgG2。IgG4 不能结合固定补体，其凝聚物经旁路途径激活补体。IgG 亚类激活补体的能力可能与抗体特殊铰链所引起的空间结构的自由度不同或其中发生缺失有关。IgG 另外一些功能则通过与 Fcγ 受体完成。IgG Fc 受体可以分为三种类型，不同亚型受体在不同的细胞表达方式及生物学功能不同。免疫细胞中，IgG 与表面具有相应受体的吞噬细胞、NK 细胞结合，介导各种生物学效应，如胞吞和 ADCC，两者最终都导致结合抗原的解体。其次，通过 Fcγ 受体介导的生物学功能还具有调节淋巴细胞的功能，其途径是影响抗原提呈、影响细胞因子释放、影响细胞因子的表达等。可溶性 Fcγ 受体也能结合 IgG，但其意义还不明了。此外，IgG Fc 受体还能介导抗体穿过胎盘，为胎儿免疫提供高亲和力的免疫球蛋白。

（5）IgM 的功能　IgM 分子是分子量（900×10^3）最大的 Ig，因此又被命名为巨球蛋白，由于不能通过血管壁，几乎全部分布于血液中，占血清 Ig 总量的 5％～10％。IgM 是种系进化中最早出现的免疫球蛋白分子。两种最普通的 IgM 形式是膜结合型的单体和分泌型的五聚体。

细胞膜表达的 IgM 单体作为特异性的抗原受体有利于 B 细胞的活化和引发体液免疫应答，而且对 B 细胞的发育有重要作用。五聚体 IgM 也有其自身的特点。IgM 是受抗原刺激后最先分泌的抗体，且记忆 B 细胞不能大量分泌 IgM，所以 IgM 的升高意味着近期有抗原的出现。在体液免疫应答的早期，IgM 抗体普遍是低亲和力的，因为它们还未经体细胞突变和亲和力的选择过程，但由于单个五聚体 IgM 中含有多个抗原结合位点，使其能有效结合抗原。另外，单个五聚体 IgM 分子能够有效地激活补体，通过与补体成分之间的相互作用，使带有 IgM 的抗原-抗体复合物间接介导胞吞作用。IgM 不仅是初次免疫应答的重要组成部分，而且像 IgA 一样，是黏膜表面重要的分泌型免疫球蛋白，在母乳中也存在分泌型的 IgM，能保护新生儿免受肠内病原菌感染直到婴儿的免疫系统功能完善。

二、抗体分子的生物学功能

1. 特异性的结合抗原

免疫球蛋白的功能主要是与相应抗原发生特异性结合，从而在体内介导各种生理效应，在体外引起各种抗原-抗体反应。抗体能与抗原特异性结合是由于：

① IgV 区特别是超变区内的氨基酸构型与相应抗原决定簇的立体构型互补吻合，这个结合过程是可逆的，并受到温度、pH 和电解质浓度的影响。

② Ig 与抗原分子间的氢键作用。

③ Ig（负电荷）与抗原（正电荷）所带电荷相反，彼此相互吸引，发生特异性结合。

2. 激活补体

IgM 和 IgG1、IgG2、IgG3 与相应的抗原结合以后，可通过经典途径活化补体。凝聚的 IgA、IgG4 和 IgE 等可通过替代途径活化补体。通常情况下 Ig 分子呈“T”型，与相应的抗原发生结合后构型改变而呈“Y”型，此时 IgG 分子中 C_H2 功能区即补体结合点所在处暴露，从而使 C1q 与该区补体结合点结合，并由此导致补体经典途径激活。IgM 的补体结合位点则位于 C_H3 功能区。这两类 Ig 激活补体的能力也有所不同，通常一个 IgM 分子就可激活补体经典途径，而 IgG 则至少需要两个以上紧密相邻的分子共同作用才能激活补体经典途径。IgG4、IgA 和 IgE 不能通过经典途径激活补体，但它们的凝聚物能激活补体旁路途径。

3. 结合 Fc 受体，产生多种生物学效应

不同细胞表面具有不同 Ig 的 Fc 受体，分别用 FcγR、FcεR 等表示。当抗体与相应抗原结合后，由于构型的改变，其 Fc 段可与具有相应受体的细胞结合，从而发挥不同的生物学作用。

（1）介导Ⅰ型超敏反应　IgE 具有亲细胞性，可以与嗜碱性粒细胞、肥大细胞表面 IgE 高亲和力受体 FcεRⅠ结合，而使其处于致敏状态，发生脱颗粒并且释放出生物活性介质，引起Ⅰ型变态反应。

（2）调理吞噬作用

① 抗体在抗原颗粒与吞噬细胞之间“搭桥”，加强了吞噬细胞的吞噬作用。

② 抗体与相应颗粒性抗原结合后，改变抗原表面电荷，降低吞噬细胞与抗原之间的静电斥力。

③ 抗体可中和某些细菌表面的抗吞噬物质。

④ 吞噬细胞 FcR 结合抗原-抗体复合物后，吞噬细胞可被活化。

（3）发挥抗体依赖的细胞介导的细胞毒作用（ADCC 作用）　当 IgG 抗体通过其抗原部位与带有相应抗原肿瘤或病毒感染的靶细胞结合后，可与嗜中性粒细胞、单核细胞、巨噬细胞、NK 细胞等效应细胞结合，增强对靶细胞的杀伤破坏作用，发挥 ADCC 作用。

（4）通过胎盘　IgG 是唯一可从母体通过胎盘转移到胎儿体内的 Ig，对于胎儿和新生儿都有抗感染免疫作用。IgG 通过胎盘时有赖于分子的完整性，其水解后的 Fab 片段虽然相对分子质量比较小，但不能通过胎盘。实验表明，IgG 通过胎盘不是被动扩散，而是通过其 Fc（C_H2 功能区）选择性地与胎盘微血管壁可逆性结合后主动通过的。

（5）结合葡萄球菌 A 蛋白　IgG Fc 片段能够与金黄色葡萄球菌 A 蛋白（staphylococal protein A，SPA）的 Fc 受体发生结合，这一特点已广泛地应用到免疫学的诊断治疗当中。在人体内，A 蛋白与结合细胞的抗菌抗体的 Fc 片段相结合，可抑制调理作用。

（6）具有抗原性　抗体是一种免疫球蛋白，因此具有刺激机体产生免疫应答的性能。抗体分子的不同片段具有其特异的抗原性。

三、抗体分子的治疗作用

各种抗体目前已被广泛地应用于疾病的诊断、治疗和预防等方面。在体外诊断上，用于检测各种抗原，包括感染性病原体抗原、血清肿瘤可溶性抗原、细胞表面抗原、受体、激素、神经递质、细胞因子等；在肿瘤检测方面，同位素标记的单克隆抗体可与肿瘤组织表面的抗原特异性发生结合，起到“生物导弹”和免疫成像的作用，优于超声波和核磁共振；在预防方面，抗体主要可用于感染性疾病的预防，如流感、乙肝等。

1. 抗体的治疗机制

① 中和作用（neutralization）：用于感染性疾病，使病原体或其产生的毒素丧失致病力。

② 示踪或导向作用（tracer or targeted effect）：使与其相连的功能性分子特异性地激活或封闭、破坏靶细胞或靶分子。

③ 竞争性抑制作用/拮抗作用（competitive inhibition）：与体内产生或体外进入的物质结合，阻止其对靶分子产生毒性损害。用以治疗自身免疫病。

④ 抗体依赖性细胞介导的细胞毒效应（Ab dependent cell-mediated cytotoxicity，ADCC）及补体依赖性细胞溶解作用（complementarity dependent cytolysis，CDC）。

⑤ 通过内影像作用模拟抗原，使疫苗更具安全性及广泛性。如抗独特型抗体疫苗。

2. 抗体的治疗应用

随着抗体制备技术的不断进步，治疗性抗体已逐渐从实验室走向临床，并在多种疾病的治疗方面显示出了光辉的前景。

（1）抗肿瘤作用　由于多克隆抗体本身的局限性，所以直到单克隆抗体出现，抗体用于抗肿瘤治疗才得以真正实现。自从 1978 年 Steplewski 成功制备第一株抗黑色素瘤单抗以来，出现了抗胃肠癌、肺癌、乳腺癌、白血病、淋巴瘤、胰腺癌、神经胶质瘤等的单克隆抗体，1983 年 Miller 等报道了一例经单克隆抗体治疗的淋巴瘤患者，在放疗、化疗及干扰素治疗后，使用单克隆抗体治疗存活超过了 4 年。如 ScFv 等具有分子量小、渗透力强、易被体内清除、显像本底低等特点，人们可以在这些抗体分子上连接细胞毒素、破坏细胞结构的酶、药物或放射性同位素等，从而形成对肿瘤具有杀伤作用的复合物，这些复合物统称为免疫毒素或“生物导弹”。其在早期肿瘤的诊疗、手术及化疗后晚期癌症的辅助治疗中具有广泛的应用价值。

单克隆抗体杀伤肿瘤细胞的机制可能是：

① 抗体依赖性细胞介导的细胞毒效应（ADCC）及补体依赖性细胞溶解作用（CDC）。

② 单克隆抗体与药物、毒素或放射性物质偶联，成为一种全新的“生物导弹”，可用于导向治疗。

③ 单抗给予 T 细胞所必需的重要表面信号分子交联的刺激信号和生长信号，体外诱导肿瘤特异性细胞毒性 T 淋巴细胞（tumor specific cytolytic T lymphocytes，TS-CTL），可用于特异性、被动性的免疫治疗。

（2）抗器官移植排斥反应　抗体主要通过阻断异体抗原的识别及排斥途径和分子机制中的某一环节，产生免疫抑制效应，预防排斥反应发生。器官移植中的排斥反应往往导致器官移植手术的失败，因此，抑制手术后的排斥反应是移植器官成活的关键因素。近年来研究表明，基因工程抗体在器官移植方面取得了不少成果。利用基因工程抗体进行肾移植手术后急性排斥反应的临床Ⅰ期研究表明，在实验的 7 例病人（5 例为肾移植，2 例为肾胰联合移植）中，5 例病人急性排斥反应被逆转，只有 1 例出现再次排斥反应。另外，该抗体似乎不会诱导独特性抗体的产生，具有较好的应用前景，对新生小鼠心脏移植实验表明，二者合用可使术后平均生存期延长至 70 天。其机制主要是 IL-4 和 CD4 抗体导致的免疫耐受，从而减轻手术后急性排斥反应。人们有理由相信，GEAS 的研究将为器官移植的成功提供有力的武器。

在单克隆抗体分子上连接细胞毒素、破坏细胞结构的酶、抗癌药物或放射性同位素等，从而形成对肿瘤细胞有特异性杀伤作用的复合物，称之为“生物导弹”或免疫毒素。它是 20 世纪 80 年代兴起并受到广泛关注的一项新技术，已成为人们梦寐以求的抗癌、治癌、解决骨髓移植（BMT）反应等领域极有希望的手段。第一个被美国批准用于人肿瘤治疗的基因工程抗体——Rit-uxan（r）最初被用于非霍奇金淋巴瘤，总有效率达 60%，目前正探索用于治疗艾滋病相关淋巴瘤和中枢神经系统淋巴瘤。有报道将肿瘤坏死因子连接在抗转铁蛋白受体抗体 $F(ab)_2$ 上，用于肿瘤治疗。抗肿瘤血管生成抗体治疗肿瘤的研究最近也取得很大进展，在动物模型中用抗血管内皮生长因子抗体封闭血管内皮生长因子（VEGF）取得了抑制肿瘤生长的作用，此法有待于临床验证；而抗乳腺癌 erbB-2 癌基因产物抗体——Herceptin（r）已经在美国上市，配合化疗用于乳腺癌和卵巢癌的治疗并获得较好疗效。在器官移植时，可采用某些抗体类药物来逆转器官移植引起的排斥反应。如最早批准（1986 年）进入美国市场的治疗性抗体类药物 ORTHO-CLONE OKT3(r)，即被用于肾、心、肝移植排斥的逆转。急性移植抗宿主病（aGVHD）是同种异体骨髓移植的巨大障碍，如用生物导弹（蓖麻毒素-抗 T 细胞单抗），可除去引起 aGVHD 的 T 细胞从而减轻或阻断 aGVHD 的发生。

（3）抗感染作用　例如狂犬免疫球蛋白是一种用于狂犬病暴露后紧急预防的生物制品，主要作用是在疫苗起效前快速中和伤口处的狂犬病毒，弥补疫苗诱导抗体前的“免疫空窗期”，降低感染风险。需在被可疑动物咬伤或抓伤后立即使用。

（4）抗血栓形成　封闭血小板糖蛋白Ⅱb/Ⅲa 整合素受体，是血栓性疾病治疗上的突破（Tubeliverst，1999）。近年来，许多关于抗 GPⅡb/Ⅲa 单抗 C7E3 的研究表明，C7E3 能对 90%以上的受体产生阻断效应，减少了 35%高危的经皮腔冠脉介入治疗（PTCA）后缺血性并发症及 27%6 个月内的临床再狭窄的发生，并证明 C7E3 能预防动脉但不能预防静脉的血栓再形成。

视频　狂犬病毒人源化抗体

（5）解毒　对药物或动物毒素中毒患者，免疫治疗是应用抗该药物或毒素特异性抗体或其片段。抗体与毒素形成复合物，改变了毒素的药物动力学，使毒素与受体解离，从其结合部位呈梯度流出，进入血循环中。这种方法对强心苷中毒有明确疗效。基因工程抗体对百草枯及蛇毒中毒也有一定作用。

（6）构建抗独特型抗体疫苗　抗独特型抗体在结构和功能上均能模拟抗原（内影像作用）而发挥效应。据此构建的抗独特型疫苗模拟肿瘤相关蛋白抗原，能诱导抗肿瘤免疫反应。

（7）在自身免疫性疾病及变态反应性疾病中的应用　自身免疫病多与单克隆抗体或寡克隆抗体的异常增多有关。利用基因工程技术制备针对这些异常抗体独特型的抗抗体或与自身抗体结合并抑制其作用；或制备能模拟抗原的内影像抗体用于中和体内的自身抗体。针对不同发病机制，治疗方法趋于多样化。许多变态反应与 IgE 有关。Fcε 片段可与变应原特异性 IgE 竞争结合嗜碱性粒细胞，封闭变应原介导的组胺释放。还可生产出与患者 IgE 竞争结合变应原的 Fab 样分子。

（8）毒品方面的应用　当今吸毒问题是困扰人们的重大社会问题，有效戒毒治疗方法尚待发展。最近研究发现，构建的抗可卡因催化抗体能够有效地预防可卡因成瘾小鼠模型中可卡因诱导的癫痫和突然致死现象的发生。这对于戒毒治疗或许是可喜的发现。

（9）血型鉴定　血型鉴定主要通过抗体与红细胞的凝集反应来判定。抗-D 单克隆抗体作为诊断试剂较人血清抗体有很多优点：它能够大量生产；杂交瘤细胞株可冷冻保存，取之不尽，所得抗体特异性高。然而每株单克隆抗体只能识别 1 个抗原决定簇，易导致血型鉴定错误，因此作为诊断试剂需要将很多抗-D 单克隆抗体按比例混合，配成多种单克隆抗体的混合试剂。各血站鉴定 D 抗原的试剂是 IgM 和 IgG 的混合试剂。

（10）治疗血液误输反应　随着对抗-D 抗体的研究深入，基因工程抗体还带来了一种全新的治疗方法，即治疗血液误输反应。因为 Fab 段抗体或单链抗体（ScFv）能竞争性抑制人血清的抗-D 与阳性红细胞的结合，但它们缺乏 Fc 段，即使结合在红细胞上也不能诱导免疫反应。这意味着它们的输注能减轻和延缓迟发性溶血性输血反应。虽然 Fab 段抗体或单链抗体（ScFv）还未用于临床，但从理论上已经证实它们可治疗再次误输 D 阳性血的患者。

第二节 抗体的分类

抗体因制备方式不同，可分为天然产生的抗体、多克隆抗体、单克隆抗体及基因工程抗体四类。

（1）天然产生的抗体 正常个体未经免疫而在血清中存在的抗体称为天然抗体（natural antibody）。典型的实例是 ABO 血型系统的天然抗体。这些抗体如何产生未完全阐明，有学者推测是婴儿免疫细胞针对肠道中细菌或食物中相关抗原而产生的。人们也可由于隐性感染，虽无明显临床症状而在体内出现针对病原微生物的相应抗体，在某些传染病的地方性流行区，于正常人血清中可测出这类抗体，隐性感染引起的抗体水平称为正常效价或正常滴度（normal titer）。

（2）多克隆抗体 研究发现，用白喉毒素给动物进行免疫接种后，发现在该动物血清中存在一种能中和白喉外毒素的物质，若将该物质转移给另一未接种过毒素的动物，能起同样的保护作用。由于这些物质大多是由不止一种抗原分子组成，有时即使是一种抗原分子，也是由多种抗原决定簇组成，因此可刺激具有相应抗原受体的不同淋巴细胞，产生含多种抗体的血清，即多克隆抗体（polyclonal antibody）。

（3）单克隆抗体 1975 年，德国的科学家 Kohler 和英国的 Milstein 将小鼠骨髓瘤细胞和经绵羊红细胞（sheep red blood cell，SRBC）免疫的小鼠脾细胞在体外进行两种细胞融合，采用合适的培养基进行培养，结果发现部分杂交细胞具有双亲的特性，他们称这种杂交细胞系为杂交瘤（hybridoma）。这种杂交瘤细胞既具有骨髓瘤细胞能大量无限生长繁殖的特性，又具有抗体形成细胞合成和分泌抗体的能力。这是由识别一种抗原决定簇的细胞克隆所产生的均一性抗体，故称之为单克隆抗体（monoclonal antibody）。应用杂交瘤技术可获得几乎所有抗原的单克隆抗体，只要这种抗原能引起小鼠的抗体应答。与多克隆抗体相比，这种用杂交瘤技术制备的单克隆抗体可视为第二代抗体。

单克隆抗体由于具有高度的单一性和均一性，很大程度上提高了各种血清学方法检测抗原的敏感性及特异性，短短几年内在许多不同的领域发挥了巨大的作用，其应用大大提高了对各种传染病诊断的准确性，还可以当做一种药剂治疗多种疾病，还可以用来提纯蛋白质。单克隆抗体亦可与核酸、各种毒素（如白喉外毒素或蓖麻毒素）或药物通过化学偶联或基因重组制备成具有定向作用的生物导弹用于肿瘤的治疗，是一种新型免疫治疗方法，有可能提高对肿瘤的疗效。此外，单克隆抗体亦可用于对各种免疫细胞及其他组织细胞表面分子的检测，这对免疫细胞的分离、鉴定、分类及研究各种膜表面分子的结构与功能都具有重要意义。

（4）基因工程抗体 由于绝大多数单克隆抗体是鼠源的，临床重复给药时体内产生抗鼠抗体，使临床疗效减弱或消失。因此，临床应用理想的单克隆抗体应是人源的，但人-人杂交瘤技术目前未突破，即使研制成功，也还存在人-人杂交瘤体外传代不稳定、抗体亲和力低及产量不高等问题。较好的解决办法是研制基因工程抗体（genetic engineering antibody），以代替鼠源单克隆抗体。基因工程抗体这一技术是在对 Ig 基因结构与功能充分了解的基础上与 DNA 重组技术相结合。然后根据研究者的意图在基因水平对 Ig 分子进行剪切、连接或修饰，甚至是人工全合成后导入受体细胞表达，产生新型抗体，也称为第三代抗体。此后，Winter 等人又创建了噬菌体抗体库技术，该方法简单易行，可通过发酵生产大量制备，不用人工免疫动物和细胞融合技术，完全用基因工程技术制备人源性抗体，直接从未经免疫的人或小鼠的淋巴细胞中得到抗体基因或 Ig 的 V 区基因，因此可以获得完全人源化的抗体，克服了人杂交瘤细胞不稳定和不能随便免疫的缺点，避开了人工免疫和杂交瘤技术。该技术将抗体基因表达在噬菌体的表面，用固相化抗原对表达产物的载体进行筛选，筛选出阳性克隆并且建立大容量文库，囊括天然抗体全套基因。理论上，可以用基因工程的方法构建任何一种具有高度特异性的抗体，使抗体工程的设想成为现实，但由于技术的发展和实验条件的限制，基因工程抗体的发展也受到了很大的限制。

噬菌体抗体库技术的建立是抗体技术领域和生命科学研究的一项突破性进展，对于肿瘤的治疗以及自身免疫性疾病和感染性疾病的发病机制的研究、诊断和治疗具有极为重要的实验价值。虽然到目前为止已有不少成功的报道，但噬菌体技术的全面推广仍有赖于抗体库构建技术的进一步成熟和筛选方法的不断完善。

一、单克隆抗体

（一）单克隆抗体产生的原理

制备单克隆抗体的方法，目前有两种：一是融合杂交瘤细胞法；二是噬菌体（病原体）细菌展示技术法。

1. 传统的融合杂交瘤细胞法

动物的脾脏有成千上百万种 B 淋巴细胞，而每个 B 淋巴细胞只含有合成一种抗体的遗传基因，不同的 B 淋巴细胞合成不同的抗体。当机体受到抗原刺激时，抗原许多不同的决定簇分别激活具有不同基因的 B 细胞。被激活的 B 细胞分裂增殖形成该细胞的子孙，即克隆由许多个被激活 B 细胞的分裂增殖形成多克隆系，合成多种不同的抗体。如果能选出一个分泌一种专一抗体的细胞进行培养，就可得到由单细胞经分裂增殖而形成的细胞群，即单克隆。单克隆细胞将合成针对某一种抗原决定簇的抗体，称为单克隆抗体。制备单克隆抗体首先需获得能合成专一性抗体的单克隆 B 淋巴细胞，但这种 B 淋巴细胞不能在体外生长。实验发现，骨髓瘤细胞可在体外生长繁殖，细胞杂交技术使骨髓瘤细胞与免疫的淋巴细胞两者相融合，得到杂种骨髓瘤细胞。这种杂种细胞有两种亲代细胞的特性，既能像 B 淋巴细胞那样合成专一抗体，也能像骨髓瘤细胞那样在体外无限繁殖，用这种杂交瘤细胞可以培养成无限增殖的细胞群，分泌与一种抗原决定簇特异性结合的单克隆抗体。其制备原理示意如图 11-2 所示。

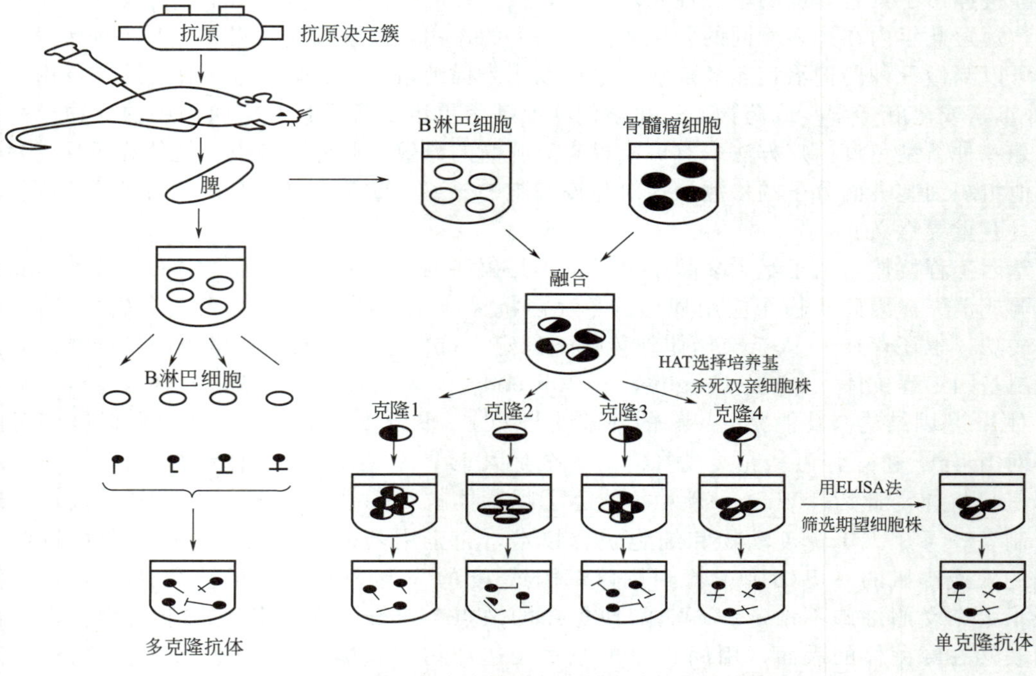

图 11-2 利用杂交瘤技术制备单克隆抗体示意图

2. 噬菌体细菌展示技术法

噬菌体细菌展示技术法的基本程序如下（见图 11-3）：

① 将遗传因子编码后转入细菌，然后用噬菌体感染此细菌来编码可与抗原融在一起的各种抗体碎片。

② 被感染的细菌会产生新的噬菌体，而且每个噬菌体尖端携带有不同的抗体片段。

③ 利用展示技术将携带有特定抗体片段的转导噬菌体筛选出来，它的内部含有针对某种靶标抗原的特异性抗体基因。再重复这一过程 2～3 次。

④ 将挑选出的噬菌体基因再浸染细菌，以便产生更多的特定的抗体碎片。

⑤ 将这些抗体碎片整合到抗体主链上，从而形成完整的抗体分子。

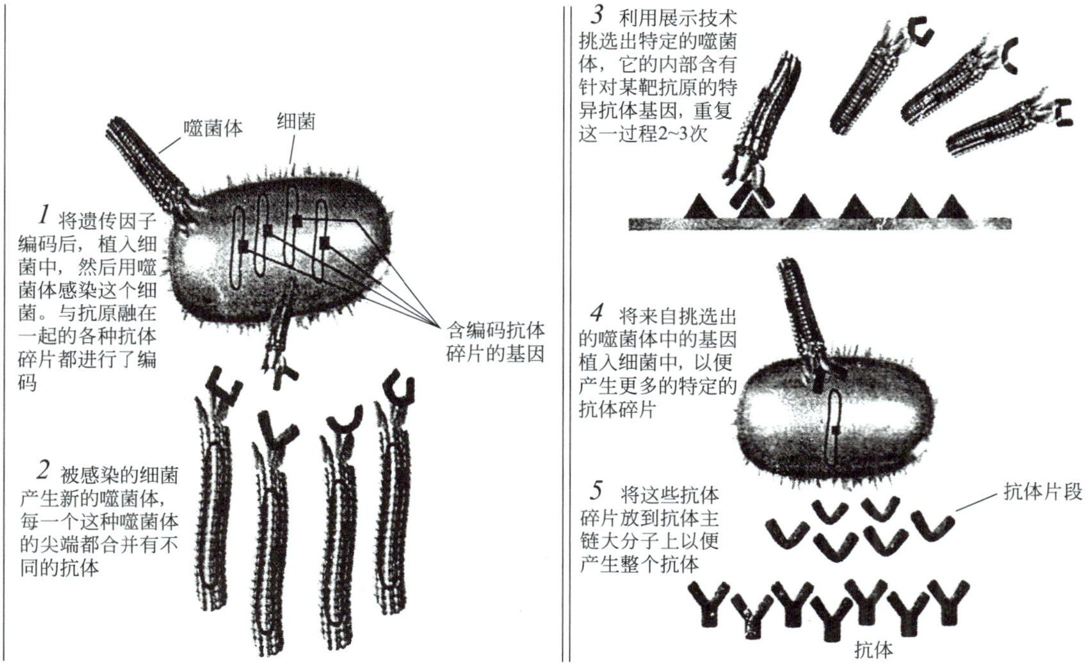

图 11-3　细菌噬菌体展示技术示意图

制备单克隆抗体包括细胞融合前准备、细胞融合、选择杂交瘤、检测抗体、杂交瘤细胞的克隆化、冻存以及单克隆抗体的大量生产等，一般要经过几个月的一系列实验步骤，才能生产出大量的单克隆抗体。单克隆抗体的制备大致是按以下步骤进行：首先取得抗原注射到小鼠体内，大约注射 4 次，使小鼠免疫并产生相应的抗体；取小鼠的血清与抗原作用，产生抗原-抗体凝集反应；取出免疫鼠的脾脏制成脾细胞悬浮液，与鼠骨髓瘤细胞混合，加入聚乙二醇形成融合细胞。它既有分泌单克隆抗体的功能，又有能迅速生长的特性，叫单克隆抗体杂交株。利用单克隆抗体的诊断方法很多，如酶联免疫吸附法、荧光抗体法、胶体金银染色法等已在临床诊断上应用。

（二）杂交瘤细胞的制备过程

1. 细胞融合前准备

（1）免疫方案　免疫细胞的制备一般要经过初次免疫、第二次免疫（向动物腹腔内注射抗原），加强免疫（向动物静脉内注射），然后选择合适的免疫方案进行细胞融合杂交，获得高质量的 McAb。一般要在融合前两个月左右确立免疫方案并开始初次免疫，免疫方案应根据抗原的特性不同而定。如果还需要免疫脾细胞，一般取加强免疫3天后的脾脏，制成细胞悬液。

① 可溶性抗原免疫原性弱，一般要加佐剂，常用佐剂有福氏完全佐剂和福氏不完全佐剂。将抗原和佐剂等体积混合在一起，研磨成油包水的乳状液，在水面上放一滴不易马上扩散成小滴状，则表明已达到油包水的状态。佐剂在使用前须摇晃，使沉淀在底部的分枝杆菌充分混匀。免疫方案如下：

初次免疫　　抗原1～50μg加福氏完全佐剂皮下多点注射（一般0.8～1mL，0.2mL/点）

↓　3周后

第二次免疫　　剂量同上，加福氏不完全佐剂皮下注射（s. c.）或肌内注射（i. m.）腹腔内注射（i. p.）剂量不宜超过0.5mL

↓　3周后

第三次免疫　　剂量同上，不加佐剂，i. m.（5～7天后采血测其效价，检测免疫效果）

↓　2～3周后

加强免疫　　剂量50～500μg为宜，i. m. 或静脉注射（i. v.）

↓　3天后

取脾融合

② 颗粒性抗原免疫性较强，不加佐剂就可获得很好的免疫效果。下面是以细胞性抗原为例的免疫方案：

初次免疫　　1×10^{7}/0.5mL，i. p.

↓　2～3周后

第二次免疫　　1×10^{7}/0.5mL，i. p.（腹腔注射）

↓　3周后

加强免疫（融合前三天）　　1×10^{7}/0.5mL，i. p. 或i. v.（静脉注射）

↓

取脾融合

（2）饲养细胞　加饲养细胞的主要目的在于可以分泌一些细胞生长因子，促进细胞生长和繁殖，同时还可以吞噬一些衰老的细胞和微生物。在制备单克隆抗体过程中，添加饲养细胞（feeder cell），对于杂交瘤细胞筛选、克隆化和扩大培养的过程是十分必要的。

目前实验室常用的饲养细胞有：小鼠腹腔巨噬细胞（较为常用）、小鼠脾脏细胞或小鼠胸腺细胞、大鼠或豚鼠的腹腔细胞，也有人用小鼠成纤维细胞系3T3经放射线照射后作为饲养细胞，照射后液氮低温保存。

小鼠腹腔巨噬细胞的制备过程为：小鼠要与免疫小鼠的品系相同，常用饲养6～10周BALB/c小鼠，拉颈处死以后以酒精浸泡消毒3～5min，剪刀消毒，剪开皮肤，使腹膜暴露，用无菌注射器注入6～8mL培养液，反复冲洗，吸出冲洗液，然后放入10mL离心管，1200r/min离心5～6min，再用20%小牛血清（NCS）或胎牛血清（FCS）的培养液混悬，调整细胞数为1×10^{5}/mL加入96孔板中，100μL/孔，最后放入37℃ CO_2孵箱培养。

饲养细胞一般在融合前一天制备，一只小鼠可获得$(5\sim8)\times10^{6}$腹腔巨噬细胞。小鼠脾细胞为1×10^{6}/mL，小鼠的成纤维细胞为1×10^{6}/mL，用小鼠胸腺细胞作为饲养细胞时，细胞浓度为5×10^{6}/mL，均为100μL/孔。在制备饲养细胞时，如果针头刺破动物的消化器官，则会造成严重的细胞污染。

（3）骨髓瘤细胞　为提高杂交融合率，骨髓瘤细胞系和免疫动物应属于同一品系，也便于接种杂交瘤细胞在同一品系的小鼠腹腔内产生大量McAb。常用骨髓瘤细胞系见表11-1。

表 11-1 用于融合实验的主要骨髓瘤细胞系

名称	来源	耐受药物	H	L
P3/X63-Ag8(X63)	BALB/c 骨髓瘤 MOPC-21	8-氮鸟嘌呤	γ1	κ
P3/X63-Ag8.653(X63-Ag8.653)	P3/X63-Ag8	8-氮鸟嘌呤	—	—
P3/NSI-1-Ag4-1(NS-1)	P3/X63-Ag8	8-氮鸟嘌呤	—	κ
P3/X63-Ag8.UI(P3U)	(X63×BALB/c 脾细胞)杂交瘤	8-氮鸟嘌呤	—	—
SP2/0-Ag14(SP2/0)	(X63×BALB/c 脾细胞)杂交瘤	8-氮鸟嘌呤	—	—
F0	BALB/c 骨细胞	8-氮鸟嘌呤	—	—
S194/5.XXO.BU.1	P3/X63-Ag8	5-溴脱氧尿嘧啶核苷	—	—
MPC11-45.6TG1.7	BALB/c 骨髓瘤 MPC-11	6-巯鸟嘌呤	γ2b	κ
210.RCY3.Ag1.2.3	LOU 大鼠骨髓瘤 R210	8-氮鸟嘌呤	—	κ
GM15006TG-A12	人骨髓瘤 GM1500	6-巯鸟嘌呤	γ1	κ
U-266AR	人骨髓瘤 U-266	8-氮鸟嘌呤	ε	λ

骨髓瘤细胞的培养一般用 RPMI1640 培养液或 DMEM 培养基。小牛血清的浓度一般在 10%～20%之间，细胞的最大密度不得超过 10^6/mL，一般扩大培养以 1∶10 稀释传代，细胞的倍增时间为 16～20h，每 3～5 天传代一次。骨髓瘤细胞大量繁殖时用悬浮液培养或贴壁生长，用弯头滴管轻轻吹打管壁即可悬起细胞。一般在准备融合前的两周就应开始复苏骨髓瘤细胞，为确保该细胞对 HAT 的敏感性及防止细胞的突变返祖，每 3～6 个月应用 8-氮杂鸟嘌呤（8-AG）筛选一次。为保证骨髓瘤细胞处于良好的生长状态（对数生长期），活细胞计数高于 95%，这是决定细胞融合的关键步骤。一般在细胞融合的前一天用新鲜的培养基调整细胞浓度为 2×10^5/mL。

（4）免疫脾细胞　免疫脾细胞指的是处于免疫状态的脾脏中的 B 淋巴母细胞或浆母细胞。一般取最后一次加强免疫 3 天以后的脾脏，制成细胞悬液，此时由于 B 淋巴母细胞比例大，融合的成功率较高。脾细胞悬液的制备要在完全无菌条件下取出脾脏，防止污染，然后以不完全的培养液洗涤一次，置平皿中不锈钢筛网上，用注射器针芯研磨成细胞悬液后计数。一般免疫后脾脏细胞数为 2×10^8 个左右，体积约是正常鼠脾脏体积的 2 倍。

2. 细胞融合，选择杂交瘤

（1）细胞融合流程

① 取对数生长期的骨髓瘤细胞 SP2/0，1000r/min 离心 5min，弃上清液，用不完全培养液混悬细胞后计数，取所需的细胞数，用不完全培养液洗涤 2 次。同时制备免疫脾细胞悬液，用不完全培养液洗涤 2 次。

② 将骨髓瘤细胞与脾细胞按 1∶10 或 1∶5 的比例混合在一起，在 50mL 塑料离心管内用不完全培养液洗一次，1200r/min 离心 8min。一般骨髓瘤细胞与脾细胞的比值可从 1∶2 到 1∶10 不等，常用 1∶4 的比例，应保证两种细胞在融合前都具有较高活性。弃上清液，用滴管吸净残留液体，以免影响 PEG 的浓度。

③ 轻轻弹击离心管底，使两种细胞充分混匀成糊状。

④ 30s 内加入预热的 1mL 45%PEG（分子量 4000），含 5%DMSO，边加边搅拌，作用 90s，若冬天室温较低时可延长至 120s。加预热的不完全培养液，终止 PEG 作用，每隔 2min 分别加入 1mL、2mL、3mL、4mL、5mL 和 10mL。

⑤ 离心，800r/min、6min。弃上清液，先用 6mL 左右 20%小牛血清 RPMI 1640 轻轻混悬，切记不能用力吹打，以免使融合在一起的细胞散开。

⑥ 根据所用 96 孔培养板的数量，补加完全培养液，10mL 一块 96 孔板。将融合后的细胞悬液加入含有饲养细胞的 96 孔板中，100μL/孔，37℃、5%CO_2 孵箱培养。一般一块 96 孔板含有 1×10^7 个脾细胞。

（2）融合率　融合过程中许多因素（如 PEG 的毒性、细胞特性和操作过程等）都会影响细胞的融合，降低细胞融合率。常用的几种方法有可能提高融合率。

① 将 50ng/mL 秋水仙胺处理融合前骨髓瘤细胞，使细胞周期发生一定的变化，有助于提高融合率。

② PEG 与二甲基亚砜（DMSO）联合用作融合剂，可提高融合率。

③ 加入饲养细胞，释放生长因子，有助于促进杂交瘤细胞的生长，提高融合率。

（3）融合剂　能使细胞融合的任何生物或化学试剂都称为融合剂（fusogen），而杂交瘤融合剂（hybridogen）仅仅是指像聚乙二醇那样使细胞能稳定融合且保持细胞有增殖能力的有关化合物及其衍生物。

① 化学融合　可作为杂交瘤融合剂的化学试剂主要是聚乙二醇（PEG）及其衍生物，或在结构上与 PEG 相似的化合物。它们共同的特点是具有很高的亲水性。融合率的高低会因 PEG 的分子量和浓度的不同而有很大的差别，一般平均相对分子质量在 400～6000 的 PEG，在 10%～60%的浓度范围内都能使细胞发生融合，而相对分子质量在 1000～4000 之间的 PEG 在浓度为 30%～50%时，即可获得最佳的融合效果。需要注意的是，PEG 有一定的毒性，可使细胞膜变得不稳定。在使用前将 PEG 溶于 PBS 或 Hank's 液中，pH 调整到 7.5～7.8 以后才能用于融合细胞。因此，分子量、浓度、作用时间及 pH 等因素可能直接影响 PEG 融合细胞的效率。

② 病毒融合　可以用作融合的病毒约有十多种，其融合机制主要依靠病毒表面含有神经氨酸酶的一些突起（spikes）的作用。当病毒位于两种细胞之间时，病毒突起上的神经氨酸酶即可降解细胞膜上的糖蛋白，使细胞膜局部凝集在病毒颗粒的周围，易于使细胞融合，在高 pH、钙离子条件下，局部细胞质膜即可发生融合。目前最有效的是副黏病毒，其中副流感病毒Ⅰ号、仙台病毒也可融合小鼠艾氏腹水癌细胞。

③ 电细胞融合　电细胞融合（electrical mediated cell fusion）起始于 20 世纪 80 年代初，包括非特异性和特异性电融合两种方法。电融合现象的基本原理是对融合室施加一定的正弦交变电场时，当细胞位于电融合室电解质溶液中时，由于在融合室正负电极之间形成的电场，电解质溶液中的细胞在电场中沿电力线排成串状，即所谓珠串状态。紧密排列成串的细胞如果进一步在瞬时作用下，施加高幅脉冲电场，当电场压力超过细胞膜局部区域的脂双层有序排列的弹性作用时，则该区域膜结构变得紊乱，许多膜微孔、细胞膜的通透性增加，与邻近细胞紧密接触部位的微孔就有物质的交流，形成膜桥（membrane bridge）和质桥（cytoplasmic bridge），继发产生细胞融合。

电融合技术克服了病毒或化学介导细胞融合的一些缺点，B 淋巴细胞的需要量可以相对减少，与 PEG 介导的融合率相比，融合率要高 10～100 倍。由于不存在残留毒性，重复性好，操作简便，过程较易控制，是目前较为理想的细胞融合技术。

（4）HAT 选择杂交瘤　细胞融合的选择培养基中含有三种关键成分：次黄嘌呤（hypoxanthine，H）、甲氨蝶呤（aminopterin，A）和胸腺嘧啶核苷（thymidine，T），取三者的字头称为 HAT 培养基。细胞 DNA 合成一般有两条途径：主途径是由氨基酸和糖合成核苷酸，进而合成 DNA，叶酸作为重要的辅酶参与这一合成过程；另一替代途径是在次黄嘌呤和胸腺嘧啶核苷存在的情况下，经次黄嘌呤磷酸核糖转化酶（HGPRT）和胸腺嘧啶核苷激酶（TK）的催化作用合成 DNA。甲氨蝶呤是叶酸的拮抗剂，可阻断瘤细胞正常合成 DNA，而融合所用的瘤细胞是经毒性培养基选出的 $HGPRT^-$ 细胞株，所以不能在 HAT 培养基中存活。因为融合细胞具有亲代双方的遗传性能，所以可在 HAT 培养基中长期存活与繁殖，从而达到细胞分离和纯化的目的。

HAT 选择培养液筛选杂交瘤细胞的原理为：由于细胞融合是一个随机的物理过程，小鼠脾细胞和小鼠骨髓瘤细胞混合细胞悬液中，经融合后细胞可能有多种形式，不一定就是需要的杂交瘤细胞，如融合的脾细胞和瘤细胞、融合的脾细胞和脾细胞、融合的瘤细胞和瘤细胞、未融合的脾细胞、未融合的瘤细胞以及细胞的多聚体形式等。正常的脾细胞在培养基中存活仅 5～7 天；无需特别筛选，细胞的多聚体形式也容易死去。而未融合的瘤细胞则需进行特别的筛选去除。

操作过程为：一般在融合24h以后，加入HAT选择培养液。HT和HAT均有商品化试剂50×储存（50×HAT组成为H：5×10^{-3}mol/L、A：2×10^{-5}mol/L、T：8×10^{-4}），用时将1mL加入50mL 20%小牛血清完全培养液中。在培养板内提前加入饲养好的细胞、融合后的细胞，200μL/孔。因此在加选择培养液时应加3倍量的HAT。融合后最初补加的量用全量的2/3进行选择，可得到满意的筛选结果。一般选择HAT选择培养液维持培养两周后，改用HT培养液，再维持培养两周，改用一般培养液。如果融合后杂交瘤不生长，在保证融合技术没有问题的前提下主要考虑下列因素：

① PEG有毒性或作用时间过长。

② 小牛血清的质量太差，用前没有进行严格的筛选。

③ 骨髓瘤细胞污染了支原体。

④ HAT有问题，主要是A含量过高或HT含量不足。

3. 抗体的检测

筛选杂交瘤细胞通过选择性培养而获得的杂交细胞系中，仅少数能分泌针对免疫原的特异性抗体。一般在杂交瘤细胞布满孔底1/10面积时，即可开始检测特异性抗体，筛选出所需要的杂交瘤细胞系。

检测抗体的方法应根据抗原的性质、抗体的类型不同，选择不同的筛选方法，以选用快速、简便、特异、敏感的方法为原则。

常用的方法有：

① ELISA用于可溶性抗原（蛋白质）、细胞和病毒等单克隆抗体McAb的检测。

② RIA（放射免疫分析）用于可溶性抗原、细胞McAb的检测。

③ FACS（荧光激活细胞分类仪）用于细胞表面抗原的McAb检测。

④ IFA（免疫荧光分析）用于细胞和病毒McAb的检测。

（三）单克隆抗体的大量生产与鉴定

1. 制备方法

杂交瘤细胞系建立以后，可根据需要大量制备单克隆抗体。目前制备单克隆抗体的方法主要有：

（1）体外培养法　体外使用旋转培养管大量培养杂交瘤细胞，从上清液中获取单克隆抗体。一般包括悬浮培养法和固相培养法，前者和常规的静置培养相比，增加了细胞生长空间，使单位体积内的细胞数量增多，抗体数量也增加；后者是将单层培养和悬浮培养相结合的一种培养方式，主要用于贴壁性能较强的杂交瘤细胞，以小的固体颗粒作为细胞生长的载体，细胞固定在载体表面上生长。体外培养生产工艺简单、易控制，可以大规模生产，因此目前国际上上市的单克隆抗体多采用此种方法制备，但该种方法制备的单克隆抗体浓度不高，一般只有200～500μg左右。

（2）动物体内诱生法　动物体内诱生法是一种操作简便、经济的常用方法，主要用于生产科研或诊断用的单克隆抗体，是一般用途单克隆抗体制备的首选方法。常用的体内诱生法有实体瘤法、腹水制备法等，其中腹水制备法腹水中的单克隆抗体浓度可达2～5mg/mL，是体外培养法的100～1000倍左右。

① 实体瘤法　对数生长期的杂交瘤细胞按（1～3）$\times10^{7}$/mL接种于小鼠背部皮下，每处注射0.2mL，共2～4点。待肿瘤达到一定大小后（一般为10～20天）则可采血，从血清中测的单克隆抗体含量可达到1～10mg/mL，但采血量有限。也可以无菌摘取肿瘤组织，研磨成细胞悬液，然后用淋巴细胞分离液洗涤2次，再加入含20%DMEM的培养液，置37℃、5% CO_2孵箱中培养。

② 腹水制备法　常规是先腹腔注射0.5mL降植烷（pristane，2,6,10,14-四甲基五癸烷）或液状石蜡于BALB/c鼠，1～2周后腹腔注射1×10^{6}个杂交瘤细胞，接种细胞7～10天后可产生腹水，密切观察动物的健康状况与腹水征象，待腹水尽可能多，而小鼠濒于死亡之前，处死小鼠，用滴管将腹水吸入试管中，一般一只小鼠可获1～10mL腹水。也可用注射器抽取腹水，可反复收集数次。腹水中的单克隆抗体含量可达5～20mg/mL，这是目前最常用的方法。还可将腹水中的细胞冻存起来，复苏后转种

小鼠腹腔则产生腹水快，且量多。

（3）生物反应器　由于临床上对治疗用单抗的质量要求高、需求量大，而实体瘤法和腹水制备法由于自身的局限性，无法大规模制备单抗，因此有必要建立采用生物反应器大规模培养杂交瘤细胞生产单抗的设备和工艺技术。下面以我国“八五”科技攻关项目——WuT3 单克隆抗体的生物反应器生产为例，介绍相关技术。

① 杂交瘤细胞　为抗 CD3 的 WuT3 杂交瘤细胞，由我国武汉生物制品研究所建株。

② 生物反应器　采用 3.5L、14L、75L 搅拌式生物反应器，具有自动消毒以及控制温度、转速、DO 和 pH 等功能。

③ 培养液　RPMI1640 中添加庆大霉素至 100U/mL、胎牛血清或健康人血清（HuS）、添加剂 HEN（蛋白胨和糖类）。

④ 培养方式　控制温度在 37℃、pH7.1、转速 40～60r/min、溶解氧在 30%～50%，分批和半连续培养。产物用管式连续流离心机除去细胞，收集上清液用于单抗浓度、免疫活性以及热原质等的分析测定。

⑤ 注意事项　3.5L 搅拌式生物反应器分批培养，WuT3 杂交瘤细胞经 48h 适应期后进入对数生长期，维持 24h 后进入平衡期，这一阶段持续约 48h，分泌单抗。该阶段葡萄糖等基本耗尽，在进入生长对数期后补充营养利于单抗的分泌。实验得出适合体外大规模培养 WuT3 杂交瘤细胞的培养液为 RPMI 1640＋1%HuS＋HEN。采用该培养基配方，在 14L 生物反应器中进行半连续培养，培养周期为 35 天，收获时细胞活性大于 90%，上清液中单抗产量稳定在 50μg/mL 左右，热原合格。继续放大至 75L 生物反应器，半连续生产，细胞浓度达到 1.5×10^{6}/mL，单抗产量为 50～70μg/mL，这样每间隔 2 天收获 1 批，获得上清液 40L，平均日产单抗达 1g。

动物细胞大规模工业化生产最大的障碍是血清供给问题。血清浓度过高，培养液中杂蛋白含量增多，为分离纯化带来困难。但又不可缺少血清，因此必须建立合适的血清浓度需求或者寻找替代品。添加蛋白质水解物和碳水化合物能有效支持细胞生长，提高单抗产量，并可以降低血清需求，仅采用 1% 的血清，就能达到 10%血清培养的效果，从而降低生产成本，同时也便于单抗的分离纯化。

利用生物反应器分批培养杂交瘤细胞，在收获时细胞的凋亡比例很高（约占细胞总量的 90%），这主要是由于反应器内葡萄糖、谷氨酰胺等营养缺乏以及有毒代谢产物积累所致。如果采用半连续培养方式，及时补充葡萄糖、谷氨酰胺等营养，同时及时排出代谢产生的有毒物质（尤其是氨），能有效地抑制细胞凋亡，最终促进了细胞生长，有效维持了抗体的合成与分泌，并且可以连续收获单抗产品。

2. 鉴定

对制备的 McAb 进行系统的鉴定是十分必要的。应对其做如下方面的鉴定：

（1）特异性的鉴定　除用免疫原（抗原）进行抗体的检测外，还应用与其抗原成分相关的其他抗原进行交叉试验，方法可用 ELISA、IFA 法。例如：

① 制备抗黑色素瘤细胞的 McAb，除用黑色素瘤细胞反应外，还应用其他脏器的肿瘤细胞和正常细胞进行交叉反应，以便挑选肿瘤特异性或肿瘤相关抗原的单克隆抗体。

② 制备抗重组的细胞因子的单克隆抗体，应首先考虑是否与表达菌株的蛋白质有交叉反应，其次是与其他细胞因子间有无交叉反应。

（2）McAb 的 Ig 类与亚类的鉴定　一般在用酶标或荧光素标记的第二抗体进行筛选时，已经基本上确定了抗体的 Ig 类型。如果用的是酶标或荧光素标记的兔抗鼠 IgG 或 IgM，则检测出来的抗体一般是 IgG 类或 IgM 类。至于亚类则需要用标准抗亚类血清系统做双扩或夹心 ELISA 来确定 McAb 的亚类。

（3）McAb 中和活性的鉴定　用动物的或细胞的保护实验来确定 McAb 的生物学活性。例如，如果确定抗病毒 McAb 的中和活性，则可用抗体和病毒同时接种于易感的动物或敏感的细胞，来观察动物或细胞是否得到抗体的保护。

（4）McAb识别抗原表位的鉴定 用竞争结合试验、测相加指数的方法，测定McAb所识别的抗原位点，来确定McAb识别的表位是否相同。

（5）McAb亲和力的鉴定 用ELISA或RIA竞争结合试验来确定McAb与相应抗原结合的亲和力。

3. 影响因素

在制备单克隆抗体时有很多注意事项，由于制备McAb的实验周期长、环节多，所以影响因素也就比较多，稍不注意就会造成失败。其主要的失败原因和影响因素有：

（1）污染 包括细菌、真菌和支原体的污染，这是杂交瘤工作中最棘手的问题。一旦发现有真菌污染就应及早将污染板弃之，以免污染整个培养环境。支原体的污染主要来源于牛血清，此外，其他添加剂、实验室工作人员及环境也可能造成支原体污染。在有条件的实验室，要对每一批小牛血清和长期传代培养的细胞系进行支原体的检查，查出污染源应及时采取措施处理。对于污染的杂交瘤细胞可以采取生物学的过滤方法，将污染的杂交瘤细胞注射于BALB/c鼠的腹腔，待长出腹水或实体瘤时，无菌取出分离杂交瘤细胞，一般可除去支原体污染。

（2）杂交瘤细胞不分泌抗体或停止分泌抗体

① 融合后虽然有细胞生长，但无抗体产生，可能是HAT中A失效或骨髓瘤细胞发生突变。

② 有可能是免疫原抗原性弱，免疫效果不好。

③ 对于原分泌抗体的杂交瘤细胞变为阴性，可能是细胞支原体污染，或非抗体分泌细胞克隆竞争性生长，从而抑制了抗体分泌细胞的生长。也可能发生了染色体丢失。

（3）为防止杂交瘤细胞停止分泌抗体，采用如下的措施可能会起到一定的作用

① 要保存在大量补充液氮冻存的细胞原管中。

② 要应用倒置显微镜经常检验细胞的生长状况。

③ 要定期进行再克隆。

④ 不要让细胞“过度生长”，因为非分泌的杂交瘤细胞将成为优势，压倒分泌抗体的杂交瘤细胞。

⑤ 要让培养不加检查地任其连续培养几周或几个月。

⑥ 不要不经克隆化而使杂交瘤在机体内以肿瘤生长形式连续传好几代。

4. 单克隆抗体的研发与应用实例

（1）紫杉醇提取 本教材主编周东坡教授及其课题研究组在以微生物发酵法生产抗癌药物紫杉醇的工程菌株中试中应用具有自主知识产权的紫杉醇单克隆抗体作配基，采用亲和色谱的下游提取技术，得到了非常满意的分离提取效果。被鉴定会上的与会专家一致鉴定为国际领先水平。

（2）骨桥蛋白单克隆抗体 周晓辉教授于2002年研发骨桥蛋白的单克隆抗体，用于心血管疾病的防治和心血管损伤的修复。

二、基因工程抗体

（一）鼠单克隆抗体的人源化

鼠单克隆抗体的人源化（humanization of mouse McAb），就是为克服鼠源McAb的免疫原性而将其进行改造，使之和人体内的抗体分子具有极其相似的轮廓，从而逃避人免疫系统的识别，避免诱导人抗鼠免疫反应。因而抗体的人源化有两个基本原则：保持或提高抗体的亲和力和特异性；大大降低或消除抗体的免疫原性。

第一代人源化抗体是将鼠McAb的可变区和人抗体的恒定区组成嵌合抗体（Billeta，1993）。其独特的抗原亲和力保持得很好，但因为有鼠单抗可变区的存在，仍有强烈的HAMA反应（人抗鼠抗体反应）。

进一步将鼠 McAb 可变区中相对保守的 FR 换成人的 FR 框架区（framework region），仅仅保留抗原结合部位 CDR（即 CDR 互补决定区），这才是真正意义上的抗体人源化，该种抗体又称为 CDR 移植抗体或改型抗体。

1. 人-鼠嵌合抗体（human-mouse chimeric Ab）

由于人抗鼠抗体反应（HAMA）90%是针对 C 区的，如果用人的 C 区代替鼠抗体的 C（constant）区，则可能使鼠源性单克隆抗体的免疫原性明显减弱。嵌合抗体的基本原理就是从分泌某种鼠单克隆抗体的杂交瘤细胞基因组中分离并鉴定出重排的功能性鼠 IgV 区基因，经基因重组与人 IgC 区基因按一定方式相拼接，克隆到表达载体中构建鼠-人嵌合的轻重链基因表达载体，并转入适当的宿主细胞表达来制备特异性嵌合抗体。通过构建嵌合抗体，用人 C 区取代鼠 C 区，可以较好地解决鼠源性单克隆抗体诱发 HAMA 等不良反应，延长单克隆抗体的半衰期，改善单克隆抗体的药物动力学。有目的地改变抗体的类型或亚类，可以增强体内治疗的效果。嵌合抗体已经用于抗肿瘤、抗感染、抗自身免疫等疾病的治疗，并已显示出良好的治疗效果。嵌合抗体诱发 HAMA 率仍较高，在导向诊断、导向治疗等方面的应用将会受到限制。嵌合抗体的构建方法如下所述。

（1）嵌合基因的构建

① 从杂交瘤细胞的基因组文库中筛选功能性可变区基因。

a. 破碎杂交瘤细胞，用离心沉淀提取其总的 RNA，酶切以后，以琼脂糖凝胶电泳分离大小为 15～20kb 的 DNA。

b. 离心提取 λ 噬菌体 EMBL3 的 DNA 并且制备双臂。

c. 过夜连接杂交瘤细胞的 DNA 和 λDNA 双臂，在体外包装后，感染受体菌 Q359，铺平板进行 λ 噬菌斑培养。

d. 制备探针，杂交筛选阳性噬菌斑。

e. 用同一酶切的肝 DNA 作对照，利用 Southern 杂交分析基因重组情况。确定所获得的功能性可变区基因，并进一步酶切分析和进行亚克隆。

② PCR 扩增 V_H、V_L 基因。

a. 设计数对简并 PCR 引物，用于后续的 DNA 合成。

b. 从杂交瘤细胞中离心提取出基因组 DNA 或 RNA，反转录成 cDNA。

c. PCR 扩增或 RT-PCR 扩增 V_H、V_L 基因并克隆、鉴定。

③ 嵌合基因的构建　从杂交瘤细胞株基因文库中筛选并鉴别出功能性重链和轻链的可变区基因，将它们分别置换质粒 pSV2HneoDNSVhhuG3 和质粒 pSV184 HneoDNSVKHuK 中的 *Eco*RⅠ-*Eco*RⅢ 片段和 *Hin*dⅢ-*Hin*dⅢ 片段，酶切鉴定置换片段的方向，取插入方向正确的质粒。

（2）轻链、重链抗体嵌合基因共感染受体细胞

① 将培养的 SP2/0 细胞接种于 6 孔板中，至铺满孔底，用无血清的 PRMI1640 培养液洗涤细胞 3 次，并加入适量无血清培养液约 3mL。

② 将用无菌水稀释好的各 20μg 轻链、重链嵌合基因质粒 DNA，与预先稀释的 4μg 脂质体混合，总体积为 100μL，室温放置 15min。共感染 SP2/0/0 细胞，摇晃的同时加入 DNA-脂质体混合物。

③ 37℃、5% CO_2 温箱中培养 10h 以上，然后每孔加入 3mL 含 20%胎牛血清的培养液，轻轻吹打细胞，分装一半到另一空白的孔内，培养 24h 后，换成选择培养液（含霉酚酸 1μg/mL、G418 1μg/mL、次黄嘌呤 6.8μg/mL、黄嘌呤 2μg/mL、胸苷 1.9μg/mL），培养两周以后，换成次黄嘌呤、黄嘌呤和胸苷的培养液，并降低三者含量直到换成正常的培养液。

④ 一般感染 5 天后便可观察到由少量细胞组成的集落，待细胞集落长满 2/3 孔底时，即可用 ELISA 检测上清液的抗体活性，用稀释法亚克隆阳性孔细胞。

⑤ 用抗人轻链特异性抗体、抗人重链特异性抗体、抗小鼠 Fab 抗体做 ELISA 和 Western blot 鉴定表达产物是否为人-鼠嵌合抗体，制备足够的抗体做检测和鉴定。

⑥ 进一步纯化表达抗体，测定其抗体亲和力、特异性、活性等生物活性。

2. 改型抗体

改型抗体（humanization antibody，人源化 Ab）又称人源化抗体或重构型抗体，尽管绝大多数 HAMA 反应是针对 C 区的，但有些单克隆抗体作用于人体时，其 HAMA 反应则主要是针对 V 区的，如果再把嵌合抗体的鼠 FR 区替换成人 FR 区，则有可能减少单克隆抗体的免疫原性。抗体与抗原结合的特异性和亲和力主要取决于其 V 区的 6 个互补 CDR 区（互补 Ag 决定区）。如果把人单克隆抗体的 CDR 区置换成鼠单克隆抗体 CDR 区，这样的重组抗体的人源化可达 97%，在保留鼠源单克隆抗体特异性与亲和力的同时，又可大大降低单克隆抗体的免疫原性，发挥更佳疗效。但是，由于人源化抗体的构建需要替换 CDR 区，而且还得预先得到抗体基因序列，技术相当复杂。

（1）人源化抗体在临床治疗方面取得的成果

① 抗肿瘤治疗　人源化抗 CDw52 抗体用于治疗两例非霍奇金淋巴瘤，43 天后未发生 HAMA 反应，不抑制骨髓的正常增殖，且血液及骨髓中的淋巴瘤细胞全部消失，脾肿消退。

② 抗移植反应　人源化抗体，包括抗 IL-2R、CD3 等抗体现已广泛用于抗移植反应的治疗。抗 IL-2R 人源化抗体抗-Tac-H 用于异体心脏移植，抗-Tac-H 是一种比较理想的抗排斥药物，CD3 抗体也同样具有抗移植反应的作用。

③ 抗类风湿性关节炎（RA）　人源化抗体可用于 RA 的临床治疗，但具有轻度到中度的毒性，因此只能短暂改善 RA 症状，技术尚需进一步的改进。

④ 抗病毒　人源化抗 HSV gB 及 gD 糖蛋白抗体具有很强的亲和力，中和 HSV 以及细胞保护力等明显高于其亲本单克隆抗体，如人源化的抗 RSV 抗体 RSHZ19，保护性明显优于人免疫血清球蛋白。

⑤ 抗 TNF　人源化抗 TNF-α 抗体 Mab780 具有部分中和 TNF-α 的能力，并能竞争性拮抗其亲本单克隆抗体或嵌合抗体对 TNF-α 的结合。

⑥ 抗过敏反应　人源化抗 IgE MaE11 抗体已经显示了这方面的能力，对于过敏反应的治疗具有很大的潜力。

⑦ 治疗白血病　在治疗白血病的临床试验中表明，抗体无明显的毒性及抗原性。

（2）改型抗体可变区基因的构建　方法有化学合成法和定点诱变法两种。

① 化学合成法　包括全部合成双链片段，然后通过 T4 DNA 连接酶来连接完整基因，部分合成基因片段，应用 PCR 技术或 Klenow 大片段酶补平再连接的方式组装完整基因。

② 定点诱变法　以人的单链 DNA 为模板，化学合成含有鼠 CDR 序列的三个引物，进行三轮突变，获得 CDR 移植可变区基因。

（3）CD3 重链改型抗体构建方法

① 鼠 McAb OKT3 结合位点的结构模拟及改型设计　以抗人 CD3 的鼠源性 McAb OKT3 为研究对象。构建改型抗体 OKT3 的目的是保留鼠源 CDR 区，然后以适当的人源 FR 代替鼠源的 FR，获得更接近人抗体的改型抗体分子，减少排斥反应。

根据鼠 OKT3 可变区的核苷酸序列，确定该抗体可变区的 FR 区和 CDR 区。在用人源 FR 取代鼠源 FR 的改型设计中，必须考虑到可能严重影响 CD 空间结构的一些 FR 残基。一般可通过以下步骤来发现这些残基：

a. 比较鼠 McAb、人 McAb 与各自家族的保守序列，进行取舍。

b. 分析鼠 McAb 抗原结合位点的空间结构。

Is 序列的 FR 区即对应于 L 链的结构保守区（structurally conserved regions，SCR），CDR 则对应于 loops 区。对于 FR 区，可固定其主链，优化其侧链尤其是替换残基的侧链；对于 CDR 区，可先固定其主链而优化侧链，再放宽此束缚条件，限制主链在其初始位置附近移动，进行能量优化。最后对 6 个 CDR 区进行分子和力学模拟，结果可显示那些在空间上与 CDR 相邻的 FR 残基。选取 LS1 和 Nd 作为人目标抗体的重链和轻链。对 FR 区残基进行取舍，设计出改型抗体序列。

根据抗体序列和结构的保守性，用“同源建筑”的方法模拟其结构。采用 BIO-sym 公司的 Insight Ⅱ软件中的 Homology 和 Discover 以 PDB 文库中的 2FVB 结构作为 OKT3 的初始构象来模拟其结合位点的空间结构：先用 2FVB 的构象做残基替换后得到 OKT3 的初始构象，这时有些被替换残基侧链上的原子与其他残基的范德瓦尔斯半径和大于它们原子之间的距离，然后利用 Insight Ⅱ Build 模块的 Rotate 命令调整该残基侧链的不合理接触。

② 重链改型单域抗体基因的构建

a. 根据所设计的改型重链氨基酸序列，用 *E. coli* 嗜好的三联体遗传密码，导出改型重链基因核苷酸序列　将人源化 V_H 基因（hV_H）分成长度大约为 25～80bp 的 8 个片段，具有 20bp 重叠寡核苷酸来部分合成，在 3′端和 5′端分别设计 *Spe* Ⅰ和 *Xho* Ⅰ位点，以方便克隆、测序和表达。

b. 寡核苷酸片段的合成、分化和定量

(a) 将合成的寡核苷酸片段溶于适量浓氨水中并于 65℃过夜氨解，冻干氨解产物并溶于适量水中。

(b) 以聚丙烯酰胺凝胶电泳回收、纯化寡核苷酸片段。加入等体积的甲酰胺于寡核苷酸溶液中，于 55℃加热 5min，再加入适量的 0.2%橙黄 G 作示踪染料。制备含 8mol/L 尿素的 15%聚丙烯酰胺凝胶，加样，800V 电泳至橙黄 G 达到 2/3 胶长度时，停止电泳。EB 染色凝胶，并在长波紫外线下切下目的条带，将凝胶加入 5mL 离心管中，用 Tip 头挤压碎，加入含 0.1% SDS、0.5mol/L $MgSO_4$ 和 10mmol/L $Mg(CH_3COO)_2$ 的洗脱液。37℃浸泡 2h，离心回收上清液并过滤；用 2 倍体积的乙醇沉淀寡核苷酸片段，再用 70%酒精洗涤，吹干后溶于适量水中，紫外定量。

c. 重叠 PCR 构建完整的 hV_H 基因

(a) 取出纯化片段，分成两组进行首次 PCR 扩增。片段 P1、P2、P3、P8 混合以后，加入 PCR 反应试剂，在 55℃下退火进行循环。电泳检测 PCR 产物并简称 P38；同样将片段 P4、P5、P6、P7 混合，进行 PCR 扩增。PCR 产物简称 P47。

(b) 在 10%的聚丙烯酰胺凝胶电泳中回收上述两种 PCR 扩增产物，并溶于适量 H_2O 中，用于下次 PCR 反应。

(c) 将片段 P38、P47 的引物混合，加入 PCR 反应试剂，45℃条件下先扩增 10 个循环，温度升高至 55℃再扩增 25 个循环。电泳检测并回收扩增产物。

(d) hV_H 基因克隆及测序。将 hV_H 基因克隆平连至 pUC19 中，克隆、筛选、测序，得到的重组子命名为 phV_H。

d. 重组单域改型抗体基因的表达

(a) 用 *Xho* Ⅰ-*Spe* Ⅰ酶切表达载体 $pCOMB_3$ 和重组子 phV_H。凝胶电泳回收基因和载体片段，并于 16℃过夜连接，转化，筛选并进行酶切鉴定，表达质粒简称 phV_HCD3。

(b) 用 IPTG 诱导质粒 phV_HCD3 表达并用超声波破碎细菌，制备融合蛋白，以未经 IPTG 诱导的菌体经相应超声波处理的上清液做阴性对照样品，用免疫竞争抑制 ELISA 法测定表达蛋白活性。

e. 竞争抑制 ELISA 法测定抗体活性

(a) 制备外周血淋巴细胞：抽取正常人的血液 5mL，肝素抗凝。用 1～2 倍体积的 Hank's 液稀释后，沿着管壁加入含有 2mL 淋巴细胞分离液的试管，400*g* 离心 20min，吸出中间乳白色的细胞层放入另一离心管，用 Hank's 液洗 1～2 次后，将淋巴细胞重悬于适量的 Hank's 液中，调整细胞浓度为 10^7 细胞/mL。

(b) 用适量含 10%灭活兔血清和 1%BSA 细胞封闭液悬浮细胞，以每孔 100μL 加入 96 孔酶标免疫反应板，37℃封闭 1h，离心并弃上清液，用 PBS 反复洗涤 3 次。

(c) 取 100μL 待测样品加入上述细胞中，37℃保温 2h，用 PBS 反复洗涤 3 次，用 0.5%戊二醛室温下固定 3min，再用含 0.05% Tween-20 的 PBS 离心洗涤 3 次。

(d) 加入 100μL 鼠抗人 CD3 McAb，37℃温育 1h，洗涤 6 次。

(e) 加入 100μL 兔抗鼠-HRP 抗体，37℃温育 1h，洗涤 6 次。

(f) 加入 100μL HRP 显色底物（H_2O_2-OPD），反应 5～15min，用 2mol/L H_2SO_4 终止反应。在 492nm 波长测定 OD 值。同时以 PBS 和未经 IPTG 诱导的细胞样品做阳性和阴性对照。根据阳性对照和系列稀释样品测得的 OD 值，计算出样品的抑制百分比，并用计算机绘制出抑制曲线。

（二）小分子抗体

完整的抗体分子，由于其相对分子质量较大，难以穿过血管壁，影响了靶部位对其的摄取。特别是肿瘤细胞，血供本来就不丰富，对抗体的摄取量就更少了。因此，对抗体分子进行改造，使之成为小分子抗体（small molecular Ab）。小分子抗体可分为 Fab 抗体、单链抗体、单域抗体、超变区多肽等四种。

1. Fab 抗体

抗体的 Fab 段由重链 V 区（V_H）及 C_H1 功能区与轻链间以二硫键形式连接而成，主要发挥抗体的抗原结合功能。Fab 抗体是对 Fab 段进行改造而获得的基因工程抗体。即将淋巴细胞分离纯化以后，提取细胞总的 RNA 和 cDNA，然后把抗体分子的重链 V_H 区和 C_H1 功能区的 cDNA 与轻链完整的 cDNA 连接在一起，克隆到适当的表达载体后，在大肠杆菌等宿主中表达出有特异性抗原结合能力的 Fab 抗体，最后用噬菌体毒种鉴定。Fab 抗体大小只有完整 IgG 的 1/3，分子结构比较稳定，不仅保持了天然抗体分子 Fv 段的结构，还具有穿透力强，免疫原性低，可与多种药物及放射性同位素偶联，用作药物的导向治疗载体和显影等特点。用于免疫检测（如 ELISA、流式细胞术），可避免 Fc 段干扰，提高特异性。用作实验室研究工具，如构建噬菌体 Fab 抗体库，鉴定抗体可变区间基因的功能活性等。已有多项 FDA 批准的 Fab 药物用于靶向治疗中和毒素或细胞因子（如 VEGF 抗体），或作为药物载体（如放射性同位素标记）。

2. 单链抗体

通过基因工程将抗体重链（V_H）与轻链（V_L）可变区经柔性短肽连接而成的微型抗体分子称为单链抗体（single-chain variable fragment，ScFv）。单链抗体制备如图 11-4 所示。

V_H→cDNA3′端 }
V_L→cDNA5′端 } ＋寡核苷酸 linker→重组 DNA＋

分子载体（vector）$\xrightarrow[\text{连接酶}]{\text{限制酶}}$体外重组 DNA 分子

$\xrightarrow{\text{转化}}$*E. coli* ⟶表达 ScFv

图 11-4 单链抗体的制备流程图

单链抗体的分子显著减小，却完整保留抗原结合活性，以“微型化＋功能化”特性成为精准靶向领域的核心分子。超小体积赋予其卓越的组织穿透能力，可突破实体瘤纤维化基质或血脑屏障等生理屏障，显著提升深部靶点的药物递送效率；紧凑的基因结构便于 PCR 合成、抗体库筛选及功能化改造，能灵活融合毒素、荧光分子或跨膜结构域，构建多功能嵌合分子。此外，单链抗体可通过大肠杆菌高效表达，成本低且抗蛋白酶降解能力强，为规模化生产和制剂稳定性提供保障。目前已经有十余种单链抗体药物获批使用，大量临床研究正在进行中。

在疾病诊疗中，单链抗体兼具“精准弹头”与“多功能载体”角色：治疗领域，其与毒素/放射性核素偶联可定向杀伤肿瘤细胞（如抗 HER2 单链抗体靶向乳腺癌、抗 GPC3 单链抗体增强肝癌溶瘤病毒感染），也是 CAR-T 疗法核心元件（如靶向 CD19 的 CAR-T 药物 Kymriah），还可通过双特异性设计激活 T 细胞免疫攻击；诊断领域，其高特异性和快速分布特性使其成为理想探针，体外检测灵敏度较传统试剂提升 3 倍以上，体内成像可精准定位毫米级微小肿瘤。

随着基因进化与 AI 辅助设计技术进步，单链抗体亲和力优化周期也大幅缩短，未来有望与纳米材料结合构建智能诊疗系统，突破脑部疾病药物递送瓶颈。我国在人源化改造、半衰期延长及全人源抗体库构建等方面持续创新，正推动这一微型抗体从实验室走向临床，为精准医疗开辟新维度。

3. 单域抗体

抗体结合抗原主要由 V 区决定，只含有 V 区基因片段表达的小分子抗体，即只有 V_H 或 V_L 一个功能结构域，也能保持原单克隆抗体的特异性。这种小分子就称为单域抗体（single domain Ab），故也称之为小抗体或纳米抗体（nanobody）。

在骆驼科动物体内存在一种天然缺失轻链的抗体，该抗体只包含一个重链可变区和两个常规的 C_H2 与 C_H3 区。据此，单独克隆并表达出来的重链可变区结构具有与原重链抗体相当的结构稳定性以及与抗原的结合活性，是已知的可结合目标抗原的最小单位。分子质量只有 15kDa，是最主要的单域抗体类别，已经有几项抗体药物获得 FDA 批准上市使用。

纳米抗体的核心优势包括以下方面，渗透性高：小分子量可穿透血脑屏障，更易进入实体瘤等复杂组织。稳定性佳：能耐受高温、酸碱环境及有机溶剂，适合长期保存。亲和力强：CDR3 长且灵活，结合活性优于单链抗体。低免疫原性：序列与人 V_H 高度同源，经改造后可实现人源化。易规模化生产：无需哺乳动物表达系统，可通过大肠杆菌等原核体系高效表达。可用于肿瘤靶向治疗（如双抗、ADC 药物）、自身免疫病及病毒感染干预，可搭载放射性核素或毒素，穿透组织屏障精准完成药物递送。还可以用于胶体金、ELISA、电化学发光等检测技术的临床诊断和基础研究，提升灵敏度和特异性。

4. 超变区多肽

抗体结合抗原都要通过 CDR 来实现，因此 CDR 是抗体结合抗原的最小结构单位。经晶体结构等分析，发现抗体分子中 6 个 CDR 所起的作用是不同的。可以设计出那些在抗原识别及亲和力方面有重要意义的 CDR 多肽，直接用于诊断或治疗，可望获得理想的结果。这种只含有一个 CDR 多肽的抗体，就称之为超变区多肽（hypervariable region polypeptide）。超变区多肽的氨基酸序列与 CDR 区完全一致，大小只有 16～30 个氨基酸，分子量很小，对组织细胞具有极强的穿透性，能达到其他抗体不能到达的部位。所制备的 87、92、6McAb V_H 功能区的 CDR2 多肽，其特异性与亲代抗体相似，能与某些细胞表面的呼肠孤病毒Ⅲ型受体有效结合，使该受体表达下降，并抑制细胞内 DNA 的合成。超变区多肽可用同位素、荧光素标记或与毒素、药物等结合，用于疾病的诊断及治疗，已经用于临床检测肿瘤。

应该看到，由于只含有一个 CDR 区，它的结合抗原能力是不完全及不稳定的，其亲和力及非特异性吸附都可能明显增加，分子量极小，在体内相当不稳定，可能在还没有完全发挥其生物学效应时已被清除。

（三）特殊类型的基因工程抗体

根据构建方式的不同主要分为三种：

1. 双特异性抗体

天然的抗体分子为双价单特异性，如果对天然的抗体分子进行改造，把其他的效应物质如毒素、酶、细胞因子、受体分子通过一定方法与两种杂交抗体 Fab 片段或 V 区（V_H 与 V_L）连接起来，使之既可与靶细胞结合，又可介导其他一些效应功能，从而最大限度地杀伤靶细胞。这种具有双特异性的抗体分子就称为双特异性抗体（bispecific Ab，BsAb）或双功能抗体。BsAb（双特异性抗体）是基因工程抗体研究的重点，已经构建了大量的 BsAb，在基础研究、临床诊断以及治疗等方面发挥了重要的作用。

（1）抗肿瘤

① 介导活化的 T 淋巴细胞。

② 介导巨噬细胞的肿瘤免疫疗法。

③ 除了介导肿瘤细胞与效应细胞的结合外，BsAb 还可用于向肿瘤细胞输送免疫毒素。

④ BsAb 还用于介导其他药物的肿瘤杀伤作用。

（2）抗血栓形成 通过化学交联物制备完整抗纤维蛋白单克隆抗体与抗组织型纤溶酶原激活剂抗体（抗 tPA）BsAb。在体内外均能有效地介导纤溶酶原激活剂与纤维血栓的结合，通过特异聚集 tPA 于血凝块处，在明显减少 tPA 量的情况下诱发了其强有力的治疗效应，可以对抗血栓形成，同时也避免纤维蛋白原的溶解及出血的副作用。

（3）抗感染作用 BsAb 一样适用于介导病原体的代谢，起到抗病毒感染的作用。

BsAb 的构建法有：①化学交联法，SPDP（琥珀酰胺吡啶二硫酚丙酸）随机交联 2 个 Ig 分子表面上的巯基构建出双功能 Ab。②生物学法（杂种-杂交瘤法）。③基因工程法，构建出的小分子双特异性 Ab（双功能 Ab）将不同 Ab 的 V_H 和 V_L 区的基因用接头（linker）连接，生成原 Ab 的分子内配对（不能形成链内的分子配对）Bs Ab。

2. 免疫粘连素

人细胞受体或黏附分子等基因通过一定的方式与抗体的恒定区基因（主要是 Fc 段）的 N 端连接起来，在真核细胞中表达出正确折叠的融合抗体样蛋白质分子，这种分子可同时发挥抗体的效应功能及其他效应功能。与双特异性抗体不同的是，免疫粘连素（immunoadhesin）由于不含有抗体的 Fab 段，但可发挥抗体的特异性效应功能，还含有细胞受体的结合位点，可特异性地与受体阳性细胞高亲和结合，发挥新的效应功能。

其优点为：①亲和力强；②半衰期长；③大大降低了其工作浓度；④减少非特异副作用及 HAMA 发生率，应用上比亲本单克隆抗体更为安全可靠。

3. 催化抗体

抗体能与抗原特异结合，酶也能与其底物特异结合，但这两种结合过程本质不同。天然的抗体不具有酶结合活性，而酶则无抗原结合能力。如果能人工设计一类新型蛋白质，使之同时具有抗原结合的专一性及催化底物的特异性，这种高效的抗体催化剂将可能应用于化学、生物学、临床医学等领域，为生物催化提供新的理论基础。

根据免疫学及生物化学的基本原理，利用基因工程技术，目前已经成功制备了这类催化抗体或抗体酶（catalytic Ab or Ab enzyme）。抗体酶的高效催化特性及位点特异性蛋白裂解酶活性为临床疾病治疗提供了新的途径，并非常有可能成为肿瘤导向治疗的新方法。基因工程催化抗体的构建是通过在轻链 V 区中插入能与金属离子结合的氨基酸序列，再与重链 V 区重组，这种重组抗体的重链 V 区可识别抗原并选择性结合底物，轻链则可通过促进底物反应过渡态的形成而发挥催化作用。

（四）人源性抗体

由于鼠源性抗体治疗应用中存在着程度不一的人抗鼠的 Ab 的 HAMA 反应，由于人-人杂交瘤的不稳定等缺点使得通过传统的杂交瘤技术分离高亲和力的稳定人抗体克隆变得十分困难。近年来，创建了噬菌体抗体库技术和基因敲除、置换技术，并利用这两种技术成功地制备了完全人源化的抗体片段及全抗。

1. 噬菌体抗体库

利用基因工程的方法可将全套人抗体重链和轻链 V 区基因克隆出来，并在噬菌体表面表达、分泌，经筛选后获得特异性抗体，这种技术称为噬菌体抗体库（phage antibody library），所构建的抗体库称为全套抗体库（repertoire antibody）或组合抗体库（combinatorial antibody library）。

其基本原理为：该技术以噬菌体为载体，将抗体基因（Fab 或 ScFv 基因等）与噬菌体编码的外壳蛋白Ⅲ（CPⅢ）或Ⅷ（CPⅧ）相连，在噬菌体表面以抗体-外壳蛋白融合蛋白的形式表达。经辅助病毒感染后，借助 CPⅢ的信号肽穿膜作用，进入宿主细胞的外周基质，再正确折叠后被包装于噬菌体尾部，随后携带有表达载体的宿主菌就会释放出带有抗体片段的噬菌体颗粒，可以特异识别抗原，又能感染宿主进行再扩增，因此可以采用类似于亲和色谱原理从噬菌体抗体库中筛选出特异性抗体。

1990 年，Mullinax 等首次从受破伤风毒素免疫的供者外周血 B 细胞中组建了人抗体库，容量达 10^7，筛选出 10 株抗 TT 单抗。这是首例用抗体库技术获得的全人源化抗体，开创了单抗制备的新纪元。噬菌体抗体库技术与传统的杂交瘤技术相比具有明显的优越性：

① 简便易行，节省时间。

② 筛选的容量大，用杂交瘤技术只能在数月内筛选数千个克隆，而噬菌体抗体库技术则可以在数周内筛选出 10^6～10^8 个克隆。

③ 抗体库技术直接得到抗体基因，避免了杂交瘤细胞克隆不稳定的缺点。

④ 抗体库抗体可用原核细胞表达，无需组织培养，可大大降低单克隆抗体生产的成本。噬菌体抗体库技术在不久的将来有可能取代杂交瘤技术。

2. 异源性或转基因鼠产生的人源性抗体

噬菌体抗体库制备的抗体通常为 Fab 片段或 ScFv 抗体，由于没有 Fc 段，亲和力受到极大影响，人们试图通过基因工程的手段来制备人源性抗体全抗。1997 年，Abgenix 公司在这方面取得了重大突破，研制成功了转基因鼠（Xenomouse），利用这种小鼠可制备高亲和力的人源性抗体全抗。其原理就是：将小鼠的全套抗体基因去除，同时将人的大部分轻链、重链基因插入到小鼠的染色体当中，这样用抗原刺激小鼠时就可以发生人抗体基因的重排，从而产生人源性抗体。

（五）核糖体展示技术

虽然噬菌体展示技术较之杂交瘤技术有显著的改善，是应用最为广泛的一种筛选技术，但其自身无法克服的缺点给具体应用造成了许多障碍，表现在以下几个方面：

① 由于在噬菌体展示和筛选过程中必须经过细菌转化的步骤，抗体库的容量不能超过 10^{10}，而且在表达某些候选抗体分子时，大肠杆菌宿主菌的生长被抑制或者由于其毒性作用而不能生长，导致亲和筛选的偏差。

② 亲和筛选时，具有极高亲和力的抗体分子与抗原结合后，很难被洗脱，所以无法捕获其编码基因。

③ 采用噬菌体展示技术进行抗体分子定向进化时，除了以上各种限制之外，基因突变与表型筛选之间的转换也很烦琐。如果以高突变率的大肠杆菌作为宿主菌，会在质粒和宿主基因组中引入不必要的突变，同样造成亲和筛选的偏差；采用体外突变的方法，每次突变之后必须重新进行连接和转化，而由于转化效率的限制，每次转化都会造成抗体库多样性的损失。

核糖体展示技术（ribosome display，RD）的出现在很大程度上弥补了噬菌体展示技术的不足，它是一种新兴的蛋白质工程技术，其特点是：

① RD 是一种无细胞系统的完全体外展示系统，不受宿主细胞及转染效率的限制。

② 正确折叠的完全蛋白质和编码它的 mRNA 同时结合在核糖体上，利用抗原-抗体或配体-受体特异性结合的特性进行筛选，省时省力。

目前，核糖体展示技术的应用主要有两种方式：一种是以 mRNA-核糖体-蛋白质三元复合物的形式将基因型和表型联系起来；另一种是以 mRNA-蛋白质融合物的形式直接将两者联系在一起。下面就这两种方式中核糖体展示文库的构建及筛选方法分别加以介绍。

1. mRNA-核糖体-蛋白质三元复合物的构建

（1）构建用于核糖体展示的基因片段　在设计核糖体展示系统时，首先要对基因片段进行改造，使基因产物在体外能有效地转录和翻译，并且转录后的 mRNA 较稳定，可以防止核酸酶的降解。为了使基因片段能有效转录和翻译，5′端应接上 T7 启动子序列和 SD 序列，前者使 T7 聚合酶能有效转录，后者是核糖体结合位点，促进蛋白质有效翻译。在核糖体展示技术中，如何形成稳定的蛋白质-核糖体-mRNA 三聚体且目标蛋白能在核糖体上以正确空间构象进行展示是该技术的关键问题。为了使核糖体翻译终止并且停留在 mRNA 3′末端，可以设法去掉 3′端的终止密码子，使核糖体停留在 mRNA 3′末端，将蛋白质和 mRNA 连接在一起。在 mRNA 3′末端设计密码子 AGG，AGG 可延缓核糖体翻译的速度，有利于稳定核糖体复合物。由于核糖体肽糖要覆盖蛋白质 C 末端 20～30 个氨基酸位点，影响蛋白质折叠，因此，在目标蛋白阅读框架序列 3′端下游至少要融合一段编码 20～30 个氨基酸的间隔序列，从而使其余氨基酸序列能正确折叠。

利用噬菌体 M13 基因Ⅲ区编码的部分氨基酸序列，融合到单链抗体 ScFv 的 C 末端，并对不同长度的间隔序列（57～116 个氨基酸）进行比较，提示 116 个氨基酸长度的间隔序列更有利于 ScFv 在核糖体上的正确展示。利用抗体 κ 型轻链的恒定区作为间隔序列，建立起抗体-核糖体-mRNA 复合物（ARM），抗体重链能够在核糖体上形成正确的空间构象。利用大肠杆菌 *E. coli* 的 TonB 作为间隔序列，成功地展示出 ScFv。如果以 *E. coli* 的 ToLa 作为间隔序列，在核糖体上正确展示出 β-内酰胺酶。根据实验研究目的不同，间隔序列可各不相同，但基本原则是，间隔序列所编码的蛋白质不会影响欲展示的蛋白质的空间构象，间隔序列长度应当合适，既能使目标蛋白自由展示，又能提高蛋白质体外转录和翻译的效率。为了增加 mRNA 的稳定性，防止核酸外切酶的降解，为 mRNA 设计了 5′端、3′端茎环状结构，使 mRNA 的稳定性得到进一步提高。在对基因片段改造时，常进行两次延伸 PCR，先将基因片段和间隔序列拼接在一起，连接产物进行第一次延伸 PCR，上游引物含有 SD 序列，下游引物含有 3′端茎环结构序列，PCR 产物再进行第 2 次延伸 PCR，上游引物含有 T7 启动子序列和 5′端茎环结构序列，下游产物同前。最后得到的 PCR 产物，5′端接上 T7 启动子和茎环结构以及 SD 序列，3′端则融合了间隔序列并含有 3′端的茎环结构。

（2）体外转录和翻译　经过修饰加工的基因片段，可在 *E. coli* S30 提取液或网织红细胞裂解液中进行体外转录和翻译，形成蛋白质-核糖体-mRNA 三聚体，构建出蛋白质展示文库。*E. coli* S30 提取液是一种原核表达系统，网织红细胞裂解液是真核表达系统，至于何种系统更适合于核糖体展示，尚有争论。蛋白质体外转录、翻译系统中，mRNA 的稳定性至关重要，避免系统中核酸酶的存在和使用核酸酶抑制剂可提高 mRNA 的稳定性。氧钒核糖核苷复合物（VRC）作为过渡阶段类似物，能有效抑制核酸酶，实验表明，在核糖体展示系统中，1mg/mL VRC 可提高 mRNA 的稳定性，但同时也发现 VRC 对蛋白质合成有一定程度的抑制性。在*E. coli* 系统中，发现如果 RNA 没有终止密码子，其编码蛋白质 C′末端可被 11 个氨基酸标记短肽所修饰，这种短肽是 SsrA RNA 产物，修饰后的末端可被特异性 C′末端蛋白酶降解，影响蛋白质-核糖体-mRNA 复合物聚集，根据这一观点，Hanes 等设计出 anti SsrA 寡核苷酸，加入体外转录、翻译系统中，抑制 SsrA RNA 功能，防止标记短肽连接到目标蛋白质 C′端，实验结果表明，anti SsrA 可明显促进蛋白质-核糖体-mRNA 三聚体形成。真核细胞的很多蛋白质都有二硫键形成，使蛋白质能够正确折叠，形成有功能的蛋白质。

通过实验还发现蛋白二硫化异构酶（protein disulfide isomerase，PDI）在谷胱甘肽氧化还原缓冲对存在情况下，可以提高功能蛋白质合成；同时发现分子伴侣 Dnak 和 Dnal 混合使用，可以增加可溶性蛋白质产量，但对功能性蛋白质形成影响不明显。他们在实验中发现，当 PDI 和分子伴侣同时运用时，具有活性功能蛋白质的产量达最大值。PDI 可明显促进蛋白质在核糖体上正确展示，提高筛选效率。体外转录、翻译系统有一步法和二步法之分，前者把体外转录、翻译系统合二为一，在同一反应液中进行，故称为一步法，二步法把体外与翻译过程分开进行，在不同反应液中进行，如果蛋白质在氧化环境中才能进行正确折叠，应用二步法，如果蛋白质在还原环境中也可正确折叠则可选用一步法。

（3）体外筛选　当蛋白质和核糖体、mRNA 形成三聚体后，就可通过目标蛋白质与相应配体的结合特性对核糖体展示文库进行筛选，筛选方法主要有 ELISA 和磁珠法。用两种方法对核糖体展示文库进行筛选，将溶菌酶作为抗原包被 ELISA 板或偶联在磁珠上，通过筛选，两种方法都得到抗溶菌酶特异性抗体。至于何种方法更优，ELISA 方法中抗原包被在塑料表面，而塑料表面的疏水作用有可能影响蛋白质空间构象，严重情况下靶蛋白和配体失去结合特性导致筛选失败，而磁珠法筛选是在溶液中进行，不存在上述问题，故认为磁珠法优于 ELISA 法。

（4）RT-PCR　筛选后得到的复合物，可用 EDTA 进行降解，使复合物中的 mRNA 释放出来，也可加入游离配基，使特异性结合的核糖体复合物得到分离，但亲和力较高的复合物分离效率较低。对分离纯化后的 mRNA 进行反转录聚合酶链式反应（RT-PCR），使分离得到的基因型得到扩增，PCR 产物又可体外转录为 mRNA，进行下一轮核糖体展示和筛选。经过多轮筛选后，将 PCR 产物连接到载体上，进行序列分析，转化原核细胞或真核细胞，并表达和分离目标蛋白做进一步的功能鉴定。

（5）筛选效果的判定　筛选效果可据筛选后分离得到的 mRNA、反转录扩增出的 cDNA、cDNA 体外转录翻译出的蛋白质进行分析。在体外转录、翻译过程中加入标记物标记 mRNA 和核糖体复合物，经亲和筛选后分离得到的 mRNA 与空白组进行放射性强度比较，可以判断每轮筛选的富集效果。对筛选后的 PCR 产物进行体外转录、翻译，反应过程中用^{35}S 蛋氨酸标记蛋白质，对翻译后的复合物进行 RIA 分析，可以得到每轮筛选后特异性靶蛋白的富集效果。利用荧光相干光谱法对核糖体复合物与配体的结合特性进行分析以后，可根据扩散时间的不同来判定游离态的配体和结合态的受体-配体复合物量的大小，从而可推测出受体和配体的结合特异性和亲和性，可对核糖体复合物进行定量分析，为核糖体展示系统提供快捷、准确的监测指标。

2. RNA-多肽融合物的制备

“mRNA-核糖体-多肽”三元复合物的核糖体展示技术在筛选时必须保持三元复合物的完整。为解决这一问题，Roberts 等设计了一个更为简单的系统，将 mRNA 与其编码的蛋白质通过共价键直接连接起来。

一般情况下，在翻译时，一个 mRNA 的 3′端可以与相关的 tRNA 连接而导致 mRNA-多肽复合物的形成，但连接键却是不稳定的氨酰酯键。嘌呤霉素能模拟 tRNA 的氨酰基末端进入核糖体 A 位，在核糖体肽酰转移酶的作用下产生新生肽段，从而发挥翻译抑制子的作用。肽酰嘌呤霉素含有一个位于肽段和嘌呤霉素的 *O*-甲基酪氨酸之间的酰胺键，这样，腺苷部分修饰的嘌呤霉素的 3′-氨基端可以通过稳定的酰胺键与 *O*-甲基酪氨酸相结合。这样，合成的 mRNA 就可以与结合在其 3′末端的嘌呤霉素形成稳定的 mRNA-多肽融合体。

下面就 mRNA-多肽融合物的制备及筛选过程简述如下。

（1）可控孔径玻璃（controlled pore glass，CPG）-嘌呤霉素的制备　嘌呤霉素盐酸盐溶于水后与碱性碳酸盐混合，再用氯仿进行抽提。干燥后在吡啶/乙腈（体积比为 50/50）中与过量的三氟醋酸酐于 25℃反应 1h，制备 *N*-三氟乙酰嘌呤霉素。用二甲氧三苯甲基（DMT）盐酸盐制备 *N*-三氟乙酰-5′-DMT 嘌呤霉素，并连接到氨基己基 CPG 载体上，制成 CPG-嘌呤霉素。

（2）3′嘌呤霉素寡核苷酸及模板的合成　用 CPG-嘌呤霉素作为固相载体，用 DNA 和 RNA 合成的标准步骤合成 30-P(5′-dA27dC dCP）和 43-P（连接到 30-P 的 RNA 序列：5′-GGAGGACGAAAUG）LP77 的 RNA 部分为 5′GGG AGG ACG AAA UGG AAC AGA AAC UGA UCU CUG AAG AAG ACC UGA AC，由部分单链寡核苷酸经 T7 转录而成。LP154 的 RNA 部分为 5′-GGG ACA AUU ACU AUU UAC AAU UAC AAU GGC UGA AGA ACA GAA ACU GAU CUC UGA AGA AGA CCU GCU GCG UAA ACG UCG UGA ACA GCU GAA ACA CAA ACU GGA ACA GCU GCG UAA CUC UUG CGC U，LP160 的 RNA 部分为 5′-GGG ACA AUU ACU AUU UAC AAU UAC AAU G(NNS)$_{27}$ CA GCU GCG UAA CUC UUG CGC U，是由 PCR 制备的 dsDNA 转录而成。翻译模板为：43-P（Met 模板）、LP77（短 myc 模板）和 LP154（长 myc 模板）。

3. mRNA-多肽融合物的合成

CPG-嘌呤霉素用来合成寡核苷酸接头（dA$_{27}$ dCdCP），其 3′端为嘌呤霉素。然后将该接头连接到三个合成的 mRNA 模板的 3′端。模板含有编码 1 个氨基酸（Met 模板，43-P）、12 个氨基酸（短 myc 模板，LP77）和 33 个氨基酸（长 myc 模板，LP154）的可读框（ORF）。每一模板的 ORF 直接与接头的 dA$_{27}$ 相连，这样 DNA 的接头可作为核糖体的间歇位点，在新生肽链解离前，能有足够的时间让

3′-嘌呤霉素进入 A 位。Met 和短 myc 模板以 SD 序列起始，而长 myc 序列包含烟草花叶病毒 5′非翻译区序列，其中含起始密码子，可有效地起始翻译。

体外兔网织红细胞裂解液中进行翻译时，三个模板都能引导 RNA-多肽分子的合成。这可由^{35}S-甲硫氨酸掺入模板来证实。为了研究融合物中多肽的性质，分离模板后，用 RNase A 消化以移去模板，除去可变的 RNA 部分，所产生的接头-多肽分子仅在肽链部分不同。一个编码子模板的产物的迁移率与单独接头相同，表明只有一个氨基酸连接到 3′末端。从短 myc 模板和长 myc 模板分离出的接头融合蛋白的迁移率较 30-P 有明显的下降，表明连接了较长的肽段。用蛋白酶 K 和 RNase A 消化模板以移去所有的^{35}S 标记，进一步说明迁移率的下降是由于吸附了肽段所致。接头-多肽融合分子通过变性 PAGE 电泳比较是均一的，表明在大多数实验中，核糖体翻译到 ORF 的末端，由于新生链被转移到 mRNA 的 3′末端而终止。

4. RNA-多肽融合物的纯化和特征

RNA-多肽分子的纯化应避免游离多肽和未连接 b 多肽的 mRNA 的干扰。连接分子分两步纯化：用寡核苷酸亲和色谱纯化所有的 RNA，这些 RNA 带有接头序列；用活化的硫代丙基-琼脂糖凝胶纯化所有携带游离巯基的分子。长 myc-接头融合物用寡核苷酸亲和色谱和二硫键共价连接的亲和色谱纯化。通过对二硫键形成的融合物的分离可以确证核糖体到达了信使 RNA 的 ORF 末端，因为半胱氨酸是多肽的次末端残基。

可进一步通过免疫沉淀实验来证明 mRNA 与多肽的结合。用能识别 myc 表位的单克隆抗体去沉淀长 myc 模板。在对照实验中，该抗体能有效地沉淀长 myc 模板的 RNA 部分所翻译的游离肽段。当长 myc（LP154）被翻译后，RNA-多肽产物生成并被免疫沉淀。定量测量未修饰接头和接头-myc 多肽融合物的比例，可以发现以 0.2%～0.7%投入的 RNA 被翻译成融合蛋白产物。当核糖体/模板比例较高时，则较多的投入 mRNA 被翻译成融合蛋白。mRNA 的浓度超过上述范围时，每毫升翻译抽提物中大约有（0.8～1.0）×10^{12} 个融合蛋白分子。

连接到 mRNA 上的多肽分子必须是由该 mRNA 编码而成，即新生肽链不与其他 mRNA 上的嘌呤霉素结合。当接头（30-P）与长 myc 模板在翻译抽提物中以 20∶1 的比例共育时，没有明显的交叉转录现象发生。游离的接头也不会明显降低长 myc 融合物的产量。同样，当短模板 43-P 与长模板 LP154 共同翻译时，仅观察到模板与其相应的反应产物形成融合物，没有见到短模板与长 myc 肽段的融合物形成。这些结果表明，融合物的形成是发生在新生肽链和与其结合到同一核糖体上的 mRNA 之间。

5. RNA-多肽融合物的选择性富集

翻译反应用的 myc 模板（LP154）及库模板（LP160）分别按 1∶0、1∶20、1∶200 及 1∶2000 的比例进行。模板从 dT_{25} 琼脂糖中分离并洗脱，加入硫代丙基琼脂糖凝胶后置 4℃旋转 1h。固相载体用 TE 洗数遍，加入 DTT 后孵育数小时，然后再用水洗几次。每一样品均用反转录酶反转录 1h，取少量未经筛选的产物进行 PCR。剩余的反应物与稀释缓冲液和蛋白 G/A 偶联物混合并在 4℃旋转 1h。分离出的洗脱液中加入抗 myc 单抗 9E10 和蛋白 G/A 偶联物，于 4℃旋转 2h。免疫沉淀物通过离心分离并用冷的稀释缓冲液洗几次，经过筛选的物质用 4%乙酸洗脱并低压冻干。

为进一步证明用 RNA-多肽融合物筛选的可能性，制备了不同稀释度的长 myc 模板（LP154）和随机序列库模板（LP160）的混合物，翻译这些混合物，用寡核苷酸亲和色谱和二硫化物亲和色谱纯化 RNA-多肽融合产物。myc-模板融合物用抗 myc 单抗进行免疫沉淀。为测量这一选择过程的富集程度，取免疫沉淀前后的一定量的 RNA-多肽融合物进行反转录和 PCR 扩增（用放射性标记的引物）。扩增后的 DNA 产物经限制性核酸内切酶消化，定量检测切除和未切除的 DNA 比例，发现与经免疫沉淀的随机库相比，myc 序列被富集了 20～40 倍。

以 mRNA-多肽融合物的形式进行核糖体展示较其他需要通过细胞内步骤的方法相比有明显的优越性，该法构建的库具备更丰富的多样性，这对于从一个完全随机的序列库中筛选出稀有的功能性序列是一个重要的优势。此方法可以构建库容量为 10^{12}～10^{13} 的 mRNA-多肽融合文库。目前已构建了一个库容为 10^{12}

的 mRNA-多肽融合文库，多肽部分包含一个含 27 个氨基酸的随机序列。通过提高转录反应的效率，库容可增加到 10^{15}，下一步工作是要确定能有效连接到 mRNA 上的多肽或蛋白质的最大长度。

6. 基因工程抗体宿主表达系统

（1）细菌（*E. coli*）表达系统　由于细菌缺乏糖基化能力，不能催化 Ig Fc 上糖基转移，不能装配完整抗体，不利于抗体分子形成适当的链内、链间二硫键，所以主要用来表达 Fab、Fv 和 ScFv 等抗体片段。该系统分胞内装配和胞外分泌 2 种，胞内装配指抗体在大肠埃希菌胞质中表达形成一种不溶无活性包涵体，然后破碎细胞将抗体释放出来。其优点在于防止宿主酶类对抗体的降解，但抗体产量和抗原结合活性较低。胞外分泌指在重组 Ig 基因上连接编码分泌肽的引导序列，此时大肠埃希菌表达和分泌完整功能抗体。分泌肽可将抗体片段引向胞周，抗体在此折叠，形成适当二硫键并与二聚体联系，而可变区内的二硫键对于稳定 Fab、Fv、ScFv 及其早期折叠有重要意义。

有两种类型载体用于抗体表达：

① PACtacIPTG 诱导型　其启动子 tac2 受 IPTG 或半乳糖诱导控制；

② 温度诱导型　如 PAM1，其启动子 λPL 受 CI 基因抑制。应用 PACtac 和 PAM1，细菌中 Fab 的表达量可高达 1～2g/L，分泌到培养基中的抗体浓度可达 100～500mg/L。

（2）酵母表达系统　酵母属真核微生物。与大肠埃希氏菌相比，酵母提供了较高级的异源蛋白折叠途径，减弱了异源蛋白降解问题，并且 Asn-X-Ser/Thr 基序蛋白质能腺苷酰化。当提供酵母信号序列时，酵母能分泌正确折叠并有效加工的蛋白质。与哺乳动物表达系统相比，酵母能在简单培养基上快速生长，作为临床和工业重要蛋白质的表达系统，具有诱人的前景。在酵母中，异源启动子不能发挥作用，故只有酵母启动子才被用作基因表达。常用酵母启动子为 Gal-1、Gal-2 和 Gal-3，均被葡萄糖抑制，而被半乳糖诱导。在酵母表达系统可获得高水平分泌抗体。抗 CD7 和抗 DMI 2 种单链抗体在大肠埃希氏菌表达量为 0.2mg/mL，但当相同片段在毕赤酵母表达时，其产量分别为 60mg/mL 和 100～250mg/mL。

（3）哺乳动物细胞表达系统　用哺乳动物细胞表达抗体最初见于将抗体基因重组导入淋巴细胞，在病毒（如 SV40）或 IgG 的启动子或增强子引导下，淋巴细胞能正确加工和翻译后修饰免疫球蛋白，产生具正常生物学特性和效应功能的适于人体诊断和治疗用抗体。但总体来讲，淋巴细胞表达水平较低，培养上清液中抗体含量为 1～300μg/mL；杂交瘤一般为 200μg/mL。早期对神经胶质细胞、CHO 及 Hela 细胞等的研究中，其抗体生产水平与淋巴细胞相似或更低。目前已建立了一套较为成熟的 CHO 抗体表达系统，它采用最有效的启动子系统——来自人巨细胞病毒（CMV）启动子成分，现已开发出含该启动子的表达载体，用于引导 Ig 基因在 CHO 细胞的表达。最新研究的一种变异 CHO 细胞系，表达经过修饰的人腺病毒 Ela 转录激活因子，此因子可增加许多病毒启动子的转录，使重组蛋白表达增强。提高抗体产生还可利用某些促进基因扩增的放大性遗传标记，如 DHFR 和 GS 基因，它们与抗体基因偶联或共转染宿主后表达。在选择性药物甲氨蝶呤（MTX）存在时，可显著提高抗体基因的表达。

哺乳动物细胞表达系统的特点是：

① 能将抗体正确装配、折叠和糖基化成有活性的分子；

② 能在无血清培养基中生长，分泌水平高，宜大规模生产；

③ 其瞬时表达系统可表达足量抗体，以便对抗体特异性和亲和力做快速鉴定。

（4）植物表达系统　转基因植物生产抗体的成功，开辟了基因工程抗体在植物学领域的先河，已证实植物能合成全功能抗体分子。将抗体轻链、重链基因导入土壤根瘤农杆菌质粒，并被引入不同的烟草植物中表达，再将表达轻链、重链抗体的植株进行有性杂交，后代中能产生全功能的抗体。将抗体可变区基因连接，也可在植物中表达。植物表达系统的特点有：

① 能大规模生产，成本低。

② 有望成为农作物抗病育种的新途径。

③ 作为环保手段，表达抗有毒物质抗体。

④ 用于研究植物生理、生化的有效成分。

⑤ 植物抗体易于保藏，有时作为食品疫苗口服使用而不需提取。但由于植物能产生不同于哺乳动物的糖类残基，从而产生某些不正常的生物学特性，如糖基化的不同会影响抗体的生物学分布、在血液中的半衰期和某些效应功能等。

总结

○ **抗体**

抗体是机体免疫细胞被抗原激活后，由分化成熟的终末 B 细胞——浆细胞合成分泌的一类能与相应抗原特异性结合的具有免疫功能的球蛋白。

○ **免疫球蛋白**

是指具有抗体活性或化学结构与抗体相似的球蛋白。过去亦称为 γ-球蛋白，主要存在于血液和某些分泌液中，还可以作为抗原（识别）的受体存在于 B 细胞表面，后者称为膜表面免疫球蛋白。免疫球蛋白不一定都是抗体，但抗体都是免疫球蛋白。

○ **抗体分子的生物学功能**

抗体分子的生物学功能包括特异性结合抗原、激活补体、结合 Fc 受体，产生多种生物学效应。抗体的治疗应用有抗肿瘤作用、抗器官移植排斥反应、抗感染作用、抗血栓形成、解毒、构建抗独特型抗体疫苗、在自身免疫性疾病及变态反应性疾病中的应用、血型鉴定、治疗血液误输反应等。

○ **抗体的类别**

抗体分为天然产生的抗体、多克隆抗体、单克隆抗体及基因工程抗体四类。

思考练习

1. 什么是抗体？抗体有哪些类型？
2. 抗体的治疗应用有哪些？
3. 试述核糖体展示技术。

第十二章　重组蛋白多肽类生物制品

通过基因重组技术，利用细胞培养系统生产出具有特定生物活性的蛋白质和多肽，为医学领域带来了革命性的进展。在当今生物技术和医药领域，重组蛋白多肽类药物正逐渐成为治疗多种疾病的关键手段。通过本章内容的学习，可以掌握以下知识：什么是重组蛋白多肽类生物制品？重组蛋白多肽类生物制品包括哪些类别？各自具有哪些临床功能？

学习目标

- 掌握重组蛋白多肽类生物制品和细胞因子的基本概念。
- 熟悉重组蛋白多肽类生物制品的基本种类以及作用机制。
- 了解重组蛋白多肽类生物制品的临床应用和未来发展方向。

第一节　重组细胞因子

在机体免疫应答活动过程中，有多种细胞因子参与，如白介素、干扰素、肿瘤坏死因子等，它们作为免疫活性细胞间相互作用的介质，对免疫应答的发生、调节及效应等均起着十分重要的作用。细胞因子（cytokine）的研究对免疫应答及调节免疫细胞之间的信息传递和相互关系等都有重要意义，是当今免疫学、遗传学、细胞学以及分子生物学研究最活跃的领域之一。

一、细胞因子和重组细胞因子的概念和作用

1. 细胞因子

细胞因子是一组有机体的免疫细胞或非免疫细胞合成并分泌的小分子或中等分子量的可溶性蛋白质（多肽）或糖蛋白。细胞因子包括淋巴细胞产生的淋巴因子和单核-巨噬细胞产生的单核因子等，具有强

大的和多方面的生物效应。它们作用于特异的靶细胞表面受体，通过细胞内信号和第二信使介导，调节细胞的增殖、分化、生长、出血、骨发生、免疫过程、创伤的愈合、炎症反应等。不少疾病的发生与细胞因子生成失衡有密切联系，它们异常过度的分泌可诱发和延长病理过程，甚至使疾病可能恶化。细胞因子的生成异常亦与一些免疫介导的疾病有关，它广泛地介入恶性肿瘤的增殖分化、转移。研究细胞因子有助于阐明分子水平的免疫调节机制，有助于疾病的预防、诊断和治疗，特别是利用细胞因子治疗肿瘤、感染、造血功能障碍以及自身免疫疾病等已收到初步疗效，具有非常广阔的应用前景。

2. 重组细胞因子

天然细胞因子是通过免疫细胞或肿瘤细胞株体外培养，从培养上清液中获取微量的细胞因子制剂，不但纯度很难保证，而且价格昂贵。

20 世纪 80 年代以来，随着基因工程技术的发展，细胞因子的研究也进入基因水平。为研究细胞因子的结构与功能，必须要有大量的细胞因子纯品。现在可以利用大肠杆菌、酵母菌、昆虫细胞、哺乳动物细胞等工程细胞大规模生产重组的细胞因子纯品，其产量、纯度、成本等指标均优于天然来源的细胞因子。这不仅大大促进了细胞因子的结构与功能研究，也促进了细胞因子作为生物应答调节剂治疗各种疾病的应用研究。重组细胞因子作为药物具有很多优越之处，例如细胞因子为人体自身成分，可调节机体的生理过程和提高免疫功能，很低剂量即可发挥作用，因而疗效显著，副作用小，是一种全新的生物制剂，已成为某些疑难病症不可缺少的治疗手段。利用基因工程技术生产重组细胞因子，作为生物应答调节剂（BRM）治疗肿瘤、造血障碍、感染等已收到良好疗效，成为新一代的药物。

二、细胞因子的发展历程

细胞因子大体经过了下面的几个时期或阶段。

1957 年，Isaacs 等人发现病毒感染的细胞产生一种因子，可抵抗病毒的感染，干扰病毒的复制，因而命名为干扰素，这是发现的第一个细胞因子。

20 世纪 60 年代初，Bloom、Bennett 和 David 等人在阐明迟发型超敏反应机理的研究中，发现淋巴细胞活化后可分泌一种完全不同于免疫球蛋白的可溶性分子，它不仅介导迟发型超敏反应，还介导各种其他型的细胞免疫。不久，Ceorge 和 Vaughan 首次发现免疫动物的巨噬细胞在体外培养时，因特异性抗原和免疫动物淋巴细胞的存在，巨噬细胞的移动受到抑制。20 世纪中叶，David 等证实特异性抗原刺激淋巴细胞活化，分泌一可溶性因子，称巨噬细胞移动抑制因子（macrophage migration inhibitory factor，MMIF）。1969 年，Dumonde 归纳将这种由活化淋巴细胞合成和分泌的、在免疫反应和炎症反应中有多种生物学活性的、非免疫球蛋白的可溶性因子，称为淋巴因子（lymphokines，LK）。除淋巴细胞能合成和分泌 LK 外，单核-巨噬细胞、成纤维细胞、大颗粒淋巴细胞等也能合成和分泌 LK 样因子，称为单核细胞因子（monokines，MK），它们在免疫吞噬和炎症反应中同样起重要作用。1977 年，Cohen 将 LK、MK 和 EPO 等统称为细胞因子（cytokine，CK），它是由多种细胞产生的一类非抗体非补体，能调节细胞生长分化，调节免疫功能，参与炎症发生及创伤愈合的微量而高效的可溶性激素样小分子多肽类物质。

20 世纪 70 年代，在细胞因子研究工作早期，因 CK 含量极微，难以提纯获得足够数量和纯度，且 CK 的相应抗体特异性差而难以鉴别；而且只限于按生物活性命名的特点，在命名上引起了混乱，如白细胞介素-1（interleukin-1，IL-1）就有多种不同的名称，使概念上也造成混乱；同时，又因为细胞因子功能的多样性和一种因子可被多种不同的细胞产生等复杂情况，因此限制了对 CK 基础理论和实验的深入研究以及临床应用研究。

进入 20 世纪 80 年代以后，随着分子生物学技术的发展，为细胞因子的研究提供了新的契机。利用 cDNA 克隆技术，一个又一个的细胞因子结构被阐明；利用外源基因表达技术，可获得大量的重组细胞因子纯品，使细胞因子的功能研究获得明确结果。在短短的十几年时间内，细胞因子研究领域获得惊人的成果，分子克隆成功并阐明结构与功能的细胞因子已达数百种，有上百种重组细胞因子在进行临床研究，治疗肿瘤、感染、造血功能障碍等疾病，其中数十种细胞因子或其抑制剂已被批准作为药物正式上市，一些细胞因子基因治疗的研究也已进入临床。

随着 IL-1～IL-18 以及 IL-19、IL-20、IL-21、IL-23、集落刺激因子（colony stimulating factor，CSF）、干扰素（interferon，IFN）、肿瘤坏死因子（tumor necrosis factor，TNF）、转化生长因子（transforming growth factor，TGF）、干细胞因子（stem cell factor，SCF）、白血病抑制因子（leukemia inhibition factor，LIF）等十几种与免疫有关的细胞因子被相继发现和克隆，极大地促进了细胞因子的结构与功能研究。

三、细胞因子的研究近况

基因重组技术的广泛应用，使重组细胞因子药物的品种不断出现，干扰素、白细胞介素、集落刺激因子、促红细胞生成素以及肿瘤坏死因子等已经广泛用于医疗卫生事业，例如基因工程干扰素和白细胞介素-2 在肿瘤、多发性硬化病和病毒性传染病等方面取得了可喜的进展。集落刺激因子、促红细胞生成素以及肿瘤坏死因子等重组细胞因子作为治疗人类疾病的首选药物。利用基因操作技术将粒细胞-巨噬细胞集落刺激因子（GM-CSF）与白细胞介素-3（IL-3）的基因通过重组的方法构建到宿主酵母菌中，然后经过表达得到的融合蛋白质对造血细胞的活性大大增强，极大地增加了白细胞和血小板的数目。另外，使用该融合蛋白后可以加大抗癌药的药效剂量，减少抗癌药导致的中性粒细胞和血小板减少而产生的副作用。细胞因子药物的研究与开发是医药生物技术领域最为成功和引人注目的领域。随着细胞因子受体的研究不断深入，受体相关的生物制品已经在美国 FDA 批准上市。例如重组 IL-1 受体拮抗蛋白、人 TNF 的单克隆抗体、TNF-受体-Ig 融合蛋白，在相关疾病治疗方面发挥了重要作用。

四、常见的细胞因子

以下介绍几种常见的细胞因子，根据细胞因子的生理功能可将其大概地分为以下种类。

1. 干扰素

1957 年，Isaacs 和 Lindermann 在研究病毒的干扰现象时，发现一种具有干扰活性的因子，即干扰素（interferon，IFN）。干扰素是最先发现的细胞因子，是由干扰素诱生剂诱导生物细胞后所产生的一类高活性多功能糖蛋白，可抵抗病毒感染，能够干扰病毒的复制，因而命名为干扰素。它是一种具有广谱抗病毒、抗肿瘤的蛋白质。根据其来源和结构，可将 IFN 分为 IFN-α、IFN-β、IFN-γ。1980 年，国际干扰素命名委员会对干扰素命名做了规定，先根据动物来源确定分类系统，再按抗原特异性分型，以 α、β、γ 表示，α 相当于过去的白细胞干扰素（Le）、β 相当于过去的成纤维细胞干扰素（F），二者合称为Ⅰ型干扰素。干扰素 γ 由灭活的或活病毒作用于致敏的 T 细胞和 NK 细胞产生，相当于免疫干扰素即Ⅱ型干扰素。它们分别由白细胞、成纤维细胞和活化的 T 细胞产生。IFN-α 为多基因产物，生物活性基本相同，但存在多种不同的亚型，IFN-β 和 IFN-γ 只有单一亚型。IFN 除有抗病毒作用外，还有抗肿瘤、免疫调节、控制细胞增殖、引起发热等作用。20 世纪 80 年代，侯云德院士团队成功克隆了人 α1b 型干扰素基因，并在此基础上研发出我国首个具有自主知识产权的基因工程药物——重组人干扰素 α1b。这一成果打破了国外的垄断，并实现了产业化，推动了我国基因工程药物从实验室走向市场，为生物医药产业的蓬勃发展奠定了坚实基础。侯云德院士因其卓越贡献荣获 2017 年度国家最高科学技术奖，成为生物医药领域的代表性获奖者。

2. 集落刺激因子

集落刺激因子（colony stimulating factor，CSF）为一类刺激骨髓多能造血干细胞向粒单系祖细胞集落分化，并使其发育为成熟粒细胞、巨噬细胞的体液性造血因子。其化学本质是一组能控制粒细胞、单核-巨噬细胞和某些造血细胞繁殖和分化的糖蛋白。各种集落刺激因子的作用范围不相同，因而其名称也不相同，分别为粒细胞集落刺激因子（granulocyte colony stimulating factor，G-CSF）、巨噬细胞集落刺激因子（macrophage colony stimulating factor，M-CSF）、粒细胞-巨噬细胞集落刺激因子(granulocyte-macrophage-CSF，GM-CSF)、多重集落刺激因子（multi-CSF 或 IL-3）等。一般来讲，凡是刺激造血细胞的细胞因子都可统称为 CSF，例如刺激红细胞的红细胞生成素（erythropoietin，EPO)、刺激造血干细胞的干细胞因子（stem cell factor，SCF)、刺激胚胎干细胞的白血病抑制因子(leukaemia inhibitory factor，LIF）以及刺激血小板的血小板生成素等均有集落刺激活性。1987 年，Yang 发现多重集落刺激因子（multi-colony stimulating factor，multi-CSF 或 IL-3)。2004 年，我国干细胞工程技术研究中心在国际上首次发现新的干细胞因子——人血液血管细胞生成素（HAPO)。它是一个新的生长因子，主要作用于血液和血管共同的干细胞，成为对血液病和血管性疾病的治疗产生重要影响的潜在药物。由于生物工程技术的进步，目前 CSF 已经进入临床，在临床使用的多为基因工程重组的产品，如重组人粒细胞-巨噬细胞集落刺激因子，通过基因工程技术生产的由 127 个氨基酸组成一种非糖基化的水溶性蛋白质，是人体内存在的内源性生物活性物质，可刺激单核细胞杀真菌，促进巨噬细胞吞噬超氧化物以及摄取和杀灭病原虫等作用。

3. 促红细胞生成素

促红细胞生成素（erythropoietin，EPO）是 1977 年从人尿中纯化获得的，1984 年获得了 EPO 基因的 cDNA 克隆。1985 年，Jacobs 等又发现由肾小管内皮细胞合成的 EPO，也可由肝细胞、巨噬细胞等产生，分子质量为 30～39kDa。他又成功地从胎儿肝中克隆出 EPO 基因，使通过基因工程手段大量生产重组 EPO 成为可能。EPO 作为一种造血因子，不仅可治疗一般的贫血，而且可治疗正常人手术后的贫血反应，尤其对癌症化疗后造血功能受到损害的患者更加有利。EPO 可促进血液中的红细胞增殖，大大地提高了癌症病人的生活质量和存活率。另外，EPO 凭借其不可替代的促红细胞生成作用和实际上的替代输血疗效，使其不论在临床还是销售上都获得了极大的成功，此外，EPO 亦可用于其他多种难治性贫血患者，并且可在一定程度上纠正恶性肿瘤、化疗及类风湿性关节炎引起的贫血。因此它是目前最成功的重组细胞因子药物之一。

4. 白细胞介素

白细胞介素（IL）是一类介导白细胞间相互作用的细胞因子，是一种调节蛋白，可用于癌症等的治疗，刺激机体免疫力。白细胞介素的主要作用是促使 T 细胞和 B 细胞增殖和分化；增强 NK 细胞以及单核细胞的杀伤活性；刺激造血细胞参与炎症反应；诱导抗体的产生；促进血小板的生成等。第二届淋巴因子的国际会议上，将这类介导白细胞间相互作用的细胞因子命名为白细胞介素，并以阿拉伯数字排列，如 IL-1、IL-2、IL-3。

此外，许多 IL 不仅介导白细胞相互作用，还参与其他细胞等的相互作用，如造血干细胞、血管内皮细胞、纤维母细胞、神经细胞、成骨和破骨细胞等相互作用，在机体的多系统中发挥作用。目前已发现 IL-1、IL-2、IL-3 等 40 种以上白细胞介素。

5. 肿瘤坏死因子

肿瘤坏死因子（TNF）是能直接造成肿瘤细胞死亡的细胞因子，可直接诱导肿瘤细胞的凋亡。TNF 除有杀肿瘤作用外，还可引起发热和炎症反应，大剂量 TNF-α 可引起恶液质，发生进行性消瘦，因而 TNF-α 又称恶液质素（cachectin)。TNF 根据其来源和结构不同可分为两种，即 TNF-α 和 TNF-β，前者由单核-巨噬细胞产生，后者由活化的 T 细胞产生，又名淋巴毒素 α（lymphotoxinα，LT-α)。最近还发现了 TNF 家族的一些新成员，包括淋巴毒素 β（lymphotoxinβ，LT-β)、TRAIL（TNF-related apoptosis-inducing ligand）等。TNF 是至今发现的杀伤力最强的一种生物活性因子，具有很强的抗癌作用。

6. 趋化因子

趋化因子（chemokine）是一组具有趋化作用的细胞因子，能吸引免疫细胞到免疫应答局部，参与免疫调节和免疫病理反应。它们多为小于或等于100个氨基酸的小分子多肽。根据结构不同可主要分为4个趋化因子亚家族：CXC(Cys-X-Cys)、CC(Cys-Cys)、C(Cys)、CX3C(Cys-X_3-Cys)亚家族，其中C代表半胱氨酸，X代表任一氨基酸。CXC家族成员多数基因定位于第4对染色体。趋化因子家族中的CXC/α亚族，主要趋化中性粒细胞，主要的成员有IL-8、炎症蛋白10（IP-10）、黑色素瘤细胞生长刺激活性因子（GRO/MGSA）、血小板因子-4（PF-4）、血小板碱性蛋白、蛋白水解来源的产物CTAP-Ⅲ和β-thromboglobulin、IP-10、ENA-78。CC/β亚族定位于17号染色体上，主要趋化单核细胞，这个亚族的成员包括巨噬细胞炎症蛋白1α（macrophage inflammatory protein-1α，MIP-1α）、巨噬细胞炎症蛋白1β（macrophage inflammatory protein-1β，MIP-1β）、RANTES（regulated upon activation normal T expression and secreted）、单核细胞趋化蛋白-1（macrophage chemotactic protein，MCP-1/MCAF）、MCP-2、MCP-3和I-309。另外，C家族只有一个成员Lymphotactin，基因定位于1号染色体上。CX3C家族也只有一个成员Fractalkine（neurotatin），基因定位于第16号染色体上。

7. 生长因子

生长因子（growth factor）是由机体不同组织细胞产生的一类多肽类细胞因子，可以特异地与细胞表面的专一受体结合而发生作用。在细胞培养中，培养基之所以要加入血清是因为血清中含有多种生长因子的缘故。生长因子包括转化生长因子-α（transforming growth factor-α，TGF-α）和转化生长因子-β（transforming growth factor-β，TGF-β）、表皮生长因子（epidermal growth factor，EGF）、血管内皮生长因子（vascular endothelial growth factor，VEGF）、成纤维细胞生长因子（fibroblast growth factor，FGF）、神经生长因子（nerve growth factor，NGF）、血小板衍生生长因子（platelet derived growth factor，PDGF）以及肝细胞生长因子（hepatic growth factor，HGF）等。

转化生长因子-α（TGF-α）可刺激细胞的增殖，TGF-β为多功能细胞因子，具有双重作用，既可刺激也可抑制细胞的增殖。转化生长因子-β属于一组新近发现的调节细胞生长和分化的TGF-β超家族。这一家族除TGF-β外，还有活化素（activins）、抑制素（inhibins）、缪勒抑制物质（Mullerian inhibitor substance，MIS）和骨形成蛋白（bone morpho-genetic proteins，BMP）等。TGF-β与早先报道的从非洲绿猴肾上皮细胞BSC-1所分泌的生长抑制因子是同一物质。它是一组富含半胱氨酸的同源二聚体蛋白质。TGF-β具有免疫抑制效应，对一些增殖分化也有促进效应，包括TGF-β1、TGF-β2、抑制素（inhibin）、骨形成蛋白2-15（bone morphogenetic protein 2-15，BMP-2-15）等，对骨骼的形成有促进作用。

表皮生长因子（EGF）具有多种生物学功能，对多种细胞增殖有刺激作用，其受体为跨膜蛋白，两者结合后引起后者变构使受体C末端的三个酪氨酸残基自身磷酸化，随后激活酪氨酸激酶，通过信号传递诱导原癌基因的表达。

血管内皮生长因子（VEGF）是促进恶性肿瘤进展的关键因子之一。VEGF与其受体（VEGF receptor）的作用是促进血管新生及肿瘤进展。

早期研究使用的成纤维细胞生长因子（FGF）主要来自牛脑和脑垂体的提取液，是大约150个氨基酸结构的酸性成纤维细胞生长因子（aFGF或FGF）或碱性成纤维细胞生长因子（bFGF或FGF2）。其后分离的癌基因产物的细胞增殖因子与上述FGF结构类似，也被分类在FGF家族，并依次命名为FGF3～FGF9。

神经生长因子（NGF）是一种经典的神经营养因子。NGF在周围神经系统（peripheral nervous system，PNS）参与交感神经元、神经嵴起源的感觉神经元的发育、存活，其维持及损伤修复等作用已逐渐为人们所认识。人们发现NGF对中枢神经系统（central nervous system，CNS）中基底前脑（basal forebrain）胆碱能神经元有作用。而作用于该部位胆碱能神经元的NGF主要由靶区（海马与新皮质）产生，经逆行运输到胆碱能神经元胞体，发挥其靶源性营养作用。大量的研究表明，这类神经元亚群在学习和记忆中具有特殊功能。

血小板衍生生长因子（PDGF）是由血小板 α 颗粒产生的，与特异性受体结合后激活受体的酪氨酸激酶，经过系列信号传递引起与增殖有关的原癌基因的表达。

肝细胞生长因子（HGF）最早于 1984 年从肝切除后的残余肝组织中被发现，后从大鼠血小板中分离提纯，其活性不具种属特异性，因最初被发现可刺激肝细胞合成 DNA 而得名。

第二节 细胞因子及其受体的结构与功能特点

一、细胞因子的结构

细胞因子种类繁多，不同细胞因子在结构上有很大的差异，但大多数细胞因子的化学成分为小分子的分泌型多肽，一般分子质量不超过 60kDa，多由 100 个左右的氨基酸组成。少数细胞因子能以与膜结合的形式存在于细胞表面。多数细胞因子以单体形式存在，少数细胞因子以双体形式存在，下面从染色体位置、肽链结构及化学成分和结构上对细胞因子进行分述。

从染色体定位来看，一些细胞因子的基因是连锁的，如 IL-3、IL-4、IL-5、IL-9、IL-13、GM-CSF、M-CSF 等都位于第 5 对染色体长臂上，它们的缺失与某些白血病及造血功能不良有关。

从肽链结构来看，多数细胞因子为单链结构，部分细胞因子为同源双体结构，如 IL-5、IL-8、IL-10、M-CSF 等；此外，IL-12 的结构比较特殊，为异源双体结构，两条肽链分别由不同的基因编码。不同细胞因子之间无明显的氨基酸序列的同源性。

从一级结构来看，不同的细胞因子在氨基酸序列上有很大的差异，但它们的基因调控序列却有许多共同之处，这表明它们的基因表达受某些共同因素调节。

从化学结构来看，绝大部分细胞因子为糖蛋白，含有不同程度的糖基侧链，但体内外生物活性研究证明，多数细胞因子的糖基并不影响其功能的发挥，这些糖基多与细胞因子的生物活性无关，可能起延长细胞因子体内半衰期的作用。因而，大肠杆菌表达的重组细胞因子可取代天然来源的细胞因子而用于结构和功能研究及临床治疗应用。

二、细胞因子受体的结构

细胞因子只有同细胞表面的特异性受体相结合才能发挥生物学效应。因此对细胞因子受体结构的研究是十分必要的。由于大多数细胞因子受体基因已克隆化成功，因此目前对其结构和信号传递也已有初步的了解。

从功能上看，细胞因子受体与其他类型的细胞膜表面受体一样，均由 3 个功能区组成，即膜外区（IL 结合区）、跨膜区（疏水性氨基酸富有区）和膜内区（信号转导区）。它有不同形式的结构，包括单链、双链或三链不同形式。

从多肽链的使用上看，一些细胞因子受体共同使用同一条多肽链，如 IL-3、IL-5 和 GM-CSF 共同使用同一 β 链（CD131），IL-2、IL-4、IL-7、IL-9、IL-15 等共同使用同一 IL-2 受体 γ 链（CD132）；IL-6、IL-11、G-CSF、LIF、抑瘤素 M（oncostatin M）、睫状神经营养因子共同使用同一 gp130 蛋白（CD130）的受体链。

从细胞因子产生的生物学效应上看，尽管大多数细胞因子受体本身不包含内部的酪氨酸激酶活性，因而当没有同细胞因子结合时，受体不会出现酪氨酸磷酸化。但当与细胞因子结合后其效应开始发挥，不但细胞因子受体本身出现酪氨酸磷酸化，而且会引起多种细胞内的蛋白质出现酪氨酸磷酸化，细胞内部发生改变。

从参与细胞因子受体信号转导的酪氨酸激酶上看，目前研究已发现多种酪氨酸激酶参与细胞因子受体的信号转导，包括 Src 家族的 Lyn 和 Fyn、非 Src 家族的 JAK1、JAK3、TYK2 等。JAK 激酶家族可进一步活化以非活性形式存在于信号转导及转录激活因子 STAT（signal transducers and activators of transcription）。STAT 一旦活化后出现酪氨酸磷酸化，即形成双体形式，进入核质与 DNA 结合，行使转录功能。从核酸水平上看，STAT 家族结合的 DNA 序列也已发现多与 GAS 序列有关，所谓 GAS 即 IFN-γ 活化位点（gamma interferon activated site），为一种在 IFN-γ 诱导基因启动子的调控元件。

随着细胞因子受体及基因的确认，人们发现多数细胞因子受体属于几个较大的多基因家族（multi-genefamilies）（表 12-1）。每个家族的成员具有独特的结构特征，相互之间在进化上可能有一定关系。但细胞因子受体家族的划分不是绝对的，有些受体可归于多个家族。例如，IL-6 受体既属于造血生长因子受体家族，又属于免疫球蛋白超家族，而且还是 IL-6 受体家族的原型。

表 12-1 细胞因子受体的结构特征

细胞因子（受体的配体）	细胞因子受体	细胞因子受体结构特征
IL-2，IL-3，IL-4，IL-5，IL-7，IL-9，G-CSF，GM-CSF，EPO，LIF，生长因子，催乳素	造血生长因子家族	Trp-Ser-X-Trp-Ser 功能段；4 个细胞外半胱氨酸残基
IL-1，IL-6，M-CSF，G-CSF，SCF	Ig 超家族	Ig 样的细胞外功能区
TNF，CD27，CD30，CD40，fas 抗原，神经生长因子	TNF 家族	4 个富含半胱氨酸的细胞外区
IL-3，IL-5，GM-CSF	IL-3 家族	共同的 β 亚单位
IL-6，IL-11，LIF，OSM	IL-6 家族	共同的 β 亚单位
IL-8，GRO，PF-4，TG，C3a，IP-10，MIP-1a，MIP-1β，MCP-1，血管活性肠肽，P 物质，PAF	IL-8 家族	具有 7 个穿膜区的嗜紫红质样蛋白质
M-CSF，SCF，PDGF，成纤维细胞生长因子	酪氨酸激酶家族	细胞内功能区具有独特的酪氨酸激酶活性
TGF-β，缪勒抑制物质，骨形成蛋白，抑制素，活化素	TGF-β 家族	细胞内功能区具有独特的苏氨酸/色氨酸激酶活性
IFN-α，IFN-β，IFN-ω，IFN-γ，IL-10	IFN 家族	Ⅰ型和Ⅱ型 IFN

三、细胞因子的生物学活性

细胞因子种类繁多、结构复杂，这是它具有广泛的生物学活性的基础，它能促进靶细胞的增殖和分化，增强抗感染和细胞杀伤效应，促进或抑制其他细胞因子和膜表面分子的表达，促进炎症过程，影响细胞代谢等。细胞因子的作用具有“多相性”和“网络性”的特点，即每种细胞因子可与多种免疫细胞或非免疫细胞作用，每种免疫细胞可受多种细胞因子的调节，不同细胞因子之间具有相互协同或相互制约的作用，细胞因子本身受到体内多种因素的影响，由此构成了复杂的细胞因子免疫调节网络。众多的细胞因子生理活性的发挥有以下共同的作用特点。

（1）绝大多数细胞因子为分子质量小于 25kDa 的糖蛋白，分子质量低者如 IL-8 仅为 8kDa。多数细胞因子以单体形式存在，少数细胞因子如 IL-5、IL-12、M-CSF 和 TGF-β 等以双体形式发挥生物学作用。大多数编码细胞因子的基因为单拷贝基因（IFN-α 除外），并由 4～5 个外显子和 3～4 个内含子组成。

（2）常以旁分泌（paracrine）或自分泌（autocrine）的形式作用于附近的细胞或细胞因子产生细胞本身。在生理状态下，绝大多数细胞因子只在产生的局部起作用。

（3）作用的高效性，一般在 pmol/L（10^{-12}mol/L）水平即有明显的生物学作用。

（4）由多种细胞产生，一种 IL 可由许多种不同的细胞在不同条件下产生，如 IL-1 除单核细胞、巨噬细胞或巨噬细胞系产生外，B 细胞、NK 细胞、成纤维细胞、内皮细胞、表皮细胞等在某些条件下均可合成和分泌 IL-1。

（5）存在于细胞表面的相应高亲和性受体数量不多，每个细胞在 10～10000 个受体。近年来，细胞因子受体的研究进展相当迅速，根据细胞因子受体基因 DNA 序列以及受体细胞胞膜外区氨基酸序列、同源性和结构上的不同可分为四个类型：免疫球蛋白超家族、造血因子受体超家族、神经生长因子受体超家族和趋化因子受体。

（6）多重的调节作用，细胞因子不同的调节作用与其本身浓度、作用靶细胞的类型以及同时存在的其他细胞因子种类有关。有时动物种属不一，相同的细胞因子的生物学作用可有较大的差异，如人IL-5主要作用于嗜酸性粒细胞，而鼠IL-5还可作用于B细胞。

（7）重叠的免疫调节作用（overlapping regulatory action），如IL-2、IL-4、IL-9和IL-12都能维持和促进T淋巴细胞的增殖。

（8）以网络形式发挥作用，细胞因子的网络作用主要是通过以下三种方式进行。

① 一种细胞因子诱导或抑制另一种细胞因子的产生，如IL-1和TGF-β分别促进或抑制T细胞IL-2的产生。

② 调节同一种细胞因子受体的表达，如高剂量IL-2可诱导NK细胞表达高亲和力IL-2受体。

③ 诱导或抑制其他细胞因子受体的表达，如TGF-β可降低T细胞IL-2受体的数量，而IL-6和IFN-γ可促进T细胞IL-2受体的表达。

（9）细胞因子与激素、神经肽、神经递质共同组成了细胞间信号分子系统。主要与调节机体的免疫应答、造血功能和炎症反应有关，同时还有抗病毒、抗肿瘤等生物学活性。另外，许多细胞因子参与机体不同系统的功能，包括心血管系统、神经内分泌系统、骨骼系统，例如VEGF、bFGF、IL-8等具有促进新生血管形成的作用；M-CSF可降低血胆固醇；IL-1刺激破骨细胞、软骨细胞的生长；IL-6促进肝细胞产生急性期蛋白质等。这些作用为免疫系统与其他系统之间的相互调节提供了新的证据。

四、细胞因子的病理效应

在病理情况下，由于细胞因子的表达和分泌没有受到有机体的严格控制，这将出现异常表达，表现为细胞因子和受体的缺陷，细胞因子过分表达，可溶性细胞因子受体的水平增高。细胞因子表达过高或使用大剂量的细胞因子药物治疗疾病时，将对机体造成不良影响。应用细胞因子抑制剂可治疗细胞因子亢进或用药量过大而导致的副作用发生（表12-2）。

表12-2 细胞因子可能导致的病理反应

细胞因子	病理反应	拮抗剂适应证
IL-1	发热，炎症，休克，低血压，β-胰岛细胞毒性	炎症性疾病，休克，类风湿性关节炎，糖尿病，白血病等
IL-2	发热，渗漏综合征，贫血，低血压	移植排斥，自身免疫病
IL-3	发热，流感样症状，刺激肥大细胞和嗜碱粒细胞，刺激白血病细胞	白血病
IL-4	发热，促进IgE产生，Ⅰ型变态反应	哮喘等Ⅰ型变态反应
IL-6	发热，炎症，刺激骨髓瘤细胞	骨髓瘤，炎症性疾病
IL-8	炎症	炎症性疾病
IL-9	哮喘	哮喘
GM-GSF	发热，流感样症状，刺激白血病细胞	白血病
TNF-α	发热，炎症，恶液质，休克	休克，炎症性疾病，恶液质，类风湿性关节炎
IFN-α	发热，流感样症状，炎症	炎症性疾病
TPO	骨髓纤维化，微血栓形成	—
EGF	刺激某些肿瘤细胞增殖	肿瘤
bFGF	刺激某些肿瘤细胞增殖、转移	肿瘤

五、重要的细胞因子及其受体的分子结构和功能

1972 年，Gery 等发现人白细胞培养的上清液中含有一种可溶性物质，这种物质可促进小鼠胸腺细胞对植物血凝素（PHA）的有丝分裂反应。起初命名为淋巴细胞激活因子（lymphocyte-activating factor，LAF）或内源性热原质（endogenous pyrogen）、破骨细胞激活因子（osteoclast activating factor）、黑色素瘤生长抑制因子（melanoma growth inhibitory factor）等。在 1979 年第二届国际淋巴因子专题讨论会上，将来自单核-巨噬细胞、T 淋巴细胞所分泌的某些非特异性发挥免疫调节和在炎症反应中起作用的因子称为白细胞介素（interleukin，IL）。目前已知许多 IL 是来自单核-巨噬细胞和淋巴细胞以外的其他细胞。

1. 白细胞介素-1（IL-1）及其受体（IL-1R）的分子结构和活性

（1）白细胞介素-1 分子结构和基因　完整的人 IL-1α 和 IL-1β 基因组分别为 10.5kb 和 7.8kb。IL-1 在不同种属中有较高同源性。在氨基酸水平上，IL-1α 和 IL-1β 在不同种属同源性分别为 60%～70% 和 75%～78%；但在同一种属中 IL-1α 与 IL-1β 同源性只有 25%。人和小鼠 IL-1 基因定位于 2 号染色体，均含 7 个外显子。IL-1 前体（ProIL-1）为 31kDa，通过蛋白水解酶裂解形成成熟的 IL-1 分子。人 IL-1α（p*I*5.0）和 IL-1β（p*I*7.0）分别由 159 个和 153 个氨基酸残基组成，分子质量约 17.5kDa，同源性为 28%。IL-1 对糜蛋白酶敏感。不同细胞产生的 IL-1 等电点有所差异。

（2）IL-1 受体　T 细胞、成纤维细胞表面 IL-1 受体分子质量为 80kDa，而 B 细胞则为 68kDa。编码这两种 IL-1 受体是不同的基因。P80IL-1R 称为 IL-1RⅠ（CDw121a），P68IL-1R 称为 IL-1RⅡ（CDw121b）。

① IL-1RⅠ　IL-1RⅠ cDNA 克隆在人和鼠均已获得成功（1988，1990）。IL-1RⅠ为穿膜蛋白，胞膜外区有 3 个结构域属于免疫球蛋白超家族，穿膜区有 20 个氨基酸残基，胞浆区含有丝氨酸和苏氨酸残基，当 IL-1 与 IL-1RⅠ结合后，丝氨酸和苏氨酸很快被磷酸化。通过基因转染 HeLa 细胞实验证明，IL-1RⅠ N 端 2 个结构域与配体结合有关。针对 N 端 17 个氨基酸片段的 McAb 能阻断 IL-1RⅠ与 IL-1 结合。IL-1 与 IL-1RⅠ结合后即发生内化（internalization）。成纤维细胞、平滑肌细胞主要表达 IL-1RⅠ。一般来说，IL-1RⅠ可与 IL-1α 和 IL-1β 相结合，但 IL-1α 与Ⅰ型受体结合能力较强，而 IL-1β 与Ⅱ型受体结合能力较强。IL-1 与不同种属、不同细胞结合后的生物学效应有所差别，如人和鼠 IL-1α 结合到人内皮细胞上的亲和力相同，但产生的生物学效应不完全相同。抗 IL-1RⅠ McAb 在体内和体外均可抑制 IL-1 的生物学效应。

② IL-1RⅡ　主要分布于 EBV 转化的 B 细胞、Raji 细胞、巨噬细胞、胎盘、Th2 克隆、活化 T 细胞、PMN 和骨髓细胞等。胞膜外区有 3 个结构域属于免疫球蛋白超家族，与 IL-1RⅠ之间有 28% 氨基酸同源性，穿膜区有更高的同源性，但胞浆区要比Ⅰ型受体短，可能在介导信号传递上有差别。IL-1 与 IL-1RⅡ结合后易发生降解而不像 IL-1RⅠ那样发生内化。IL-1RⅡ经蛋白水解酶水解后可形成可溶性的 IL-1 结合蛋白（soluble IL-1 binding protein，sIL-1BP），46kDa，与 IL-1β 有较高亲和力，在自然情况下，sIL-1BP 是 IL-1β 的抑制剂。可溶性 IL-1R（soluble IL-1 receptor，sIL-1R）可有效防止小鼠心脏移植排斥反应，减轻 Lewis 大鼠的实验性关节炎和过敏性大脑炎。

（3）IL-1 的生物学作用　IL-1 具有广泛的免疫调节作用，并有致热和介导炎症的作用，它的生物学功能是通过与相应高亲和力受体结合而介导的，IL-1 生理条件下的浓度仅在 10^{-12}～10^{-14}mol/L 之间。IL-1 作用无明显的种属特异性，人 IL-1 可作用于小鼠源性的细胞。主要表达 IL-1RⅡ的细胞似乎比 IL-1RⅠ细胞相对有种属特异性。IL-1 主要有下述生物学作用：

① 促进胸腺细胞、T 细胞的活化、增殖和分化　T 细胞经抗原、有丝分裂原或抗 TCR/CD3 刺激后表达 IL-1 受体，在 IL-1 作用下 T 细胞被活化，由 G0 期进入 G1 期。活化后的 T 细胞分泌 IL-2、IFN-γ、GM-CSF、IL-4 等细胞因子，并表达 IL-2 受体进而 T 细胞发生增殖和分化。IL-1 还可增加 T

细胞表面 MHCⅡ类抗原的表达。IL-1 能诱导杀伤性 T 淋巴细胞（CTL）的分化，在混合淋巴细胞培养（MLC）中，IL-1 诱导 CTL 的产生可能是通过促进 T 细胞分泌 IL-2 和 IFN-γ。IL-6 可协同 IL-1 活化 T 细胞和刺激 IL-2 的产生。

② 促进 B 细胞功能　协同 IL-4 等细胞因子刺激 B 细胞的增殖和分化，促进免疫球蛋白的合成和分泌，这种作用可能是通过 IL-1 诱导 PBMC 产生 IL-6 而介导的。

③ 刺激骨髓多能干细胞的增殖　现已证实 IL-1 与 Stanley（1986）报道的血细胞生成素是同一种分子。IL-1 刺激造血细胞和成纤维细胞产生 CSF，增加造血细胞 CSF 受体的数量，并协同 IL-3、IL-6、G-CSF、M-CSF、GM-CSF、SCF 等细胞因子刺激造血功能，对单粒系祖细胞和巨核系祖细胞均有刺激作用。此外，IL-1 可刺激干细胞产生 SCF，IL-1 本身可作用早期干细胞，激活干细胞从 G0 期进入增殖周期。IL-1 能预防化疗造成的骨髓抑制，已进入临床Ⅱ期验证。

④ 增强 NK 细胞的杀伤活性　通过提高 NK 细胞对 IL-2 等细胞因子的敏感性而增强其杀伤活性，IL-1 与 IL-2 或 IFN 有协同刺激 NK 细胞活性的作用。

⑤ 促进多种免疫分子的基因表达　如 IL-1、IL-2、IL-3、IL-4、IL-5、IL-6、IL-7、IL-8、TNF-α、TNF-β、IFN-β、G-CSF、M-CSF、GM-CSF，IL-2Rα 链（Tac），补体 C2、Bf，黏附分子以及 *c-fos*、*c-myc* 和 *c-jun* 等原癌基因的表达。C-fos 和 C-jun 组成活化蛋白-1（AP-1），活化 IL-2 基因的启动子，诱导 B 细胞 κ 链核因子（NFκB）活化免疫球蛋白 κ 链基因，诱导 NF-IL-6 转录因子活化 IL-6 启动子。

⑥ 刺激单核细胞和巨噬细胞产生细胞因子　可以刺激 IL-6 和 TNF 并通过单核细胞和巨噬细胞产生 IL-8，介导对中性粒细胞的趋化作用。此外，IL-1 诱导内皮细胞活化，刺激中性粒细胞释放炎症蛋白和炎症介质，直接参与炎症发生过程。

2. 白细胞介素-2（IL-2）及其受体（IL-2R）的分子结构和活性

1976 年，Morgan 等发现丝裂原刺激的小鼠脾细胞培养上清液中含有一种刺激胸腺细胞生长的因子，由于这种因子能促进和维持 T 细胞长期培养，称为 T 细胞生长因子（T cell growth factor，TCGF），1979 年统一命名为白细胞介素-2（interleukin 2，IL-2）。

（1）IL-2 的分子结构和基因　人 IL-2 含有 133 个氨基酸残基，分子质量为 15.5kDa。天然 IL-2 在 N 端含有糖基，但糖基对 IL-2 的生物学活性无明显影响，等电点在 6.6～8.2。IL-2 分子含有 3 个半胱氨酸，分别位于第 58 位、105 位和 125 位氨基酸，其中 58 位与 105 位半胱氨酸之间所形成的链内二硫键对于保持 IL-2 生物学活性起重要作用。在 IL-2 基因产物的提纯和复性过程中，如二硫键配错或分子间形成二硫键都会降低 IL-2 的活性。现已有应用点突变，将第 125 位半胱氨酸突变为亮氨酸或丝氨酸，使只能形成一种二硫键，保证了在 IL-2 复性过程的活性。还有报道用蛋白质工程技术生产新型 rIL-2，将 IL-2 分子第 125 位半胱氨酸改为丙氨酸，改构后 IL-2 比活性比天然 IL-2 明显增加。人 IL-2 基因定位于第 4 号染色体，长约 5kb，由 4 个外显子和 3 个内含子组成。人和小鼠 IL-2 基因 DNA 序列有 63% 同源性。

（2）IL-2 的受体　IL-2R 是由 α、β 和 γ 三条链组成。

① IL-2R 的 α 链　1981 年 Uchiyama 首次制备了抗活化 T 细胞抗原（Tac）的 McAb，与 IL-2 相互竞争结合到 Tac 阳性细胞。Tac 的分子质量为 55kDa。1984 年，Leonard 将 Tac 分子的 cDNA 克隆成功。Tac 分子为糖蛋白，由 272 个氨基酸残基组成，包括 21 个氨基酸残基信号肽，成熟分子含 251 个氨基酸，含有多个半胱氨酸，2 个 *N*-糖基化位点，穿膜区和胞浆区分别含 19 个和 13 个氨基酸残基。人 Tac 的基因定位于第 10 号染色体，包括 8 个外显子和 7 个内含子，长约 25kb。Tac（p55）即为 IL-2 受体 α 链（或亚单位），又称 CD25，是活化 T 淋巴细胞的标志。在骨髓移植中如除去 Tac 阳性供体细胞可以降低移植物抗宿主反应（GVHR），现已进入Ⅱ期临床验证。也可用抗 IL-2R McAb 选择性地封闭、消除活化的效应细胞，从而治疗同种异体移植物排斥反应及某些自身免疫性疾病。

② IL-2R 的 β 链　分子质量为 70kDa，故又称 p70，在人白细胞分化抗原中编号为 CD122。人 IL-2Rβ 链基因定位于 22 号染色体。成熟 IL-2Rβ 链有 525 个氨基酸、5 个 *N*-糖基化位点，包括胞膜外区、

穿膜区和胞浆区。胞膜外区由 214 个氨基酸组成，有 8 个 Cys，其结构上有 1 个红细胞生成素（EPO）受体超家族特征性的结构域，还有 1 个Ⅲ型纤维粘连蛋白结构域。穿膜区有 25 个氨基酸。胞浆区有 286 个氨基酸，与 EPO 受体胞浆区有一定的同源性。IL-2Rβ 链本身无酪氨酸激酶区，但胞浆区中有两个结构域：一个是靠近膜端的丝氨酸富含区，在 IL-2 诱导的增殖信号传递中起重要作用；另一个是与酪氨酸激酶相连的酸性区域。缺乏酸性区域的 IL-2Rβ 链突变体能传导增殖信号，并诱导转录 *c-myc*，不能介导诱导转录因子 Fos 的作用；缺乏丝氨酸富含区的 IL-2Rβ 链突变体不能诱导细胞增殖及 *c-myc* 的转录。因此，酪氨酸激酶途径似乎与 *c-fos* 基因的诱导有关，而非激酶依赖的途径与 *c-myc* 基因的诱导有关。IL-2Rβ 链主要分布于 T 细胞、大颗粒淋巴细胞（LGL）、B 细胞、pre-T 细胞。

③ IL-2R 的 γ 链　是一种糖蛋白，含 347 个氨基酸，分子质量为 64kDa。胞膜结构特征属于红细胞生成素家族成员，胞浆区含 86 个氨基酸，从 288～321 位氨基酸序列似乎同源于 *src* 同源区 2（SH2），此区能与一些磷酸化蛋白的中的磷酸化酪氨酸残基相连，参与信号的转导。IL-2Rγ 链表达于多种淋巴样细胞表面，如 Molt-β、Molt-4、Jurkat、MT-1、MT-2 以及 EB 病毒感染的 Raji 细胞。

④ 可溶性 IL-2R　可溶性 IL-2R（soluble IL-2 receptor，sIL-2R）是膜结合形式 IL-2Rα 链的脱落物，分子质量为 45kDa。在人类 T 细胞白血病Ⅰ型病毒感染的 HUT102B2 细胞培养上清液中，含有大量 sIL-2R。PBMC 经丝裂原、CD3 McAb 和同种异体抗原刺激后可释放 sIL-2R。正常人血清和尿液中亦可检出少量 sIL-2R。sIL-2R 可能与膜表面 IL-2R（mIL-2R）竞争结合 IL-2，从而成为一种免疫抑制物质。sIL-2R 增高可见于某些恶性肿瘤、自身免疫病、病毒感染性疾病以及移植排斥等。

（3）IL-2 的生物学作用　IL-2 的作用具有沿种系谱向上有约束性、向下无约束性的特点，如人的 IL-2 能促进小鼠 T 细胞的增殖，而小鼠的 IL-2 不能维持人 T 细胞的生长。IL-2 体内的半衰期只有 6.9min。有报道用 PEG 对 IL-2 加以修饰，对生物学活性无影响，半衰期可延长 7 倍左右。目前关于 IL-2 的生物学作用大都是体外实验的结果。具有中和活性的抗 IL-2 抗体可抑制 IL-2 的生物学活性。它们的作用有如下几个方面。

① 刺激 T 系细胞并产生细胞因子　Th、Tc 和 Ts 细胞都是 IL-2 的反应细胞，IL-2 对静止 T 细胞作用较弱。胸腺细胞和 T 细胞，经抗原、有丝分裂原或同种异体抗原刺激活化后在有 IL-2 存在的条件下进入 S 期，维持细胞的增殖。IL-2 可刺激 T 细胞转铁蛋白受体（TfR，CD71）、胰岛素受体、MHC Ⅱ类抗原的表达，并产生多种淋巴因子如 IFN-γ、IL-4、IL-5、IL-6、TNF-β 及 CSF 等。

② 诱导杀伤细胞产生细胞因子，增强相关基因表达　诱导 CTL、NK 和 LAK 等多种杀伤细胞的分化和效应功能，并诱导杀伤细胞产生 IFN-γ、TNF-α 等细胞因子。IL-2 可增强 CTL 细胞穿孔素（perforin）基因的表达。

③ 刺激和调节 B 细胞，活化巨噬细胞　可直接作用于 B 细胞，促进其增殖、分化和 Ig 分泌。已发现活化的 B 细胞也可具有 IL-2R，IL-2 对 B 细胞的调节作用除通过刺激 T 细胞分泌 B 细胞增殖和分化因子外，还可能有直接的调节作用，活化巨噬细胞。

3. 多重集落刺激因子（IL-3）及其受体（IL-3R）的分子结构和活性

1981 年，Ihle 等发现 ConA 刺激小鼠脾细胞的培养上清液中含有一种因子，能使裸鼠脾脏淋巴细胞成熟提高标志淋巴细胞成熟的 20-*α*-羟固醇脱氢酶的阳性率，命名为白细胞介素-3（interleukin-3，IL-3）。由于 IL-3 可刺激多能干细胞和多种祖细胞的增殖与分化，又称为多重集落刺激因子（multi-CSF）。

（1）IL-3 的分子结构和基因　1984 年，Yokota 和 Fung 先后独立完成了小鼠 IL-3 的 cDNA 克隆和序列分析，他们分别从 ConA 刺激小鼠 T 细胞和 WEHI-3B 细胞中提取高活性部分 mRNA，反转录成 cDNA，进行克隆化和 DNA 序列分析。编码小鼠 IL-3 和 GM-CSF 的基因都定位于第 11 号染色体。IL-3 的基因组由 5 个外显子和 4 个内含子组成。cDNA 编码 166 个氨基酸残基，N 端 26 个氨基酸残基为信号肽，此外 N 端另有数个氨基酸残基可能被血清蛋白酶水解切除。成熟小鼠 IL-3 由 131 个氨基酸残基组成，含有糖基，分子质量为 25～28kDa。

人 IL-3 基因结构与小鼠相似，由 5 个外显子和 4 个内含子组成，人与鼠 IL-3 DNA 约有 45%同源性、氨基酸有 29%同源性，但人鼠间 IL-3 生物学作用无交叉反应。人和长臂猿 IL-3 有高度同源性、成熟的 IL-3 分子都由 133 个氨基酸残基组成，仅 11 个氨基酸残基不同，在第 16 位和第 84 位上 2 个半胱氨酸残基在分子内形成二硫键，此外还有 2 个 *N*-糖基化位点。在体外，糖基不影响 IL-3 的生物学活性。hIL-3 启动基因上游调控区含有多个转录调控子同源位点，如 AP-1（TGAGTCA）、CREB（TTACGTCT）、NFAT-1（GATGAATAAT）、CK-1（GAAGGTTCCA）、CK-2（TCAGATAA）等。hIL-3 转录调控主要受上游两个顺式调控元件调控。第一个位于－121 到－161 之间，它对于 hIL-3 转录激活最为重要，其间除含有 CREB、NFAT-1 外，新发现了对 hIL-3 表达起决定作用的转录调控蛋白结合位点，该位点被命名为 NF-IL-3-A(ATGAATAA)。第二个调控区位于－301 处的 AP-1 位点，AP-1 位点可强有力地增强 hIL-3 基因的转录。此外，最近还发现了 hIL-3 转录抑制调控区，位于－250 到－271 之间，称为 NIP 位点。目前认为位于其上游－301 处的 AP-1 对 hIL-3 的转录增强作用是通过消除 NIP 对 hIL-3 基因转录的抑制来实现的。

人 IL-3 以及 IL-4、IL-5、IL-13、GM-CSF、M-CSF、M-CSF 受体（*c-fms* 编码产物）、PDGFR（血小板衍生的生长因子受体）、β_2-肾上腺素能受体（β_2AR）、内皮细胞生长因子（ECGF）和 CD14 的基因都定位于第 5 号染色体。这种在一定区域内连锁的现象可能与协同调节造血过程有关，并可能与骨髓发育异常综合征（MDS）、原发性急性非淋巴细胞白血病（ANLL）、顽固性巨幼红细胞贫血等疾病的发病有关。

（2）IL-3 受体　分子质量为 140kDa，属于红细胞生成素受体超家族成员，而且具有 2 个该家族的结构域，IL-3R 胞浆区是酪氨酸激酶的底物。2001 年，L. Munoz 研究发现 IL-3 受体 α 链广泛表达在 AML 及 B 细胞 ALL 细胞表面，而在正常淋巴祖细胞则缺乏此受体表达。

（3）IL-3 的生物学活性　IL-3 与其他集落刺激因子的生物学作用见表 12-2。除具有多重集落刺激作用外，还发现 IL-3 可刺激皮肤上皮细胞、CD4-CD8-TCRαβ 细胞、肥大细胞、嗜碱性粒细胞的增殖，阻止肥大细胞发生程序性细胞死亡。

4. 促红细胞生成素（EPO）及其受体（EPOR）的分子结构和活性

（1）EPO 的分子结构和基因　1906 年，Carnot 和 Delflandre 发现注射贫血动物血清的兔子血液中红细胞数量增加了 20%～40%，根据这一现象，他们提出存在一种体液因子，它可以调节红细胞的生成。1948 年 Bonsdorff 与 Jalavisto 提出了“促红细胞生成素”（erythropoietin，EPO）的概念，以表明该因子对红细胞生成的特异性刺激作用。已知人促红细胞生成素以两种形式存在，即人促红细胞生成素-α（EPO-α）和人促红细胞生成素-β（EPO-β），二者氨基酸组成及顺序相同，都含有 166 个氨基酸残基。1985 年，Jacobs 等先后克隆了人、猴、小鼠 EPO 的基因，从而开始采用基因工程大批量生产重组人促红细胞生成素（rhEPO）并应用于临床。目前，在许多国家，rhEPO 已成为治疗肾性贫血的常规药物。人 EPO 基因组为单拷贝，5.4kb 长，有 5 个外显子和 4 个内含子。EPO 基因上游有 TATA 盒，5UTR 处有 AP-1、SP-1、NF-IL-6、GRE 和 NFκB 的结合序列。EPO cDNA 编码 193 个氨基酸，包括 27 个氨基酸先导序列，成熟 EPO 分子由 166 个氨基酸组成，分子质量为 18kDa，在 CHO 细胞中表达 rEPO 为 30kDa，糖占 39%，在人尿中的 EPO 为 34kDa 糖蛋白。

（2）EPO 受体　1989 年，V. C. Broudy 等从 MEL 细胞 745 表达文库中 EPOR cDNA 克隆成功。人 EPOR 基因位于 19 号染色体，裸肽分子质量为 55kDa，糖基化后为 66kDa，由 508 个氨基酸残基组成，包括 24 个氨基酸残基的先导序列，成熟 EPOR 为 484 个氨基酸残基，其中，胞膜外区 226 个、穿膜区 22 个、胞浆区 236 个氨基酸残基，胞膜外结构属促红细胞生成素/细胞因子受体超家族。还可能存在着 66kDa 与其他膜分子的复合物。EPOR 有高亲和力和低亲和力两种，至今对 EPOR 组成的确切结构和信号转导还不清楚。目前至少已发现 3 种在自然状态下由于膜受体裂解脱落的可溶性 EPO 受体（sEPOR）。

（3）EPO 的生物学作用　EPO 特异地作用于红细胞样前体，对其他细胞系几乎没有作用。EPO 刺激骨髓中红细胞样前体细胞产生红细胞样集落形成单位（CFU-E）和红细胞样爆发形成单位（BFU-E）。CFU-E为迅速分裂的红细胞样前体细胞，对低浓度EPO即有反应；BFU-E则为更不成熟的红细胞样前体细胞，对EPO反应后，其分裂速度较慢。EPO主要用于肾功能衰竭有关的贫血，还可用于类风湿性关节炎、多发性骨髓瘤、非Hodgkin氏淋巴瘤、AIDS、化疗等原因引起的贫血。

5. 趋化因子（IL-8）及其受体（IL-8R）的分子结构和活性

由组织细胞和微生物产生的趋化剂（chemoattractants）对白细胞的趋化作用（chemotaxis）是炎症发生过程中重要的起始步骤，也是机体防御和清除入侵病原体等异物先天性免疫功能的一个重要方面。1986年以前，"经典"的（classical）白细胞趋化物质主要有补体片段C5a、白三烯B4（leukotriene B4，LTB4）、血小板激活因子（platelet-activating factor，PAF）和fMLP（*N*-formylmethionyl-leucyl-phenyl-alanine，*N*-甲酰甲硫氨酰-亮氨酰-苯丙氨酸），这些趋化物质的受体同属于G蛋白偶联受体（GTP-binding regulatory protein coupled receptor）。1988年，IL-8基因克隆成功以来，已形成了称之为趋化因子（chemokine）的一个家族。到目前为止，趋化因子家族的成员至少有23个。部分趋化因子的受体已基本搞清，它们都属于G蛋白偶联受体（GTP-binding protein coupled receptor），由于此类受体有7个穿膜区，又称7个穿膜区受体超家族（seven predicated transmembrane domain receptor superfamily，STR superfamily）。

（1）IL-8的分子结构和基因　IL-8的分子质量为8.3kDa，不成熟的IL-8为99个氨基酸，单核细胞产生的成熟IL-8分子主要形式为72个氨基酸，而内皮细胞产生的成熟IL-8分子主要为77个氨基酸。在α亚族中，IL-8与GROα、GROβ、GROγ、ENA-78和NAP-2相对有较高同源性。IL-8分子含4个Cys，无*N*-糖基化位点，导电点为8.0～8.5，耐热、耐碱，但对巯基化合物敏感。1988年，Matsushima首次获得IL-8 cDNA克隆，并在大肠杆菌和中国仓鼠卵母细胞中表达成功。人IL-8基因定位于第4号染色体，基因组有4个外显子和3个内含子。5′端上游有典型的"CAT"和"TATA"盒以及AP-1结合序列和糖皮质反应元件（GRE）等结构。IL-8基因与CXC亚族中PF-4、GROα、γIP-10基因相连。成熟的IL-8分子可有6种不同形式，分别由69个、70个、71个、72个、77个和79个氨基酸组成，其差异在IL-8分子的N端，是由蛋白酶水解的不同所致。在体外，凝血酶或血纤维蛋白溶酶可将77个氨基酸形式裂解为72个氨基酸形式的IL-8，后者较前者的生物学活性要高2～10倍。

（2）IL-8受体　IL-8受体有两型：IL-8R A型（或IL-8RⅠ）和IL-8R B型（或IL-8RⅡ），两型受体在氨基酸水平上有77%同源性，最近命名为CDw128。IL-8R A特异性结合IL-8，为高亲和力，受体主要分布于中性粒细胞、单核细胞、T细胞和黑色素瘤细胞。IL-8R B除与IL-8结合外，还可结合GROα、GROβ、GROγ和NAP-2，与IL-8、GROα、GROβ和GROγ结合为高亲和力。与IL-8R B结合的这5种配体分子近N端均具有一个Glu-Leu-Arg（ELR）序列，可能是与IL-8R B结合的一个重要结构。此型受体主要分布于中性粒细胞和髓样细胞前体细胞系，如HL60细胞系。IL-8R属于G蛋白偶联受体，与fMLP受体和C5a受体有29%～34%同源性。IL-8与相应受体结合后可使细胞内Ca^{2+}浓度短暂升高，百日咳杆菌毒素（IAP）可抑制IL-8的这种刺激作用，表明IAP敏感的G蛋白与IL-8受体的信号转导有关。此外，细胞膜磷酸肌醇脂代谢和PKC也与IL-8R的信号转导有关。证实人红细胞膜表面Duffy抗原（gpD）可结合包括IL-8在内的多种趋化因子，这种受体还分布在肾脏和大脑，可能具有清除循环中IL-8等趋化因子的功能，在炎症发生过程中具有重要的调节作用。

（3）IL-8的生物学活性

① 作用于中性粒细胞　IL-8的这种效应无明显种属特异性。动物腹腔或静脉注射IL-8可引起外周血中性粒细胞数量的增加。IL-8可使中性粒细胞外形改变，促进其脱颗粒，激活中性粒细胞并使其产生呼吸爆发（respiratory burst）、释放超氧化物（O_2^-、H_2O_2）和溶酶体酶。局部注射IL-8可趋化中性粒细胞，并刺激中性粒细胞产生白三烯B4（LTB4）而使皮下血浆渗出，IL-8还能诱导中性粒细胞上调Mac-1抗原（CD11b/CD18）的表达，促进中性粒细胞黏附到内皮细胞和内皮细胞下的基质蛋白。

② 作用于嗜碱性粒细胞和嗜酸性粒细胞　趋化嗜碱性粒细胞，并刺激其释放组胺，可能与速发型

超敏反应的发生有关。此外，还可刺激 GM-CSF 或 IL-5 预先处理的嗜酸性粒细胞的脱颗粒作用。

③ 作用于 T 淋巴细胞和 NK 细胞　趋化 T 淋巴细胞，可趋化部分静止的 $CD4^+$ 或 $CD8^+$ T 细胞，这种趋化作用需要单核细胞的同时存在。局部注射 IL-8 可使局部和引流区淋巴结 T 细胞明显增多。IL-8 还可明显趋化 IL-2 活化的 NK 细胞。另外，IL-8 也是角化细胞的复合促有丝分裂原（co-mitogen），也是黑色素瘤细胞的自分泌生长因子。

6. 肿瘤坏死因子（TNF）及其受体（TNFR）的分子结构和活性

TNF 是 Carswell 和 Oldy 于 1975 年首次发现，小鼠经卡介苗（BCG）注射和内毒素（LPS）处理后，其血清中含有一种能杀伤某些肿瘤细胞或使体内肿瘤组织发生出血坏死的因子，称为肿瘤坏死因子（TNF）。血清中所含 TNF 有两种形式，即 TNF-α、TNF-β，1985 年，Shalaby 将巨噬细胞产生的 TNF 命名为 TNF-α，把 T 淋巴细胞产生的淋巴毒素（lymphotoxin，LT）命名为 TNF-β。TNF-α 又称恶液质素。

（1）TNF 的分子结构和基因

① 人的 TNF-α 基因长约 2.76kb，小鼠为 2.78kb，结构非常相似，均由 4 个外显子和 3 个内含子组成，与 MHC 基因群紧密连锁，分别定位于第 6 对和第 17 对染色体上。1984 年从 HL-60、U937 等细胞中克隆成功 rHu TNF-α cDNA，并在大肠杆菌中获得高表达。人 TNF-α 前体由 233 个氨基酸残基组成，含 76 个氨基酸残基的信号肽，切除信号肽后成熟型 TNF-α 为 157 个氨基酸残基，非糖基化，第 69 位和第 101 位两个半胱氨酸形成分子内二硫键。rHu TNF-α 分子质量为 17kDa。小鼠 TNF-α 前体为 235 个氨基酸残基，信号肽为 79 个氨基酸残基，成熟的小鼠 TNF-α(rMu TNF-α) 分子质量为 17kDa，由 156 个氨基酸残基组成，第 69 位和第 100 位两个半胱氨酸形成分子内二硫键，有一个糖基化位点，但糖基化不影响其生物学功能。rHu TNF-α 与 rMu TNF-α 有 79%氨基酸组成同源性，TNF-α 的生物学作用似无明显的种属特异性。有人报道，通过基因工程技术表达了 N 端少 2 个氨基酸（Val、Arg）的 155 个氨基酸的人 TNF-α，具有更好的生物学活性和抗肿瘤效应。此外，还有用基因工程方法，将 TNF-α 分子氨基端 7 个氨基酸残基缺失，再将 8Pro、9Ser 和 10Asp 改为 8Arg、9Lys 和 10Arg，或者再同时将 157Leu 改为 157Phe，改构后的 TNF-α 比天然 TNF 体外杀伤 L929 细胞的活性增加 1000 倍左右，在体内肿瘤出血坏死效应也明显增加。TNF-α 和 TNF-β 发挥生物学效应的天然形式是同源的三聚体。

② 人和小鼠 TNF-β 基因分别定位于第 6 号和第 17 号染色体。Hu TNF-β 分子由 205 个氨基酸残基组成，含 34 氨基酸残基的信号肽，成熟型 Hu TNF-β 分子为 171 个氨基酸残基，分子质量为 25kDa。rMu TNF-β 分子由 202 个氨基酸残基组成，包括 33 个氨基酸残基的信号肽，成熟分子 169 个氨基酸残基，与 Hu TNF-β 有 79%的同源性。Hu TNF-β 与 Hu TNF-α DNA 同源序列达 56%，氨基酸水平上同源性为 36%。

（2）TNF 的受体

① TNFR 的分型　TNFR 可分为两型。Ⅰ型 TNFR，55kDa，CD120a，439 个氨基酸残基，此型受体可能在溶细胞活性上起主要作用；Ⅱ型 TNFR，75kDa，CD120b，426 个氨基酸残基，此型受体可能与信号传递和 T 细胞增殖有关。两型 TNFR 均包括胞膜外区、穿膜区和胞浆区三个部分，胞膜外区有 28%的同源，但在胞浆区无同源性，可能与介导不同的信号转导途径有关。TNFR 属于神经生长因子受体（NGFR）超家族。TNF-α 和 TNF-β 的受体可能是同一的。TNFR 存在于多种正常及肿瘤细胞表面，一般每个细胞受体数目在 $10^3 \sim 10^4$，如 ME-180 肿瘤细胞系 TNF-αR 约 2000/个细胞，K_d 为 2×10^{-10} mol/L。不同细胞表面 TNF-αR 的数目和亲和力似乎与细胞对 TNF-α 的敏感性并不平行。TNF-α 与相应受体结合后信号传递的机理尚不清楚，可能与活化蛋白激酶 C（PKC）、催化受体蛋白磷酸化有关。

② 可溶性 TNFR　TNF 结合蛋白（TNF-BP）是 TNFR 的可溶性形式，有 sTNFRⅠ(TNF-BPⅠ)

和 sTNFRⅡ（TNF-BPⅡ）两种。一般认为 sTNFR 具有局限 TNF 活性，或稳定 TNF 的作用，在细胞因子网络中有重要的调节作用。1988 年 Seckiner 发现发热患者尿中有 TNF 抑制物，分子质量为 33kDa。1989 年 Olsson 在慢性肾功能不全患者血和尿中也发现有 TNF-BP。TNF-BP 可与 TNF 特异结合，抑制 TNF 活性，如抑制其细胞毒活性和诱导 IL-1 产生，可促进皮下接种 Meth A 肉毒的生长，可能为肿瘤逃逸宿主抗肿瘤的机制之一。正常人血清中 TNF-BP 为 1～2ng/mL，也可见于正常妊娠尿中。炎症、内毒素血症、脑膜炎双球菌感染、SLE、HIV 感染、肾功能不全时以及肿瘤时可升高。可溶性 TNFR 可有效地减轻佐剂性关节炎的病理改变以及败血症休克。

（3）TNF 的生物学活性　TNF-α 与 TNF-β 的生物学作用极为相似，这可能与分子结构的相似性和受体的同一性有关。但在某些生物学作用方面也有不同之处。

① 杀伤或抑制肿瘤细胞　TNF 在体内、体外均能杀死某些肿瘤细胞（cytolytic action），或抑制增殖作用（cytostatic action）。肿瘤细胞株对 TNF-α 敏感性有很大的差异，TNF-α 对极少数肿瘤细胞甚至有刺激作用。用放线菌素 D、丝裂霉素 C、放线菌酮等处理肿瘤细胞（如小鼠成纤维细胞株 L929）可明显增强 TNF-α 杀伤肿瘤细胞活性。体内肿瘤对 TNF-α 的反应也有很大的差异，与其体外细胞株对 TNF-α 的敏感性并不平行。同一细胞系可能有敏感株和抵抗株，如 L929-S 和 L929-R。此外，靶细胞内源性 TNF 的表达可能会使细胞抵抗外源性 TNF 的细胞毒作用，因此，通过诱导或抑制内源性 TNF 的表达可改变细胞对外源性 TNF 的敏感性。巨噬细胞膜结合型 TNF 可能参与对靶细胞的杀伤作用。

TNF 杀伤肿瘤的机理还不十分清楚，与补体或穿孔素（perforin）杀伤细胞相比，TNF 杀伤细胞没有穿孔现象，而且杀伤过程相对比较缓慢。TNF 杀伤肿瘤组织细胞可能与以下机理有关。

a. 直接杀伤或抑制作用　TNF 与相应受体结合后向细胞内移动，被靶细胞溶酶体摄取导致溶酶体稳定性降低，各种酶外泄，引起细胞溶解。也有认为 TNF 激活磷脂酶 A2，释放超氧化物而引起 DNA 断裂，磷脂酶 A2 抑制剂可降低 TNF 的抗病效应。TNF 可改变靶细胞糖代谢，使细胞内 pH 降低，导致细胞死亡。

b. 调节机体免疫功能　通过 TNF 对机体免疫功能的调节作用，促进 T 细胞及其他杀伤细胞对肿瘤细胞的杀伤。

c. 作用于血管内皮细胞　TNF 作用于血管内皮细胞，损伤内皮细胞或导致血管功能紊乱，使血管损伤和血栓形成，造成肿瘤组织的局部血流阻断而发生出血、缺氧坏死。

② 促进中性粒细胞的吞噬、黏附作用和相关抗原的表达　提高中性粒细胞的吞噬能力，增加过氧化物阴离子产生，增强 ADCC 功能，刺激细胞脱颗粒和分泌髓过氧化物酶。TNF 预先与内皮细胞培养可使其增加 MHCⅠ类抗原、ICAM-1 的表达，IL-1、GM-CSF 和 IL-8 的分泌，并促进中性粒细胞黏附到内皮细胞上，从而刺激机体局部炎症反应，TNF-α 的这种诱导作用要比 TNF-β 为强。TNF 刺激单核细胞和巨噬细胞分泌 IL-1，并调节 MHCⅡ类抗原的表达。

③ 抗感染　如抑制疟原虫生长，抑制病毒复制（如腺病毒Ⅱ型、疱疹病毒Ⅱ型），抑制病毒蛋白质合成、病毒颗粒的产生和感染性，并可杀伤病毒感染细胞。TNF 抗病毒机理不十分清楚。

④ 引起发热，诱导特殊情况下蛋白质合成　TNF 是一种内源性热原质，引起发热，并诱导肝细胞急性期蛋白质的合成。TNF 引起发热可能是通过直接刺激下丘脑体温调节中枢和刺激巨噬细胞释放 IL-1 而引起，还可通过 IL-1、TNF-α 刺激其他细胞产生 IL-6。

⑤ 诱导髓样白血病细胞分化　促进髓样白血病细胞向巨噬细胞分化，如促进髓样白血病细胞 ML-1、单核细胞白血病细胞 U937、早幼粒白血病细胞 HL60 的分化，机理不清楚。TGF-β 可抑制 TNF-α 多种生物学活性，但不抑制 TNF-α 对髓样白血病细胞分化的诱导作用，甚至还有协同效应。

⑥ 促进细胞增殖、分化和相关基因表达　TNF 促进 T 细胞 MHCⅠ类抗原表达，增强 IL-2 依赖的胸腺细胞、T 细胞增殖能力，TNF-α 对某些肿瘤细胞具有生长因子作用，并协同 EGF、PDGF 和胰岛素的促增殖作用，促进 EGF 受体表达。TNF 也可促进 *c-myc* 和 *c-fos* 等与细胞增殖密切相关原癌基因的表达，引起细胞周期由 G0 期向 G1 期转变。最近报道 TNF-β（LT）是 EB 病毒转化淋巴母细胞的自

分泌生长因子，抗 LT 抗体、sTNF R 以及 TNF-α 能抑制 EB 病毒转化淋巴细胞的增殖。

IL-1、IFN-γ 和 GM-CSF 对 TNF 的生物学作用有明显的增强作用，可能与增加细胞 TNF 受体的表达有关。已报道一种抗 TNF-α 单克隆抗体，可模拟 TNF-α 的某些生物学作用，这种现象在其他因子中尚未见到。

7. 干扰素（IFN）及其受体（IFNR）的分子结构和活性

1957 年，Isaacs 和 Lindenmann 首先发现了病毒干扰现象，即病毒感染的细胞能产生一种因子，作用于其他细胞干扰病毒的复制，因而命名为干扰素。目前已知干扰素并不能直接杀伤病毒，而是诱导宿主细胞产生数种酶，干扰病毒的基因转录或病毒蛋白组分的翻译。根据产生干扰素细胞来源不同、理化性质和生物学活性的差异，可分为干扰素 α（interferon α，IFN-α）、干扰素 β（interferon β，IFN-β）和干扰素 γ。

（1）IFN-α/β 的分子结构和基因　IFN-α 和 IFN-β 基因均位于人 9 号染色体和小鼠 4 号染色体，并连锁在一起。IFN-α 基因至少有 20 个，成串排列在一个区域，无内含子，同一种属 IFN-α 不同基因产物其氨基酸同源性≥80%。人和小鼠 IFN-β 基因只有一个，无内含子，与 IFN-α 基因连锁在一起。IFN-β 与 IFN-α 氨基酸组成有 26%～30% 同源性。IFN-α 由 2 个亚族（subfamily）组成，分别称为 IFN-α1 和 IFN-α2，其中 IFN-α1 至少由 20 个有功能的基因组成，彼此间有 90%左右的同源性；IFN-α2 亚族有 5～6 个基因成员，目前只发现 1 个有功能的基因，其余是假基因。

IFN-α 分子由 66～172 个氨基酸组成，无糖基，分子质量约为 19kDa，不同种属之间同源性在 70%左右。IFN-α 分子含有 4 个 Cys，Cys1—Cys99、Cys29—Cys139 之间形成两个分子内二硫键。IFN-α 的生物学作用有一定的种属特异性。

人 IFN-β 分子含 166 个氨基酸，有糖基，分子质量为 23kDa，含有 3 个半胱氨酸，分别在 17 位、31 位和 141 位氨基酸。31 位与 141 位半胱氨酸之间形成的分子内二硫键对于 IFN-β 的生物学活性非常重要，141Cys 被 Tyr 替代后则完全丧失抗病毒作用，而 Cys17 被 Ser 替代后不仅不影响生物学活性，反而使 IFN-β 分子稳定性更好。糖基对生物学活性无影响。小鼠 IFN-β 分子只有一个 Cys17，分子内无二硫键。IFN-β 的生物学作用有较强的种属特异性。

（2）IFN-α/β 受体　一般认为，IFN-α 和 IFN-β 结合相同的受体，IFN-α/β R 基因定位于 21 号染色体，受体的亲和力 K_d 在 10^{-10}～10^{-9}mol/L 之间，受体胞膜外结构属细胞因子受体中干扰素受体家族。IFN-α/β 受体分布相当广泛，包括单核细胞、巨噬细胞、多形核白细胞、B 细胞、T 细胞、血小板、上皮细胞、内皮细胞和肿瘤细胞等。

（3）IFN-α/β 的生物学作用

① 抗病毒作用　IFN-α/β 具有广谱的抗病毒作用，其作用机理是：a. 通过抑制某些病毒的吸附（如 VSV）、脱衣壳和最初的病毒核酸转录（如流感病毒和 VSV）、病毒蛋白合成（如 SVS）以及成熟病毒的释放（如反转录病毒）等不同环节；b. 通过 NK 细胞、巨噬细胞和 CTL 杀伤病毒感染靶细胞。

② 抑制某些细胞的生长　如抑制成纤维细胞、上皮细胞、内皮细胞和造血细胞的增殖，其机理可能通过使细胞停留在 G0/G1 期，降低 DNA 合成，下调 *c-myc*、*c-fos* 等细胞原癌基因转录水平，下调某些生长因子受体表达。

③ 免疫调节作用　促进大多数细胞 MHC Ⅰ类抗原的表达，活化 NK 细胞和 CTL。

④ 抑制和杀伤肿瘤细胞　IFN-α/β 杀伤肿瘤细胞主要是通过促进机体免疫功能，提高巨噬细胞、NK 细胞和 CTL 的杀伤水平。不同的 IFN-α 亚型的诱生、抗病毒和免疫调节活性可有所不同，例如：a. 同一病毒在不同细胞中诱生 IFN-α 亚型种类有很大差别。b. IFN-α 的不同亚型对于不同靶细胞表现出不同的抗病毒活性。c. 不同 IFN-α 亚型对不同病毒的抗病毒作用有很大差异。d. 不同 IFN-α 亚型对 MHC 抗原表达、NK 细胞活性以及细胞因子产生的调节作用也有较大的差异。

8. 转化生长因子-β（TGF-β）及其受体（TGF-βR）的分子结构和活性

转化生长因子-β（transforming growth factor-β，TGF-β）是属于一组调节细胞生长和分化的 TGF-β 超

家族。这一家族除 TGF-β 外，还有活化素、抑制素、缪勒管抑制物质（Müllerian inhibiting substance，MIS）和骨形成蛋白（bone morphogenetic proteins，BMP）。TGF-β 的命名是根据这种细胞因子能使正常的成纤维细胞的表型发生转化，即在表皮生长因子（EGF）同时存在的条件下，改变成纤维细胞贴壁生长特性而获得在琼脂中生长的能力，并失去生长中密度依赖的抑制作用。TGF-β 与早先报道的从非洲绿猴肾上皮细胞 BSC-1 所分泌的生长抑制因子是同一物质。

（1）TGF-β 的分子结构和基因　1985 年，TGF-β 的基因克隆成功，并在大肠杆菌内得到表达。在哺乳动物至少发现有 TGF-β1、TGF-β2、TGF-β3、TGF-β1β2 四个亚型。在鸟类和两栖类动物还分别存在着 TGF-β4 和 TGF-β5，对后两者的生物学作用所知甚少。TGF-β 是由两个结构相同或相近的、分子质量为 12.5kDa 亚单位借二硫键连接的双体。人 TGF-β cDNA 序列研究表明，单体的 TGF-β 112 个氨基酸残基是由含 400 个氨基酸残基的前体分子（per-pro-TGF-β）从羧基端裂解而来。pre-pro-TGF-β N 端含有一个信号肽，在分泌前被裂解掉，成为非活性状态的多肽链前体（pro-TGF-β），通过改变离子强度、酸化或蛋白酶水解切除 N 端部分氨基酸残基，所剩余的羧基端部分形成有活性的 TGF-β。TGF-β1 与 TGF-β2 有 71％氨基酸同源性，TGF-β1 与 TGF-β3 有 77％同源性，TGF-β2 与 TGF-β3 有 80％同源性。TGF-β 与 TGF-β 超家族其他成员有 30％～40％同源性。人 TGF-β1、TGF-β2 和 TGF-β3 的基因分别定位于染色体 19q3、1q41 和 14q24，均含有 7 个外显子，核苷酸序列有高度同源性，所编码的前体分子 C 端都有 9 个保守的 Cys，提示 TGF-β1、TGF-β2 和 TGF-β3 基因可能来自一个共同的祖先基因。人和小鼠 TGF-β1 的同源性高达 99％，表明在不同种属中 TGF-β 都具有重要的生物学功能。对人 TGF-β1 基因调控区进行了研究，发现该基因 5′端序列包含 5 个明显的调控区：1 个类增强子（enhancer-like）活性区、2 个负调控区和 2 个启动子区。

（2）TGF-β 受体　许多细胞表面都有 TGF-β 受体。大鼠成纤维细胞系 NRK-49F 和 BALB/c 3T3 细胞表面 TGF-β 受体亲和力 K_d 值为 $(5.6\sim14)\times10^{-11}$ mol/L，每个细胞 TGF-β 结合点约 $(1.6\sim1.9)\times10^4$。在淋巴细胞表面，TGF-βR K_d 值为 $(1\sim5.1)\times10^{-12}$ mol/L。T 细胞、B 细胞每个细胞 TGF-βR 数约 250，活化后受体数量可增加 5～6 倍，但 K_d 值无明显变化。造血细胞表面 TGF-βR 对 TGF-β1 亲和力要比 TGF-β2 明显高，这可能解释了造血细胞对 TGF-β1 反应要比 TGF-β2 更为敏感。TGF-β1、TGF-β2 和 TGF-β3 结合细胞表面相同的受体。

TGF-βR 存在着Ⅰ型、Ⅱ型、Ⅲ型三种形式，分子质量分别为 53kDa、70～85kDa 和 250～350kDa。Ⅰ型、Ⅱ型 TGF-βR 均为糖蛋白，它们和 TGF-β1 的亲和力要比和 TGF-β2 的亲和力大 10～80 倍；Ⅲ型受体是一种蛋白聚糖，它与 TGF-β1、TGF-β2、TGF-β3 的亲和力近似，为 TGF-β 主要的受体，可能在 TGF-β 发挥生物学功能中起着主要作用。TGF-βRⅢ又名 Endoglin、CD105，TGF-β1 和 TGF-β3 为其主要配体。Ⅱ型 TGF-βR 胞浆区具有丝氨酸/苏氨酸激酶区。这种结构也见于活化受体Ⅱ（ActRⅡ）和 ActRⅡB。Ⅲ型 TGF-β 受体本身缺乏蛋白激酶活性，对于其如何参与信号的传递还不清楚。当 TGF-β 诱导增殖时，G 蛋白可能参与诱导过程，此外，TGF-β 促进 Ca^{2+} 内流和胞内 IP-3 水平的升高，激活 PKC。

（3）TGF-β 的生物学作用　起初对 TGF-β 的生物学功能研究主要在炎症、组织修复和胚胎发育等方面，近年来发现 TGF-β 对细胞的生长、分化和免疫功能都有重要的调节作用。TGF-β1、TGF-β2 和 TGF-β3 功能相似，一般来说，TGF-β 对间充质起源的细胞起刺激作用，而对上皮或神经外胚层来源的细胞起抑制作用。

① 抑制免疫活性细胞的增殖

a. 抑制 IL-3、GM-CSF、M-CSF 所诱导小鼠造血前体细胞和 LTBMC 的集落形成，并降低巨核细胞对 IL-3 和 CSF 的反应性。

b. 抑制 ConA 诱导或 ConA 与 IL-2、IL-6 联合诱导的胸腺细胞增殖。

c. 抑制丝裂原、同种异体抗原刺激的 T 细胞增殖或 IL-2 依赖的 T 细胞生长。

d. 抑制 SAC 刺激后 IL-2 依赖的 B 细胞增殖。

② 对细胞表型的调节

a. 抑制 IL-2 诱导的 T 细胞 IL-2R、TfR 和 TLiSA1 活化抗原的表达，对 CD3 表达未见有影响。

b. 抑制 IFN-γ 诱导黑色素瘤细胞 MHCⅡ类抗原表达。

③ 抑制淋巴细胞的分化

a. 抑制 IL-2 和 BCDF 依赖的 B 细胞分泌 IgG 和 IgM，促进 B 细胞分泌 Ig 类型转换为 IgA 和 IgE。

b. 抑制混合淋巴细胞培养（MLC）中 CTL、NK 细胞和 LAK 功能，这种抑制作用可被 TNF-α(小鼠 MLC）或 IL-2(人 MLC）所逆转。

c. 抑制 PBMC 中 NK 细胞活性以及 NK 细胞对 IFN-α 的反应性。

d. 抑制 ConA 和 IL-2、IL-6 协同诱导小鼠胸腺 MHC 非限制杀伤性细胞的活性。

④ 抑制细胞因子产生　如抑制外周血单核细胞 PBMC 中 IFN-γ 和 TNF-α 的产生。

⑤ 其他调节作用

a. 促进成纤维细胞、成骨细胞和雪旺细胞的生长。TGF-β1、TGF-β2 促进人成纤维细胞 IL-6 的产生，其机理可能是通过对 IL-6 基因转录的调节。

b. 抑制上皮细胞、破骨细胞、内皮细胞生长和脂肪、心肌、骨骼肌的形成。TGF-β 可拮抗 EGF 的某些生物学功能。

c. 促进细胞外基质（ECM）如胶原蛋白、纤粘连蛋白的表达和抑制 ECM 的降解，对细胞的形态发生、增殖和分化过程起着重要作用，有利于胚胎发育和细胞修复。动物体内实验表明，局部注射 TGF-β 可以促进伤口愈合和典型肉芽组织形成。

d. 单核细胞和成纤维细胞的趋化剂，但不引起脱颗粒和氧化物的产生。

e. 抑制淋巴细胞与内皮细胞的黏附。

f. 促进嗜碱性粒细胞释放组胺。

⑥ TGF-β1 与原癌基因表达　TGF-β1 能诱导 *c-sis* 的表达，但抑制 *c-myc* 的表达，这种诱导或抑制作用与作用细胞种类及 TGF-β 的不同功能有关。如 TGF-β 诱导成纤维细胞中 *c-sis* 基因表达，与促进其在软琼脂中生长有关；而对上皮角朊细胞生长的抑制则与抑制 *c-myc* 基因表达有关。TGF-β1、TGF-β2 和 TGF-β3 在大多数生物学作用方面非常相似，但在有些作用方面可有很大差异，如 TGF-β2 对血管内皮细胞和造血祖细胞的生长抑制作用仅为 TGF-β1 和 TGF-β3 的 1%。TGF-β 在治疗伤口愈合、促进软骨和骨修复以及通过免疫抑制治疗自身免疫性疾病和移植排斥等方面具有潜在的应用前景。

六、细胞因子目前的研究与临床应用

1. 重要的细胞因子的开发与临床应用

细胞因子有些已经应用于临床，对生物学治疗具有深远的应用价值。多种效应细胞释放的炎症介质是造成 ARDS（急性呼吸窘迫症）的中心环节，其中 TNF-α、IL-1、IL-8、IL-10、CXC 趋化因子等细胞因子在 ARDS 发病中的作用尤其重要。创伤修复是一个复杂的生物学过程，伴随伤口愈合而产生增生性痕迹，影响美观，导致组织和器官不同程度的功能性障碍。痕迹形成过程中致纤维化因子有：转化生长因子、结缔组织生长因子、血小板衍生因子等，减少致纤维化细胞因子可抑制瘢痕的形成。干细胞因子（stem cell factor，SCF）是一种重要的造血细胞因子，1990 年 D. W. William、K. M. Zsebo 和 E. W. Huang 同时发现。根据其刺激细胞生长、结合受体特性被称为干细胞因子、steel 因子、Kit 配体等。人造血增效因子（hHSF）是 CXC 类趋化因子 GROβ N 末端截短 4 个氨基酸残基的变异体（GRO β5-73)，由 69 个氨基酸组成。研究发现，其 N 端结构特点对保持其生物学功能十分重要。研究表明，hHSF C 末端结构特别是 α 螺旋结构对维持和稳定 hHSF 的空间构象起重要作用。

2. 重组细胞因子的开发和临床应用

细胞因子是免疫系统的重要调节因子，具有明显的免疫佐剂效应。研究表明，原核、真核载体或者病毒构建的细胞因子重组质粒或表达的重组蛋白，能很好地发挥免疫佐剂的活性。

重组人粒细胞-巨噬细胞刺激因子（rhGM-CSF）作用于造血祖细胞，促进其增生和分化，增强单核细胞抗原提呈能力，提高粒细胞和单核细胞抗体依赖的细胞介导的细胞毒作用。临床用于治疗肿瘤病人因放射治疗或化学治疗引起的白细胞减少症，单独或与抗真菌药联合使用可增强抗菌作用，具有提高免疫、抗炎和促进创伤愈合的功能。在大鼠和 Beagle 犬阴道给予重组人粒细胞-巨噬细胞刺激因子（recombinant human granulocyte-macrophage colony-stimulating factor，rhGM-CSF）栓 3 个月的长期毒性实验中，研究给药后动物血清中是否产生抗 rhGM-CSF 抗体和抗体的中和活性。发现大鼠（啮齿类动物）血清中均产生抗 rhGM-CSF 抗体，且有中和活性，但是 Beagle 犬（非啮齿类动物）未检测到抗 rhGM-CSF 抗体，rhGM-CSF 对大鼠具有免疫原性。

rhG-CSF 对病人化疗 WBC（白细胞）减少症的疗效确切，并无明显毒副作用，有利于化疗周期的继续进行，可以作为肺癌治疗中的辅助药物。通过研究重组人白细胞介素-1α（rhIL-1α）对体外培养人牙周膜成纤维细胞（HPDLFs）核因子 κB 受体活化因子配基（RANκL）和骨保护素（OPG）表达的影响发现，重组人白细胞介素-1α 可以在体外影响 HPDLFs 表达 RANκL 和 OPG 的 mRNA，并调节 RANκL/OPG 的比值，与牙槽骨改建密切相关。

重组人白细胞介素-1α 作用于牙周细胞是促进破骨吸收作用而非抑制作用。通过核运输因子（NTF2）在体外培养的人视网膜微血管内皮细胞（RCECs）中的表达，研究其高表达对血管内皮生长因子（VEGF）表达的影响时发现，重组腺相关病毒（rAAV2）将外源 NTF2 导入培养的 RCECs 内，转染后 NTF2 可稳定表达，VEGF 表达下降，NTF2 可能通过调节 VEGF 的表达参与新生血管的发生。

rhSCF 包括膜型和可溶型两种。它在造血干细胞动员、肿瘤放疗化疗的辅助治疗、贫血、放射病及其他血液病的治疗等方面具有重要的应用前景。

应用基因工程技术，将细胞因子、蛋白质分子重组成一种融合蛋白分子。这种新型融合蛋白分子，可以发挥超越其单因子的生物学活性和（或）具有便于分离纯化、检测的特性。在理论和应用上具有潜在广泛的前景。

3. 重组细胞因子应用的不良反应

重组细胞因子药物的不良反应时有发生，引起的皮肤型不良反应包括红斑皮炎样药疹、血清病样药疹、严重型原发皮肤损害。大多数细胞因子引起的药物不良反应与其本身的生物学活性有关。

第三节　其他重组蛋白多肽类制品

一、重组激素类制品

重组激素类药物是利用基因工程技术生产的激素类药物，其生物活性与天然激素相似，甚至更优。这类药物在临床治疗中应用广泛，尤其在内分泌系统疾病的治疗中发挥重要作用，例如糖尿病、甲状腺功能减退等。常见的重组激素类药物包括重组胰岛素、重组生长激素、重组甲状腺激素等。通过精确调控基因表达，这些药物确保了激素的纯度和活性，从而显著提升了治疗效果和安全性。此外，重组激素类药物的生产过程相对简便，产量高且成本较低，有助于降低患者的治疗费用，促进医疗资源的合理分配。随着基因工程技术的不断发展，未来重组激素类药物的种类和应用范围有望进一步扩大，为更多患者带来福音。目前，已上市使用的重组激素已达数十种，主要包括胰岛素、生长激素、促甲状腺激素、类胰高血糖素、降钙素、胸腺素、促性腺激素等。

人胰岛素（insulin）是由人胰脏的胰岛 β-细胞分泌的一种蛋白质激素。其合成过程首先产生一个含有 109 个氨基酸的前胰岛素原，随后通过去除 23 个氨基酸的信号肽，生成一个由 86 个氨基酸组成的胰岛素原。接着，蛋白酶会切掉 35 个氨基酸的 C 肽，最终形成由 A、B 两条链组成的、含 51 个氨基酸的胰岛素（图 12-1）。其中，A 链由 21 个氨基酸构成，链内含有一个二硫键；B 链由 30 个氨基酸构成，链间有两个二硫键。1958 年，中国科研团队启动了胰岛素的人工合成项目。经过不懈努力，1965 年 9 月 17 日，研究人员成功将人工合成的 A 链与 B 链进行组合，首次获得了与天然胰岛素结构和活性完全一致的结晶牛胰岛素。这一重大突破为后续的基因工程和药物研发奠定了重要基础。1971 年，我国科学家利用 X 射线衍射法测定了猪胰岛素晶体的立体结构，发现其是由 6 个胰岛素单分子和 2 个锌原子组成的六聚体。

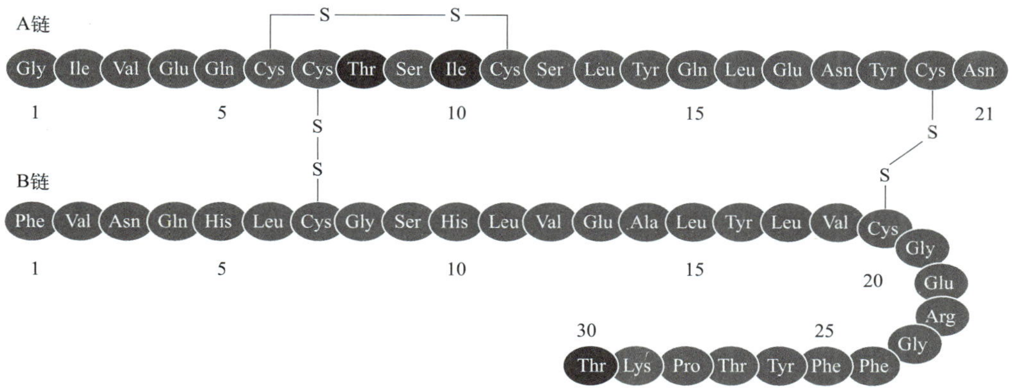

图 12-1　胰岛素的结构

胰岛素在调节细胞代谢方面发挥着关键作用，对糖类、蛋白质和脂肪的代谢均有显著影响，是维持人体正常代谢功能的重要激素。在临床上，它被广泛用于治疗 1 型和 2 型糖尿病。1982 年之前，胰岛素主要从动物（如牛和猪）体内提取用于临床治疗。自 1982 年世界上首个重组蛋白药物——人胰岛素上市以来，动物来源的胰岛素逐渐被重组人胰岛素所取代。

重组人胰岛素的生产主要采用大肠杆菌表达系统或酵母表达系统。使用大肠杆菌表达系统时，通常先表达人胰岛素原包涵体。该系统具有表达量高、易于分离纯化的优点，但需要经过变性、复性处理，并通过酶切去除 C 肽才能获得具有活性的胰岛素。酵母表达系统则可以直接分泌有活性的胰岛素或胰岛素融合蛋白。在通过多种色谱和酶切工艺获得胰岛素后，通常还需要通过结晶的方式进一步去除制备过程中残留的有机溶剂或其他杂质。

重组人甘精胰岛素是利用基因工程技术，通过大肠杆菌或酵母表达系统，在人胰岛素分子结构基础上表达含有 B31、B32 位精氨酸和 A21 位甘氨酸的甘精胰岛素前体。通常采用融合蛋白的表达方式，初步表达的前体结构为 X-B 链-Arg-Arg-Lys-Y-A 链-Gly。其中，X 代表融合蛋白 N 端的载体蛋白，Lys 是用于保护前面 Arg 的赖氨酸，Y 代表类 C 肽和其他连接序列。随后通过酶切去除 C 肽和其他连接序列，获得具有活性的胰岛素。其制备方式与基因工程重组人胰岛素基本相同。

二、重组酶类制品

重组酶类制品是通过基因工程技术合成的具有特定生物催化功能的蛋白质。这类药物在临床治疗中发挥着至关重要的作用，能够高效催化体内的特定生化反应，从而纠正或改善由酶缺乏或功能异常引起的疾病。常见的重组酶类制品包括重组凝血酶、重组溶栓酶、重组蛋白酶抑制剂等。这些制品在治疗血液系统疾病、心血管疾病和消化系统疾病等方面展现出显著的疗效。重组酶类制品的制备过程严格遵循生物安全标准，确保了药物的高纯度和低免疫原性，从而大幅提升了患者的耐受性和治疗效果。随着生物技术的不断进步，未来重组酶类制品的研发将更加多样化，应用领域也将进一步拓展，为更多疾病的治疗提供新的解决方案。主要种类包括：各种重组溶栓酶（如链激酶、尿激酶原、组织型纤溶酶原激活剂、葡激酶等）、超氧化物歧化酶、精氨酸酶、葡萄糖脑苷脂酶等。

组织型纤溶酶原激活剂（tissue plasminogen activator，tPA）是一种丝氨酸蛋白酶。人 tPA 的基因位于 8 号染色体，全长 36594bp，由 14 个外显子和 13 个内含子组成，外显子长度为 43～91bp，内含子长度为 111～14257bp，14 个外显子分别编码 tPA 的各个功能区。

tPA 能够激活血液中的纤溶酶原，使其转化为纤溶酶，后者能够降解血栓骨架中的纤维蛋白，使其成为可溶性肽，从而消除血栓，维持血液动态平衡。tPA 的生理功能是水解激活纤溶酶原。tPA 的活性部位位于轻链上，轻链上的 His322、Arg371 和 Ser478 组成了 tPA 的活性中心。血管内皮细胞以单链形式合成并分泌 tPA，尽管单链 tPA 具有酶活性，但其活性较低，仅为双链的 22%。

通过基因工程方法生产的 tPA 来源于 CHO 工程细胞，以活性、天然糖化、分泌形式存在，并经过色谱纯化获得。1987 年，FDA 首次批准 Genentech 公司的重组 tPA 上市，并发布了关于重组 tPA 的专利。1995 年，FDA 批准了 Genentech 公司关于加速 tPA 新给药方式的申请。

基于药物分子结构原理，可以设计构建更强大的纤溶药物。通过定点突变的方法，可以实现缺失某一结构或功能域，或者复制特异区域，从而将某一分子的优势发挥到极致，例如增强纤维蛋白专一性和体内半衰期。天然的 tPA 分子经过改造可以实现以下目标：

① 快速恢复冠状动脉血流。

② 延长半衰期。

③ 降低栓塞出血率。

④ 降低治疗成本。

三、重组融合、改构蛋白制品

重组融合、改构蛋白制品是通过基因工程技术，将不同来源的酶蛋白基因进行融合或改构，以获得具有更高活性、更强稳定性和更广适应性的新型酶类制品。这类制品在药物设计方面展现了独特的优势，能够针对特定疾病靶点进行精准调控，提高治疗效果。例如，融合型蛋白酶抑制剂不仅能够有效抑制病毒复制，还能减少药物副作用，提升患者的依从性。改构型溶栓酶则在心血管疾病的紧急治疗中表现出更快的溶栓速度和更低的风险。此外，这些制品在制备过程中采用了先进的蛋白质工程技术，确保了产品的均一性和安全性。随着研究的深入，重组融合、改构蛋白制品有望在更多复杂疾病的治疗中发挥关键作用，为临床医学带来新的突破。

重组人血管内皮生长因子受体-Fc 融合蛋白：VEGF 家族及其受体在血管生成过程中发挥重要作用，其家族有 7 个成员，分别是 VEGF（A-F）和胎盘生长因子（placenta growth factor，PLGF）；其受体包括酪氨酸激酶受体［VEGFR-1（fms-like tyrosine kinase 1，Flt-1）、VEGFR-2(KDR)、VEGFR-3］和非酪氨酸激酶受体［NRP-1(neuropilin-1)、NRP-2］。其中，VEGF-A 是对血管生成影响最大的一种因子，主要与 VEGFR-1、VEGFR-2 结合发挥作用。融合蛋白可以通过将 VEGFR-1 胞外区第二个类免疫球蛋白结构域（VEGFR-1D2）、VEGFR-2 胞外区第三个类免疫球蛋白结构域（VEGFR-2D3）与人的免疫球蛋白 IgG1 的 Fc 片段的基因相连，重组表达融合蛋白 rhVEGFR-Fc；也可以在 VEGFR-2D3 后面串接 VEGFR-2D4；或者将 IgG1 的 Fc 片段以 IgG2、IgG3 或 IgG4 的 Fc 片段予以代替。融合蛋白均可以非常好地结合 VEGF 家族成员，竞争性抑制其与 VEGF 家族受体结合，阻止家族受体的激活，有效控制新生血管的生成，达到治疗湿性 AMD 的作用。融合蛋白药物还具有治疗糖尿病黄斑水肿(diabetic macular edema，DME)、病理性近视（pathologic myopia，PM)、视网膜静脉阻塞（retinal vein occlusion，RVO）等相关疾病的疗效。

四、其他重组蛋白类药物制品

除了上述各类重组蛋白类生物制品外，还有一些重要的重组蛋白制品值得关注。这些重组蛋白结构与功能各异，难以归入特定类别，但它们的共同点是作为药物均发挥着不可或缺的作用。主要包括重组凝血因子、重组人血白蛋白、神经肽激素、心钠素等。

重组人血白蛋白：人血白蛋白（human serum albumin，HSA）是人血浆中含量最高的蛋白质，占血浆总蛋白的50%～60%。这种蛋白质在维持人体营养和渗透压平衡方面起着至关重要的作用。HSA是一种由585个氨基酸组成、分子量约为66.5kDa的单链无糖基化蛋白质，其等电点位于4.7至4.9之间。

近年来，重组人血白蛋白已成为国际和国内药物研发的热点。目前，研究较为成熟的表达体系主要包括酵母（毕赤酵母或酿酒酵母）和转基因水稻等。根据其用途和纯度级别，重组人血白蛋白可分为注射剂级别和辅料级别。目前，国际上已批准上市并实现商业化的重组人血白蛋白产品是由酿酒酵母表达生产的辅料级别产品，该产品被用作麻腮风三联疫苗的稳定剂等。美国药典已收录该品种，并制定了相应的质量标准。日本曾在2007年批准生产及临床使用注射剂级别的重组人血白蛋白产品，但因2009年临床前数据问题而宣布撤市。2024年4月，通化安睿特生物制药股份有限公司自主研发的重组人血白蛋白注射液成功在俄罗斯获批上市，这是首个获批上市的注射用重组人血白蛋白。国内已有酵母、水稻表达来源的重组人血白蛋白制品进入临床研究或药品注册评审阶段。全球首个水稻表达系统重组人血白蛋白注射液（商品名奥福民）于2025年7月18日获国家药监局批准上市，用于肝硬化低白蛋白血症治疗。

总结

○ **重组 DNA 蛋白多肽类制品**

采用重组 DNA 技术，对编码所需蛋白质的基因进行遗传修饰，利用质粒或病毒载体将目的基因导入适当的宿主细胞，表达并翻译成蛋白质，经过提取和纯化等步骤制备而成的具有重要生物学活性且无法从其他途径大量制备的蛋白多肽类制品，用于疾病的预防和治疗。

○ **细胞因子**

一组有机体的免疫细胞或非免疫细胞合成并分泌的小分子或中等分子量的可溶性蛋白质（多肽）或糖蛋白。主要种类包括干扰素、白介素、集落刺激因子、促红细胞生成素、成长因子、趋化因子、肿瘤坏死因子等。

○ **重组蛋白多肽类生物制品**

包括细胞因子类制品、重组激素类制品、重组酶类制品、重组融合或改构蛋白制品等。

○ **重组融合、改构蛋白制品**

重组融合、改构蛋白制品是通过基因工程技术，将不同来源的酶蛋白基因进行融合或改构，以获得具有更高活性、更强稳定性和更广适应性的新型酶类制品。这类制品在药物设计方面展现了独特的优势，能够针对特定疾病靶点进行精准调控，提高治疗效果。

思考练习

1. 蛋白类制品结构改造的主要方法有哪些？
2. 细胞因子制品的应用主要包括哪些方面？
3. 蛋白多肽类生物制品制备方法发展经历了哪些阶段？

第十三章　核酸类生物制品

核酸类生物制品是以核酸（DNA 或 RNA）为基础物质，通过现代生物技术制备而成，在疾病诊断、预防和治疗等方面发挥着重要作用。核酸类生物制品如何利用 DNA 和 RNA 的特性实现对疾病的诊断和治疗？核酸药物递送系统面临哪些挑战？不同类型的递送系统有何优劣势？

学习目标

- 掌握不同类型核酸类生物制品的定义、作用机制及主要分类。
- 熟悉核酸药物（如 ASO、siRNA、mRNA 疗法）的设计原理和临床应用。
- 了解核酸药物递送系统的类型及其在提高疗效中的作用。

第一节　概述

一、核酸类生物制品简介

核酸类生物制品是以核酸（DNA 或 RNA）为基础物质，通过现代生物技术制备而成，在疾病诊断、预防和治疗等方面发挥着重要作用。核酸在生命活动中扮演着核心角色，它携带了生物体的遗传信息，控制着蛋白质的合成与细胞的各种生理功能。核酸类生物制品正是基于对核酸分子的深入理解和操作，利用其独特的生物学特性来发挥作用。

从化学结构上看，DNA 是由脱氧核苷酸组成的双螺旋结构，而 RNA 通常为单链，由核糖核苷酸构成。这种结构差异赋予了它们不同的功能和应用潜力。在生物体内，核酸携带了遗传信息并参与基因表达的调控过程，正是利用了这些特性来开发具有治疗或诊断价值的核酸类生物制品。

从作用机制来看，核酸类生物制品可通过多种方式影响生物体内的生理过程。例如，反义核酸能够与特定的 mRNA 互补结合，从而抑制其翻译过程，阻止相应蛋白质的合成，达到调控基因表达的目的；小干扰 RNA（siRNA）则可以通过 RNA 干扰（RNAi）机制，特异性地降解靶 mRNA，同样实现对基因表达的精准调控。在基因治疗中，目的基因被导入患者体内，通过整合到基因组或在细胞内独立表达，弥补患者体内缺失或异常的基因功能，为许多难治性疾病的治疗带来了新的希望。

二、核酸类生物制品的发展历程

核酸类生物制品的发展历程是一部充满创新与突破的科学探索史。20 世纪中叶，科学家们发现了 DNA 的双螺旋结构，为核酸研究奠定了坚实的基础。

20 世纪 70 年代，重组 DNA 技术的诞生是核酸类生物制品发展的一个重要里程碑。科学家们能够将不同来源的 DNA 片段进行体外重组，并导入宿主细胞中进行表达，从而实现了对特定蛋白质的大规模生产。随着对核酸分子作用机制研究的不断深入，20 世纪 80 年代反义核酸技术应运而生。反义核酸能够特异性地与靶 mRNA 结合，抑制其翻译过程，从而实现对基因表达的调控。

进入 21 世纪，RNA 干扰（RNAi）现象的发现再次为核酸类生物制品的发展注入了强大动力。RNAi 技术具有高效、特异性强等优点，能够快速、准确地沉默靶基因的表达，在基因功能研究、疾病治疗等领域展现出巨大的潜力。

此外，基因编辑技术的飞速发展也为核酸类生物制品的发展开辟了新的道路。CRISPR/Cas9 等基因编辑工具的出现，使得科学家们能够对基因组进行精确的编辑和修饰，为基因治疗、遗传疾病研究等领域提供了强大的技术手段。

三、核酸类生物制品的分类

根据其作用机制和核酸类型的不同，可以进行不同分类。

1. 按作用机制分类

基因治疗类核酸制品：这类制品旨在通过导入正常基因、修复缺陷基因或调控基因表达等方式，治疗因基因缺陷或异常表达引起的疾病。例如，将正常的凝血因子基因导入血友病患者体内，以纠正其凝血功能障碍；利用 RNAi 技术抑制肿瘤细胞中异常表达的癌基因，达到治疗肿瘤的目的。

核酸疫苗：核酸疫苗包括 DNA 疫苗和 RNA 疫苗。它们通过将编码病原体抗原的核酸序列导入人体细胞，使细胞表达相应的抗原，从而激发机体的免疫反应，达到预防和治疗疾病的目的。mRNA 疫苗的成功研发和广泛应用，充分展示了核酸疫苗在传染病防控领域的巨大潜力。

反义核酸及 RNA 干扰类制品：反义核酸通过与靶 mRNA 互补结合，阻断其翻译过程；RNA 干扰类制品则利用 RNAi 机制，特异性地降解靶 mRNA。二者均用于调控基因表达，治疗相关疾病，如某些遗传性疾病、肿瘤等。

2. 按核酸类型分类

DNA 类生物制品：包括基因治疗用的重组 DNA 质粒、DNA 疫苗等。重组 DNA 质粒可携带目的基因，通过合适的载体导入宿主细胞，实现基因的表达和功能修复；DNA 疫苗则将编码抗原的 DNA 序列直接导入体内，诱导机体产生免疫反应。

RNA 类生物制品：如 mRNA 疫苗、siRNA 药物、反义 RNA 等。mRNA 疫苗可在体内直接翻译出抗原蛋白，激发免疫反应；siRNA 药物和反义 RNA 则通过不同机制调控基因表达，发挥治疗作用。

第二节　核酸药物

核酸药物又称核苷酸药物，是各种具有不同功能的寡聚核糖核苷酸（RNA）或寡聚脱氧核糖核苷酸（DNA），主要在基因水平上发挥作用。

核酸药物作为一种新型治疗方法，已经成为当前生物医学研究的热点之一。近年来，核酸药物在研究和应用方面取得了许多前沿进展，如核酸药物递送系统的改进，核酸药物的共传递，利用外部刺激释放智能纳米药物中的核酸药物，以及核酸药物在临床应用方面的前沿进展等。核酸药物作为核酸类生物制品的重要组成部分，在疾病治疗领域展现出巨大的潜力。随着生物技术的不断发展，多种类型的核酸药物相继问世，为攻克疑难病症提供了新的策略和方法。

一、反义寡核苷酸药物

反义寡核苷酸（antisense oligonucleotides，ASO）药物是一类人工合成的短链核酸分子，其碱基序列与靶 mRNA 互补。当 ASO 进入细胞后，能与靶 mRNA 特异性结合形成双链结构，进而通过多种机制发挥作用。一方面，它可以阻碍核糖体与 mRNA 的结合，抑制蛋白质翻译过程；另一方面，ASO 与 mRNA 形成的双链结构可被细胞内的核酸酶识别并降解，从而降低靶 mRNA 的水平。

ASO 药物具有高度的特异性，能够针对特定基因进行靶向调控，理论上可用于治疗各种因基因异常表达导致的疾病。在研发过程中，科学家们不断优化 ASO 的化学修饰，以提高其稳定性和细胞摄取效率，并降低免疫原性。例如，通过对磷酸骨架、核糖或碱基进行化学修饰，使得 ASO 药物在体内的半衰期显著延长，更有效地发挥治疗作用。目前，ASO 药物已在一些罕见病和神经系统疾病的治疗中取得突破，如治疗脊髓性肌萎缩症（SMA）的诺西那生钠注射液，为这些患者带来了新的希望。

二、小干扰 RNA 药物

小干扰 RNA（small interfering RNA，siRNA）药物是基于 RNA 干扰（RNAi）机制研发的核酸药物。RNAi 是一种由双链 RNA 介导的基因沉默现象，当细胞内出现双链 RNA 时，会被核酸酶切割成 21～23 个核苷酸长度的 siRNA。这些 siRNA 可以与体内的核酸酶等蛋白质形成 RNA 诱导沉默复合体（RISC），RISC 中的 siRNA 会识别并结合与其互补的靶 mRNA，然后在核酸酶的作用下将靶 mRNA 降解，从而实现对特定基因表达的沉默。

siRNA 药物具有高效性和特异性强的特点，能够快速、精准地抑制靶基因的表达。然而，siRNA 药物在应用中面临着一些挑战，如体内稳定性差、递送困难等。为了解决这些问题，科研人员开发了多种递送系统，如脂质纳米颗粒（LNP）、聚合物纳米颗粒等，这些递送系统能够有效地包裹 siRNA，保护其免受核酸酶的降解，并帮助其进入靶细胞发挥作用。近年来，多款 siRNA 药物在临床试验中表现出色，在肿瘤、遗传疾病、病毒感染性疾病等领域展现出广阔的应用前景。

三、微小 RNA 药物

微小 RNA（microRNA，miRNA）是一类长度约为 22 个核苷酸的内源性非编码单链 RNA 分子。miRNA 通过与靶 mRNA 的 3′非翻译区（3′-UTR）互补配对结合，抑制 mRNA 的翻译过程，或者促使 mRNA 降解，从而调控基因表达。一个 miRNA 可以调控多个靶基因，参与细胞的增殖、分化、凋亡等多种生理过程，在疾病的发生发展中也起着关键作用。

基于 miRNA 的药物研发主要包括 miRNA 模拟物和 miRNA 抑制剂。miRNA 模拟物是人工合成的与内源性 miRNA 序列相同的双链 RNA 分子，可用于补充体内缺失或表达不足的 miRNA；miRNA 抑制剂则是能够特异性地与 miRNA 结合，阻断其与靶 mRNA 相互作用的分子，用于抑制异常高表达的 miRNA。虽然 miRNA 药物的研发还处于早期阶段，但已经在肿瘤、心血管疾病等领域开展了相关研究，有望为这些疾病的治疗提供新的手段。

四、核酸适配体

核酸适配体（aptamer）是通过指数富集的配体系统进化技术（SELEX）从随机寡核苷酸文库中筛选得到的能特异性结合靶分子的单链 DNA 或 RNA 片段。核酸适配体与靶分子的结合具有高度的特异性和亲和力，类似于抗体与抗原的结合，但核酸适配体具有一些独特的优势。它的分子量小，免疫原性低，化学合成相对简单，且可以在体外快速筛选得到针对各种靶分子的适配体，包括蛋白质、小分子、细胞等。

核酸适配体在疾病诊断和治疗领域都有广泛的应用。在诊断方面，可利用核酸适配体与靶分子的特异性结合，开发新型的生物传感器，用于疾病标志物的检测，具有灵敏度高、特异性强、检测速度快等优点；在治疗方面，核酸适配体可以作为靶向药物载体，将治疗药物精准地递送至靶细胞，提高药物疗效，降低副作用。此外，有些核酸适配体本身还具有治疗活性，如可以抑制肿瘤细胞的生长、阻断病毒感染等。

五、mRNA 疗法

mRNA 疗法是近年来备受关注的核酸药物领域的前沿技术。mRNA 是携带遗传信息，指导蛋白质合成的一类单链 RNA 分子。mRNA 疗法的原理是将编码特定蛋白质的 mRNA 导入人体细胞，在细胞内 mRNA 利用宿主细胞的蛋白质合成机制翻译出相应的蛋白质，从而发挥治疗作用。

mRNA 疗法具有诸多优势。首先，它的研发周期相对较短，在面对突发公共卫生事件时，能够快速响应并开发出相应的疫苗或治疗药物，新冠 mRNA 疫苗的快速研发就是一个典型的例子。其次，mRNA 不整合到宿主基因组中，安全性较高。再者，mRNA 可以编码任何蛋白质，理论上可以用于治疗各种因蛋白质缺失或异常表达引起的疾病，具有广泛的应用前景。然而，mRNA 疗法也面临着一些挑战，如 mRNA 的稳定性、递送效率以及免疫原性等问题。通过对 mRNA 进行化学修饰，优化递送系统等方法，这些问题正在逐步得到解决。目前，除了 mRNA 疫苗，mRNA 疗法在肿瘤免疫治疗、罕见病治疗等领域的研究也在积极开展，并展现出巨大潜力。

拓展阅读　部分已上市的核酸药物

综上所述，核酸药物作为一类新型的生物制品，具有独特的作用机制和广阔的应用前景。随着技术的不断进步和研究的深入开展，相信未来核酸药物将在疾病治疗领域发挥更加重要的作用，为人类健康带来更多福祉。

第三节　核酸药物递送系统

核酸药物在疾病治疗领域展现出巨大潜力，然而，要充分发挥其治疗效果，高效的递送系统至关重要。理想的核酸药物递送系统须具备良好的生物相容性、靶向性、稳定性，同时能有效保护核酸药物并促进其进入靶细胞。目前，主要的核酸药物递送系统包括脂质类、聚合物类、无机纳米材料类、多肽类、外泌体类、病毒载体类和细菌及其衍生物类。

一、脂质类递送系统

脂质类递送系统是目前核酸药物研究应用最多的递送系统之一，主要包括脂质体和脂质纳米颗粒（LNP）。脂质体是由磷脂等脂质材料形成的双分子层膜包裹药物的微粒，而 LNP 则是粒径在 10～1000nm、包含脂质成分的实心纳米粒子。脂质类递送系统具有良好的生物相容性和低免疫原性，能够有效保护核酸药物不被核酸酶降解。其作用机制主要是通过与细胞膜融合或被细胞内吞，将核酸药物释放到细胞内。例如，在 mRNA 疫苗中，LNP 被广泛应用。辉瑞/BioNTech 的 BNT162b2 新冠疫苗以及 Moderna 的 mRNA-1273 新冠疫苗，均采用了 LNP 递送系统。LNP 能够高效地将编码新冠病毒刺突蛋白的 mRNA 递送至人体细胞内，促使细胞表达刺突蛋白，从而激发机体免疫反应，有效预防新冠病毒感染。这两款疫苗在全球范围内的广泛接种，充分证明了 LNP 递送系统在核酸药物中的有效性和安全性。

二、聚合物类递送系统

聚合物类递送系统常利用阳离子聚合物，其可中和核酸药物的负电荷，提升进入细胞的效率。聚合物可以进行多种化学改造，能与多种药物或配体兼容，还可做成线状或分枝状。

聚乙烯亚胺（PEI）是一种典型的用于核酸药物递送的阳离子聚合物。它具有较高的阳离子电荷密度，能够与带负电的核酸紧密结合形成复合物。这些复合物可以通过细胞内吞作用进入细胞，随后在细胞内环境中逐渐释放出核酸药物。在一些 siRNA 药物的递送研究中，PEI 被用于包裹 siRNA，使其能够有效进入靶细胞并发挥基因沉默作用。例如，有研究将针对肿瘤相关基因的 siRNA 与 PEI 结合，构建的递送系统在动物实验中成功降低了肿瘤细胞中靶基因的表达，抑制了肿瘤的生长。

三、无机纳米材料类递送系统

无机纳米材料由于具有尺寸小、比表面积大、表面活性高、生物相容性好以及特殊的光学、磁性、催化、电学性能等特点，在核酸药物递送领域逐渐受到关注。常用的无机纳米载体包括介孔二氧化硅纳米粒、超顺磁性氧化铁纳米粒、金纳米粒以及量子点等。

以介孔二氧化硅纳米粒（MSNs）为例，其主要利用介孔表面大、比表面积高的特点，通过离子键作用、氢键作用、静电作用等与核酸药物相互作用，实现药物的传递。同时，MSNs 易于调控孔容孔径，可将核酸药物负载到介孔孔道中，从而控制药物的释放过程。有研究构建了以 MSNs 为载体，整合光热剂聚多巴胺、模型抗原卵清蛋白和抗原释放启动子碳酸氢铵的纳米平台，用于黑色素瘤的光热免疫治疗，该平台不仅实现了核酸药物的有效递送，还结合了光热治疗的优势，取得了较好的治疗效果。

超顺磁性氧化铁纳米粒（SPION）是一种磁靶向纳米材料，除具有独特的量子尺寸效应、宏观量子隧道效应等性质外，还具备良好的化学稳定性和生物相容性。在核酸药物递送中，可利用其磁性，在外部磁场的引导下，将负载有核酸药物的 SPION 精准地递送至靶部位。例如，将携带治疗基因的 SPION 经气管注入肺癌荷瘤小鼠体内，在外部磁场作用下，SPION 聚集在肿瘤部位，释放治疗基因，延缓了肿瘤生长。

四、多肽类递送系统

多肽类递送系统是利用具有特定功能的多肽与核酸药物结合，实现核酸药物的递送。这些多肽可以是细胞穿透肽、靶向肽等。细胞穿透肽能够帮助核酸药物跨越细胞膜进入细胞内，而靶向肽则可以使递送系统特异性地识别并结合靶细胞表面的受体，实现靶向递送。

例如，TAT 多肽是一种常见的细胞穿透肽，它可以携带核酸药物穿过细胞膜，进入细胞内部。有研究将 TAT 多肽与 siRNA 连接，构建的递送系统能够有效提高 siRNA 进入细胞的效率，增强其基因沉默效果。另外，一些靶向肿瘤细胞表面特定抗原的靶向肽，如能与表皮生长因子受体（EGFR）特异性结合的多肽，可将核酸药物递送至肿瘤细胞，提高治疗的针对性，减少对正常细胞的损伤。

五、外泌体类递送系统

外泌体是细胞分泌的一种纳米级膜泡，具有天然的生物相容性和低免疫原性。外泌体内部可以包裹核酸、蛋白质等生物分子，并且能够在细胞间传递信息。利用外泌体的这些特性，可将其作为核酸药物的递送载体。

外泌体可以通过多种方式获取，如从细胞培养液中提取或从生物体液（如血液、尿液等）中分离。经过修饰后的外泌体能够更精准地递送核酸药物。例如，将肿瘤细胞来源的外泌体进行改造，使其表面表达靶向肿瘤组织的配体，然后装载核酸药物。在动物实验中，这种修饰后的外泌体能够特异性地富集到肿瘤组织，释放核酸药物，抑制肿瘤生长。

六、病毒载体类递送系统

病毒载体在基因治疗中应用较为广泛，其原理是利用病毒能够高效感染细胞并将自身遗传物质导入细胞的特性，将核酸药物包装到病毒载体中，实现核酸药物的递送。常用的病毒载体有腺病毒载体、慢病毒载体、腺相关病毒载体等。

腺病毒载体具有较高的转导效率，能够感染多种类型的细胞。例如，在一些基因治疗临床试验中，利用腺病毒载体将正常的基因导入患者体内，用于治疗遗传性疾病。然而，腺病毒载体可能会引发较强的免疫反应。慢病毒载体可以将携带的核酸稳定地整合到宿主细胞基因组中，实现长期稳定的基因表达，常用于需要长期治疗的疾病，如一些遗传性免疫缺陷病的基因治疗。腺相关病毒载体具有低免疫原性和良好的靶向性，在眼科疾病的基因治疗中应用较多，如用于治疗先天性黑蒙等视网膜疾病。

七、细菌及其衍生物递送系统

细菌及其衍生物作为新型药物递送系统展现出潜力。细菌能凭借自身特性在肿瘤微环境（TME）中定植、杀伤肿瘤细胞、激活免疫系统，且可通过基因工程、化学工程等策略优化为药物载体。

通过内部基因工程，可将编码抗癌药物的 DNA 片段导入细菌，使其持续产生抗癌物质；外部化学工程则利用化学技术赋予细菌新功能，如表面化学偶联、聚合物或脂质包裹等；外部物理工程借助静电相互作用等实现药物装载，如利用细菌表面负电荷吸附药物；综合运用内部和外部工程策略，能增强细菌的治疗效果。

基于不同细菌的药物递送系统在肿瘤治疗中各有优势。大肠杆菌可通过基因工程和表面修饰，用于多种癌症治疗；鼠伤寒沙门氏菌虽有毒性，但经改造后可有效抑制肿瘤生长；单核细胞增生李斯特氏菌可作为癌症免疫治疗的载体；双歧杆菌具有良好的生物相容性，可用于肿瘤治疗和诊断；光合细菌利用其独特的光合特性，在肿瘤治疗中展现出潜力。此外，梭菌、乳酸乳球菌、嗜黏蛋白阿克曼菌等也在肿瘤治疗中发挥作用。

基于细菌衍生物的药物递送系统主要包括：①外膜囊泡，是革兰氏阴性细菌产生的纳米级脂质双层囊泡，具有良好的生物相容性，可作为抗肿瘤药物递送载体，还能激活免疫系统，在肿瘤疫苗开发中具有重要作用。②细菌幽灵，是革兰氏阴性细菌的多孔外壳，可装载核酸、蛋白质等治疗化合物，且无完整细胞质和遗传物质，降低了水平基因转移风险，在肿瘤免疫治疗和化疗中具有应用潜力。③细菌芽孢，是细菌的休眠形式，在 TME 的低氧条件下可萌发，具有低毒性和稳定性，可作为药物载体，如用于胰腺癌的口服药物递送，提高化疗效果。

综上所述，不同类型的核酸药物递送系统各有其特点和优势，也在实际应用中取得了一定的成果。随着研究的不断深入和技术的持续创新，相信核酸药物递送系统将不断完善，为核酸药物的临床应用和疾病治疗带来更多突破。

总结

○ 不同类型的核酸药物作用机制不同

反义寡核苷酸药物与靶 mRNA 互补，阻碍翻译或促使其降解；小干扰 RNA 药物基于 RNAi 机制沉默基因；微小 RNA 药物通过与靶 mRNA 结合调控表达；核酸适配体特异性结合靶分子用于诊断治疗；mRNA 疗法导入 mRNA 合成蛋白质发挥治疗作用。

○ 核酸药物递送系统多样且各有特点

脂质类（如 LNP）、聚合物类（如 PEI）、无机纳米材料类（如 MSNs、SPION）、多肽类、外泌体类和病毒载体类等递送系统各有特点，对发挥核酸药物疗效至关重要，影响其生物相容性、靶向性、稳定性等。

思考练习

1. 试比较反义寡核苷酸与 siRNA 的作用机制及临床应用场景。
2. 脂质纳米颗粒（LNP）递送系统在新冠 mRNA 疫苗中的优势是什么？
3. 为什么病毒载体类递送系统在基因治疗中应用广泛？其潜在风险有哪些？

第十四章　细胞治疗类生物制品

细胞治疗作为现代生物医学的新领域，通过直接干预遗传物质或调控细胞功能实现疾病治疗，已成为攻克癌症、遗传病及退行性疾病的关键策略。其核心价值体现在精准靶向、组织修复和免疫调节等方面，突破了传统药物的局限性。通过本章内容的学习，可以掌握以下知识：什么是细胞治疗？细胞治疗主要的应用细胞包括哪些类型？细胞治疗的技术演进过程包括哪些？

学习目标

- 掌握细胞治疗、CAR-T 治疗等概念。
- 熟悉 CAR-T 治疗的具体过程。
- 了解细胞治疗制品未来发展方向。

随着生物技术的快速发展和不断融合，新的疾病治疗技术和产品不断出现。细胞治疗技术和细胞生物制品是典型的新兴代表，有望突破某些疾病尚无有效治疗手段的现状，发展潜力巨大。

细胞治疗技术的突破，不仅为医学领域带来了新的希望，也对相关法规和伦理标准提出了新的挑战。因此，监管机构和研究机构正在积极制定相应的政策和指导原则，以确保细胞治疗的安全性和有效性。

第一节　概述

一、细胞治疗与细胞治疗类生物制品

细胞治疗及相关生物制品是新兴的治疗手段和药物种类，对此还没有规范统一的定义标准及监管机制，尽管国内已经有若干细胞治疗获得批准用于临床，但最新 2025 年版《中国药典》没有相关药物收录和定义。在国家药监局发布的《药品生产质量管理规范-细胞治疗产品附录（征求意见稿）》中，将细胞治疗产品限定为人源的活细胞产品，包括经过或未经过基因修饰的细胞，如自体或异体的免疫细

胞、干细胞、组织细胞或细胞系等产品，不包括输血用的血液成分、已有规定的移植用造血干细胞、生殖相关细胞，以及由细胞组成的组织、器官类产品等。细胞治疗从作用机制角度可以解释为将正常或特定功能强化的活细胞输送到人体内，替代体内病变、损伤和退化的细胞；清除体内异常和疾病细胞；对病理组织的失衡状态进行调节，从而实现组织再生修复或疾病治疗的方法。据此而言，能实现上述目标的细胞治疗药物即为细胞治疗类生物制品。

细胞治疗及相关生物制品的监管措施也没有统一标准，各国根据自身情况制定了一些监管要求。我国先后发布了免疫细胞治疗产品临床试验技术指导原则，人源性细胞及其衍生细胞治疗产品临床试验技术指导原则（试行），细胞治疗产品研究与评价技术指导原则（试行）等一些规范性文件。中国、美国、欧盟、日本、韩国等都已经制定了相应的定义和规范管理制度，一般都纳入生物制品审批管理范畴。随着相关技术不断发展、细胞治疗制品种类的不断丰富，以及临床数据的不断完善，各国现有的定义和管理规范仍然需要不断地完善。

二、细胞治疗的发展历程

按照细胞种类不同，细胞治疗可分为免疫细胞、干细胞和其他体细胞治疗三类，以免疫细胞和干细胞治疗为主体。以时间发展进程来看，细胞治疗的发展历程主要是免疫细胞和干细胞治疗不断进步的过程，关键性技术创新是推动该领域发展的关键动力。

1. 细胞治疗技术发展历程

瑞士医生 Paul Niehans 在 1931 年从小羊胚胎中提取出活细胞，注射到一名甲状旁腺受损的垂危患者体内，是细胞疗法的开端，而 Niehans 医生也被认为是“细胞疗法之父”。

1956 年，美国华盛顿大学医学家 E. Donnall Thomas 完成了世界上第一例骨髓移植手术。

1963 年，James Edgar Till 和 Ernest McCulloch 首次证明小鼠骨髓中存在一类具有自我更新和增殖能力的细胞，即造血干细胞。

1978 年，科学家从脐带血中成功分离到了造血干细胞。

1981 年，英国科学家 Martin Evans 和 Matthew Kaufman 设法从小鼠囊胚中提取小鼠胚胎干细胞，并在体外进行了培养。

1981 年，Gail R. Martin 展示了提取小鼠胚胎干细胞的相关技术，因此获得 2007 年诺贝尔生理学或医学奖。

1989 年，以色列科学家 Ze Eshhar 团队在研究 T 细胞受体的过程中发现 B 细胞产生的抗体和 TCR 结构相似，具有恒定区和可变区。

1992 年，麻省理工学院 Michel Sadelain 成功开发了基因改造工具并实现了 T 细胞基因编辑技术，随后成功实现设计 CAR-T 细胞来靶向前列腺癌抗原。

2006 年，英国纽卡斯尔大学的科学家在世界上首次将脐带血干细胞分化为肝细胞。

2006 年，山中伸弥与 John Bertrand Gurdon 推出诱导多能干细胞技术。

2008 年，Osiris 公司的干细胞产品 Prochymal 在美国上市，是一种异体骨髓来源的成体干细胞产品，为世界首个干细胞治疗药物。

2017 年 8 月，诺华 CAR-T 细胞治疗药物 Kymriah 获得 FDA 的批准，成为全球首个获批上市的 CAR-T 细胞治疗产品。

2021 年，2 款 CAR-T 产品 Yescarta（阿基仑赛注射液）和 Relma-cel（瑞基奥仑赛注射液）被中国国家药品监督管理局药品审评中心（CDE）批准上市。

2023 年，FDA 首次批准供体来源的胰岛产品 Lantiddra 的上市使用。

2024 年，Amtagvi 作为肿瘤浸润淋巴细胞（TIL）疗法，被 FDA 首次批准用于治疗实体瘤。

2024 年，Tecelra 获得 FDA 的加速批准上市，用于治疗晚期滑膜肉瘤成年患者，成为全球首款获批上市的 TCR-T 细胞疗法。

2. 获得批准上市的细胞治疗类生物制品

截至 2025 年初，全球已有多款各类细胞药物被批准上市，用于治疗神经、免疫、心血管、肿瘤等相关的多种疾病。

拓展阅读 批准上市的细胞治疗制品

三、细胞治疗类生物制品应用前景与面临的问题

（一）应用前景

1. 细胞治疗市场规模不断扩大

全球细胞基因治疗市场规模预计到 2033 年将超过 374.2 亿美元，未来十年年均复合增长率为 22.67%。中国市场方面预计到 2032 年将达到 1745 亿元，2023 年至 2032 年的年均复合增长率为 32.1%。2024 年全球细胞治疗在研数量为 7000 多项，近 5 年细胞治疗临床试验数年均增长超 200%。2005 年 1 月 1 日至 2024 年 8 月 1 日在中国注册的细胞疗法临床试验研究达到 2794 项，其中包括 2045 项免疫细胞临床试验、683 项干细胞临床试验和 66 项其他体细胞临床试验。

2. 技术创新和研发趋势

细胞治疗技术发展迅猛，尤其在干细胞疗法和免疫细胞疗法方面取得了显著的突破。2024 年 12 月 19 日，《福布斯》杂志发布了年度最重要的 5 项医学突破，其中 3 项聚焦于细胞治疗领域。干细胞疗法因其独特的分化潜力和自我更新能力，为治疗多种疑难杂症提供了全新思路；而免疫细胞疗法，如 CAR-T、TIL 等，则在肿瘤治疗中展现出巨大潜力。

3. 治疗疾病种类

细胞治疗临床研究的相关疾病已经超过 100 余种，从早期肿瘤、免疫相关疾病拓展到涵盖代谢性疾病、呼吸系统疾病、神经系统疾病、自身免疫性疾病、肝脏疾病等领域。

（二）细胞治疗生物制品面临的问题

1. 研发技术

目前免疫细胞治疗仍处于起步阶段，已经上市制品中 CAR-T 细胞治疗技术是最为成熟的，然而仍有许多问题亟待解决，其中包括：CAR-T 对肿瘤细胞的识别；在肿瘤组织中的有效量不足、存活时间短等问题。

干细胞治疗也同样存在治疗机制不明，体外扩增后影响定向迁移并造成细胞功能下降，来源和质量不稳定，有效性的评价体系缺乏等问题。

细胞治疗可分为自体细胞治疗和异体细胞治疗。异体细胞治疗需要严格控制明确供体来源信息，并增加异常免疫和致瘤性检查。

2. 临床应用

免疫细胞治疗仍具有较严重的副反应，不能充分满足急重症治疗需求，治疗会出现耐药等问题。干细胞以及体细胞治疗存在细胞存活率低和长期滞留问题；尚未建立干细胞治疗安全性和有效性的评估机制，干细胞的产品质量评估缺乏统一的评估标准。另外，细胞治疗制品普遍存在价格高、治疗负担重的问题，限制了临床的应用范围。

3. 产品生产

由于上述的技术和临床等一些问题，不同于传统小分子药物和生物制品批量化生产模式，细胞治疗制品获批上市并不代表能成功变为药品，规模化市场应用仍需要不断探索。细胞治疗制品的生产包括多

个环节，按照药品生产的管理和质量控制策略还缺乏深入研究，尚未建立相关的标准体系，也缺乏足够的临床前与临床试验对其进行支撑。

4. 政策与产业发展

与传统小分子药物和生物制品类似，细胞治疗领域监管体系也正在不断完善相关指导原则和审批指南。不断根据技术与产业化的进程探索建立与产业发展相适应的监管体系。

国内细胞治疗研究起步晚于世界先进水平，因此一直以来发展水平相较而言有差距。2021 年以来，我国在该领域持续加大投入，从新药批准和临床研究审批数据看，已经实现了可与先进水平比肩的新局面。

第二节　免疫细胞治疗制品

免疫细胞治疗是指在体外对各种类型的免疫细胞进行基因修饰和扩增等处理后，再回输到患者体内的一种治疗方式。免疫细胞治疗的发展经历了由特异性免疫到无差别化特异性免疫，再到差异化免疫的不同发展阶段。第一代免疫细胞治疗尝试采用 NK、CIK 等非特异性激活的免疫细胞。第二代免疫细胞治疗尝试采用以肿瘤常见抗原或肿瘤细胞激活的免疫细胞进行治疗，如 DC、CTL、TIL 等。第三代免疫细胞治疗通过基因编辑技术定向改造免疫细胞，使其表达特定抗原受体或 T 细胞受体，激活引导免疫细胞对肿瘤细胞产生杀伤效应。

一、CAR-T 细胞治疗制品

嵌合抗原受体 T 细胞（chimeric antigen receptor T-cell，CAR-T 细胞）疗法，通过基因工程技术，对患者的 T 细胞进行精确的基因编辑，使这些经过改造的 T 细胞表面能够表达一种特殊的嵌合抗原受体（CAR）。这种受体能够特异性地识别并结合到癌细胞表面的特定抗原上，从而激活 T 细胞，引导它们对癌细胞发起攻击并最终消灭癌细胞。CAR-T 制品在治疗某些血液癌症，尤其是急性淋巴细胞白血病（ALL）和非霍奇金淋巴瘤（NHL）方面，已经取得了突破性的临床效果，已经有多项产品批准临床使用，为许多传统治疗方法无效的患者带来了新的希望。

1. CAR-T 细胞疗法的治疗流程

（1）细胞分离：从患者或供体的外周血中提取免疫细胞。

（2）制备 CAR-T 细胞：利用基因工程技术，在 T 细胞表面构建能够识别肿瘤细胞表面抗原并激活 T 细胞的嵌合抗原受体（CAR）。

（3）培养与扩增：通过体外培养技术，大规模扩增 CAR-T 细胞的数量，以确保足够的治疗剂量。

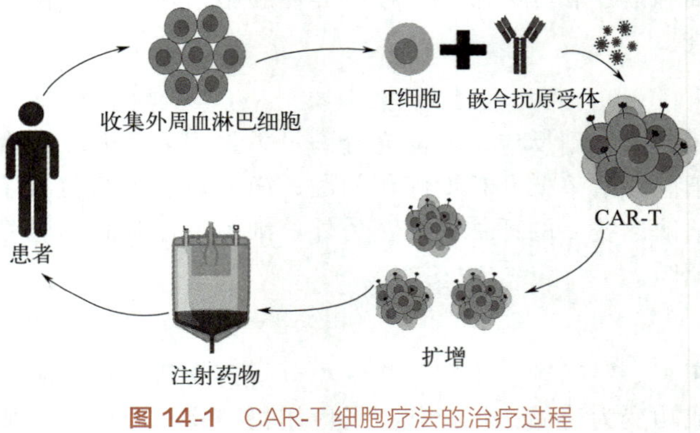

图 14-1　CAR-T 细胞疗法的治疗过程

（4）细胞回输与监控：在对细胞进行全面检测并确认安全性后，将 CAR-T 细胞回输给患者。在此过程中，需进行严密监护，及时控制可能出现的任何不良反应。

CAR-T 细胞疗法的治疗过程见图 14-1。

2. CAR-T 细胞治疗制品应用

CAR-T 细胞治疗制品是典型的个性化治疗产品，需要根据患者的具体情况来定制。整个过程不仅技术要求高，而且耗时较长，导致整体治疗花费高昂。此外，CAR-T 细胞治疗制品的生产过程还涉及复杂的细胞分离、基因编辑、细胞扩增和质量控制等步骤，每一步都需要严格遵守生物安全和伦理规范。在不断增强 CAR 靶向特异性和治疗持久性同时提高治疗效果的前提下，还需要保证安全性。随着基因编辑技术的不断进步和规模化生产流程的优化，未来 CAR-T 细胞治疗制品的生产成本有望逐步降低，治疗的普及性将得到显著提高，从而有望让更多患者受益于这一创新疗法。

二、TCR-T 细胞治疗制品

T 细胞受体工程化 T 细胞（TCR-T）是通过基因工程技术，将特定的 T 细胞受体（TCR）基因导入患者自身的 T 细胞中，使其能够识别并杀伤表达特定抗原的肿瘤细胞。这种疗法在治疗多种实体瘤方面显示出潜力，尤其是那些传统治疗方法难以奏效的肿瘤类型。然而，TCR-T 细胞疗法也面临一些挑战，如 MHC 限制性、潜在的免疫排斥反应以及生产过程中的技术难题。尽管如此，随着技术的不断进步和临床研究的深入，TCR-T 细胞疗法有望成为未来肿瘤治疗的重要手段之一。2022 年 1 月 25 日，美国 FDA 批准 Immunocore 公司 TCR 疗法 Kimmtrak（商品名：Tebentafusp-tebn）上市使用，用于葡萄膜黑色素瘤的治疗。这是第一个获批的 TCR，标志着免疫细胞治疗发展到新的阶段。

1. TCR-T 细胞治疗过程

TCR-T 细胞的制备过程首先从目标个体中提取外周血单个核细胞（peripheral blood mononuclear cells，PBMC）样本。需要预先确定可安全靶向于患者的特定肿瘤相关肽靶点，经过筛选过程，以识别能够选择性结合目标抗原靶点的 TCR 序列。随后，从患者体内分离 T 细胞，通过基因工程技术修改来自患者外周血的 T 细胞，将特定的 TCR 基因导入 T 细胞。然后，将这些经过修改的 T 细胞重新引入患者体内，使它们能够有效地识别并消除表达所需目标抗原的肿瘤细胞（图 14-2）。TCR-T 细胞在识别和选择性检测表达特定目标抗原的肿瘤细胞方面表现出高度的效能，对于癌症治疗具有前景。

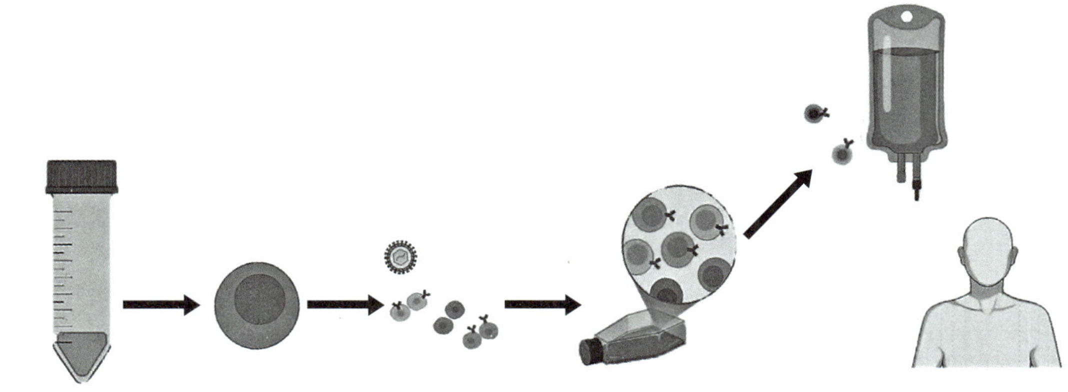

图 14-2 TCR-T 细胞治疗的过程

2. TCR-T 细胞治疗制品的前景

据研究报道，TCR-T 细胞免疫治疗对于实体肿瘤（如胰腺癌、黑色素瘤等）结果非常明显，TCR-T

细胞免疫治疗对于持续减小肿瘤体积效果明显。然而，TCR-T 细胞治疗仍存在许多需要解决的问题：①尽管抗原具有针对肿瘤的特异性，但靶向健康组织而产生的免疫毒性副作用仍然存在。②改造的 T 细胞产生 TCR 数量不足或表达暂时性而降低治疗效果。③存在 T 细胞的耗竭和功能失常，需要增强向实体瘤的归巢和渗透。④治疗过程中出现肿瘤免疫逃逸现象影响治疗效果。⑤大多数癌症患者面临缺乏可以有效靶向的肿瘤特异性抗原。

三、TIL 细胞治疗制品

肿瘤浸润淋巴细胞治疗（TIL）是一种利用患者自身肿瘤组织中的免疫细胞进行抗肿瘤治疗的方法。这些 TIL 细胞在肿瘤微环境中已经展现出对肿瘤细胞的识别和攻击能力。肿瘤组织除了肿瘤细胞外，还包括其他细胞如成纤维细胞、血管内皮细胞、基质细胞、免疫细胞等，一同构成肿瘤的微环境。TIL 包括有抗肿瘤作用的细胞毒性 T 淋巴细胞、1 型巨噬细胞等细胞群。

1. TIL 细胞治疗制品

TIL 细胞治疗过程（图 14-3）：①获取小于 2cm 的肿瘤实体组织并进行切分，主要手段包括组织培养、酶消化、机械分解、针吸取。②对产物进行培养并添加 IL-2 作用。③培养 3 周至细胞总数（3～5）$\times 10^7$ 个。④通过肿瘤的高效识别标准进行筛选。⑤筛选获得目标细胞快速扩增至 5×10^9 个。⑥接种患者治疗。后续实践发现除 IL-2 外，同时加入 IL-15、IL-7、CD3 抗体及饲养层细胞时较低浓度就可以刺激细胞增殖。

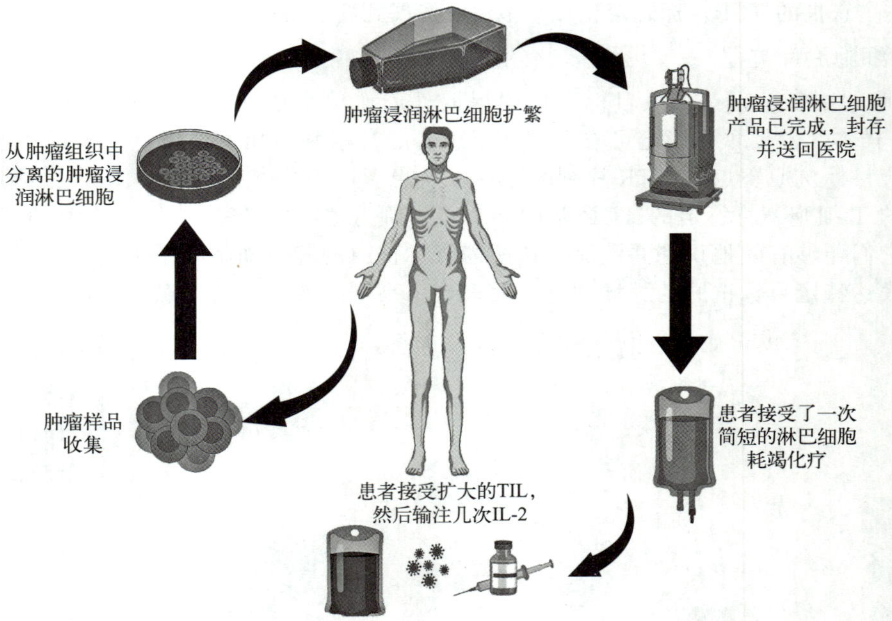

图 14-3 TIL 细胞治疗的过程

2. TIL 细胞治疗制品治疗的应用

2024 年 2 月 16 日，美国 FDA 正式批准 Iovance Biotherapeutics 公司的 AMTAGVI™（lifileucel）疗法上市，用于不可切除或转移性黑色素瘤成年患者治疗，是全球第一个也是目前唯一获得 FDA 批准用于实体瘤治疗的个性化 T 细胞疗法。

TIL 的生产过程劳动密集且复杂，集中生产 TIL 产品对于 ACT（adoptive cell transfer，过继细胞转移）能够广泛而经济性被使用是至关重要的。

在 TIL 疗法中，高剂量 IL-2 常被联合使用以增强淋巴细胞的抗癌活性，这可能会导致淋巴细胞或细胞因子相关的毒性，这些毒性可针对这些抗原。

TIL 使用可能出现耐药，先天性耐药和获得性耐药都具有高发性。先天性耐药被定义为患者在首次治疗后观察到的无反应，而获得性耐药是在患者先前有积极反应后出现的耐药性。对驱动这些耐药事件的机制还有待深入研究，还需要做更多的工作来改善 TIL 的制备。当前的研究表明，将 TIL 疗法与其他治疗相结合是较为理想的方式。

第三节 干细胞治疗制品

干细胞是来自胚胎、胎儿或成人体内具有在一定条件下无限制自我更新与增殖分化能力的一类细胞，能够产生表现型与基因型和自己完全相同的子细胞，也能产生组成机体组织、器官的已特化的细胞，同时还能分化为祖细胞。干细胞的分类见表 14-1 所示。

表 14-1 干细胞的分类

分类方式	细胞类型	说明
发育阶段	胚胎干细胞	胚胎内细胞团或原始生殖细胞体外培养获得胚胎发育的早期阶段，能够分化成任何组织和器官的潜能，具有发育全能性
	成体干细胞	存在于已经发育成熟的组织中，能分化成特定类型的细胞，如造血干细胞、骨髓间充质干细胞、神经干细胞、肝干细胞、肌肉卫星细胞、皮肤表皮干细胞等
分化潜能	诱导多能干细胞	对终末分化的体细胞重编程获得
	全能干细胞	胚胎干细胞
	多能干细胞	造血干细胞、骨髓间充质干细胞、神经干细胞等
	单能干细胞	肌肉卫星细胞、皮肤表皮干细胞等
种属来源	自体干细胞	来源于患者自身，具有更好的相容性和较低的免疫排斥风险
	异体干细胞	来源于其他个体，可能存在免疫排斥的问题

干细胞治疗是将健康的干细胞或其衍生的功能细胞移植至受损部位，以替代受损细胞的功能。众多疾病源于细胞功能的缺陷或器官损伤，从理论上讲，所有涉及正常细胞功能丧失的疾病，均有可能通过移植胚胎干细胞分化出的特定组织细胞来实现治疗。例如，利用造血干细胞移植治疗血液系统的恶性疾病、先天性遗传病以及多种原发性和转移性恶性肿瘤；应用神经细胞治疗神经退行性疾病（包括帕金森病、亨廷顿舞蹈症、阿尔茨海默病等）；使用胰岛细胞治疗糖尿病；利用心肌细胞修复受损的心肌组织。

然而，干细胞治疗也面临诸多挑战。首先是伦理问题，干细胞的来源和使用需要严格遵循伦理规范。其次是安全性问题，干细胞在体内可能引发免疫排斥反应或异常分化，导致肿瘤形成。此外，干细胞治疗的技术成熟度和临床应用效果仍需进一步验证。

一、间充质干细胞治疗制品

间充质干细胞（mesenchymal stem cell，MSC）是一种源自成人的贴壁培养细胞群，被用作治疗关节退行性变化和重建骨骼、软骨的工具，被用于整形手术、美容医学、细胞移植、受损肌肉骨骼组织的修复以及治疗心血管疾病、内分泌疾病和神经系统疾病。间充质干细胞具有快速增殖能力、高分化能力和迁移到损伤部位的能力，在急性移植物抗宿主病（acute graft versus host disease，aGVHD）、肝病、糖尿病足溃疡、皮肤伤口、弥漫性神经系统疾病和骨髓移植等治疗方面具有潜力。在欧洲、韩国、加拿大、日本和印度很早就已经有一些 MSC 药物获批，直到 2024 年 12 月 18 日，美国食品药品监督管理局（FDA）才首次批准了基于间充质干细胞的治疗方法 Ryoncil（Remestemcel-L），用于类固醇难治性急性移植物抗宿主病（aGVHD）的治疗。中国首款干细胞疗法产品——艾米迈托赛注射液于 2025 年 1 月 2 日正式获批上市，该产品也是专门用于治疗激素治疗失败的急性移植物抗宿主病。中国和美国两款干细胞产品接连获批，不仅是干细胞行业具有划时代意义的重大突破，更是干细胞治疗从技术时代迈向产品时代的关键里程碑。

1. 间充质干细胞制备

间充质干细胞可以从多种来源中分离，最常见的来源是骨髓（bone marrow，BM），另外容易获得的来源是脂肪组织。而来源于脐带的骨髓间充质干细胞由于其有限的异质性和一些独特性因而具有很大的临床应用前景。间充质干细胞的新来源包括牙髓、牙周膜、肌腱、皮肤、肌肉和其他组织。

间充质干细胞制备流程见图 14-4。

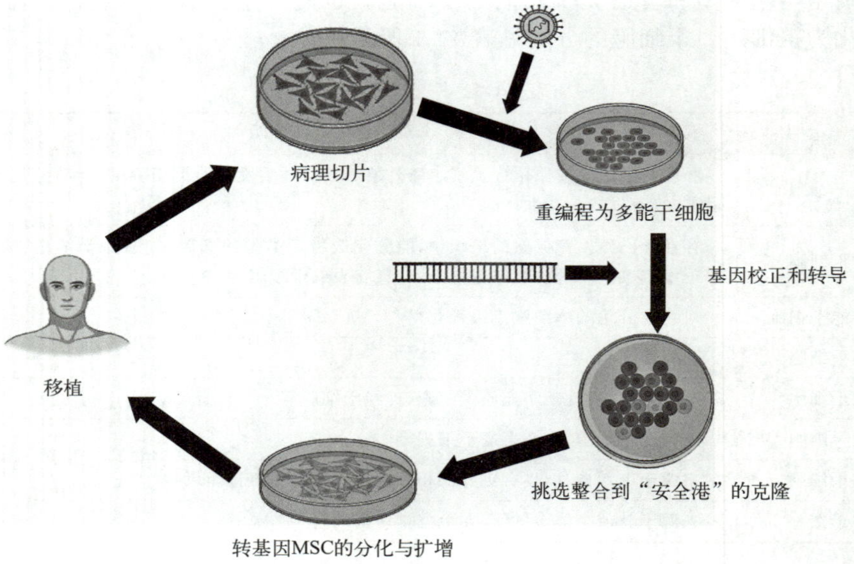

图 14-4 间充质干细胞制备流程

2. 间充质干细胞治疗应用进展

间充质干细胞治疗制品是所有细胞治疗制品中获批上市数量最多的一类，这主要得益于其广泛的临床应用前景和相对较低的风险。间充质干细胞技术层面上不像诱导多能干细胞有技术瓶颈需要突破；伦理学层面又和胚胎干细胞不同，因此争议较少。在治疗临床试验中显示出明显的优势，但它们的大规模商业化仍然存在障碍。

影响骨髓间充质干细胞治疗效果的因素包括培养条件、传代数、供体年龄、植入方式和宿主可接受性等。特定受体和黏附分子以及与内皮细胞的相互作用在骨髓间充质干细胞迁移和归巢中起着至关重要的作用。提高间充质干细胞治疗效果可以通过对细胞进行转基因，使其过表达与特定疾病过程相关的蛋白质实现。

在临床环境中使用间充质干细胞还存在许多问题，为了成功应用间充质干细胞，仍有一些问题需要解决。包括如何获得足够数量的细胞；在体外培养过程中，由于端粒酶活性降低，传代次数较多后细胞会老化；间充质干细胞失去分化的潜力并开始表现出形态变化。而且，长期培养可能会增加细胞恶性转化可能。

二、神经干细胞治疗制品

神经干细胞（neural stem cell，NSC）存在于胎儿脑组织中，在发育过程中产生整个神经系统。在成人中，少数神经干细胞仍然存在，并且大部分处于静止状态。大量证据表明它们在神经系统的可塑性、衰老、疾病和再生中具有重要作用。神经干细胞受到内在遗传和表观遗传以及干细胞生态位的外在刺激的调节，因此由遗传或环境影响导致的神经干细胞失调可能引起疾病。

神经系统疾病是一种难治性疾病，可导致感觉丧失、运动功能丧失和记忆力减退，并直接威胁患者的生命。目前，这些疾病的致病因素及其发病机制尚不清楚。传统药物治疗用于延缓疾病进展，不能恢复功能或再生组织。研究表明，神经干细胞的移植是治疗与神经系统相关的疾病、用于神经细胞再生和损伤部位微环境恢复的一种很有前景的治疗方式。

神经干细胞的研究主要集中在脑损伤、神经退行性疾病（如帕金森病、阿尔茨海默病、亨廷顿舞蹈症）以及脊髓损伤等领域。通过移植神经干细胞，可以促进受损神经组织的再生和功能恢复。然而，神经干细胞的临床应用仍面临诸多挑战，如细胞来源有限、移植后的存活率和分化调控等问题。

1. 神经干细胞治疗技术

最新研究发现，在传统认为缺乏活跃神经发生的大脑区域（如大脑皮层）中，仍然存在具有多能分化潜能的神经祖细胞群。衰老作为成人神经发生的最强负性调控因素，其影响机制涉及内在和外在双重调控系统。在分子层面，衰老通过分泌信号、细胞接触依赖性信号、细胞外基质（ECM）重塑 NSC 的增殖与功能，最终导致神经发生能力进行性下降。

NSC 技术的快速发展为神经系统疾病的治疗带来了新的希望。近年来，NSC 体外培养和扩增技术的持续优化，使得通过基因编辑和细胞重编程等手段显著提升 NSC 的增殖能力和定向分化效率成为可能。NSC 获得技术方面，从原代组织中分离培养，多能干细胞衍生获得，体细胞诱导转化等方法均不断发展成熟。2025 年最新研究显示，基于 AI 的培养基优化算法可使 NSC 扩增效率提升 3 倍以上。这些关键技术的突破性进展，将极大推动神经干细胞治疗在帕金森病、脊髓损伤等重大神经系统疾病中的临床应用进程。

2. 神经干细胞治疗的安全评价

安全性评价是神经干细胞治疗不可忽视的一环。尽管 NSC 具有较低的免疫原性，但仍需严格评估其在体内的长期存活、分化和潜在的致瘤风险。只有在确保安全性的前提下，神经干细胞治疗才能真正走向临床应用。

三、胚胎干细胞治疗制品

胚胎干细胞（embryonic stem cells，ESC）是一类从早期胚胎内细胞团或原始生殖细胞分离培养的全能性细胞，可以向外、中、内 3 种胚层定向分化，能分化成机体几乎所有类型的功能细胞。人胚胎干细胞治疗制品是开发干细胞疗法较为理想的干细胞种类，但其研发和审批一直深受伦理因素限制和本身因素限制，更多被应用于诱导成体细胞并商业化应用。目前，胚胎干细胞体外诱导已成功获得了生殖细胞、心肌细胞、造血细胞、脂肪细胞和成骨细胞等，多种干细胞药物已经进入临床试验。

1. 胚胎干细胞治疗制品研究进展

定向诱导分化流程的标准是依据模拟体内细胞团发育过程而制定的。多能干细胞首先分化为外胚层干细胞、中胚层干细胞和内胚层干细胞。通过添加小分子或生长因子的辅助诱导，干细胞可以转化为适当的祖细胞，进而诱导生成所需的各种细胞类型。内胚层衍生物的分化主要涉及肺、肝、胰腺、膀胱、甲状腺以及消化系统中的各类细胞。已经成功实现了 hESC 诱导分化为胰岛祖细胞、肺泡上皮细胞等。hESC 直接诱导分化为中胚层，需要逐步添加激活素 A、BMP4 和生长因子（如血管内皮生长因子、bFGF 等）来实现。通过使 hESC 首先自发分化为胚胎体（imbryoid body，EB），可以进一步获得各种中胚层衍生物。外胚层衍生物的分化则形成外胚层，进而分化为各种神经元、神经胶质细胞以及视网膜色素上皮细胞等。

2. 胚胎干细胞治疗制品临床应用

hESC 分化多巴胺神经前体细胞治疗帕金森病（PD）；hESC 分化成不同心肌细胞，如心房、心室、窦房结心肌细胞和浦肯野细胞；hESC 诱导的 RPE 对于老年性黄斑变性（常见遗传性视网膜病变）也有良好的疗效。类器官也是目前再生医学的重要临床探索方向，其中肠道、视网膜和肝脏领域的研究进展最为迅速。

3. 胚胎干细胞治疗制品面临的问题

胚胎干细胞治疗制品安全性评估需要可靠的动物模型很匮乏。胚胎干细胞制备需要建立质量监控标准。临床研究的整体过程缺乏标准，包括受试者选择、对照药物选择、剂量标准、递送方式选择、安全评价和疗效评价指标等。胚胎干细胞本身未分化状态存在致瘤性问题，同时存在免疫排斥反应，胚胎干细胞的使用也存在伦理学争议的问题。

四、诱导多能干细胞治疗制品

前面已经介绍，胚胎干细胞来源于早期发育的胚胎，提取胚囊细胞可以培育出人体组织和器官，具有全能性及分化为任何类型细胞的可能性。然而，随着机体的发育，这类细胞会逐渐消失。诱导多能干细胞（induced pluripotent stem cells，iPSC）是通过特定生物技术将终末分化的体细胞（如皮肤或血细胞）逆转至多能性状态的干细胞，使其具有类似胚胎干细胞（ESC）的分化潜能，行使胚胎干细胞的治疗功能。iPSC 技术突破了胚胎干细胞伦理限制和个性化治疗潜力，已成为再生医学与精准医疗的核心研究方向，但其临床转化仍需解决安全性、标准化生产等关键问题。

1. 诱导多能干细胞治疗制品应用研究

神经系统疾病治疗：iPSC 衍生的运动神经元是分析运动神经元疾病发病机制的有效工具，而且 iPSC 在药物的筛选上具有一定的潜能，利用 iPSC 来源的神经干细胞或祖细胞进行治疗能够成为脊髓损伤研究有效可行的方法。另有研究证实 iPSC 可成功地分化为多巴胺神经元。因此，iPSC 在神经损伤治疗中的研究将会是未来生命科学发展的焦点。

科技创新 诱导多能干细胞技术

心血管疾病：小鼠胚胎成纤维细胞中，体细胞可以被重编程为多能干细胞，从而自发分化为成熟的具有电生理功能、表达心肌标志物的心肌细胞，而这些细胞在未来可以被用来修复心肌梗死，为心肌损伤后再生治疗提供了新的策略。

视网膜病变：利用 iPSC 细胞可成功诱导出视网膜前驱细胞，将其移植入视网膜变性小鼠体内，可诱导出具有正常视网膜生理特点的视网膜类型的细胞。

构建疾病机制研究和药效评价的类器官模型：利用 iPSC 细胞塑造出类脑器官，当发生 Zika 病毒感染时，发现 Zika 病毒首先侵袭神经干细胞而不是新生的神经元，继而导致大量神经干细胞的死亡以及大脑皮质神经元细胞的减少，最终导致小头畸形。

作为新的特定细胞的来源途径发挥再生医学治疗，如血小板、视网膜色素上皮细胞等。

诱导多能干细胞的分化见图 14-5。

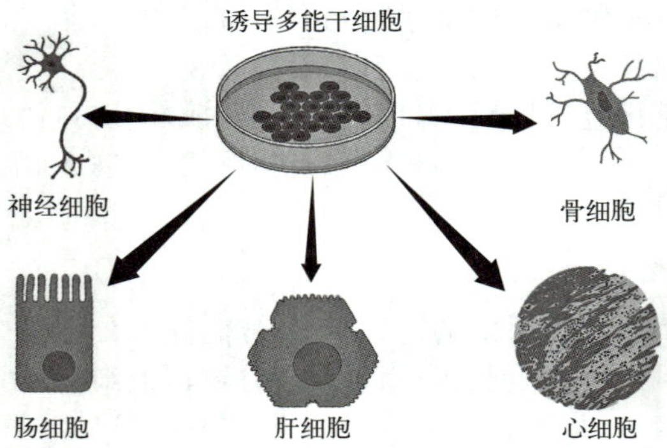

图 14-5 诱导多能干细胞的分化

2. 诱导多能干细胞治疗制品前景展望

iPSC 制品的临床应用仍然受到几个明显的条件制约：如何高效获得安全的、高纯度的 iPSC；如何定向诱导多能干细胞向某一特定类型的细胞分化并能在新的组织环境中承担成熟细胞的功能；iPSC 在临床治疗上的有效性和安全性还需继续观察；如何进一步制定临床应用上的标准和规范以及临床毒理和药理的分析方法和指标等。

第四节 体细胞治疗制品

在临床体细胞移植治疗中，常见的细胞种类包括软骨细胞、肝细胞和胰岛细胞等。这些细胞的共同特点是它们已经经历了分化过程，并在特定的组织器官中发挥着特定的功能。它们既不具备干细胞那样的多向分化潜能，也不具备免疫细胞那样的强大防御功能，以抵御疾病。尽管如此，这类细胞在临床治疗中仍然具有不可忽视的价值。多种体细胞移植的尝试已经证明了其有效性，例如软骨细胞用于治疗软骨病变、肝细胞用于治疗肝损伤、胰岛细胞用于治疗糖尿病，以及嗅鞘细胞用于治疗脊髓损伤等。

一、表皮成纤维细胞治疗制品

成纤维细胞是合成胶原蛋白和其他细胞外基质（ECM）蛋白的主要结缔组织细胞，成纤维细胞的移植可以促进 ECM 的合成并改善皮肤皱纹。Epicel 是一种由健康皮肤生长而成的皮肤移植物，为皮肤烧伤患者提供皮肤替代品，并被美国食品与药品管理局（FDA）批准为人道主义使用。

组织工程皮肤是被 FDA 批准的临床应用的第一类组织工程产品，其代表产品有 Dermagraft 和 Apligraf。Dermagraft 是一种人工皮肤产品，是从新生儿获取的成纤维细胞并接种于生物可吸收的聚乳酸支架上，培养 14～17 天后获得的。由于成纤维细胞在支架上大量增殖并分泌多种基质蛋白，如胶原蛋白、纤维连接蛋白、生长因子等，便形成由成纤维细胞、细胞外基质和可降解生物材料构成的人工真皮 Dermagraft。其结构类似于天然真皮，能够减少创面收缩，促进表皮黏附和基底膜分化。Dermagraft 既可用于烧伤创面的治疗，又可用于皮肤慢性溃疡创面的治疗，其安全有效性已由糖尿病慢性足部溃疡的随机对照多中心临床研究所证实。

Apligraf 是另外一种皮肤替代品，主要用于治疗慢性伤口，如静脉曲张性溃疡（VLU）和糖尿病足溃疡，是目前研究最成熟的既含有表皮层又含有真皮层的组织工程复合皮肤。Apligraf 是通过在牛Ⅰ型胶原基质中培养人包皮衍生的新生儿成纤维细胞来构建的，随后在牛Ⅰ型胶原基质上培养人包皮来源的新生儿表皮角质形成细胞。Apligraf 已获美国 FDA 批准用于糖尿病足溃疡和静脉曲张性溃疡等小面积创面的修复。对非感染性神经性糖尿病足部溃疡治疗的多中心临床研究表明，采用 Apligraf 治疗优于治疗对照组。应用 Apligraf 治疗静脉曲张性溃疡比传统方法更为经济有效。此外，Apligraf 还可用于治疗大疱性表皮松解症、坏疽性脓皮病、溃疡性结节病等。

二、软骨细胞治疗制品

关节软骨缺损常见于运动损伤和骨关节炎患者，由外伤、退变、过度使用、磨损或肌肉萎缩等引起，最终将导致膝关节疼痛、畸形、活动障碍等异常表现。由于关节软骨缺乏血管、神经和淋巴组织，关节软骨的再生能力极差，一旦受到损伤或者发生变性，便无法恢复为原来的玻璃软骨状态。随着时间的推移，周围及相对面的软骨也会发生变性。目前的治疗主要使用对乙酰氨基酚、NSAID、润滑剂及类固醇激素关节腔注射、软骨保护剂为主，可以帮助患者缓解不适症状，但不能阻止疾病的进展，到疾病终末期则需要进行关节置换手术，用一层金属或生物假体替代软骨，而随之带来的是手术损伤、高昂的费用、术后感觉异常以及植入材料使用寿命的限制等一系列问题。

软骨细胞治疗制品在医学领域中的应用日益广泛，尤其在关节修复和再生医学方面展现出显著潜力。这类制品通常通过提取自体或异体软骨细胞，经过体外培养和扩增后，再植入受损关节部位，以促进软骨组织的再生和修复。研究表明，软骨细胞治疗制品能够有效缓解关节疼痛，改善关节功能，延缓骨关节炎的进展。此外，其在运动损伤修复、脊柱融合手术等领域也显示出良好的应用前景。随着生物工程技术的发展，软骨细胞治疗制品的制备工艺不断优化，临床应用的安全性及有效性也在不断提升。随着软骨组织工程的研究深入，自体软骨细胞移植因取材方便可靠，且移植后无排斥反应，逐渐被广泛应用。

自体软骨细胞移植是基于自体软骨细胞体外扩增后进行回植修复的技术，对于关节损伤修复有重要意义。研究表明，体外培养扩增的软骨细胞能较好地维持其细胞特性，有利于软骨修复，是软骨再生研究中的一个突破性的进展。第三代自体软骨细胞移植术，即基质诱导的自体软骨细胞移植术（MACI）。MACI 首次将软骨细胞种植于过渡性支架上，然后将复合细胞的支架植入缺损处，避免了细胞渗漏，同时支架为细胞提供了临时三维生长空间，有利于软骨细胞表型维持和生长。2016 年 12 月，美国 FDA 首次正式批准 MACI 用于临床治疗膝关节软骨损伤，MACI 成为细胞组织工程技术在软骨再生领域的一项重大突破。

三、胰岛细胞治疗制品

研究发现，在糖尿病的病理进程中，由于自身免疫或其它因素导致胰腺β-细胞遭受破坏，不能生成足够的胰岛素来维持血糖的正常水平。因此，如果可以将健康的胰腺细胞或能生成胰岛素的胰岛细胞移植到糖尿病患者体内，就有可能实现胰岛素的供应和血糖水平的调节。相较传统的降糖药物，糖尿病细胞疗法有望大幅降低用药频次，提高患者生活质量和治疗便利性，有望实现患者一次治疗保证多年不用相关药物的治疗效果。2023 年 6 月，美国 FDA 宣布批准 CellTrans 公司的同种异体胰岛细胞疗法 Lantidra 上市，用于治疗 1 型糖尿病。这是首款获批上市的 1 型糖尿病胰岛细胞疗法，糖尿病细胞疗法领域迎来一个重要里程碑，代表着糖尿病治疗领域的新突破。此外，全球还有多款糖尿病细胞疗法正在临床开发中。

胰岛细胞治疗制品，通过提取并体外培养和扩增胰岛细胞获得，是一种用于治疗糖尿病的细胞治疗产品。其核心作用是恢复患者的胰岛素分泌功能，有效管理血糖水平。研究显示，该治疗制品在治疗 1 型糖尿病以及某些 2 型糖尿病患者中展现出显著的疗效，显著降低了患者对注射胰岛素的依赖。此外，在移植手术中应用胰岛细胞治疗制品也取得了积极成效，特别是对于胰岛功能完全丧失的患者，其生活质量得到了显著提升。随着细胞培养技术的持续进步和免疫抑制方案的优化，胰岛细胞治疗制品的临床应用前景日益明朗。展望未来，随着更多临床试验的进行和技术的进一步发展，胰岛细胞治疗制品有潜力成为糖尿病治疗领域的重要方法之一。

作为一种新型治疗手段，糖尿病细胞疗法总体尚处于产业化早期阶段，因此也面临诸多挑战。如何降低或者避免移植排斥反应，因为注射到人体的新细胞可能会被患者自身免疫系统判定为外来物质而被攻击，例如，患者在注射细胞产品后需要接受免疫抑制治疗，以保护胰岛细胞免受免疫排斥；如何提高植入细胞的长期存活率；如何保持有效的胰岛素分泌功能；如何在不影响其它机能的情况下实现胰岛素的适宜分泌；如何扩大细胞的生产；如何提高患者可及性等。研究人员正在尝试通过生物工程、基因编辑和免疫调控等技术解决上述难题。

总结

○ **细胞治疗**

从作用机制角度可以解释为将正常或特定功能强化的活细胞输送到人体内，替代体内病变、损伤和退化的细胞；清除体内异常和疾病细胞；对病理组织的失衡状态进行调节，从而实现组织再生修复或疾病治疗的方法。

○ **CAR-T 细胞治疗**

嵌合抗原受体 T 细胞（chimeric antigen receptor T-cell）疗法，它通过基因工程技术，对患者的 T 细胞进行精确的基因编辑，使这些经过改造的 T 细胞表面能够表达一种特殊的嵌合抗原受体（CAR）。这种受体能够特异性地识别并结合到癌细胞表面的特定抗原上，从而激活 T 细胞，引导它们对癌细胞发起攻击并最终消灭癌细胞。

○ **TCR-T 细胞治疗**

T 细胞受体工程化 T 细胞（TCR-T）是通过基因工程技术，将特定的 T 细胞受体（TCR）基因导入患者自身的 T 细胞中，使其能够识别并杀伤表达特定抗原的肿瘤细胞。

○ **诱导多能干细胞**

诱导多能干细胞是通过特定生物技术将终末分化的体细胞（如皮肤或血细胞）逆转至多能性状态的干细胞，使其具有类似胚胎干细胞（ESC）的分化潜能，行使胚胎干细胞的治疗功能。

思考练习

1. 细胞治疗可以治疗哪些疾病？
2. 细胞治疗与一般药物治疗存在哪些差异？
3. 细胞治疗类生物制品未来发展趋势如何？

第四篇　诊断

第十五章　诊断类生物制品

诊断类生物制品主要包括免疫诊断和分子诊断类产品。
免疫诊断与分子诊断的核心区别是什么？各自适用于哪些临床场景？
单分子免疫阵列技术如何突破传统检测的灵敏度限制？
体内诊断技术（如结核菌素试验）如何通过免疫反应辅助疾病诊断？

学习目标

- 掌握免疫诊断（ELISA、化学发光）和分子诊断（PCR、基因测序）的基本原理及技术特点。
- 熟悉体内诊断技术的应用场景及其局限性（如结核菌素试验的假阳性/假阴性）。
- 了解新兴诊断技术（如单分子免疫阵列、基因芯片）的临床价值和未来趋势。

第一节　免疫诊断技术

免疫诊断作为体外诊断领域的重要分支，利用抗原与抗体之间的特异性结合反应，对样本中的目标物质进行检测和分析，在临床诊断、疾病预防、健康监测等方面发挥着关键作用。其涵盖多种技术方法，以下将详细介绍酶联免疫吸附、化学发光免疫、免疫层析和免疫荧光这四种常见的免疫诊断技术。

一、酶联免疫吸附

酶联免疫吸附（enzyme-linked immunosorbent assay，ELISA）是通过酶催化底物显色实现高灵敏度检测。其核心流程包括固相包被（抗原/抗体固定）、样本结合、酶标抗体结合、底物显色及信号检测。酶联免疫吸附主要包括四种不同的方法：直接法、间接法、夹心法和竞争法（见图 15-1）。

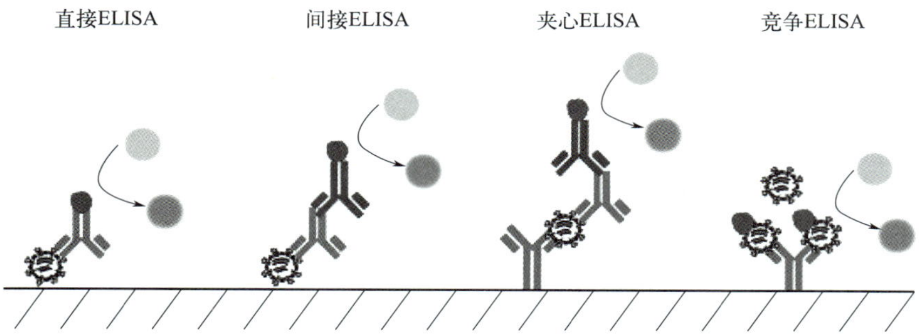

彩图　四种主要的 ELISA 技术类型

图 15-1　四种主要的 ELISA 技术类型

在临床领域，ELISA 方法广泛应用于感染性疾病（如 HIV 抗体、乙肝抗原检测）、肿瘤标志物、自身免疫病及食品安全等场景。近年来，技术革新显著提升了其性能，例如，在微生物检测领域，利用纳米酶代替传统酶类，显著提高了检测灵敏度；化学发光 ELISA 采用发光底物替代传统显色底物，灵敏度提高 10～100 倍，已用于心肌肌钙蛋白等超低丰度标志物检测；全自动 ELISA 系统集成样本处理与检测，减少人工误差，而微阵列技术支持多指标同步分析（如细胞因子联检）。此外还包括创新的检测模式：均相 ELISA 通过荧光能量转移实现免洗涤检测，数字 ELISA 则实现单分子级精度，助力微量标志物分析。近年来，随着纳米材料（如量子点标记）和人工智能技术的融合，ELISA 正从传统诊断向精准医疗扩展。然而，复杂样本干扰、标准化流程缺失仍是主要挑战。未来，智能化数据分析与新型递送系统的开发有望进一步推动其在 POCT（即时检测）和个性化治疗中的应用。

二、化学发光免疫

化学发光免疫分析的核心原理是通过化学发光物质标记免疫复合物，利用氧化反应释放光子并定量分析目标物浓度。技术类型包括：直接化学发光（如吖啶酯标记）、酶促化学发光、光激化学发光等。

在临床中，该技术广泛应用于感染性疾病（如 HBV、HIV 的抗原/抗体定量检测）、肿瘤标志物筛查、心血管急症（如心肌肌钙蛋白检测）、内分泌代谢疾病（如甲状腺功能检测）等领域。

近年来，化学发光技术通过多维度创新持续突破：光激化学发光结合纳米微粒技术，支持多指标同步检测（如 12 项肿瘤标志物联检）；量子点标记进一步扩展检测动态范围；全自动化学发光仪实现“样本进-结果出”的一站式检测，单机日处理量超 2000 测试，并支持 AI 算法优化结果判读（如异常值自动复检）；小型化设备（如掌式化学发光仪）可在急诊科 10min 内完成心肌标志物检测。

三、免疫层析技术

免疫层析技术的核心原理是通过层析作用驱动样本流动，结合标记物信号实现目标物检测。具体流程包括：样本中的目标分子（如抗原或抗体）在硝酸纤维素膜上迁移时，与预先固定的标记抗体（如胶体金、荧光微球标记抗体）结合形成复合物；当复合物到达检测线（T 线）时，与固定于此的捕获抗体二次结合，形成可见信号（显色或荧光），同时质控线（C 线）验证检测有效性。根据目标物特性，检测模式分为双抗体夹心法（适用于大分子抗原，如病原体蛋白）和竞争法（适用于小分子，如毒素、激素）。该技术因其操作简便、快速和低成本，成为即时检测（point-of-care testing，POCT）的核心手段。

在临床与公共健康领域，免疫层析技术广泛应用于：感染性疾病筛查，如 HIV 抗体胶体金试纸条、新型冠状病毒抗原/抗体检测、乙型肝炎表面抗原（HBsAg）检测，助力基层医疗机构快速初筛或居家检测；心血管急症诊断，如床旁检测心肌肌钙蛋白等；药物滥用与法医检测，如尿液中毒品的快速定性筛查，支持禁毒与司法鉴定。

近年来，免疫层析技术通过材料创新与智能化升级实现突破性发展，如量子点荧光标记，量子点的窄发射光谱和高荧光强度使灵敏度较传统胶体金提升百倍，已用于真菌毒素检测；磁性纳米粒子标记，结合磁场富集技术，可检测全血中低丰度标志物；时间分辨荧光技术，采用铕（Eu）等镧系元素标记，通过延迟荧光检测消除背景干扰，实现黄曲霉毒素 B_1 的精准定量。智能化与多场景适配，与智能手机联用，通过图像分析 APP 解析试纸条颜色或荧光信号，结合算法输出半定量结果；微流控多联检，实现单张试纸条同步检测 HIV、HBV、HCV 等多项指标，提升大规模筛查效率；全自动化设备，集成样本加载、孵育与信号读取功能，检测通量达 200 样本/h，适用于医院检验科。

四、免疫荧光技术

免疫荧光技术是将免疫学方法与荧光标记技术相结合，用于研究和检测抗原或抗体的方法。其原理是用荧光素标记已知的抗体或抗原，当标记的抗体或抗原与待检样本中的相应抗原或抗体结合后，在荧光显微镜下，通过观察荧光的位置和强度，即可对样本中的目标物质进行定性、定位和定量分析。荧光素在特定波长的激发光照射下会发出荧光，不同的荧光素发射的荧光颜色不同，可根据需要选择合适的荧光素进行标记。通过荧光显微镜的滤光片系统，能够将激发光和发射光分开，使研究者能够清晰地观察到荧光信号。包括直接法和间接法，直接法是荧光素直接标记一抗，操作简便但灵敏度较低。间接法是使用未标记一抗结合抗原后，再用荧光标记的二抗放大信号，灵敏度高，广泛应用于临床诊断。

该方法的主要应用包括：细菌与寄生虫检测，通过直接法定位组织中的结核杆菌或疟原虫抗原，辅助病原学诊断；肿瘤标志物分析，检测肿瘤相关抗原（如 HER2、EGFR、PD-L1）在肿瘤组织或肿瘤细胞中的表达，指导靶向治疗；自身免疫性疾病研究，如抗核抗体（ANA）的荧光定位，用于系统性红斑狼疮（SLE）。目前已有全自动荧光成像系统，集成图像分析与 AI 算法，支持多指标同步检测，提升诊断效率。

五、单分子免疫阵列技术

单分子免疫阵列是一种超灵敏的蛋白质检测技术，其核心原理是通过将抗体固定在纳米颗粒或微孔阵列表面，结合免疫反应捕获目标蛋白质分子，再利用荧光标记或化学发光信号实现单分子级别的可视化与定量分析。其灵敏度较传统 ELISA 提高 1000 倍以上。其关键优势在于突破了传统免疫检测的检测下限，可在超微量样本（如 1μL 血浆）中精准定量低丰度蛋白质标志物。

临床中，该技术可应用于神经退行性疾病诊断（如阿尔茨海默病 Aβ42、tau、p-TAU217、p-TAU181、p-TAU231 等蛋白质检测）、传染病超早期诊断（如 HIV p24 抗原检测，窗口期缩短至 7 天）、肿瘤液体活检（如循环肿瘤 DNA 及低丰度蛋白质标志物分析）。国产设备分析仪获批临床注册，推动技术本土化应用。通过与药企、科研机构的深度合作，单分子免疫阵列技术正从实验室研究向临床诊断、伴随诊断开发及多组学整合方向拓展，为疾病早期筛查、早诊早治，鉴别诊断，伴随诊断，精准医疗提供关键技术支撑。

视频 单分子阵列技术

第二节 分子诊断技术

分子诊断是体外诊断试剂领域中极具发展潜力和应用价值的分支，它借助分子生物学技术，对生物体的核酸（DNA 或 RNA）进行检测和分析，从而实现对疾病的诊断、预测、治疗监测以及遗传信息的解读。以下将主要介绍分子诊断中常见的聚合酶链反应、等温扩增技术、基因测序技术、核酸分子杂交技术和基因芯片技术。

一、聚合酶链反应

聚合酶链反应（polymerase chain reaction，PCR）是一种能够在体外快速扩增特定 DNA 片段的技术。通过反复的变性—退火—延伸三步循环实现目标 DNA 片段的指数级扩增。PCR 技术自问世以来不断发展演变，目前已衍生出多种类型，每种技术都有其独特的原理、特点及应用场景。主要包括实时荧光定量 PCR、逆转录 PCR（RT-PCR）、数字 PCR 和巢式 PCR。

实时荧光定量 PCR（real-time quantitative PCR，qPCR），通过荧光染料（SYBR Green）或探针（TaqMan）实时监测扩增曲线，结合 Ct 值定量目标 DNA。主要应用于病毒载量检测（如 HBV DNA 定量）、肿瘤标志物分析、基因表达定量等。

逆转录 PCR（reverse transcription PCR，RT-PCR），以 RNA 为模板，通过逆转录酶合成 cDNA，再以 cDNA 为模板进行 PCR 扩增。主要用于 RNA 病毒检测（如 HIV、SARS-CoV-2）、基因表达分析等。

数字 PCR（digital PCR，dPCR），将反应体系分割为微滴，通过单分子扩增和泊松分布统计实现绝对定量，无需标准曲线。可用于低频突变检测（如循环肿瘤 DNA 检测）、病毒滴度测定等。

巢式 PCR（nested PCR），分两轮扩增，首轮使用外引物扩增目标区域，第二轮使用内引物（结合于首轮产物内部）提高特异性。应用于低丰度模板检测，减少非特异性产物干扰。

二、等温扩增技术

传统 PCR 技术通过温度循环（变性、退火、延伸）实现 DNA 扩增，需要精确的温控设备。而等温扩增技术在恒定温度下完成扩增，无需反复升降温，依赖特殊酶（如 Bst DNA 聚合酶）的链置换活性或重组酶功能实现扩增。常见的等温扩增技术包括：环介导等温扩增（LAMP），通过 4～6 条引物识别靶基因的多个区域，在 60～65℃下快速扩增，灵敏度高；重组酶聚合酶扩增（RPA），利用重组酶、单链结合蛋白和聚合酶，在 37～42℃下实现扩增，适合便携式检测；依赖核酸序列的扩增（NASBA），针对 RNA 模板，在 41℃恒温下扩增，结合 T7 RNA 聚合酶生成大量 RNA 产物。

与传统的 PCR 技术相比，等温扩增技术所需设备简单、速度快（30～60min），适合即时检测（POCT），但引物设计复杂且灵敏度略低于荧光定量 PCR。在应用场景上，等温扩增技术更侧重快速筛查（如传染病现场检测），而传统 PCR 强调精准定量（如病毒载量分析）。

三、基因测序技术

测序技术旨在测定 DNA 或 RNA 分子中核苷酸的排列顺序。第一代测序技术以桑格-库森法为代表，其原理是利用双脱氧核苷酸（ddNTP）终止 DNA 链的延伸。在 DNA 合成反应体系中，加入正常的脱氧核苷酸（dNTP）和少量带有不同荧光标记的 ddNTP。当 DNA 聚合酶将 ddNTP 掺入到正在合成的 DNA 链中时，由于 ddNTP 缺乏 3′-OH 基团，DNA 链的延伸就会终止。通过控制反应条件，使 DNA 链在不同位置随机终止，经过聚丙烯酰胺凝胶电泳分离不同长度的 DNA 片段，再通过荧光检测确定每个片段末端的碱基，从而推断出 DNA 的序列。

随着技术的发展，新一代测序技术（next-generation sequencing，NGS）应运而生，第二代测序技术（高通量测序技术）主要基于边合成边测序的原理，在 DNA 聚合酶、引物、模板等作用下，将荧光标记的 dNTP 添加到新合成的 DNA 链上，根据荧光信号识别碱基，实现大规模并行测序，大幅提高了测序通量，降低成本。适合大规模基因组测序（如全外显子测序、肿瘤基因 panel 检测），但读长短（100～300 bp），依赖 PCR 扩增可能引入 GC 偏好性误差。

第三代测序技术则以单分子测序为特点，如 PacBio RS 测序技术通过零模波导技术，实时观测单个 DNA 分子的合成过程进行测序；Nanopore 测序技术利用纳米孔，当 DNA 分子通过时，不同碱基产生不同的电信号来识别碱基。第三代测序技术无需 PCR，可检测结构变异和表观遗传修饰（如甲基化），但原始错误率较高，需通过多次测序或算法纠错提升准确性。

四、核酸分子杂交技术

核酸分子杂交技术是依据核酸变性与复性的特性，让来源不同但碱基互补的两条核酸单链，在适宜条件下按碱基互补配对原则形成双链杂交分子，以此检测特定核酸序列的技术。根据核酸种类和检测方式不同，主要有 Southern 印迹杂交、Northern 印迹杂交、原位杂交和核酸探针杂交等。Southern 印迹杂交用于检测 DNA，先将 DNA 样本酶切、电泳分离，再转移到固相膜上，与标记的核酸探针杂交，通过放射自显影或显色反应观察结果。Northern 印迹杂交检测 RNA，流程类似 Southern 印迹杂交，只是样本换成 RNA，可分析基因表达水平。原位杂交能在细胞或组织水平进行核酸检测，将标记的核酸探针直接与细胞或组织切片中的核酸杂交，定位特定核酸序列。核酸探针杂交则是利用带有标记（如放射性核素、荧光素）的已知核酸片段（探针），与待测核酸样本杂交，依据信号判断目标核酸的存在与含量。

核酸分子杂交技术在感染性疾病诊断方面，可快速检测病毒、细菌、真菌等病原体。利用荧光原位杂交技术检测癌症患者肿瘤细胞的特定基因是否扩增，可判断预后并指导靶向治疗；遗传病诊断也是其重要应用领域，通过检测特定基因突变进行产前诊断，如检测地中海贫血相关基因突变，为优生优育提供依据，避免患病胎儿出生。

五、基因芯片技术

基因芯片（gene chip）又称 DNA 微阵列（DNA microarray），是将大量的 DNA 探针（寡核苷酸片段或 cDNA 片段）按特定的排列方式固定在固相载体（如玻璃片、硅片、尼龙膜等）表面，形成一个二维的 DNA 探针阵列。当与标记的样本核酸进行杂交时，根据碱基互补配对原则，样本中的核酸会与相应的探针结合。通过检测杂交信号的强度和位置，即可确定样本中核酸的序列和表达水平。基因芯片技术的关键在于探针的设计和制备、杂交条件的优化以及信号的检测和分析。在探针设计时，需要根据研究目的和目标基因的序列信息，设计特异性的探针，确保能够准确地检测目标核酸。杂交过程中，需要严格控制温度、时间、离子强度等条件，以保证杂交的特异性和灵敏度。信号检测通常采用荧光标记、化学发光等方法，通过扫描仪或芯片阅读仪获取杂交信号，并利用生物信息学软件进行数据分析。

在基因表达谱分析中，基因芯片可用于同时检测数千个基因的表达水平。例如，在肿瘤研究中，通过对肿瘤组织和正常组织的基因表达谱进行芯片分析，可以筛选出与肿瘤发生、发展相关的差异表达基因，为肿瘤的发病机制研究和诊断标志物的筛选提供线索。在微生物检测和鉴定方面，基因芯片也具有独特的优势。例如，通过设计针对不同微生物的特异性探针，构建微生物检测基因芯片，能够快速、准确地检测和鉴定样本中的多种微生物，在传染病的诊断和防控中发挥重要作用。

第三节　体内诊断技术

一、结核菌素试验

结核菌素试验（tuberculin test），也被称为 PPD 试验，是一项用于检测机体是否感染结核分枝杆菌，以及判断机体对结核分枝杆菌细胞免疫反应的皮肤试验，在结核病的诊断、防治和监测中占据重要地位。

结核分枝杆菌感染人体后，体内会产生针对该菌的致敏淋巴细胞。当再次接触结核菌素（从结核分枝杆菌培养液中提取的一种特异性蛋白质）时，致敏淋巴细胞会释放多种淋巴因子，引发局部炎症反应。通过观察这种炎症反应的强度，来推断机体是否感染过结核分枝杆菌。一般采用皮内注射法，将一定浓度（通常为 5IU）的结核菌素纯蛋白质衍生物（PPD）注射到前臂掌侧皮内。注射后 48～72h 观察注射部位的反应，测量硬结的直径（红晕不计算在内）。若硬结直径小于 5mm 为阴性反应；5～9mm 为弱阳性；10～19mm 为阳性；大于等于 20mm 或局部出现水疱、坏死等为强阳性。阳性反应表明机体曾感染过结核分枝杆菌，但不一定患有结核病，也可能是接种卡介苗后的正常免疫反应。强阳性反应则提示体内可能存在活动性结核感染，需进一步检查确诊。阴性反应大多表示未感染过结核分枝杆菌，但在部分特殊情况下，如感染初期、严重结核病患者免疫功能低下、使用免疫抑制剂等，也可能出现假阴性。

该试验无法区分是结核分枝杆菌的自然感染还是卡介苗接种后的免疫反应。而且，一些因素如近期病毒感染、免疫功能受损等会影响结果准确性，出现假阳性或假阴性，所以不能仅凭结核菌素试验确诊结核病，需结合患者症状、体征、影像学检查及其他实验室检查综合判断。

利用 ESAT-6 和 CFP-10 两种结核特异性蛋白的融合蛋白（EC），通过皮肤试验检测免疫应答，特异性高于 PPD 试验。不受卡介苗接种影响，适用于儿童及免疫功能低下人群。

二、变应原皮肤试验

变应原皮肤试验是检测机体是否对特定变应原过敏的常用方法，通过在皮肤上引入变应原，观察皮肤反应来判断机体的过敏状态，为过敏性疾病的诊断、治疗和预防提供重要依据。

机体首次接触变应原后产生 IgE 抗体，其与皮肤肥大细胞表面受体结合使机体致敏。再次接触相同变应原时，变应原与肥大细胞表面 IgE 结合，促使肥大细胞释放组胺等，引发皮肤炎症反应，从而判断机体过敏情况。主要有皮肤点刺试验和皮内试验。皮肤点刺试验是把变应原液体滴在皮肤上，用点刺针透过液滴刺入皮肤浅层，15～20min 观察有无红晕、风团；皮内试验则是将变应原溶液注射到真皮层，15～30min 观察红肿、硬结情况。

该试验能明确过敏原因，为治疗和预防提供依据。但试验前需停用影响结果的药物，皮肤有破损、炎症时不宜进行。并且，结果可能出现假阳性或假阴性，需结合其他情况综合判断。

三、体内捕获技术

传统的体外诊断的采样方式是抽取一定量的外周血，对其中的目标物通过细胞学、免疫学、基因组学等方法进行检测，从而获取临床诊断信息。近年来有一种能够直接在体内捕获目标物的技术出现，如德路通生物的全球首创体内捕获循环肿瘤细胞产品 CellCollector®，凭借独特的核心涂层技术，能直接在体内高效捕获外周血中的循环肿瘤细胞。该产品通过留置针将功能区置于静脉内，停留 30min，接触的血液量可达 1500mL，与抽血检测相比，显著提高了检测灵敏度。该技术开辟了一种全新的采样方式，可通过更换不同的捕获分子，用于不同目标物的采集。

视频　CellCollector®
体内捕获技术

总结

○ **免疫诊断技术**

基于抗原抗体特异性结合，包括酶联免疫吸附（ELISA）、化学发光免疫、免疫层析、免疫荧光及单分子免疫阵列技术等，各技术广泛应用于临床多领域。

◯ **分子诊断技术**

借助分子生物学技术检测核酸，包括聚合酶链反应（PCR）、等温扩增技术、基因测序技术、核酸分子杂交和基因芯片技术等，均在疾病诊断等方面发挥重要作用。

◯ **与人工智能技术的融合**

随着各种诊断技术与人工智能技术的融合，诊断类生物制品正从传统诊断向精准医疗扩展。然而，复杂样本干扰、标准化流程缺失仍是主要挑战。未来，智能化数据分析与新技术的开发有望进一步推动其在 POCT 和个性化治疗中的应用。

思考练习

1. 请描述免疫层析技术的原理及实际应用案例和场景。
2. 比较实时荧光定量 PCR（qPCR）与数字 PCR（dPCR）在病毒载量检测中的优劣势。
3. 结核菌素试验的强阳性结果提示什么？为何不能单独用于结核病确诊？

参考文献

[1] 曹俊霞，王友亮，王征旭．精准调控 CRISPR/Cas9 基因编辑技术研究进展［J］．遗传，2020，42（12）：1168-1177.

[2] 曹雪涛．医学免疫学［M］．8 版．北京：人民卫生出版社，2024.

[3] 陈兵，张国莉，张高红．血吸虫病候选疫苗临床研究进展［J］．中国寄生虫学与寄生虫病杂志，2022，40（4）：511-515.

[4] 陈穗林，刘太平，徐文岳．疟疾疫苗研制及其存在的问题［J］．中国寄生虫学与寄生虫病杂志，2021，39（3）：283-295.

[5] 陈坚，李寅．发酵过程优化原理与实践［M］．2 版．北京：化学工业出版社，2009.

[6] 陈来同．生物化学产品制备技术［M］．北京：科学技术文献出版社，2004.

[7] 成睿，张子杰．精准疫苗学研究进展［J］．生物医学转化，2024，5（1）：48-52.

[8] 储炬，李友荣．现代工业发酵调控学［M］．3 版．北京：化学工业出版社，2016.

[9] 崔乐乐，卜桐，刘兆基，等．单克隆抗体及其抗感染作用的研究进展［J］．微生物学杂志，2020，40（02）：87-92.

[10] 邓思棋，朱元源，徐璐，等．CHO 细胞表达基因工程抗体的研究进展［J］．中国兽医科学，2025，55（04）：1-8.

[11] 董志伟．抗体工程［M］．2 版．北京：北京医科大学出版社，2002.

[12] 董志辉，许小丁．核酸药物研究进展及挑战［J］．实用医学杂志，2022，38（11）：1305-1308.

[13] 范雪莲，严丹丽，陶建平．兽医原虫病疫苗的应用与研究进展［J］．畜牧与兽医，2023，55（05）：131-138.

[14] 方强，曹玉洁，夏惠．红前期疟疾疫苗研究进展［J］．中国热带医学，2024，24（4）：400-406.

[15] 方水琴，刘程，马俊飞，等．小鼠杂交瘤单克隆抗体快速制备技术研究进展［J］．生物工程学报，2021，37（07）：2293-2306.

[16] 方伟，李鑫．单克隆抗体的肿瘤免疫治疗进展［J］．中国细胞生物学学报，2023，45（12）：1804-1817.

[17] 冯晓琳，陈勇．红前期疟疾疫苗研发进展［J］．微生物学免疫学进展，2024，52（5）：71-76.

[18] 付来颖，王双，岳华，等．口服细菌疫苗研究进展［J］．药学进展，2024，48（6）：412-420.

[19] 付志浩，徐刚领，黄璟，等．单克隆抗体药物研发进展［J］．中国药事，2021，35（11）：1253-1268.

[20] 高向东．现代生物技术制药［M］．北京：人民卫生出版社，2021.

[21] 郭思周，魏雪萍．抗生素悖论及抗耐药细菌疫苗研究进展［J］．生物化工，2023，9（4）：197-199.

[22] 国家药典委员会．中华人民共和国药典：2025 年版　三部［S］．北京：中国医药科技出版社，2025.

[23] 哈斯宝木，敖特更巴雅尔．益生菌替代抗生素在动物中的应用［J］．畜牧兽医科技信息，2024，（10）：14-16.

[24] 贺小贤．生物工艺原理［M］．3 版．北京：化学工业出版社，2013.

[25] 胡敦，邹俊娜，聂盛丹，等．一种可电离阳离子脂质构建脂质体用于 siRNA 递送的体外研究［J］．中南大学学报（医学版），2024，49（10）：1591-1600.

[26] 黄大昉，苏敏．药品微生物基因工程［M］．北京：科学出版社，2002.

[27] 黄芝香，钱文文，郑建，等．我国免疫分析仪发展现状与趋势研究［J］．中国食品药品监管，2024，（3）：114-121.

[28] 惠利健，袁湘，吴婧琪．细胞治疗药物：进展与展望［J］．中国科学院院刊，2024，39（08）：1434-1446.

[29] 惠利健．细胞治疗药物：基于作用机制的研究和应用［J］．中国科学：生命科学，2023，53（08）：1067-1071.

[30] 贾战生，陈智．细胞治疗理论与实践［M］．北京：人民卫生出版社，2024.

[31] 贾利毅，潘阳阳，王萌，等．牦牛 HMGN2 多克隆抗体的制备及应用［J］．农业生物技术学报，2025，33（02）：453-462.

[32] 兰希，赵慧，丁剑冰，等．寄生虫病疫苗研究新进展［J］．中国病原生物学杂志，2014，9（11）：1059-1061.

[33] 刘力强，任娟娟，刘浩，等．酶法合成阿莫西林过程中蛋白残留检测［J］．中国抗生素杂志，2021，46（09）：863-867.

[34] 刘亮，孟圆，高全立．细胞因子风暴综合征和细胞因子释放综合征的研究进展［J］．中国肿瘤临床，2022，49（12）：607-611.

[35] 焦瑞身．微生物工程［M］．北京：化学工业出版社，2003.

[36] 李维炯，倪永珍，李翎．微生态制剂的应用研究［M］．2 版．北京：化学工业出版社，2019.

[37] 李锋．我国抗体药物产业分析和展望［J］．生物产业技术，2017，（2）：68-71.

[38] 李军丽，郭晓楠，梁艳，等．结核病疫苗研究进展与突破［J］．中国防痨杂志，2024，46（10）：1171-1184.

[39] 李元．基因工程药物［M］．2 版．北京：化学工业出版社，2007.

[40] 刘太平，徐文岳．疟疾疫苗的突破性进展［J］．科学通报，2024，69（35）：5088-5093.

[41] 刘怡，Graves D T，王松灵．人源间充质干细胞药物的研发和转化应用（英文）［J］．Science Bulletin，2023，68（09）：860-863.

[42] 刘国诠．生物工程下游技术［M］．2 版．北京：化学工业出版社，2003.

[43] 刘元元，苏航，王明航．耐药结核病流行及疫苗研究进展［J］．中国病原生物学杂志，2025，20（2）：267-271.

[44] 常琳琳，黄晓婕，吴昊，等．纳米粒子技术应用于 HIV 诊治的新进展［J］．中国艾滋病性病，2022，28（1）：111-114.

［45］ 吕日辉．生物技术及其制品在当今日常生活中的应用［J］．饲料博览，2020，7：40-43.

［46］ 龙涌文，王万平，鲁春，等．基于病毒载体的乙型肝炎治疗性疫苗研究进展［J］．中国医药导报，2024，21（23）：66-69.

［47］ 陆茗旸，董鹏，张建民，等．细胞治疗技术分类和发展历程［J］．医学研究杂志，2024，53（7）：163-168.

［48］ 马磊，杨昭庆，王佑春．从经验到创新发展的疫苗学［J］．中国病毒病杂志，2024，14（4）：326-337.

［49］ 马悦，姚朝阳，张岩，等．分子印迹人工抗体研究进展及应用［J］．中国科学：生命科学，2025，55（3）：544-562.

［50］ 莫毅，陈骏籍，莫兆军．细菌性痢疾的流行及疫苗研究进展［J］．应用预防医学，2022，28（4）：400-404.

［51］ 彭诗浛，侯风萍，李雄雄．人乳头瘤病毒治疗性疫苗的临床研究进展［J］．微生物学免疫学进展，2024，52（6）：77-85.

［52］ 齐香君．现代生物制药工艺学［M］．2版．北京：化学工业出版社，2010.

［53］ 赛文博，马晓娟，邱晓，等．已上市治疗用重组蛋白药物生产场地变更药学研究审评思考［J］．中国生物制品学杂志，2025，38（2）：252-256.

［54］ 沈关心．医学免疫学［M］．4版．北京：科学出版社，2023.

［55］ 沈妍，姚玢妍，杨若楠，等．免疫检测信号放大抗体偶联物的制备及应用［J］．中国生物工程杂志，2023，43（1）：42-49.

［56］ 苏彦妮，吕弋，张立春．体外诊断的利器：化学发光免疫技术［J］．大学化学，2023，38（1）：141-148.

［57］ 苏鹏飞．乙型肝炎相关肝纤维化发病机制研究进展［J］．吉林医学，2023，44（2）：471-473.

［58］ 王俊丽，聂国兴．生物制品学［M］．3版．北京：科学出版社，2022.

［59］ 王雪，卢加琪，韦薇，等．细胞治疗药品生产技术的发展与监管挑战［J］．中国食品药品监管，2024，（8）：4-11.

［60］ 夏业才，陈光华，丁家波．兽医生物制品学［M］．2版．北京：中国农业出版社，2018.

［61］ 熊宗贵．生物技术制药［M］．北京：高等教育出版社，2005.

［62］ 修志龙．微波加热破膜提取猪血超氧化物歧化酶的研究［J］．中国生化药物杂志，2001，22（3）：139-141.

［63］ 许诺．全球单抗过千亿级国内蓄势待发［N］．医药经济报，2019-09-30（F02）．

［64］ 闫奕龙，赵志刚．国内外上市核酸药物的临床应用与评价［J］．中国临床药理学杂志，2023，39（24）：3677-3681.

［65］ 杨骏昊，杨雅婷，王晓春．结核病病毒载体疫苗研究进展［J］．现代医药卫生，2024，40（6）：1017-1026.

［66］ 杨汝德．基因克隆技术在制药中的应用．北京：化学工业出版社，2004.

［67］ 杨晓明．当代新疫苗［M］．2版．北京：高等教育出版社，2020.

［68］ 尤放，王美莲．疟疾疫苗研究进展及前景［J］．微生物学杂志，2019，39（1）：101-108.

［69］ 余俊棠，唐孝宣．新编生物工艺学．北京：化学工业出版社，2003.

［70］ 张俊河，杨雯雯，王天云．重组蛋白药物真核表达系统的研究进展［J］．中国生物制品学杂志，2024，37（6）：756-762.

［71］ 张延龄．疫苗学［M］．北京：科学出版社，2004.

［72］ 张元兴，许学书．生物反应器工程［M］．上海：华东理工大学出版社，2002.

［73］ 张梦瑶，毛晓燕．预防性及治疗性乙型肝炎疫苗的研究进展［J］．微生物学免疫学进展，2024，52（2）：106-112.

［74］ 张轶，丁同仁，王光强．益生菌冷冻干燥保护剂的研究进展［J］．工业微生物，2024，54（6）：91-96.

［75］ 赵佳，沈馨，刘红霞，等．益生菌缓解亚健康相关症状的研究进展［J］．中国食品学报，2024，24（12）：432-440.

［76］ 赵若春，王恒哲，江洪波，等．肿瘤靶向药物市场发展现状与前景分析［J］．生物产业技术，2018，5：12-17.

［77］ 赵志刚，张晓辉．中国血液制品发展与临床应用蓝皮书［M］．北京：中国医药科技出版社，2022.

［78］ 郑跃杰，黄志华．关注微生态制剂在儿童中的应用［J］．中国实用儿科杂志，2024，39（1）：16-20.

［79］ 周泓圣，刘萌，郭超林，等．凝血酶-抗凝血酶Ⅲ复合物单克隆抗体的制备及其免疫检测方法的建立［J］．中国生物工程杂志，2025，45（Z1）：44-53.

［80］ 周晓辉，卢天华，刘军．痕量蛋白检测反应底物及痕量蛋白的快速检测方法：中国，CN 109856070 A. 2019-06-07.

［81］ 周晓辉，卢天华，周晓明．痕量蛋白检测试剂盒：中国，CN 209570500 U. 2019-11-01.

［82］ 周晓辉，任玉文，刘浩，苗兰天．抗腹泻生物兽药蛋白及其编码基因和构建的抗病菌株：中国 CN 109721644 B. 2021-11-19.

［83］ 中国中西医结合学会检验医学专业委员会，上海市医学会检验医学专科分会．间接免疫荧光法用于抗核抗体实验室检测的中国专家共识（2023）［J］．中华检验医学杂志，2023，46（11）：1149-1163.

［84］ 中国中西医结合学会检验医学专业委员会，浙江省免疫学会临床免疫诊断专业委员会，浙江省药理学会治疗药物监测研究专业委员会．SLCO1B1 和 ApoE 基因多态性检测与他汀类药物临床应用专家共识［J］．中华检验医学杂志，2023，46（7）：672-680.

［85］ 周方斌，张逸龙，张冬梅．国内外结核病临床在研疫苗最新研究进展［J］．中国血吸虫病防治杂志，2024，36（2）：201-206.

［86］ 周国安，唐巧英．生物制品生产规范与质量控制［M］．北京：化学工业出版社，2004.

［87］ Ahmed M H，Ghatge M S，Safo M K. Hemoglobin：Structure，Function and Allostery. Subcell Biochem，2020，94：345-382.

［88］ Bailón L，Llano A，Cedeño S，et al. Safety，immunogenicity and effect on viral rebound of HTI vaccines in early treated HIV-1 infection：a randomized，placebo-controlled phase 1 trial［J］. Nature Medicine，2022，28（12）：2611-2621.

［89］ Ballini A，Charitos I A，Cantore S，et al. About functional foods：The probiotics and prebiotics state of art［J］. Antibiotics，

2023, 12 (4): 635-635.
[90] Baulu E, Gardet C, Chuvin N, et al. TCR-engineered T cell therapy in solid tumors: State of the art and perspectives. Sci Adv, 2023, 9 (7): eadf3700.
[91] Brudno J N, Maus M V, Hinrichs C S. CAR T Cells and T-Cell Therapies for cancer: a translational science review [J]. JAMA, 2024, 332 (22): 1924-1935.
[92] Chen Y, Ma S, Zhou M, et al. Advancements in the preparation technology of small molecule artificial antigens and their specific antibodies: a comprehensive review [J]. Analyst, 2024, 149 (18): 4583-4599.
[93] Chowdhury E A, Meno-Tetang G, Chang H Y, et al. Current progress and limitations of AAV mediated delivery of protein therapeutic genes and the importance of developing quantitative pharmacokinetic/pharmacodynamic (PK/PD) models [J]. Advanced Drug Delivery Reviews, 2021, 170: 214-237.
[94] Clark D N, Begg L R, Filiano A J. Unique aspects of IFN-gamma/STAT1 signaling in neurons [J]. Immunological Reviews, 2022, 311 (1): 187-204.
[95] Cronin J M, Yu A M. Recombinant Technologies Facilitate Drug Metabolism, Pharmacokinetics, and General Biomedical Research [J]. Drug Metabolism & Disposition, 2023, 51 (6): 685-699.
[96] Conklin L, Hviid A, Orenstein W A, et al. Vaccine safety issues at the turn of the 21st century [J]. BMJ Global Health, 2021, 6 (Suppl 2): e004898.
[97] Conti V, Rossi O A, Clarkson K, et al. Putative correlates of protection against shigellosis assessing immunomarkers across responses to S. *sonnei* investigational vaccine [J]. NPJ Vaccines, 2024, 9 (1): 56.
[98] Cring M R, Sheffield V C. Gene therapy and gene correction: targets, progress, and challenges for treating human diseases [J]. Gene Therapy, 2022, 29 (1-2): 3-12.
[99] Cui Y, Ho M, Hu Y, et al. Vaccine adjuvants: current status, research and development, licensing, and future opportunities [J]. Journal of Materials Chemistry B, 2024, 12 (17): 4118-4137.
[100] Da Costa C, Benn C S, Nyirenda T, et al. Perspectives on development and advancement of new tuberculosis vaccines [J]. International Journal of Infectious Diseases, 2024, 141S: 106987.
[101] Dong R, Liu H, Zhang H, et al. Effects of *Bacillus subtilis* ZY1 on production performance, egg quality, serum parameters and intestinal health in laying hens [J]. Poultry Science, 2025, 105120.
[102] Donnelly R P. Cytokines 2022: 10th Annual Meeting of the International Cytokine & Interferon Society [J]. Journal of Interferon & Cytokine Research, 2023, 43 (2): 55-58.
[103] Du X, Luo X, Liu L, et al. Mapping the cell therapy landscape: insights into clinical trials and regulatory advances in China [J]. J Hematol Oncol, 2024, 17 (1): 96.
[104] Duan T, Du Y, Xing C, et al. Toll-like receptor signaling and its role in cell-mediated immunity [J]. Frontiers in Immunology, 2022, 13: 812774.
[105] Dubé È, Ward J K, Verger P, et al. Vaccine hesitancy, acceptance, and anti-vaccination: Trends and future prospects for public health [J]. Annual Review of Public Health, 2021, 42: 175-191.
[106] Duffy P E, Gorres J P, Healy S A, et al. Malaria vaccines: a new era of prevention and control [J]. Nature Reviews Microbiology, 2024, 22 (12): 756-772.
[107] Duffy P E, Gorres J P. Malaria vaccines since 2000: progress, priorities, products [J]. NPJ vaccines, 2020, 5 (1): 48.
[108] Farber D L, Netea M G, Radbruch A, et al. Immunological memory: lessons from the past and a look to the future [J]. Nature Reviews Immunology, 2016, 16 (2): 124-128.
[109] Fekete M, Lehoczki A, Major D, et al. Exploring the influence of gut-brain axis modulation on cognitive health: A comprehensive review of prebiotics, probiotics, and symbiotics [J]. Nutrients, 2024, 16 (6): 789-789.
[110] Fonseca A, Kenney S, Van Syoc E, et al. Investigating antibiotic free feed additives for growth promotion in poultry-effects on performance and microbiota [J]. Poultry Science, 2024, 103 (5): 103604.
[111] Gao Y, Gong X, Yu S, et al. Immune enhancement of *N*-2-Hydroxypropyl trimethyl ammonium chloride chitosan/carboxymethyl chitosan nanoparticles vaccine [J]. International Journal of Biological Macromolecules, 2022, 220: 183-192.
[112] He X, Han Q, Zhang Y, et al. Effect of collagen-based scaffolds with hydroxyapatite on the repair of cartilage defects in the rabbit knee joint [J]. J Orthop Surg Res, 2024, 19 (1): 818.
[113] He X, Wang S, Yu X, et al. Bone marrow mesenchymal stem cells response on collagen/hyaluronan/chondroitin scaffold enriched with gentamicin-loaded gelatin microparticles for skin tissue engineering [J]. J Biomater Appl, 2023, 38 (1): 134-145.
[114] Heuvel Y, Schatz S, Rosengarten J F, et al. Infectious RNA: Human immunodeficiency virus (HIV) biology, therapeutic in-

tervention，and the quest for a vaccine [J]. Toxins，2022，14 (2)：138-138.
[115] Hillion S，Arleevskaya M I，Blanco P，et al. The innate part of the adaptive immune system [J]. Clinical Reviews in Allergy & Immunology，2020，58 (2)：151-154.
[116] Hu K，Wang X，Dai D，et al. Acyclic peptide-based radiotheranostic agent for urokinase-type plasminogen activator in tumors [J]. Chemistry，2025，e202500479.
[117] Hui K K，Yamanaka S. iPS cell therapy 2.0：Preparing for next-generation regenerative medicine [J]. Bioessays，2024，46 (12)：e2400072.
[118] Jin S，Sun Y，Liang X，et al. Emerging new therapeutic antibody derivatives for cancer treatment [J]. Signal Transduction and Targeted Therapy，2022，7 (1)：39.
[119] Jovic D，Yu Y，Wang D，et al. A brief overview of global trends in MSC-based cell therapy [J]. Stem Cell Rev Rep，2022，18 (5)：1525-1545.
[120] Kim J Y，Nam Y，Rim Y A，et al. Review of the current trends in clinical trials involving induced pluripotent stem cells [J]. Stem Cell Rev Rep，2022，18 (1)：142-154.
[121] Kagoya Y. Cytokine signaling in chimeric antigen receptor T-cell therapy [J]. International Immunology，2024，36 (2)：49-56.
[122] Kureshi C T，Dougan S K. Cytokines in cancer [J]. Cancer Cell，2025，43 (1)：15-35.
[123] Labanieh L，Mackall C L. CAR immune cells：design principles，resistance and the next generation [J]. Nature，2023，614 (7949)：635-648.
[124] Larson R C，Maus M V. Recent advances and discoveries in the mechanisms and functions of CAR-T cells [J]. Nature Reviews Cancer，2021，21 (3)：145-161.
[125] Lawrence M C. Understanding insulin and its receptor from their three-dimensional structures [J]. Molecular Metabolism，2021，52：101255.
[126] Li C，Samulski R J. Engineering adeno-associated virus vectors for gene therapy [J]. Nature Reviews Genetics，2020，21 (4)：255-272.
[127] Lin C M A，Isaacs J D，Cooles F A H. Role of IFN-alpha in rheumatoid arthritis [J]. Current Rheumatology Reports，2024，26 (2)：37-52.
[128] Lokau J，Petasch L M，Garbers C. The soluble IL-2 receptor alpha/CD25 as a modulator of IL-2 function [J]. Immunology，2024，171 (3)：377-387.
[129] Luo G，Yang W，Geng Z，et al. Molecular mechanism of GSH metabolism and autophagy in NAC-promoted recombinant human serum albumin and follicle stimulating hormone beta fusion protein secretion in *Pichia pastoris* [J]. Journal of Biotechnology，2025，398：146-157.
[130] Mascola J R，Fauci A S. Novel vaccine technologies for the 21st century [J]. Nat Rev Immunol，2020，20 (2)：87-88.
[131] Mazid M A，Ward C，Luo Z W，et al. Rolling back human pluripotent stem cells to an eight-cell embryo-like stage [J]. Nature，2022，605 (7909)：315-324.
[132] Martin K P，Grimaldi C，Grempler R，et al. Trends in industrialization of biotherapeutics：a survey of product characteristics of 89 antibody-based biotherapeutics [J]. mAbs，2023，15 (1)：2191301.
[133] Mba I E，Sharndama H C，Anyaegbunam Z K G，et al. Vaccine development for bacterial pathogens：Advances，challenges and prospects [J]. Tropical Medicine & International Health，2023，28 (4)：275-299.
[134] Mekala J R，Nalluri H P，Reddy P N，et al. Emerging trends and therapeutic applications of monoclonal antibodies [J]. Gene，2024，925：148607.
[135] Mennesson M，Revest J M. Glucocorticoid-responsive tissue plasminogen activator (tPA) and its inhibitor plasminogen activator inhibitor-1 (PAI-1)：relevance in stress-related psychiatric disorders [J]. International Journal of Molecular Sciences，2023，24 (5)：4496.
[136] Medzhitov R，Iwasaki A. Exploring new perspectives in immunology [J]. Cell，2024，187 (9)：2079-2094.
[137] Miura K，Flores-Garcia Y，Long C A，et al. Vaccines and monoclonal antibodies：new tools for malaria control [J]. Clinical Microbiology Reviews，2024，37：e00071-23.
[138] Moon D，Tae N，Park Y，et al. Development of bispecific antibody for cancer immunotherapy：focus on T cell engaging antibody [J]. Immune Network，2022，22 (1)：e4.
[139] Mu F，Huang J，Zeng X，et al. Efficacy and safety of recombinant human granulocyte colony-stimulating factor in patients with unexplained recurrent spontaneous abortion：A systematic review and meta-analysis [J]. Journal of Reproductive Immunology，2023，156：103830.

［140］ Mullard A. FDA approves 100th monoclonal antibody product ［J］. Nature Reviews Drug Discovery，2021，20（7）：491-495.

［141］ Mwakingwe-Omari A，Healy S A，Lane J，et al. Two chemoattenuated PfSPZ malaria vaccines induce sterile hepatic immunity ［J］. Nature，2021，595（7866）：289-294.

［142］ Ntege E H，Takashima E，Morita M，et al. Blood-stage malaria vaccines：post-genome strategies for the identification of novel vaccine candidates ［J］. Expert review of vaccines，2017，16（8）：769-779.

［143］ Ou B M，Yang Y，Lv H H，et al. Current progress and challenges in the study of adjuvants for oral vaccines ［J］. BioDrugs，2023，37（2）：143-180.

［144］ O'Reilly S. Interleukin-11 and its eminent role in tissue fibrosis：a possible therapeutic target ［J］. Clinical and Experimental Immunology，2023，214（2）：154-161.

［145］ Pastor Y，Calvo A，Salvador-Erro J，et al. Refining immunogenicity through intradermal delivery of outer membrane vesicles against *Shigella flexneri* in mice ［J］. International Journal of Molecular Sciences，2023，24（23）：16910.

［146］ Pardi N，Krammer F. mRNA vaccines for infectious diseases-advances，challenges and opportunities ［J］. Nature Reviews Drug Discovery，2024，23（11）：838-861.

［147］ Poria R，Kala D，Nagraik R，et al. Vaccine development：Current trends and technologies ［J］. Life Sciences，2024，336：122331.

［148］ Rau S，Gregg A，Yaceczko S，et al. Prebiotics and probiotics for gastrointestinal disorders ［J］. Nutrients，2024，16（6）：778-778.

［149］ Reyes-Ruiz J M，Zhang J，Kumar A，et al. Naturally occurring human antibodies associated with AD and normal cognition ［J］. Alzheimer's & Dementia，2024，20（S1）：e089820.

［150］ Riveau G，Schacht A M，Dompnier J P，et al. Safety and efficacy of the rSh28GST urinary schistosomiasis vaccine：a phase 3 randomized，controlled trial in Senegalese children ［J］. PLoS Neglected Tropical Diseases，2018，12（12）：e0006968.

［151］ Rokade S，Damani A M，Oft M，et al. IL-2 based cancer immunotherapies：an evolving paradigm ［J］. Frontiers in Immunology，2024，15：1433989.

［152］ Rouce R H，Porteus M H. Cell and gene therapy accessibility ［J］. Science，2024，385（6708）：475.

［153］ Roux A E，Langella P，Martín R. Overview on biotics development ［J］. Current Opinion in Biotechnology，2024，86：103073.

［154］ Sanders R W，Moore J P. Virus vaccines：proteins prefer prolines ［J］. Cell Host & Microbe，2021，29（3）：327-333.

［155］ Sanou G，Manso T，Todorov K，et al. IMGT/mAb-KG：the knowledge graph for therapeutic monoclonal antibodies ［J］. Frontiers in Immunology，2024，15：1393839.

［156］ Sims E K，Carr A L J，Oram R A，et al. 100 years of insulin：celebrating the past，present and future of diabetes therapy ［J］. Nature Medicine，2021，27（7）：1154-1164.

［157］ Siddiqui A A，Siddiqui S Z. Sm-p80-based schistosomiasis vaccine：preparation for human clinical trials ［J］. Trends in Parasitology，2017，33（3）：194-201.

［158］ Sneller M C，Blažková J，Justement J S，et al. Combination anti-HIV antibodies provide sustained virological suppression ［J］. Nature，2022，606（7913）：375-381.

［159］ Souri M，Ozawa T，Osaki T，et al. Cloning of human anti-factor XIII monoclonal antibody dissects mechanisms of polyclonal antibodies in a single patient ［J］. Journal of Thrombosis and Haemostasis，2023，21（2）：255-268.

［160］ Surowka M，Klein C. A pivotal decade for bispecific antibodies ［J］. mAbs，2024，16（1）：2321635.

［161］ Tahir H，Basit A，Tariq H，et al. Coupling CRISPR/Cas9 and lambda red recombineering system for genome editing of Salmonella Gallinarum and the effect of ssaU knock-out mutant on the virulence of bacteria ［J］. Biomedicines，2022，10（12）：3028-3028.

［162］ Thera M A，Plowe C V. Vaccines for malaria：how close are we? ［J］. Annual review of medicine，2012，63：345-357.

［163］ Vaghasiya V L，Nasit J G，Rupavatiya B，et al. The spectrum of cytological findings in patients with BCG lymphadenitis：A series of 13 cases ［J］. Annals of Diagnostic Pathology，2024，69：152260.

［164］ Veisi R，Nazarian S，Fathi J，et al. Expression and purification of TolC as a recombinant protein vaccine against *Shigella flexneri* and evaluation of immunogenic response in mice ［J］. Microbial Pathogenesis，2024，188：106539.

［165］ Wang Y，Peng F，Yang Z，et al. A rapid chemical reprogramming system to generate human pluripotent stem cells. Nat Chem Biol，2025. doi：10.1038/s41589-024-01799-8.

［166］ Washizaki A，Murayama A，Murata M，et al. Neutralization of hepatitis B virus with vaccine-escape mutations by hepatitis B vaccine with large-HBs antigen ［J］. Nature Communications，2022，13（1）：5207.

［167］ WHO. WHO malaria policy advisory group（MPAG）meeting：meeting report ［EB/OL］. 2024.

［168］ Wang R，Lan C，Benlagha K，et al. The interaction of innate immune and adaptive immune system ［J］. MedComm，2024，5（10）：e714.

［169］ Xu M Y，Zeng N，Liu C Q，et al. Enhanced cellular therapy：revolutionizing adoptive cellular therapy ［J］. Exp Hematol Oncol，2024，13（1）：47.

［170］ Xu S，Lan H，Teng Q，et al. An immune-enhanced multivalent DNA nanovaccine to prevent H7 and H9 avian influenza virus in mice ［J］. International Journal of Biological Macromolecules，2023，251：126286.

［171］ Xu S，Yu L，Teng Q，et al. Enhance immune response to H9 AIV DNA vaccine based on polygene expression and DGL nanoparticle encapsulation ［J］. Poultry Science，2023，102：102925.

［172］ Xu S，Zhao Z，Sun C，et al. Immunoprotective effect of chitosan nanoparticles with different particle sizes against H9N2 avian influenza infection ［J］. Poultry Science，2025，104（1）：104559.

［173］ Xu Y，Feng H，Huang Z，et al. Outcomes and risk factors for functional prognosis at 3 months after intravenous thrombolysis with r-tPA in patients with acute ischemic stroke：a retrospective cohort study ［J］. Thrombosis Journal，2025，23（1）：21.

［174］ Zahra F T，Sajib M S，Mikelis C M. Role of bFGF in Acquired Resistance upon Anti-VEGF Therapy in Cancer ［J］. Cancers（Basel），2021，13（6）：1422.

［175］ Zhang T，Tai Z，Miao F，et al. Adoptive cell therapy for solid tumors beyond CAR-T：Current challenges and emerging therapeutic advances ［J］. J Control Release，2024，368：372-396.

［176］ Zheng J，Chen D，Xu J，et al. Small molecule approaches to treat autoimmune and inflammatory diseases（Part Ⅲ）：Targeting cytokines and cytokine receptor complexes ［J］. Bioorganic & Medicinal Chemistry Letters，2021，48：128229.

［177］ Zhou X，Han M，Wen J. Anti-Osteopontin（OPN）［J］. Hybridoma and Hybridomics，2002，21（3）：222.

［178］ Zhou X，Keller R，Volkmer R，et al. Structural basis for two-component system inhibition and pilus sensing by the auxiliary CpxP protein ［J］. J Biol Chem，2011，286（11）：9805-9814.

［179］ Zhang Z，Luo F，Cao J，et al. Anticancer bispecific antibody R&D advances：a study focusing on research trend worldwide and in China ［J］. Journal of Hematology Oncology，2021，14（1）：124.

数字资源索引